国家卫生健康委员会“十三五”规划教材
全国高等学校教材
供口腔医学类专业用

口腔颌面医学影像诊断学

第 7 版

主　编　张祖燕

副主编　王　虎

编　者（以姓氏笔画为序）

马绪臣（北京大学口腔医学院）
王　虎（四川大学华西口腔医学院）
王松灵（首都医科大学口腔医学院）
李　刚（北京大学口腔医学院）
余　强（上海交通大学口腔医学院）
张祖燕（北京大学口腔医学院）
孟庆江（空军军医大学口腔医学院）
赵燕平（北京大学口腔医学院）
程　勇（武汉大学口腔医学院）

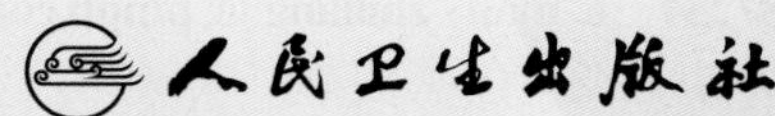
人民卫生出版社

图书在版编目（CIP）数据

口腔颌面医学影像诊断学 / 张祖燕主编 .— 7 版 .—北京：人民卫生出版社，2020
第 8 轮口腔本科规划教材配网络增值服务
ISBN 978-7-117-28389-2

Ⅰ. ①口… Ⅱ. ①张… Ⅲ. ①口腔颌面部疾病 – 影象诊断 – 医学院校 – 教材 Ⅳ. ①R816.98

中国版本图书馆 CIP 数据核字（2019）第 063493 号

人卫智网	**www.ipmph.com**	**医学教育、学术、考试、健康，购书智慧智能综合服务平台**
人卫官网	**www.pmph.com**	**人卫官方资讯发布平台**

口腔颌面医学影像诊断学
第 7 版

主　　编：张祖燕
出版发行：人民卫生出版社（中继线 010-59780011）
地　　址：北京市朝阳区潘家园南里 19 号
邮　　编：100021
E - mail：pmph @ pmph.com
购书热线：010-59787592　010-59787584　010-65264830
印　　刷：北京盛通印刷股份有限公司
经　　销：新华书店
开　　本：889 × 1194　1/16　　**印张**：14
字　　数：422 千字
版　　次：1988 年 11 月第 1 版　　2020 年 3 月第 7 版
2024 年 10 月第 7 版第 11 次印刷（总第54次印刷）
标准书号：ISBN 978-7-117-28389-2
定　　价：59.00 元
打击盗版举报电话：010-59787491　E-mail：WQ @ pmph.com
质量问题联系电话：010-59787234　E-mail：zhiliang @ pmph.com

国家卫生健康委员会“十三五”规划教材 全国高等学校五年制本科口腔医学专业 第八轮 规划教材修订说明

1977年，卫生部召开了教材建设工作会议并成立了卫生部教材办公室，决定启动第一轮全国高等医学院校本科口腔医学专业卫生部规划教材编写工作，第一轮教材共5种，即《口腔解剖生理学》《口腔组织病理学》《口腔内科学》《口腔颌面外科学》和《口腔矫形学》。自本套教材第一轮出版40多年来，在原卫生部、原国家卫生和计划生育委员会及国家卫生健康委员会的领导下，在教育部支持下，在原卫生部教材办公室的指导下，在全国高等学校口腔医学专业教材评审委员会的规划组织下，全国高等学校五年制本科口腔医学专业教材已经过七轮修订、一轮数字化升级，形成了课程门类齐全、学科系统优化、内容衔接合理、结构体系科学的由规划教材、配套教材、网络增值服务以及数字出版组成的立体化教材格局，已成为我国唯一一套长期用于我国高等口腔医学院校教学的历史最悠久、内容最权威、结构最优化、形式最经典、质量最上乘的口腔医学专业本科精品教材。老一辈医学教育家和专家们亲切地称本套教材是中国口腔医学教育的“干细胞”教材。

2012年出版的第七轮全国高等学校本科口腔医学专业卫生部规划教材共15种，全套教材为卫生部“十二五”规划教材，全部被评为教育部“十二五”普通高等教育本科国家级规划教材。

2017年本套第八轮教材启动修订，当时正是我国进一步深化医教协同之际，更是我国医疗卫生体制改革和医学教育改革全方位深入推进之时。在全国医学教育改革发展工作会议上，李克强总理亲自批示“人才是卫生与健康事业的第一资源，医教协同推进医学教育改革发展，对于加强医学人才队伍建设、更好保障人民群众健康具有重要意义”，并着重强调，要办好人民满意的医学教育，加大改革创新力度，奋力推动建设健康中国。

教材建设是事关未来的战略工程、基础工程，教材体现了党和国家的意志。人民卫生出版社紧紧抓住深化医教协同全面推动医学教育综合改革的历史发展机遇期，以全国高等学校五年制本科口腔医学专业第八轮规划教材全面启动为契机，以规划教材创新建设，全面推进国家级规划教材建设工作，服务于医改和教改。第八轮教材的修订原则，是积极贯彻落实国务院办公厅关于深化医教协同、进一步推进医学教育改革与发展的意见，努力优化人才培养结构，坚持以需求为导向，构建发展以“5+3”模式为主体的口腔医学人才培养体系；强化临床实践教学，切实落实好“早临床、多临床、反复临床”的要求，提高医学生的临床实践能力。

为了全方位启动国家卫生健康委员会“十三五”规划教材建设工作，经过近1年的调研，在国家卫生健康委员会、教育部的领导下，全国高等学校口腔医学专业教材评审委员会和人民卫生出版社于2017年启动了本套教材第八轮修订工作，得到全国高等口腔医学本科院校的积极响应。经过200多位编委的辛勤努力，全国高等学校第八轮口腔医学专业五年制本科国家卫生健康委员会“十三五”规划教材现成功付梓。

本套教材修订和编写特点如下：

1. 教材编写修订工作是在国家卫生健康委员会、教育部的领导和支持下，由全国高等医药教材建设研究学组规划，口腔医学专业教材评审委员会审定，院士专家把关，全国各医学院校知名专家教师编写，人民卫生出版社高质量出版。

2. 教材编写修订工作是根据教育部培养目标、国家卫生健康委员会行业要求、社会用人需求，在全国进行科学调研的基础上，借鉴国内外医学人才培养模式和教材建设经验，充分研究论证本专业人才素质要求、学科体系构成、课程体系设计和教材体系规划后，科学进行的。

3. 教材编写修订工作着力进行课程体系的优化改革和教材体系的建设创新——科学整合课程、淡化学科意识、实现整体优化、注重系统科学、保证点面结合。继续坚持“三基、五性、三特定”的教材编写原则，以确保教材质量。

4. 本套教材共 17 种，新增了《口腔医学人文》《口腔种植学》，涵盖了口腔医学基础与临床医学全部主干学科。读者对象为口腔医学五年制本科学生，也可作为七年制、八年制等长学制学生本科阶段参考使用，是口腔执业医师资格考试推荐参考教材。

5. 为帮助学生更好地掌握知识点，并加强学生实践能力的同步培养，本轮编写了 17 种配套教材。同时，继续将实验（或实训）教程作为教学重要内容分别放在每本教材中编写，使各学科理论与实践在一本教材中有机结合，方便开展实践教学工作，强化实践教学的重要性。

6. 为满足教学资源的多样化，实现教材系列化、立体化建设，本套教材以融合教材形式出版，将更多图片以及大量视频、动画等多媒体资源以二维码形式印在纸质教材中，扫描二维码后，老师及学生可随时在手机或电脑端观看优质的配套网络数字资源，紧追“互联网 +”时代特点。

获取网络数字资源的步骤

1. 扫描封底红标二维码，获取图书“使用说明”。
2. 揭开红标，扫描绿标激活码，注册 / 登录人卫账号获取数字资源。
3. 扫描书内二维码或封底绿标激活码随时查看数字资源。
4. 登录 zengzhi.ipmph.com 或下载应用体验更多功能和服务。

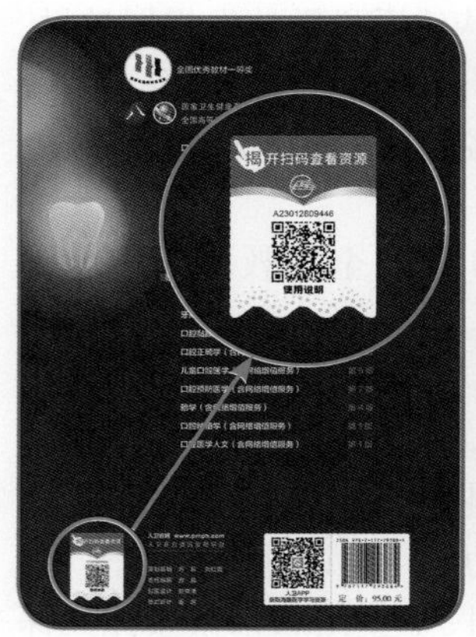

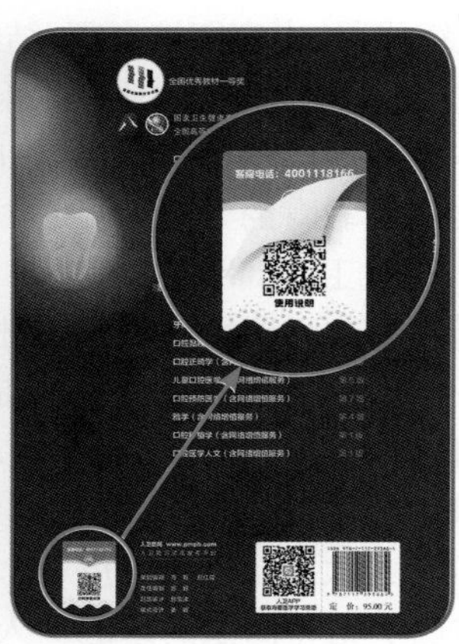

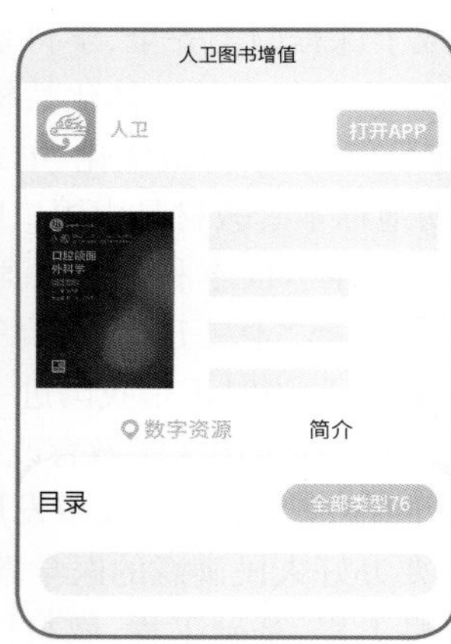

7. 本套教材采用大 16 开开本、双色或彩色印刷，彩图随文编排，铜版纸印刷。形式活泼，重点突出，印刷精美。

为进一步提高教材质量，请各位读者将您对教材的宝贵意见和建议**发至“人卫口腔”微信公众号（具体方法见附件）**，以便我们及时勘误，同时为下一轮教材修订奠定基础。衷心感谢您对我国口腔医学本科教育工作的关心和支持。

人民卫生出版社

2019 年 11 月

附件

1. 打开微信，扫描右侧“人卫口腔”二维码并关注“人卫口腔”微信公众号。
2. 请留言反馈您的宝贵意见和建议。

注意：留言请标注“口腔教材反馈 + 教材名称 + 版次”，谢谢您的支持！

第八轮全国高等学校五年制本科口腔医学专业规划教材目录

教材名称	版次	主编	副主编
口腔解剖生理学（含网络增值服务）	第8版	何三纲	于海洋
口腔组织病理学（含网络增值服务）	第8版	高　岩	孙宏晨　李　江
口腔颌面医学影像诊断学（含网络增值服务）	第7版	张祖燕	王　虎
口腔生物学（含网络增值服务）	第5版	边　专	王松灵　陈万涛　贾　荣
口腔临床药物学（含网络增值服务）	第5版	刘　青	
口腔材料学（含网络增值服务）	第6版	赵信义	孙　皎　包崇云
牙体牙髓病学（含网络增值服务）	第5版	周学东	陈　智　岳　林
口腔颌面外科学（含网络增值服务）	第8版	张志愿	石　冰　张陈平
口腔修复学（含网络增值服务）	第8版	赵铱民	周永胜　陈吉华
牙周病学（含网络增值服务）	第5版	孟焕新	束　蓉　闫福华
口腔黏膜病学（含网络增值服务）	第5版	陈谦明	华　红　曾　昕
口腔正畸学（含网络增值服务）	第7版	赵志河	周彦恒　白玉兴
儿童口腔医学（含网络增值服务）	第5版	葛立宏	邹　静　秦　满
口腔预防医学（含网络增值服务）	第7版	冯希平	杜民权　林焕彩
𬌗学（含网络增值服务）	第4版	王美青	谢秋菲　李晓箐
口腔种植学（含网络增值服务）	第1版	宫　苹	王佐林　邸　萍
口腔医学人文（含网络增值服务）	第1版	邱蔚六	周学东　俞光岩　赵铱民　樊明文

第八轮全国高等学校五年制本科口腔医学专业规划教材配套教材目录

教材名称	教材名称
口腔解剖生理学习题集	牙周病学习题集
口腔组织病理学习题集	口腔黏膜病学习题集
口腔颌面医学影像诊断学习题集	口腔正畸学习题集
口腔生物学习题集	儿童口腔医学习题集
口腔临床药物学习题集	口腔预防医学习题集
口腔材料学习题集	𬌗学习题集
牙体牙髓病学习题集	口腔种植学习题集
口腔颌面外科学习题集	石膏牙雕刻训练教程
口腔修复学习题集	

中国医学教育题库（口腔医学题库）

题库名称	主　编	副主编	题量	
			一类试题*	二类试题**
口腔解剖生理学	何三纲	于海洋	2 000	6 000
口腔组织病理学	钟　鸣	罗海燕	2 000	6 000
口腔颌面医学影像诊断学	张祖燕	王　虎	900	2 700
口腔生物学	边　专	王松灵　陈万涛　贾　荣	800	2 400
口腔临床药物学	刘　青		800	2 400
口腔材料学	赵信义	孙　皎　包崇云	900	2 700
牙体牙髓病学	周学东	陈　智　王晓燕	2 500	7 500
口腔颌面外科学	张志愿	石　冰　张陈平	3 000	9 000
口腔修复学	赵铱民	周永胜　陈吉华	3 000	6 000
牙周病学	孟焕新	束　蓉　闫福华	1 000	3 000
口腔黏膜病学	曾　昕	程　斌	800	2 400
口腔正畸学	赵志河	周彦恒　白玉兴	1 500	4 500
儿童口腔医学	葛立宏	邹　静　秦　满	1 000	3 000
口腔预防医学	胡德渝	卢友光　荣文笙	800	2 400
𬌗学	王美青	李晓箐	800	2 400
口腔种植学	宫　苹	王佐林　邸　萍	800	2 400

* 一类试题：包含客观题与主观题，试题经过大规模实考测试，参数稳定，试题质量高，保密性强，主要为各院校教务管理部门提供终结性教学评价服务，适用于组织学科期末考试、毕业综合考试等大型考试。

** 二类试题：包含客观题与主观题，题型丰富，覆盖知识点全面，主要为教师提供日常形成性评价服务，适用于日常教学中布置课前预习作业，开展课堂随堂测试，布置课后复习作业以及学生自学、自测、自评等。

全国高等学校口腔医学专业第五届教材评审委员名单

名誉主任委员

邱蔚六　上海交通大学　　王　兴　北京大学
樊明文　江汉大学　　俞光岩　北京大学

主 任 委 员

周学东　四川大学

副主任委员（以姓氏笔画为序）

王松灵　首都医科大学　　赵铱民　空军军医大学
张志愿　上海交通大学　　郭传瑸　北京大学

委　　员（以姓氏笔画为序）

马　洪　贵阳医科大学
王　林　南京医科大学
王　洁　河北医科大学
王佐林　同济大学
王美青　空军军医大学
王慧明　浙江大学
牛卫东　大连医科大学
牛玉梅　哈尔滨医科大学
毛　靖　华中科技大学
卢　利　中国医科大学
叶　玲　四川大学
白玉兴　首都医科大学
冯希平　上海交通大学
边　专　武汉大学
刘　斌　兰州大学
刘月华　复旦大学
刘建国　遵义医科大学
刘洪臣　解放军总医院
闫福华　南京大学
米方林　川北医学院
许　彪　昆明医科大学
孙宏晨　中国医科大学
李志强　西北民族大学
杨　健　南昌大学
吴补领　南方医科大学
何三纲　武汉大学
何家才　安徽医科大学
宋锦麟　重庆医科大学
张祖燕　北京大学
陈　江　福建医科大学
陈莉莉　华中科技大学
陈谦明　四川大学
季　平　重庆医科大学
周　诺　广西医科大学
周永胜　北京大学
周延民　吉林大学
孟焕新　北京大学
赵　今　新疆医科大学
赵志河　四川大学
赵信义　空军军医大学
胡开进　空军军医大学
胡勤刚　南京大学
聂敏海　西南医科大学
高　平　天津医科大学
高　岩　北京大学
唐瞻贵　中南大学
黄永清　宁夏医科大学
常晓峰　西安交通大学
麻健丰　温州医科大学
葛少华　山东大学
葛立宏　北京大学
蒋欣泉　上海交通大学
程　斌　中山大学
潘亚萍　中国医科大学

秘　　书　于海洋　四川大学

前　言

全国高等学校规划教材《口腔颌面医学影像诊断学》在邹兆菊教授和马绪臣教授两位主编及各位编委的辛勤努力下，已历经6次修订，受到广大学生、口腔颌面放射学医师及口腔医师的欢迎和好评，成为我国口腔颌面放射学的经典教材。本次修订是这本教材的第7次修订，结合口腔颌面放射学及相关学科的最新进展，我们重新编写了口腔颌面锥形束CT和数字化口腔放射学内容，并作为独立章节进行介绍；对于口腔放射学检查的防护、口腔颌面部囊肿、肿瘤和瘤样病变、口腔种植放射学等内容进行了重新编写；在相关章节中增加了口腔颌面锥形束CT和医用CT的临床应用内容；删减了临床已很少应用的部分检查技术内容，并对文字和插图进行了修订。本次修订还结合融合教材的特点，增加了二维码多媒体内容，并对实习教程和习题集进行了修订和编写。

在本教材的第7次修订之际，我们感谢邹兆菊教授、马绪臣教授两位主编及曾经担任各版编委的雷荀灌教授、孙大熙教授、孙广熙主任技师、吴运堂教授、魏民宪教授、史无例教授、范新东教授和张刚教授对于口腔颌面医学影像学教材建设所作出的辛苦努力和重要贡献。参加本次修订的各位编委经过认真讨论，确定了本次修订的原则和具体内容，按时完成了编写任务，在此对各位编委表示深深的谢意。

对于本次教材修订内容中的缺点和不足，我们恳切希望读者给予批评和指正。

张祖燕　王　虎

2018年12月

目　　录

第一章 绪　论

口腔颌面医学影像学是口腔医学专业必修课程之一，是口腔临床医学与口腔基础医学之间的一门桥梁课程。

一、学科内容

口腔颌面医学影像学主要包括口腔颌面放射生物学、口腔放射防护、口腔颌面医学影像检查技术和对牙及牙周组织病变、颌面骨炎症、颌骨囊肿、肿瘤和瘤样病变、外伤、唾液腺疾病、颞下颌关节疾病、系统疾病在口腔、颅、颌面骨的医学影像学表现，以及口腔颌面部介入放射学和口腔种植放射学等方面的内容。全书以常规口腔颌面放射学为基础，辅以电子计算机X线体层摄影（computed tomography，CT）、灰阶超声（gray scale ultrasonography）、放射性核素显像（radionuclide imaging，RI）及磁共振成像（magnetic resonance imaging，MRI）等医学影像检查内容。

二、发展简史

早在1895年伦琴宣布发现X射线之后仅2周的时间，Otto Walkhoff等学者便将X线用于拍摄牙科X线片，至今已有百余年的历史。然而，直到近40多年来，口腔放射学才得以迅速发展。第一届国际牙颌面放射学学术会议于1968年在智利召开，并建立了国际牙颌面放射学会。1949年以前，我国的口腔放射学基本上是空白，1949年以后逐渐得以较大的发展，并在1987年召开了第一届全国口腔放射学学术会议，建立了中华医学会口腔科学会口腔放射学组，开始形成我国口腔放射学专业队伍。口腔放射学现已由单纯牙科放射学发展为口腔颌面放射学，并正在逐渐发展为口腔颌面医学影像学。此外，口腔颌面部介入性放射学和实验放射学也得到了较好的发展。2000年在北京召开了第三届亚洲口腔颌面放射学会议暨第四届全国口腔颌面放射学会议，并建立了中华口腔医学会口腔颌面放射专业委员会，大大促进了我国口腔颌面影像学的发展。2007年在北京成功召开了第十六届国际口腔颌面放射学大会，获得了国内外同道的一致好评，进一步提高了我国口腔颌面放射学科的国际影响。近年来国内口腔颌面影像学迅速发展，口腔颌面锥形束CT在临床得到进一步推广应用，2012年在西安召开了第九届亚洲口腔颌面放射学会议。

（一）口腔放射学

自从Otto Walkhoff及Kells C.E.等学者率先将X线用于拍摄根尖片以后相当长的历史时期内，口腔放射学仅限于对牙、牙周及根尖周病变的X线检查及诊断。检查方法主要是拍摄根尖片及颌骨平片。口腔放射学实际上仅为牙科放射学。随着口腔临床医学和X线技术的迅速发展，口腔放射学逐渐发展为用多种X线技术对口腔颌面部肿瘤、外伤、炎症、发育畸形、唾液腺疾病、颞下颌关节疾病等进行X线检查的口腔颌面放射学。X线检查技术也由单纯使用口腔科X线机拍摄根尖片、颌骨平片，发展为应用曲面体层摄影、头影测量摄影以及大型X线机多轨迹体层摄影技术对口腔颌面部多种疾患进行检查。近10余年来，数字放射学技术愈来愈广泛地应用于口腔医学诊断，从而极大地丰富和发展了口腔放射学的内容。在口腔放射学技术发展的同时，为了适应口腔临床医学发展的需要，口腔颌面部各种造影技术也得到了很大的发展，如颞下颌关节造影、唾液腺造影、血管瘤瘤腔造影、经股动脉插管选择性颈外动脉造影以及各种数字减影造影技术等，为口腔放射学的发展作出了重要的历史贡献。

学习笔记

在口腔放射学发展史上，许多先驱者的工作是值得我们纪念的。

1. 根尖片 美国人Kells于1878年毕业于纽约牙科学校，即现在的纽约大学牙科学校。1896年4月或5月拍摄了美国第一张根尖片。为了固定头颅，在拍摄时将一木板置于患者与X线管之间，无意中首先使用了滤线板。1927年美国Tulane大学授予他最高荣誉学位，并设有其纪念图书馆及博物馆。

2. 体层摄影技术 意大利人Vellebonna于1930年发明体层摄影机。20世纪30年代后期口腔科便用于颞下颌关节病的诊断，50年代引入我国用于口腔颌面部病变的诊断。芬兰人Peatero于第二次世界大战后设计出曲面体层机，1954年制成商业产品，可在同一胶片上显示全口牙及双侧上、下颌骨和颞下颌关节，后经多次设计改革，并于20世纪70年代引进我国。

3. 造影技术 1944年Nørgaard最早成功地报道了颞下颌关节造影术，但因注射技术及对图像解释上的困难，之后约20年的时间内没有得到广泛应用，而仅在为数不多的几个国家内有散在报道。我国学者早在20世纪60年代便开始了这方面的研究工作，为国际上颞下颌关节造影先驱工作之一。在其后20余年内，这一工作得到了更为深入的发展，颞下颌关节上腔造影、下腔造影、双重造影、X线动态录像及数字减影关节造影等均曾得到了较好的应用，为这一领域的研究和临床工作作出了重要的历史贡献，赢得了国内外学者的尊敬。1913年Arcelin第一次报道用铋作造影剂进行唾液腺造影显示一下颌下腺导管结石，但因重金属不良反应停止了10年。20世纪30年代我国学者就曾有用于唾液腺肿瘤检查的报道。在血管造影方面，20世纪50年代后期国外开始有颌面部应用的散在报道，而我国学者则始于60年代。

4. CT 1971年英国物理学家Hounsfield及医师Ambrose创制了CT装置。同年10月检查了第一位患者，11月在英国放射学年会上向世界宣布了这一成果。1973年英国放射学杂志予以发表，引起轰动，认为这是医学影像学上的一次划时代进步。1979年Hounsfield获诺贝尔医学生物学奖。20世纪80年代初CT引入我国，并很快相继用于颞下颌关节病、唾液腺疾病及口腔颌面部其他疾病的检查。近10余年来出现的口腔颌面锥形束CT（cone beam computed tomography，CBCT）以其高空间分辨率、低辐射剂量和灵活的后处理软件等优势，已在国内、外口腔医学临床得到了日益广泛的应用。

学习笔记

5. 减影技术 1961年Eiedses des plantes发明图像减影法。20世纪70年代以前，人们常用此进行血管造影减影。美国威斯康星大学于1980年2月研制成数字减影血管造影设备，开始大量用于血管造影检查。1987年Jacobs JM和Manaster BJ首先将数字减影技术用于颞下颌关节下腔造影检查，而我国学者则首先将此项技术用于颞下颌关节上腔造影，并与手术观察进行了对比研究，为提高颞下颌关节紊乱病的造影诊断水平作出了贡献。同时，数字减影技术也用于唾液腺造影检查，称为数字减影唾液腺造影。1982年瑞典学者Grondahl等首先将数字减影技术用于根尖片图像处理，大大提高了对微小骨病变的发现能力，特别是对于牙周炎骨改变的早期诊断能力。我国学者也曾于20世纪90年代在这一领域成功地进行过较深入的研究工作。

（二）口腔颌面医学影像学

近20余年来，由于磁共振、灰阶超声以及同位素扫描等项技术在口腔医学中的应用，使口腔颌面放射学正在迈入口腔颌面医学影像学的新阶段。MRI装置的发明和CT机的问世一样，是医学影像学发展史上的又一次伟大革命，极大地促进了医学影像学的发展。美国学者Paul C.Lauterbur和英国学者Peter Mansfield以其对MRI研究的杰出贡献而分享了2003年诺贝尔生理学或医学奖。目前，磁共振技术已成功地应用于口腔颌面部肿瘤及颞下颌关节病的检查，可以直接、清晰地显示欲检查部位的组织影像，对人体无放射损害，在临床上的应用不断增加。此外，国内外学者亦均已将灰阶超声、同位素扫描技术用于唾液腺疾病等方面的检查，并取得了重要成果。随着影像学技术的进步及其在口腔临床医学中日益广泛的应用，口腔放射学现已逐渐发展为口腔颌面医学影像学。

（三）口腔颌面介入放射学

所谓介入放射学是指研究在X线、灰阶超声或CT扫描等影像学技术导向下进行穿刺活检或进行治疗的学科，是20世纪70年代中期才开始发展起来的一门年轻学科。近年来，国内外学者对在口腔颌面部开展介入性放射学工作进行了颇有意义的探讨。在经股动脉插管超选择性颈外动脉分支系统数字减影血管造影检查的基础上，开展了对口腔颌面部血供丰富的肿瘤及动静脉畸形的栓塞治疗、晚期恶性肿瘤的动脉灌注化疗及各种带药微球栓塞治疗的动物实验研究和临床工作，均取得了一定的成果。我国学者在口腔颌面介入放射学方面作出了令人瞩目的贡献。尽管很多理论及实践问题尚有待于进一步的探讨，但其在口腔颌面部肿瘤及动静脉畸形诊断和治疗方面的应用价值是毋庸置疑的。

三、医学影像学检查与诊断

近20余年来，特别是近10余年来，口腔颌面医学影像检查技术得到了迅速发展，涌现出多种现代化医学影像检查设备，这无疑是口腔颌面医学影像学的巨大进步。面对如此复杂的多种可供选择的影像学检查技术，口腔医务工作者必须深刻了解不同检查技术对于疾病诊断和治疗的切实和具体的帮助，其费用高低、放射剂量的大小以及可能给患者带来的其他损害等，必须根据不同患者的具体情况，全面权衡利弊，充分考虑影像学检查对患者疾病诊断和治疗计划设定帮助的大小和给患者可能造成损害的风险及经济负担之间的关系，以便合理应用，选择最佳的检查方案，造福于广大患者。

对于口腔颌面部疾病医学影像的解释，需要医师有良好的专业教育背景、丰富的工作经验及对疾病相关临床特征、发生、发展规律及其病理学基础的深刻理解。众所周知，同一种疾病的影像学表现可以有较大的区别，甚至完全不同；同样，完全不同的疾病亦可有类似的影像学表现。因此，对不同疾病的鉴别诊断是至关重要的。

对于疾病的诊断过程是临床医师依据临床特征及多种客观检查结果综合判断的过程。医学影像诊断只是供临床医师在疾病诊断中参考的一种客观检查诊断方法，且由于疾病影像学诊断的复杂性和往往缺乏特异性诊断指征，使其对于某些疾病的诊断具有局限性，往往不能作为医师临床诊断的最终和唯一的依据。

（马绪臣 张祖燕）

学习笔记

第二章 口腔放射生物学

提要：

本章介绍放射生物学的基本理论、概念及在口腔医学中应用。重点掌握电离辐射的种类、电离和激发、自由基、电离辐射对正常口腔颌面组织的影响及口腔诊断用X线对机体组织的影响等有关内容。了解电离辐射物理化学基础、电离辐射损伤学说、影响电离辐射生物学效应的主要因素、电离辐射的分子生物学及细胞效应等内容。

自1895年伦琴（Wilhelm Conrad Roentgen）发现X射线后，放射线迅速应用在医学诊断及放射治疗中，口腔医学也是最早应用的领域之一。随着放射技术在人体中的应用，人们逐渐发现放射线除了具有诊断治疗的有益作用外，还有损伤正常组织导致癌变等不良后果，于是对放射线的生物效应和致病作用机制进行系列深入研究，形成了放射生物学（radiobiology）这门学科。放射生物效应的发生规律和机制是肿瘤放射治疗、放射损伤防治和建立放射防护标准的基础。

学习笔记

第一节 电离辐射的种类及物理化学基础

电离辐射是指能引起被作用物质电离的射线，可分为电磁辐射和粒子辐射两大类。

一、电磁辐射和粒子辐射

1. 电磁辐射（electromagnetic radiation） 是以互相垂直的电场和磁场，随时间变化而交变振荡形成向前运动的电磁波。X射线和γ射线都是电磁辐射，可引起物质的电离属电离辐射。此外，无线电波、微波、可见光和紫外线也都属于电磁射线，但它们不能引起物质分子的电离，称非电离辐射。在这些电磁辐射中，它们具有相同的波速，但频率和波长不同，波长愈短，频率愈大者，其能量愈高，穿透力愈大（表2-1-1）。

表2-1-1 常见电磁辐射谱

名称	波长（真空中）	频率	能量
无线电波	1m~10km	3×10^{4}~3×10^{8}Hz	10^{-10}~10^{-6}eV
红外线	0.8~1mm	3×10^{11}~3.7×10^{14}Hz	10^{-3}~1.55eV
可见光	380~800nm	3.7×10^{14}~7.9×10^{14}Hz	1.55~3.26eV
紫外线	10~380nm	7.9×10^{14}~3×10^{16}Hz	3.26~124eV
X射线	1fm~10nm	3×10^{16}~3×10^{24}Hz	0.1keV~10GeV
γ射线	0.1pm~0.1nm	3×10^{18}~3×10^{21}Hz	10keV~10MeV

文档：ER2-1-1 光电效应、康普顿效应和电子对

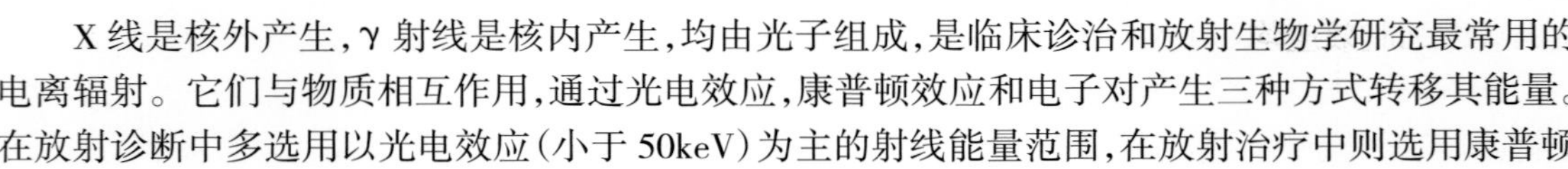
X线是核外产生，γ射线是核内产生，均由光子组成，是临床诊治和放射生物学研究最常用的电离辐射。它们与物质相互作用，通过光电效应，康普顿效应和电子对产生三种方式转移其能量。在放射诊断中多选用以光电效应（小于50keV）为主的射线能量范围，在放射治疗中则选用康普顿

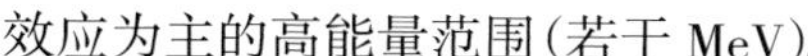

效应为主的高能量范围(若干 MeV)。

2. 粒子辐射(particulate radiation) 是一些组成物质的基本粒子,或由这些基本粒子构成的原子核,这些粒子具有运动能量和静止质量,通过消耗自己的动能把能量传递给其他物质。主要包括 α 粒子、β 粒子、质子、中子等。α 粒子由可放射性核素衰变产生,如铀(^{234}U,^{235}U),镭(^{224}Ra,^{226}Ra),质量较大,运动较慢,因此有足够的时间在短距离内引起较多电离。β 粒子可有放射性核素释放,如放射性碘(^{131}I,^{129}I)、放射性锶(^{90}Sr,^{89}Sr)。直线加速器产生高能电子流,主要在组织深部产生最大的电离作用。

二、电离和激发

电离辐射的重要特点是能够在被作用物质的局部释放很大的能量,引起被作用物质的电离(ionization)和激发(excitation),而电离和激发又是电离辐射初始作用的重要环节。

1. 电离 电离作用指生物组织中的分子被粒子或光子流撞击时,其轨道电子击出,产生自由电子和带正电的离子。电离作用是高能粒子和电磁辐射的能量被生物组织吸收后引起效应的最重要的原初过程。

2. 激发 当电离辐射与组织分子相互作用,其能量不足以将分子的轨道电子击出时,可使电子跃迁到较高能级的轨道上,使分子处于激发态,这一过程称为激发作用。被激发的分子很不稳定,容易向邻近分子或原子释放其能量,但在放射生物效应的发生中不如电离重要,一般可忽略不计。

由于生物体内 70%左右是水,电离辐射作用于水,使水分子产生电离后产生的自由基进而影响生物大分子是生物体放射生物效应的重要途径。

三、自由基

自由基(free radical)指能独立存在,含有一个或一个以上不配对电子的原子、分子、离子或原子团。自由基具有反应性、不稳定性和顺磁性等特点。高反应性表现在易发生自由基反应、易与生物靶分子发生加成、抽氢和电子转移等反应。多数自由基不稳定,其寿命很短,如羟自由基半衰期为 10^{-10}~10^{-9} 秒。水分子受电离辐射后产生氢自由基(H·)和羟自由基(·OH),后者通过加成反应造成 DNA 链中嘧啶和嘌呤碱基损伤。这种由电离辐射首先直接作用于水,使水分子产生一系列原发辐射分解产物,然后通过水的辐射产物再作用于生物大分子,引起后者的物理和化学变化的作用,称为间接作用(indirect effect)。由于机体内多数细胞含水量很高,细胞内含有大量水分子,间接作用对生物大分子损伤的发生有重要意义。相对应电离辐射的能量直接沉积于生物大分子,引起生物大分子的电离和激发,破坏机体的核酸、蛋白质、酶等具有生命功能的物质,这种直接由射线造成的生物大分子损伤效应称为直接作用(direct effect)。

四、靶学说和靶分子

靶学说(target theory)是从生物物理学的角度,认为某些分子或细胞内的敏感结构(靶)被电离粒子击中而引起生物效应的发生。其基本点包括:①生物结构内存在着对辐射敏感的部分,称为"靶",其损伤将引发某种生物效应;②电离辐射以离子簇的形成撞击靶区,击中概率遵循泊松分布;③单次或多次击中靶区可产生某种放射生物效应。靶学说将量子论引入生物学领域,对放射生物学整体水平过渡到细胞和分子水平起到了推动作用。主要的靶学说有:①单靶模型:生物大分子或细胞的敏感靶区被电离粒子击中一次即足以引起生物大分子的失活或细胞的死亡,称为单靶(single-hit)效应,其存活概率是剂量的指数函数;②多靶模型:有些生物分子和多数细胞的剂量存活曲线不呈指数下降,其靶区需要受到二次或二次以上的击中才会失活,叫多靶(multi-hit)效应;③单靶和多靶模型:即单靶模型和多靶模型的混合;④DNA 双链断裂模型:有学者认为电离辐射诱发的许多细胞效应均与 DNA 双链断裂有关,包括细胞存活、染色体畸变、致癌、易位、遗传突变等。

靶分子和靶结构的本质在近年来研究较多,目前受人重视的是基因组 DNA(genomic DNA)和生物膜。基因组 DNA 作为射线的靶分子已得到许多实验的支持。生物膜包括质膜、核细胞器(线

学习笔记

粒体、溶酶体等）膜等，具有重要的生物功能，且对电离辐射比较敏感，是电离辐射作用的靶分子之一。

第二节　电离辐射的分子生物学及细胞效应

电离辐射所致生物大分子结构与功能的变化是整个机体、各种组织、细胞及亚细胞水平上的辐射生物效应的基础，从微观角度反映辐射敏感性的本质。

一、DNA 损伤及其生物学意义

电离辐射对 DNA 的损伤，包括从碱基损伤到糖基破坏，所导致的后果是 DNA 链断裂，DNA 交联及整体或部分高级结构的变化，最终将影响其生物学功能。

1. DNA 链断裂　DNA 双螺旋结构中一条链断裂时，称为单链断裂（single strand break，SSB）；双条互补链于同一对应处或相邻处同时断裂时，称双链断裂（double strand break，DSB）。单链断裂可以由一个自由基攻击而产生，而双链断裂则多由两个以上自由基引起。双链断裂约为单链断裂的 1/10~1/20。

2. DNA 交联　经过辐射后 DNA 可与蛋白质以共价键结合，称为 DNA- 蛋白质交联（DNA-protein cross linking，DPC）；也可以形成 DNA-DNA 链间交联（DNA interstrand cross linking），即 DNA 双螺旋结构中，一条链上的碱基与其互补链上的碱基以共价键结合；还可形成 DNA 链内交联（DNA intrastrand cross linking），即 DNA 分子同一条链上的两个碱基相互以共价键结合，如嘧啶二聚体。

3. DNA 二级和三级结构变化　在电离辐射作用下，DNA 双螺旋结构解开，氢键断裂，比旋光性和黏度降低，浮力密度升高，生物活性丧失。DNA 可发生降解，多核苷酸链内共价键发生断裂，分子量降低。

学习笔记

4. DNA 损伤的生物学意义　在射线的作用下，DNA 碱基的损伤或脱落改变了密码，引起基因的点突变（point mutation），如一个嘌呤被另一个嘌呤所取代导致转换（transition），一个嘌呤被另一个嘧啶所取代导致颠换（transversion）、碱基缺乏（base deletion）、移码突变（frame shift mutation）及碱基插入（base insertion）等。这些改变经转录和翻译后就会形成功能异常的蛋白质和酶，引起细胞突变或癌变。对于只有单链 DNA 的原核生物，单链断裂是致死性的，但对具有双链 DNA 的真核生物，单链断裂能迅速在细胞内修复。双链断裂通过原位重接的概率很少，依靠重组修复时易发生错修复（error prone repair），导致染色体畸变发生率增高，并可能危及细胞生命。DNA 交联会影响核小体及更高层次的染色体结构，妨碍 DNA 半保留复制，干扰转录时 RNA 聚合酶的结合和正常 mRNA 的生成。总之，DNA 结构的辐射损伤在细胞的致突、致癌机制中起着重要作用，与细胞死亡及老化等过程亦有密切关系。另外 DNA 损伤和修复规律在肿瘤放射治疗中有重要的应用价值，可以有选择地加重肿瘤细胞的 DNA 损伤，抑制其修复，增强疗效。此外，低水平辐射对 DNA 的生物学意义存在争议，不少研究证实低剂量辐射可能是无害的或有辐射兴奋效应（radiation hormesis），这种低剂量辐射可在动物和人体诱发兴奋效应的多种表现已被证实。由于个体差异等影响因素很多，这种兴奋性反应剂量很难界定。一般认为低剂量辐射诱导机体产生保护性蛋白及损伤后修复能力增强，可能是低剂量电离辐射诱导细胞适应性反应的机制。

二、染色质辐射生物效应

染色体（chromatin）是指真核细胞间期核中 DNA、组蛋白、非组蛋白及少量 RNA 所组成的复合体，由核小体（nucleosome）的重复亚单位连接而成串珠状结构。染色质可分为常染色质（euchromatin）和异染色质（hetero chromatin），前者与有转录活性的活性染色质（active chromatin）有关，后者与无转录活性的非活性染色质（inactive chromatin）有关。活性染色质比非活性染色质的辐射敏感性高，尤其是哺乳动物更为明显。染色质辐射降解产物主要是可溶性染色质，其形成与形态上可辨认的死亡细胞出现与消失的时间一致，在照射后一定时间内，可溶性染色质的生成量随照射剂量增加而上升，并且呈线性依赖关系。研究染色质的辐射效应对于阐明放射病、肿瘤、遗传病和衰老等病

文档：ER2-2-1 染色体与染色质关系

理生理学机制具有十分重要的意义。染色体畸变已成为判断辐射量的可靠指标，而染色质的辐射损伤是研究正常染色体畸变的分子学基础。染色体中基因突变和调控紊乱在肿瘤和放射病的发生发展中起重要作用。

三、蛋白质和酶的辐射生物效应

电离辐射可引起蛋白质的一级结构变化，包括肽链电离、肽键断裂、巯基氧化、二硫链还原、旁侧羟基被氧化等。这种一级结构变化会引起其高级结构发生相应变化，如蛋白分子伸展，在水中溶解度降低、变性，聚集过程加快等，甚至出现凝固现象。辐射对蛋白质生物合成的影响往往是抑制和激活并存，能抑制某些诱导酶的生成，又可刺激某些酶的诱导生成。当机体受到辐射之后，蛋白质的分解代谢增强，蛋白水解酶从中起重要作用，尤其是组织蛋白酶，在辐射敏感组织中，溶酶体易被射线破坏，释出组织蛋白酶，催化细胞自溶和组织间的自我消化，分解细胞内、外的蛋白质。同时机体对食物摄取明显减少，使蛋白质的分解代谢进一步加剧，细胞内的氨基酸池变小。体内降解的氨基酸通过尿排出，明显升高了氨基酸代谢产物肌酸在尿中的排泄量。

四、辐射对细胞膜的影响

辐射后膜脂质的不饱和碳氢键部分被直接氧化或通过自由基作用而氧化，膜脂质成分变化直接影响膜的微黏度、流动性、脆性和通透性，并间接影响到镶嵌在膜脂质双分子层中的蛋白质、酶、抗体和受体的功能。

五、辐射致癌的分子基础

辐射致癌的细胞学基础是诱发细胞的突变或恶性转化，而细胞突变的分子基础则是结构的改变，特别是碱基顺序的改变。辐射所致 DNA 损伤以及在此基础上产生的染色体畸变和重排，可能构成了辐射致癌的重要基础。正常的人体细胞内存在癌基因（oncogene）和肿瘤抑制基因（tumor suppressor gene），前者包括 src 家族、ras 家族、myc 家族、myb 家族、sis 家族和 bel-2 家族等；后者有 *P53* 基因、*P15* 基因和 *P16* 基因等。两组基因协调作用，保证细胞正常代谢。当癌基因表达异常过高，或肿瘤抑制基因表达异常过低而失去平衡时，则出现细胞异常生长，导致肿瘤的发生。尽管辐射致癌的机制尚不十分清楚，一般认为辐射损伤时，染色体畸变、易位及 DNA 重组修复发生的概率很高，很可能导致某些癌基因的激活，也可能导致肿瘤抑制基因的突变和丢失，使之灭活，失去功能。这种辐射导致癌基因的激活与肿瘤抑制基因的灭活可能是细胞恶性转化的两个重要方面。前者多见于血液系统的各种恶性肿瘤，如白血病等，后者多见于实性肿瘤。

六、电离辐射的细胞效应

如前所述不同细胞群体有不同放射敏感性；同样，不同细胞周期时相也有不同的放射敏感性。有丝分裂（M 期）细胞对辐射很敏感，较小剂量即可引起细胞死亡或染色体畸变，使下一代子细胞夭折。在间期细胞中，G2 时相对辐射最敏感，其次为 G1 时相，而 S 时相相对不敏感。电离辐射引起细胞死亡可分为增殖死亡（proliferation death）和间期死亡（interphase death）两大类。细胞的增殖死亡发生于分裂、增殖的细胞，在辐射后细胞不立即死亡，仍进行生命活动的有关代谢过程如蛋白质和 DNA 合成，并可能发生细胞分裂，但分裂一至数次后停止分裂，最终丧失继续增殖的能力。细胞增殖死亡可能与染色体损伤畸变有关。间期死亡指细胞受很大剂量的辐射时，无论处于分裂期或间隙期内，均可立即发生死亡，可能与大剂量辐射后能量供应受抑，膜结构损伤和染色质裂解有关。细胞凋亡（apoptosis）是一种主动的由基因导向的细胞消亡过程，是普遍存在的生物学现象。电离辐射引起细胞的某些凋亡相关基因表达改变，中等及中等以上剂量可使细胞凋亡的发生率显著性增高，而低剂量辐射，细胞凋亡发生率不一定增高，有关机制尚不清楚。细胞存活的剂量 - 效应曲线主要有四类：第一类为指数“单击”曲线，即细胞（或生物大分子）的存活分数为辐射剂量的简单函数，见于病毒或酶灭活以及少数哺乳动物细胞的杀灭，属单击单靶模型。第二类为“多击或多靶”曲线，剂量存活曲线的起始部为肩区，当剂量加大时，存活曲线即呈直线。根据靶学说解释，

学习笔记

细胞内必须一个靶区被击中多次或多个靶区各被击中才引起效应，大多哺乳动物细胞属此类。第三类为“双相”曲线，当受照射的群体有两个放射敏感性明显不同的亚群时，就会出现中间下陷的剂量 - 效应曲线，见于不同细胞周期时相的细胞及不同放射耐受性的细胞群。第四类为“刺激”曲线，即在低剂量时可出现“阳性”效应，即刺激现象，表现为农作物产量增高，植物高度增加，RNA合成速率增高，动物机体某些防御适应功能增强等，然后在高剂量部分呈指数下降。电离辐射引起的哺乳类细胞损伤可分为三类：第一类为致死性损伤（lethal damage），即用任何办法都不能使细胞修复而不可逆性地导致细胞死亡的损伤。第二类为亚致死性损伤（sublethal damage），即照射后经过一段充分时间能完全被细胞修复的损伤。正常情况下几小时之内可以修复，但在未修复之前若再给予一次亚致死性损伤，则可形成致死性损伤。第三类为潜在致死性损伤（potentially lethal damage），指照射后的损伤受环境条件影响，在一定条件下损伤可以修复。

第三节　影响电离辐射生物学效应的主要因素

电离辐射作用于机体产生生物效应，涉及电离辐射对机体的作用和机体对它的反应两方面。

一、与辐射有关的因素

1. 辐射种类　不同种类的辐射产生的生物效应不同。从辐射的物理特性上看，电离密度和穿透能力是影响其生物学作用的重要因素，电离密度大（如 α 射线）及穿透能力强者（X 射线、γ 射线）生物效应明显。

2. 辐射剂量　照射剂量与生物效应之间存在一定的相依关系。总的规律是剂量率愈大，效应愈显著，但并不全呈直线关系。目前对人体损伤的剂量效应主要是根据事故性损伤及参考动物实验资料估计的（表 2-3-1）。从辐射作用的远期效应来看，照射剂量愈大，后果也愈重。

表 2-3-1　不同剂量辐射人体后的损伤效应

剂量 /Gy	病理学变化
<0.25	不明显和不易察觉的改变
0.25~0.5	可恢复的功能变化，可有血液学的变化
0.5~1.0	功能性变化，血液变化，但无临床症状
1.0~5.5	轻度、中度、重度骨髓型急性放射病
5.5~10.0	极重度骨髓型急性放射病
10~50	肠型急性放射病
>50	脑型急性放射病

3. 辐射剂量率　剂量率指单位时间内机体所接受的照射剂量。在一般情况下剂量越高，生物效应越显著，但当剂量率达到一定范围时，生物效应与剂量率之间则失去比例关系。每日0.005~0.05Gy 的剂量率，即使长期照射累积很大剂量也只导致慢性放射损伤，而不会产生急性放射病的症状。只有剂量率达到 0.05~0.1Gy/min 或更高时，才有可能引起急性放射病。

4. 分次照射　同一剂量的辐射，多次给予时的生物效应低于一次给予的效应，分次愈多，各次间隔的时间愈长，则生物效应愈少，与机体的修复有关。

5. 照射方式　照射方式可分外照射、内照射和混合照射。外照射是放射源在体外，其射线由体外作用于机体，外照射又分单向照射和多向照射，多向照射的生物效应一般大于单向照射。内照射是指放射源进入体内由体内放出射线作用于机体的不同部分，如放射性核素，其生物效应受核素的理化特性、摄入途径、分布和排出特点以及半衰期等影响。当既有外照射又有内照射时称为混合照射。

学习笔记

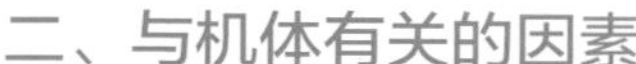

二、与机体有关的因素

1. 种系的放射敏感性 不同种系的生物对电离辐射的敏感性有很大的差异。一般来说种系进化越高，机体组织结构越复杂，则放射敏感性越高。人、狗、豚鼠等的放射敏感性高于兔和大、小鼠的放射敏感性。

2. 不同个体发育时间的放射敏感性 哺乳动物的放射敏感性因个体发育所处的阶段不同而有很大差别。一般规律是放射敏感性随个体发育过程而逐渐降低。植入前期的胚胎对射线最敏感，剂量在 0.05~0.15Gy 可杀死受精卵。器官形成期受照射时，主要出现先天性畸形。人类在受孕 35 天左右对辐射、药物或病毒都很敏感，常引起先天性畸形。研究电离辐射对个体发育的影响对临床医学和卫生防护都有重要的实际意义。对育龄妇女下腹部 X 射线检查应慎重，除医疗指征绝对必要外，一般应尽量避免检查。必须进行检查时，则应选择在月经周期第 1~10 天内进行，以避免对妊娠子宫照射。

3. 不同器官、组织和细胞的放射敏感性 一般讲一种组织的放射敏感性与其细胞的分裂活动成正比，而与其分化程度成反比。人体各组织的放射敏感性的顺序为：①高度敏感组织：淋巴组织、胸腺、骨髓、胃肠上皮、性腺、胚胎组织、腮腺；②中度敏感组织：角膜、晶状体、结膜等感觉器官；血管淋巴内皮细胞；皮肤上皮、下颌下腺、舌下腺、肾、肝、肺组织的上皮细胞；③轻度敏感组织：中枢神经系统、内分泌腺、心脏；④不敏感组织：肌组织、软骨和骨组织以及结缔组织等。

4. 亚细胞和分子水平的放射敏感性 同一细胞的不同亚细胞结构的放射敏感性有很大差异，细胞核的放射敏感性明显高于胞质。细胞内不同分子相对性敏感性顺序为 DNA>mRNA>rRNA 和 tRNA> 蛋白质。由此可知细胞内 DNA 损伤在放射生物学效应中占重要地位。

第四节 电离辐射对正常口腔颌面组织的影响

一、口腔黏膜及颌面皮肤损害

1. 临床表现 口腔黏膜放射性损伤表现由轻到重可以分为：①轻度黏膜疹（slight enanthema）；②明显黏膜疹（pronounced enanthema）；③斑点状黏膜炎（spotted mucositis）；④融合性黏膜炎（confluent mucositis），斑块直径大于 0.15cm，水肿大量渗出，假膜形成。皮肤的损伤由轻到重可分为毛囊性丘疹与脱毛、红斑反应、水疱及坏死溃烂 4 级。口腔黏膜各部位对放射反应时间不同，程度不一。最早出现反应的黏膜组织是咽腭弓、舌腭弓及悬雍垂，放射后 1 周开始，其次是下咽部、口底、颊黏膜、腭黏膜，最后是舌背前部（放射后 3 周左右才出现）。因此患者的主诉症状最早是咽痛及吞咽困难。皮肤的损伤大体与黏膜相同，但不如黏膜明显，并且出现较晚。

2. 剂量与临床表现 γ 射线分割照射每次 2Gy，累计剂量 20Gy，口腔黏膜则会出现融合性黏膜炎。放射后到临床出现明显症状约 9 天，融合性黏膜炎完全恢复约需 12 天，恢复后再次或多次放射都会产生同样的反应，其急性损伤不存在累积性效应，这个现象可利用在放疗中以 20Gy 为一疗程，疗程间相隔 2 周，就看不到累及黏膜急性放射副作用。

3. 照射后口腔黏膜的病理改变 黏膜下层有成纤维细胞浸润，血管减少，上皮变性，烟、酒及牙齿咬伤极易引起口腔黏膜创伤和溃烂，在放疗后 1 年内应避免使用义齿及吸烟饮酒。

常规口腔诊断用平片和锥形束 CT 不会引起黏膜炎，锥形束 CT 检查后颊舌黏膜或牙龈上皮的微核，核固缩细胞，核溶解细胞数量增加，但与投照前相比无统计学差异。

二、唾液腺损伤

1. 临床表现 单一剂量放疗超过 10Gy，最早出现的症状是口干，通常在放射后 2~6 小时内出现；剂量小于 10Gy 时，口干症状在 6 小时以后出现。腮腺、下颌下腺可有疼痛，肿大变硬，多发生在放射后 4~6 小时，并于 12~24 小时达到高峰，然后消退。

2. 剂量效应 人体的浆液性腺泡（腮腺）对放射线高度敏感，接受 2~5Gy 的照射后 2 小时腺

学习笔记

体即可发生明显变性，接受 10Gy 腺泡即可坏死，甚至完全破坏。此外，腮腺组织基本上没有亚致死损伤的修复能力，其损伤是无阈值的，而黏液腺泡（舌下腺、小唾液腺）相对不敏感，单一剂量超过 12~15Gy 时才出现变性。儿童期放射引起口干比成人少，可能与儿童期唾液腺修复潜能较好有关。小型猪腮腺接受 5Gy 照射时发生轻度损伤，接受 10Gy 时发生腺泡细胞萎缩，15Gy、20Gy 时明显萎缩（图 2-4-1）。

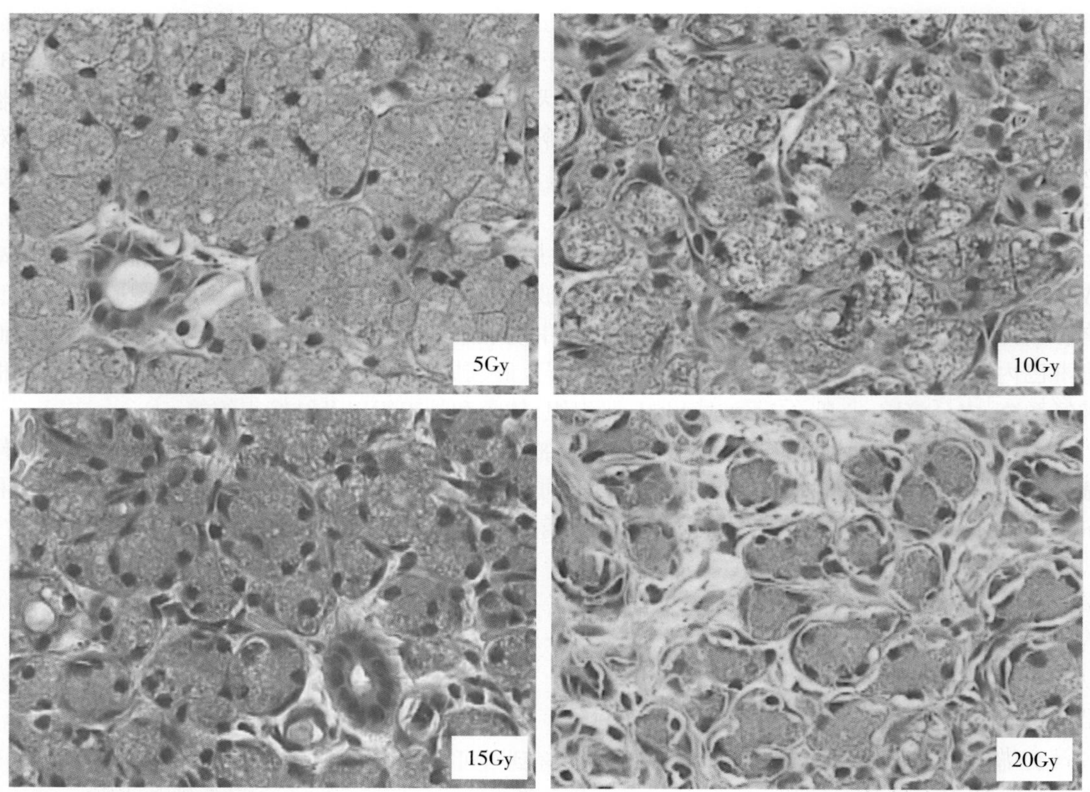

图 2-4-1　小型猪腮腺 X 线照射 5Gy、10Gy、15Gy、20Gy 后 1 个月组织像（×40）

放射后小型猪腮腺的腺泡面积随剂量增加而减少，照射 5Gy 后腺泡面积明显大于其他剂量的腺体（$P<0.005$），照射 10Gy 后腺泡面积明显大于照射 15Gy 和 20Gy 腺体，随着放射剂量增加，腺泡损伤加重，纤维组织增多。

3. 照射后造影及病理形态改变　照射后马上行腮腺造影，形态多无变化，但 1 年以后腺体明显减少，导管稀疏。腺体的明显减小发生于腺泡坏死组织吸收以后，由于腺泡分泌功能减低，即使对放射线不敏感的导管系统也随之发生失用性萎缩而显得稀少。放射后 24 小时腮腺组织有急性炎性反应及浆液性腺泡变性坏死，末梢导管腔内充满大量脓性渗出物，分支导管上皮的完整性存在但有变性。以后腺泡逐渐消失，慢性炎症细胞代替急性炎症细胞，叶内纤维化，而导管结构存在。下颌下腺及舌下腺的变化大体同腮腺，只是程度较轻，周围急性炎性反应亦较轻。

4. 放射对唾液腺功能的影响　腮腺受照射 10Gy 后其流率降低 50%左右，唾液成分 Na^+、Cl^-、Ca^{2+}、Mg^{2+} 及蛋白成分升高，而 HCO_3^- 降低，SIgA 则早期升高，后期减低。部分患者在放射后 1 年左右唾液总流率有轻度回升。另外，腮腺受放射后血清 α- 淀粉酶及尿中淀粉酶浓度急剧上升，其升高程度与受照射腮腺组织多少及放射量直接相关，临床及研究中常将其作为放射对腮腺组织损伤的生物指数，一般认为放射后腺泡的渗透性改变与腺泡内淀粉酶释放到血液有关。小型猪单一剂量照射后腮腺结构的改变相对唾液流率下降发生较早，唾液流率减少与腺泡面积的减少不完全成正相关。非照射侧腮腺形态变化不明显，但唾液流率明显下降。

三、对味觉的影响

对味觉的损害可是放射直接作用于味觉细胞或由于唾液腺功能受损继发味觉改变。分割累计剂量 10Gy 时开始有味觉损害，剂量达 20~50Gy 时损伤明显增加。味觉细胞主要有 4 种，苦觉分布在舌后部，酸觉在舌中部，咸和甜在前部，相比之下，苦和咸觉更易受损。急性味觉丧失部分可在 2~4 个月内完全恢复，但部分不可能恢复到放射前的味觉状态。

四、对牙颌系统的影响

放射对成人牙齿硬组织影响不大，主要是损伤唾液腺后继发口干、龋坏增多，这种状态可持续到放疗后 1~4 年。儿童在牙齿未发育完全时接受 30Gy 以上的放射，牙齿的发育就会迟缓或停止，同时颌骨的发育中心亦受损伤，致使颌骨短小。成人颌骨受总剂量超过 60Gy 照射时，可发生放射性骨坏死（osteoradionecrosis），其发生主要与放射剂量有关，下颌多见，组织学观察可见骨细胞丧失，呈无菌性坏死，小动脉内膜炎及周围炎，管腔狭窄甚至闭锁，颌骨极易感染及损伤。

第五节　口腔诊断用 X 线对机体组织的影响

患者接受口腔诊断用 X 线辐射剂量很低，一般认为不足以对身体造成危害。但由于常规口腔科 X 线检查日益增多，加之锥形束 CT 的广泛使用，X 线辐射剂量的累积性和个人检查频次增加可能对人体造成的潜在危害，已越来越受到全社会的关注。

X 线等电离辐射产生的辐射能量不同，不同物质、不同组织对不同射线的吸收程度也不一样的。国际上用吸收剂量（absorbed dose）来描述每单位质量任何物质所吸收的任何电离辐射的能量。国际单位为戈瑞（Gray，Gy），在实际工作中主要用 mGy，即千分之一戈瑞。人体是由多种物质构成的复杂结构，用吸收剂量无法描述组织器官对射线能量的吸收，为便于比较不同种类的辐射以及对不同组织或器官受到的辐射剂量，通常会使用有效剂量（effective dose）这个概念。有效剂量是采用针对不同组织器官的修正因子对吸收剂量进行加权，使修正后的吸收剂量更能反映放射性对整个机体的危害程度。国际单位为希沃特（Sievert，Sv），实际工作中多用 μSv 和 mSv，即百万分之一希沃特和千分之一希沃特。本节将主要基于有效剂量来对比口腔医学常用 X 线检查的辐射剂量及潜在危害。

电离辐射引起的危害程度可由两种方式表示，即天然本底相当天数（days of equivalent natural exposure）和随机效应概率（probability of stochastic effects）。联合国原子辐射效应科学委员会 2008 年的报告表明全球平均每人每年受到的天然本底辐射剂量为 2.4mSv，每人每天来自天然本底辐射剂量约为 6.6μSv。

学习笔记

表 2-5-1　诊断用 X 线引起有效剂量（单位：μSv）、天然本底相当天数和随机效应概率 *

检查项目	有效剂量	天然本底相当天数	随机效应概率（$\times 10^{-6}$）
口内片			
70kVp，8mA，圆形遮线筒，D 速胶片，18 张根尖片（每张根尖片）	388（21.6）	58.8（3.3）	34.1（1.9）
70kVp，8mA，圆形遮线筒，PSP 或 F 速胶片，18 张根尖片（每张根尖片）	170.7（9.5）	25.9（1.4）	15（0.8）
70kVp，8mA，矩形遮线筒，PSP 或 F 速胶片，18 张根尖片（每张根尖片）	34.9（1.9）	5.3（0.3）	3.1（0.2）
70kVp，8mA，矩形遮线筒，PSP 或 F 速胶片，4 张咬合翼片（每张）	5（1.25）	0.8（0.2）	0.5（0.1）
曲面体层片	14.2~24.3	2.2~3.7	1.3~2.1
头影测量侧位片	5.6	0.8	0.5

续表

检查项目	有效剂量	天然本底相当天数	随机效应概率（$\times10^{-6}$）
锥形束 CT（单颌 ~ 上下颌）	41.8~94.9	6.3~14.4	3.7~8.4
螺旋 CT（单颌 ~ 上下颌）	506.7~1 066.1	76.8~161.5	44.5~93.7

随机效应概率按照每天然本底相当天数 $\times0.58\times10^{-6}$ 估算
PSP：phosphor simulated plate，磷光板
表中有效剂量均根据 ICRP 103，2007 计算权重因子

表 2-5-1 所示由于投照方法、所用设备等不同，一张根尖片的有效剂量从 1.25μSv 到 21.6μSv，一张曲面体层片的有效剂量从 14.2μSv 到 24.3μSv，一张头颅侧位片约为 5.6μSv，仅相当于数小时到数天的天然本底剂量，由此可知诊断用口腔 X 线平片检查比较安全。不同品牌的锥形束 CT，选取的视野，体素大小，曝光参数，传感器等的不同，均会产生不同的有效剂量，可从几十到近百 μSv。不同品牌螺旋 CT 在相同视野扫描条件下有效剂量的差异也较大，可从几百到上千 μSv，但总体来说远远大于锥形束 CT，所以要学会根据诊断需要选择有效剂量最小的检查方法。

小剂量 X 线照射可能造成对眼睛放射性损害的潜在危险是导致白内障，潜伏期约为 10 年。但晶状体接受照射剂量低于 2.5Gy 时，不会造成可以被发现的损害。早期研究发现接受 2.5Gy 以上照射剂量的人群中出现白内障。口腔 X 线检查对于晶状体和角膜的照射主要是来自散射线。拍摄一次全口根尖片，晶状体接受剂量为 347μGy；拍摄一张曲面体层片，眼睛接受剂量为 60μGy；拍摄一张头影测量片眼睛接受剂量为 230μGy。因此，常规 X 线检查引起白内障的可能性几乎不存在。小剂量 X 线照射对甲状腺可能导致的潜在危险主要是引起甲状腺癌。在儿童时期甲状腺区域曾经接受过 60mGy 以上照射剂量的人群中，甲状腺肿瘤的发生率较高。在应用 20cm 开放式遮线筒拍摄全口根尖片时，甲状腺接受剂量约为 166μGy，在应用矩形校准设置投照时，甲状腺接受剂量仅为 70μGy。拍照锥形束 CT 时佩戴铅围脖与不戴相比可减低近 50% 的有效器官剂量。说明简单的放射防护即可以有效地减少患者甲状腺的辐射危险。

人们关心的另一个重要危害是辐射致癌问题。要估计人类接受低剂量辐射后的致癌危险性是十分困难的，因为肿瘤是多因素引起，很难说是仅由辐射引起，且潜伏期长。但有关专家还是建立了一套预测体系来估算接受辐射人群中诱发肿瘤及遗传病的概率。从表 2-5-1 可知拍摄一张根尖片的辐射引起癌症或遗传病的危险性概率最多为 1.9/1 000 000。考虑到人们在日常生活中有不少其他危险性，如人类平均窒息致死的概率为 13/1 000 000，航船死亡率为 4.6/1 000 000。因此，口腔放射学检查引起的致癌等危险性是微乎其微的。不过即使如此，由于接受口腔放射检查的人数在不断增加，相应的辐射量也在增大，口腔医务工作者有责任尽量避免患者接受不必要的辐射。

（王松灵）

学习笔记

第三章 口腔 X 线检查的放射防护

提要：

本章介绍 X 线检查中放射防护的基本原则。重点掌握放射防护三原则，熟悉口腔颌面部 X 线检查中放射防护三原则的具体应用，了解口腔颌面部 X 线检查防护的具体措施。

随着数字化影像技术的应用，常规 X 线检查中拍摄一张 X 线片的放射剂量在降低。然而，对具有较高放射剂量的影像学检查，如螺旋 CT 等的应用却在增加。2006 年平均每名美国公民获得的放射线检查量是 1989 年的 6 倍，其中 CT 和核医学检查产生的放射剂量占比最大。我国情况与此相似，1998 年的 X 线检查频率比 1996 年增加了 5.26%。一项在 15 个国家进行的调查研究显示，诊断性 X 线检查引起癌症患者的数量不断增加，在美国和英国分别有 0.9% 和 0.6% 的癌症患者是由于诊断性 X 线检查引起的。在口腔颌面部检查中，唾液腺肿瘤的发生与口腔 X 线检查有相关性，在 20 岁之前拍摄全口口内片的患者罹患唾液腺肿瘤的风险最高。

联合国原子辐射效应科学委员会（United Nations Scientific Committee on the Effects of Atomic Radiation，UNSCEAR）、国际原子能机构（International Atomic Energy Agency，IAEA）和国际放射防护委员会（International Commission of Radiological Protection，ICRP）等权威机构，强烈呼吁必须高度重视各种医疗照射防护，明确指出“医疗照射是公众所受最大的并必将不断增加的人工电离辐射照射来源”。医疗照射防护不仅仅是顾及众多的受检者个体，而更重要的是必须合理控制由此给公众群体带来的集体剂量负担，以减少群体中射线照射诱发癌症等随机性效应发生的概率。为此，国际放射防护委员会提出放射防护的三个基本原则，即实践的正当性、放射防护的最优化和个人剂量限值。这三个基本原则适用于所有与放射性物质工作相关的工作人员。为了有效控制医疗照射数量，降低放射线可能对人体造成的潜在危害，口腔医疗工作者必须严格遵守放射防护的三个基本原则。

一、实践的正当性

为了防止不必要的照射，在进行照射实践之前，必须经过正当性判断，确认这种实践具有正当的理由，获得的净利益超过付出的代价（包括健康损害的代价）。特别是进行复杂疾病的诊断时应注意到患者接受的放射累积剂量。没有进行任何临床检查，病史回顾而开具放射检查单的行为是不被允许的。不允许进行所谓的“常规 X 线检查”。在检查方法的选择上应优先选用非放射学检查手段。在必须应用放射学检查的情况下，应该优先选用平片 X 线检查。只有在平片 X 线检查不能提供足够诊断信息的情况下，才可以应用三维成像技术或其他放射学检查方法。在决定是否需要重拍时，不应基于最理想的影像质量要求，而应基于是否缺乏必要的诊断信息。

二、放射防护的最优化

放射防护的最优化是指使辐射暴露的可能性、辐射暴露的人数和个体辐射剂量尽可能小，同时考虑经济和社会因素。为了达到这一目标，在放射线检查的各个环节，包括机房的设置、检查项目的选择、成像设备的日常维护和具体应用，以及是否采用放射防护用品等方面均应该严格遵守相关规定。

学习笔记

（一）机房的设置

我国规定，X 线检查时屏蔽初级射线不应使用空心预制板，而应采用 150mm 厚的现浇混凝土或在有用线束照射范围内铺设铅板。国家职业卫生标准《医用 X 射线诊断放射防护要求》中规定，X 射线设备机房应充分考虑邻室（含楼上和楼下）及周围场所的人员防护与安全。每台 X 射线机应设有单独的机房，机房中有用线束朝向的墙壁应有 2mm 铅当量的防护厚度。其他侧壁和天棚应有 1mm 铅当量的防护厚度。设于多层建筑中的机房，天棚、地板应视为相应侧墙壁考虑，充分注意上下邻室的防护与安全。机房的门窗必须合理设置，同时要与其所在墙壁有相同的防护厚度。机房门外要有电离辐射标志，并安置醒目的工作指示灯。工作人员在进行 X 线检查前应关闭照射室的防护门。不可将有用线束直接照射门，窗户 / 观察窗和管线口位置。

（二）检查项目的选择和成像设备的维护

口腔医师在申请 X 线检查时，应严格遵循口腔 X 线检查的正当性原则达到使辐射暴露人数尽可能少的目的。我国放射防护标准规定，所有的 X 线机必须经过卫生防护部门鉴定并得到防护性能合格证后方可在临床中应用。临床使用过程中应每年定期检查 X 线机的性能，保证其辐射泄漏剂量在国家规定的范围内。

（三）X 线检查中的具体应用

1. 照射条件　GBZ 130—2013《医用 X 射线诊断放射防护要求》规定，电压固定的口腔 X 线机的管电压不应低于 60kV；对于电压可调节的口腔 X 线机管电压应大于 60kV。在满足临床诊断需要的条件下，应使照射时间尽可能短。每台 X 线设备控制面板旁应设置最佳照射条件表，如包括儿童、成人和无牙颌患者的相应照射条件。

2. 口腔 X 线检查射线束（或集光筒）尺寸　初级射线束大小必须通过集光筒控制到仅局限于兴趣区，尽可能与影像接收器大小相等。当 X 射线束尺寸大小可以选择时，应选择满足临床诊断要求的最小可用尺寸。GBZ 130—2013《医用 X 射线诊断放射防护要求》规定，口内 X 线机的集光筒出口平面的最大直径不超过 60mm 范围；曲面体层机应有限束装置，防止 X 射线束超出 X 射线影像接收器平面或胶片的宽度。照射野一般不应超过影像接收器面积的 10%。

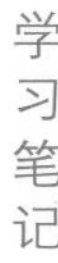

3. 影像接收器和射线束的位置摆放　为了使影像接收器和患者的摆位标准化，获得重复性好、标准的 X 线影像，降低重拍率，建议使用持片器和光束定位装置。此外，持片器的使用可以免去患者用手固定影像接收器。口内 X 线检查时，射线束勿朝向患者的性腺，避免目标牙位以外部位受到辐射暴露。对于曲面体层和头颅侧位检查，应使用各种制动或固定装置（如颏托和头固定器等）和光束定位装置来辅助患者的摆位。检查时，必须对患者进行适当固定，以最小化患者的移动对影像质量的影响。

4. 焦点 - 探测器距离或焦点 - 皮肤距离　由于 X 射线束源具有发散的特点，因此增大焦点 - 皮肤距离（即增大集光筒的长度，而集光筒末端与皮肤间的距离应尽可能小）可以减小 X 射线束的发散程度即射线束更加趋于平行，使影像放大率减小，影像更加清晰。GBZ 130—2013《医用 X 射线诊断放射防护要求》规定，对于口内 X 线检查，焦点 - 皮肤距离最小为 20cm；口外 X 线检查的焦点 - 皮肤距离应不小于 6cm；对于曲面体层检查，最小的焦点 - 皮肤距离不应小于 15cm。焦点 - 皮肤距离应尽可能大以使放大率和受检者受到的辐射暴露最小化。

5. 影像接收器的选择　应选择影像质量符合要求、同时对受检者辐射剂量最低的影像接收器。对于口内 X 线检查，在影像质量符合临床要求的前提下，应使用速度最快的影像接收器，如 F 速胶片或数字化探测器，而不允许使用速度慢于 E 速的胶片。与传统胶片相比，数字化探测器的使用可使辐射剂量降低达 40%~60%。对于口外 X 线检查，在影像质量符合临床要求的前提下，应使用最快的 X 线胶片系统，如速度≥400 的稀土屏 / 片系统，或具有相等或更高速度的数字化系统。胶片应与暗盒及相匹配的增感屏联用。需要注意的是，数字化曲面体层或头颅侧位摄影系统的辐射剂量不一定低于传统屏 / 片系统的辐射剂量。

文档：ER3-1-1 口内胶片的类型

（四）个体辐射防护

口腔 X 线检查时不需要常规使用铅围裙，仅当射线束朝向患者躯干方向的殆片检查时，铅围裙的使用才有一定的实际防护作用，而且也仅推荐用于小龄儿童和已经或可能怀孕患者。只要不干扰 X 线检查,应尽可能使用甲状腺铅围脖。儿童必须使用甲状腺铅围脖,成人应使用甲状腺铅围脖。但如果曲面体层检查中,甲状腺铅围脖有可能干扰初级射线束,则不应使用。铅围裙和甲状腺铅围脖应具有至少 0.25mm 铅当量。虽然证据表明口腔 X 线检查时胎儿接受的辐射剂量非常小以致其辐射风险可以忽略不计,但主要考虑到患者心理情感方面的原因而常常应尽量避免让怀孕患者接受口腔 X 线检查。推迟 X 线检查可作为怀孕患者的一个选择。一名受检者正在接受 X 线检查时,其他受检者不得在 X 线室内停留。

由于儿童对放射线的敏感程度远高于成年人,放射防护最优化这一原则对于儿童患者更为重要。

三、个人剂量的限值

对个人所受的照射,利用剂量限值加以限制。根据 ICRP 的建议,在通常条件下(全身均匀照射的)辐射剂量限值为:职业人员(包括医院放射工作人员)任何 1 年中的有效剂量不应超过 50mSv,连续 5 年内接受的累积剂量不应超过 100mSv,即平均每年不应超过 20mSv;公众年平均有效剂量不应超过 1mSv。所有与辐射有关的工作人员都必须进行个人剂量监测,以保证安全。我国对工作人员和公众的年剂量限值,采用 ICRP 推荐规定的限值,即年平均有效剂量不应超过 20mSv;公众中个人受照射的年有效剂量应低于 1mSv。以上这些限制不包括天然本底照射和放射治疗产生的医疗照射。

GB 18871—2002《电离辐射防护与辐射源安全基本标准》规定,如果可能,应对所有受到职业照射的人员进行个人检测。口腔影像工作人员个人剂量监测有两个作用:一是有助于识别不当实践和不明来源的异常辐射暴露,以确保及时发现、有效控制和防止此类情况的再次发生;二是可以证明工作人员是否依从剂量限值规定,同时可以记录每年和终生受到的累积辐射剂量。影像工作人员在任何单独 1 年内不允许接受超过 50mSv 的有效剂量,最大终生有效剂量为年龄与 10mSv 的乘积。

个人剂量限值是强制性的,必须严格遵守。所规定的个人剂量限值不应作为达到满意防护的标准或设计指标,只能作为以最优化原则控制照射的一种约束条件而已。

医疗实践与其他辐射职业相比有较大的特殊性。对于患者而言,放射检查对于疾病诊断往往必不可少,检查结果常直接影响治疗方案的制订和修改。医师在决定进行放射检查或治疗时,一般是直接从患者利益出发的。如果检查确实具有正当性,且防护最优化;患者在接受放射检查时,剂量确实在符合医学目的情况下做到尽量低的水平(as low as reasonably achievable,ALARA);在这种前提下,建议不应对医疗照射的剂量加以约束,以保证医学诊断和治疗的正常进行。

(李　刚)

学习笔记

第四章　医学影像检查技术及正常图像

提要：

本章介绍了口腔颌面部常用的医学影像检查方法及正常图像表现。通过本章学习，应掌握根尖片分角线投照技术，掌握各种常用平片、曲面体层片、唾液腺造影的正常图像表现；熟悉曲面体层摄影检查、颞下颌关节造影、瘤腔造影、超声检查、放射性核素检查、CT 及 MRI 检查的适应证，熟悉口腔颌面 CBCT 的组成和扫描视野，熟悉数字化口腔平片成像系统的优、缺点；了解 CBCT 工作原理，了解数字化口腔平片成像系统的基本组成和工作原理。

第一节　口腔颌面专用 X 线机

学习笔记

口腔颌面部 X 线检查不仅包括牙齿、牙周组织及上、下颌骨的检查，还包括颅、面、颈部其他组织结构的检查，如头颅、颅底、颞下颌关节、颜面软组织、唾液腺及颈部等。其解剖结构复杂，左右结构对称，颌骨及牙列呈马蹄形；因此，X 线检查影像重叠，互相干扰，影响诊断。在口腔颌面部 X 线检查时，应根据临床诊断要求，使用适应口腔颌面部特殊解剖形态的专用 X 线机，才能拍出具有较好对比度、锐利度和细致度的 X 线照片。

一、口腔 X 线机

图片：ER4-1-1
口腔 X 线机

口腔 X 线机在医疗范围所用的 X 线机中是最小型的 X 射线机。容量小，结构简单，操作灵活，可用于投照口内和口外 X 线照片。口腔 X 线机基本有三种形式：可移动立式、壁挂式和在综合诊疗台上的镶带式。其结构主要由 X 线机头、支臂和控制面板组成。

X 线机头设有窗口，窗口装有铝滤过板，吸收软射线，窗口外装有含防护物质的遮线筒，限制不必要的射线散射。X 线机头两侧设有正负数码标记，以便调节选择在各个部位所需倾斜的角度。支臂由弹簧和杠杆组成，有数个可活动的关节，使机头能在一定范围内任意定位，以适应拍摄任何部位的照片。控制面板用于调节 X 线管电压、电流和曝光时间等，并设有开关按键和曝光按键。

二、曲面体层 X 线机

1949 年芬兰赫尔辛基大学牙科学院的 Yrjo Veli Peatero 医生提出了曲面体层摄影法，命名为 pantomograhy，这是 panoramic tomography 的缩写，它是一种结合体层摄影和狭缝摄影原理、应用于曲面物体的体层摄影技术。早期的曲面体层机采用单轴或双轴旋转技术，影像重叠现象严重。1954 年 Peatero 医生研制了三轴旋转曲面体层机，使射线可垂直于颌骨表面入射，日本学者 Eiko Sairenji 提出将这种曲面体层摄影法称为 orthopantomography。1961 年曲面体层投入使用。目前曲面体层机多采用旋转轴连续移动方式。

图片：ER4-1-2
曲面体层机

曲面体层一次曝光即可显示全口牙齿、颌骨、鼻腔、上颌窦及颞下颌关节等解剖结构的影像，显示范围广，适用于颌骨多发病变、范围较大的颌骨病变、双侧颌骨的对比及对原因不明症状的筛查。曲面体层检查操作简单，患者痛苦小，在口腔颌面部影像学检查中已得到广泛应用。目前多数曲面体层 X 线机增加了头颅固位装置，可用于 X 线头影测量摄影。

曲面体层X线机的构成包括X线管、头颅固定装置和探测器，X线管和探测器分别固定于头颅固位架两侧。射线通过X线管侧的第一狭缝和探测器侧的第二狭缝，到达探测器，射线垂直角度为5°~10°。由于颌骨呈近似抛物线形结构，X线管和探测器旋转得到的弧形断层域与颌骨形态一致。

在三轴旋转系统中，由三个旋转中心形成的图像组成一幅曲面体层图像。射线首先以位于一侧的旋转轴为中心旋转曝光，使对侧颌骨成像，扫描到前牙区时，旋转中心转移至中线位置，使前牙区成像，然后旋转中心再次转移至对侧，使另一侧颌骨成像，从而得到整个颌骨的曲面体层图像。目前采用的旋转轴连续移动方式是使旋转中心沿上述设定路径连续移动，完成整个颌骨的扫描。

随着影像学检查技术的发展，曲面体层机的操作性能得到了改进，程序化水平明显提高；可进行成人、儿童、部分颌骨、上颌窦、颞下颌关节等多种部位投照。

三、X线头影测量机

X线头影测量术是根据所拍摄的头颅定位X线片，由牙、颌及颅面的标志点描绘出一定的线、角，进行测量分析，了解牙、颌及颅面软硬组织的结构。Broadbent于1931年在Angle正畸杂志上发表了“一种新的X线技术及其在口腔正畸上的应用”一文，首先提出了使用定位头颅X线片进行X线头影测量的技术。1958年丹麦皇家牙科学院首先提出了电子计算机X线头影测量方法，这一技术大大提高了测量的效率及准确性。目前已在临床及科研工作中广泛应用。

X线头影测量机的结构特点：

1. 用作头影测量的头颅X线照片必须在头颅定位仪的严格定位下投照，排除因头位不正造成的误差，其测量结果才能具有分析比较的价值。头颅定位架通过左右耳塞与眶点指针使头颅固定在眼耳平面与地面平行的位置上，每次照相时头位都恒定于此位置不变。头颅定位仪上应附有放置胶片盒的片架，保证头位与胶片在同一高度。

2. X线管的焦点到胶片的距离应为180cm，这种长焦距投照可以缩小头颅两侧放大率的差距，使两侧的投影尽量重叠在一起。

3. X线球管、头颅固定仪和胶片架应连接在一长臂的两端，保持三者位于同一高度，同步移动，X线中心线对准胶片正中。

4. 头影测量片投照时必须使用软组织滤线板，因为X线头影测量不仅要测量骨性结构，还要测量软组织标志点。使用软组织滤线板既可清晰地显示骨性结构标志，还可以很好地显示面部软组织轮廓。

（张祖燕）

第二节　X线平片检查

X线平片为目前口腔医学临床应用最为普遍的检查方法，包括口内片和口外片两大类。口内片包括根尖片（periapical radiograph）、𬌗翼片（bitewing radiograph）、𬌗片（occlusal radiograph）等；口外片包括下颌骨侧斜位片（oblique lateral projection of mandible）、华特位（Waters' position）、颞下颌关节侧斜位片（oblige-lateral projection of temporomandibular joint）、髁突经咽侧位片（transpharyngeal projection of condyle）、X线头影测量片（radiographic cephalometric projection）等。其他口外片检查方法如第三磨牙口外片、下颌骨后前位、颧骨后前位等已很少使用。

一、根尖片

（一）投照技术

1. 根尖片分角线投照技术

（1）患者位置：患者坐在椅子上呈直立姿势，头部矢状面与地面垂直。投照上颌后牙时，外耳道口上缘至鼻翼之连线（听鼻线）与地面平行。投照上颌前牙时，头稍低，使前牙的唇侧面与地面

画廊：ER4-2-1 根尖片分角线投照技术患者位置

垂直。投照下颌后牙时，外耳道口上缘至口角之连线（听口线）与地面平行。投照下颌前牙时，头稍后仰，使前牙的唇侧面与地面垂直。

(2) 胶片分配：成年人进行全口牙齿检查时，需用 14 张胶片，其分配方法如图 4-2-1。对儿童进行全口 X 线检查时，一般用 10 张 2cm×3cm 胶片，其分配方法如图 4-2-2。

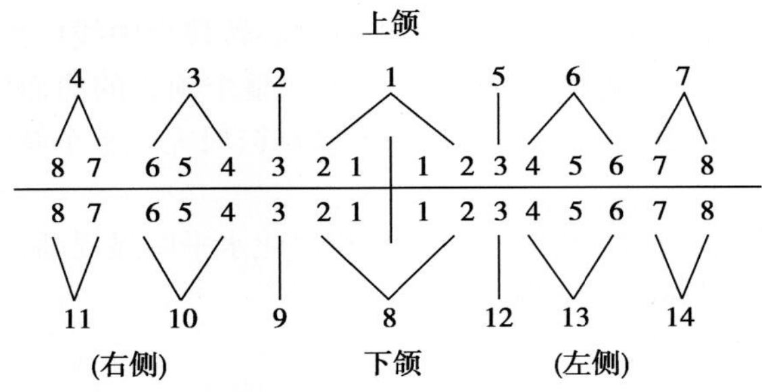

图 4-2-1 成人根尖片胶片分配

图 4-2-2 儿童根尖片胶片分配

(3) 胶片放置及固定：胶片放入口内应使胶片感光面紧靠被检查牙的舌（腭）侧面。投照前牙时，胶片竖放，边缘要高出切缘 7mm 左右，投照上颌中切牙和侧切牙时，应以上颌中切牙的切缘为标准；投照后牙时，胶片横放，边缘高出面 10mm 左右。留有这些边缘，其目的是能使照片形成明显的对比度及避免牙冠影像超出胶片。胶片放好后，嘱患者用持片夹固定，使用持片夹有利于胶片就位固定。

图片：ER4-2-2 根尖片持片夹

(4) X 线中心线

1) X 线中心线角度：由于牙根部为牙龈和牙槽骨所遮盖，胶片放入口内时，若与被检查的牙冠贴靠，就不可能与牙长轴平行。使用分角线技术（bisecting-angle technique）投照时，X 线中心线与被检查牙的长轴和胶片之间的分角线垂直（图 4-2-3）。分角线投照技术的基本设计原理是根据共边三角形内若有两个角相等，则这两个三角形全等这一原理。胶片平面与牙长轴形成一夹角，在该夹角被一假想的直线或平面平分时，则可形成有一条共用边的两个相等的角。表示 X 线中心线的一条直线穿过牙而与分角线垂直时，便成为三角形之第三边。这两个三角形均为直角三角形，且为全等直角三角形。直角所对应的边分别为牙长轴和牙在胶片上形成图像的牙长轴，因而在投照正确时，胶片上图像牙长度应与牙实际长度相同。表 4-2-1 为目前在临床工作中最常应用的 X 线中心线投照角度，一般可显示比较正确的牙图像。如果牙排列不整齐、

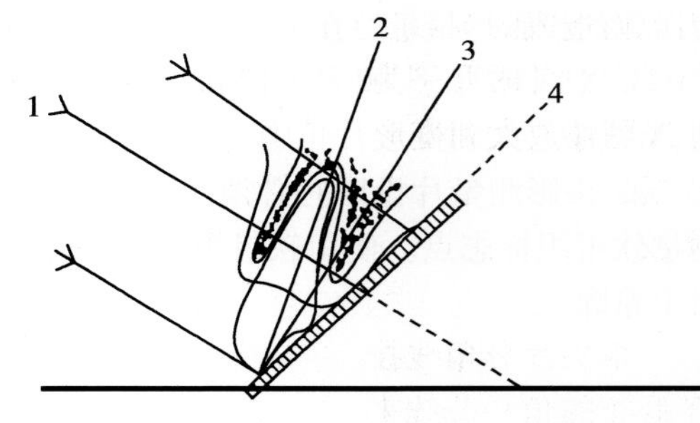

图 4-2-3 根尖片分角线投影技术
X 线中心线（1）与被检查牙齿长轴（2）和胶片（4）之间夹角的分角线（3）垂直

学习笔记

表 4-2-1 投照上、下颌牙齿时 X 线倾斜平均角度

部位	X 线倾斜方向	X 线管倾斜角
上颌切牙位	向足侧倾斜	+42°
上颌尖牙位	向足侧倾斜	+45°
上颌前磨牙及第一磨牙位	向足侧倾斜	+30°
上颌第二、第三磨牙位	向足侧倾斜	+28°
下颌切牙位	向头侧倾斜	−15°
下颌尖牙位	向头侧倾斜	−18°~−20°
下颌前磨牙及第一磨牙位	向头侧倾斜	−10°
下颌第二、第三磨牙位	向头侧倾斜	−5°

颌骨畸形或口内有较大肿物妨碍将胶片放在正常位置上时，可根据牙的长轴和胶片所处的位置改变X线中心线倾斜角度。如遇腭部较高或口底较深的患者，胶片在口内的位置较为垂直，X线中心线倾斜的角度应减少；而全口无牙、腭部低平、口底浅的患者，则胶片在口内放置的位置较平，X线中心线倾斜的角度应增加。儿童因牙弓发育尚未完成，腭部低平，X线中心线倾斜的角度应增加5°~10°。

X线中心线与被检查牙长轴和胶片之间夹角的分角线的角度称为垂直角度，应尽量呈直角投照。X线中心线向牙近、远中方向所倾斜的角度称为X线水平角度。由于个体之间牙弓形态可以有较大区别，X线水平角必须随患者牙弓形态进行调整。其目的是使X线与被检查牙的邻面平行，以避免牙影像重叠。如X线中心线与被检查牙的邻面不平行，向远中或近中倾斜，则在照片上所显示牙的邻面影像将相互重叠，影响诊断。

2）X线中心线位置：投照根尖片时，X线中心线需通过被检查牙根的中部，其在体表的位置如下：①投照上颌牙时，以外耳道口上缘至鼻尖连线为假想连线，X线中心线通过部位分别为：投照上中切牙通过鼻尖；投照上颌单侧中切牙及侧切牙时，通过鼻尖与投照侧鼻翼之连线的中点；投照上颌尖牙时，通过投照侧鼻翼；投照上颌前磨牙及第一磨牙时，通过投照侧自瞳孔向下的垂直线与外耳道口上缘和鼻尖连线的交点，即颧骨前方，投照上颌第二磨牙和第三磨牙时，通过投照侧自外眦向下的垂线与外耳道口上缘和鼻尖连线的交点，即颧骨下缘；②在投照下颌牙时，X线中心线均在沿下颌骨下缘上1cm的假想连线上，然后对准被检查牙的部位射入。

2. 根尖片平行投照技术（paralleling technique） 又称为直角技术（right angle technique）、长遮线筒技术（long-cone technique），或长焦距平行投照技术（distant paralleling technique）。采用平行投照技术的主要目的是拍摄牙及其周围结构真实的X线图像。其基本投照原理是使X线胶片与牙长轴平行放置，投照时X线中心线与牙长轴和胶片均垂直（图4-2-4）。这种投照方法所产生的牙变形最小。在放置胶片时，为了保证胶片和牙长轴平行，不得不将胶片稍稍远离牙。为了避免因此而造成的X线图像放大，投照时需使用长遮线筒。这样便使射线穿过牙时几乎为平行的中心线，而且基本上消除了可以造成X线图像放大和变形的散射线。由于使用长遮线筒，在投照时所需要的曝光量较大。因此，最好采用高电压70~90kV并应使用快速胶片，以减少曝光时间，降低曝光量。

图片：ER4-2-3 平行投照持片夹

学习笔记

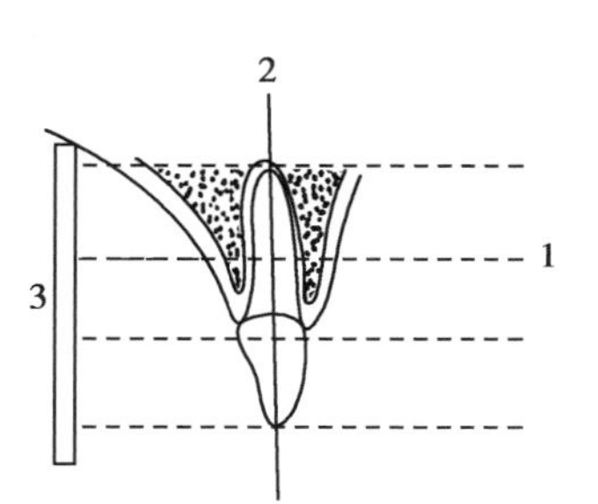

图4-2-4　根尖片平行投照技术
X线中心线（1）与被检查牙齿长轴（2）和胶片（3）均垂直

（二）根尖片分角线投照技术和平行投照技术的优缺点

根尖片分角线技术操作简便，但由于投照时X线中心线与牙长轴和胶片不垂直，而是根据一条假想的角平分线来调整X线中心线的方向，往往不够准确，因而所拍摄出的牙图像往往失真变形，特别是在拍摄多根牙时，图像失真、变形会更为明显。这是分角线技术的最大缺点。

采用平行投照技术时，X线中心线与胶片表面垂直，而不是与一条假想的线垂直，因此在技术上容易得到保证。由于牙长轴与胶片平行，X线中心线与牙长轴和胶片均垂直，因而拍摄出的X线图像可以较准确、真实地显示牙及牙周结构的形态和位置关系。此为平行投照技术的最大优点。

（三）正常图像

1. 牙及牙周组织正常图像概述 牙由四种组织构成，即牙釉质、牙本质、牙骨质及牙髓。牙周组织包括牙周膜、牙槽骨和牙龈。①牙釉质：为人体中钙化程度最高的组织，X线片上影像密度亦最高，似帽状被覆在冠部牙本质表面。其在后牙面及前牙切缘最厚，由面和切缘向侧方至牙颈部逐渐变薄，终止于牙颈部。有时牙颈部近中或远中因投照技术问题造成低密度影像，位于牙釉质和牙槽嵴顶之间，称为牙颈部Burnout征象（cervical burnout），为正常表现，勿与根面龋混淆。②牙本质：矿物质含量较牙釉质少，围绕牙髓构成牙齿主体，X线影像密度较牙釉质稍低。③牙骨质：覆盖于牙根表面牙本质上，很薄，在X线片上显示影像与牙本质不易区别。④牙髓腔：在X线片上显示为密度低影像。下颌磨牙牙髓腔似H形，上颌磨牙牙髓腔呈圆形或卵圆形。年轻人牙髓腔宽大，老年人髓室较年轻人小，根管亦细，这是随年龄增长有继发性牙本质形成所致。⑤牙槽骨：

在X线片上显示的影像比牙密度稍低。上牙槽骨密质薄，骨松质多，骨小梁呈交织状，X线片显示为颗粒状影像。下牙槽骨密质厚而骨松质少，骨小梁呈网状结构，牙间骨小梁多呈水平方向排列，而根尖部有时见放射状排列，骨髓腔呈三角形和大小不等的圆形低密度影像。牙槽骨的正常高度应达到牙颈部。⑥骨硬板：即固有牙槽骨，为牙槽窝的内壁，围绕牙根，X线片上显示为包绕牙根的、连续不断的高密度线条状影像。⑦牙周膜：X线片上显示为包绕牙根的连续不断的低密度线条状影像，厚度约为0.15~0.38mm，其宽度均匀一致（图4-2-5）。

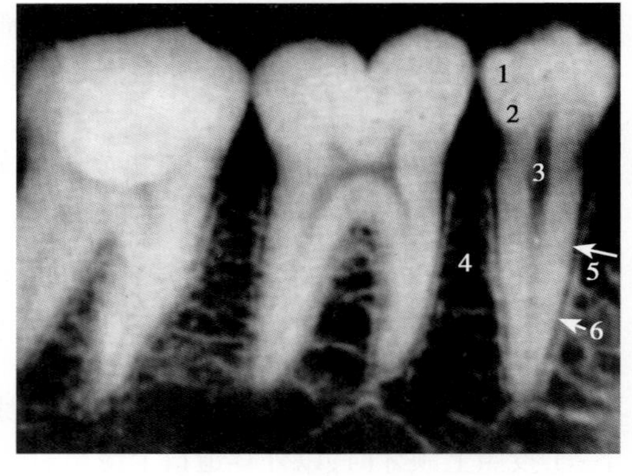

图4-2-5　牙齿及牙周组织

1. 牙釉质　2. 牙本质　3. 牙髓腔　4. 牙槽骨　5. 牙周膜　6. 骨硬板

2. 上颌根尖片所见有关颌骨正常解剖结构　在上颌中切牙位根尖片上常可见切牙孔、腭中缝、鼻腔及鼻中隔的影像（图4-2-6）；在上颌磨牙位根尖片上常可见上颌窦底部、颧骨（图4-2-7）、喙突、上颌结节及翼钩等结构。

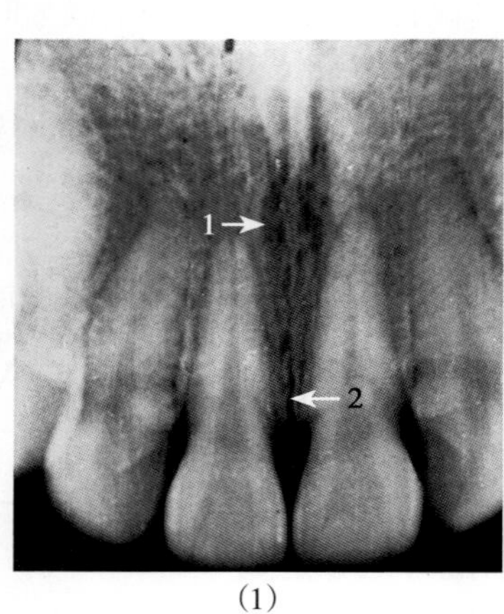

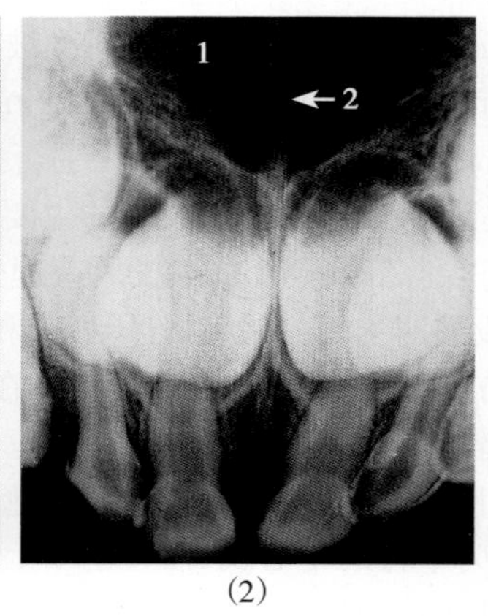

（1）　（2）

图4-2-6　上颌中切牙位根尖片

（1）成人上颌中切牙位根尖片：1. 切牙孔；2. 腭中缝

（2）儿童上颌中切牙位根尖片：1. 鼻腔；2. 鼻中隔

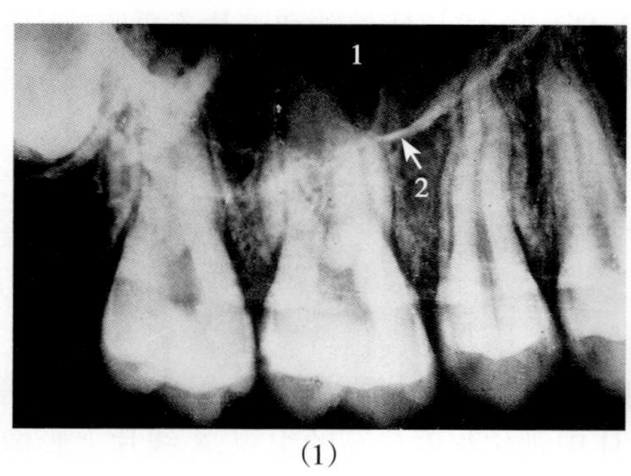

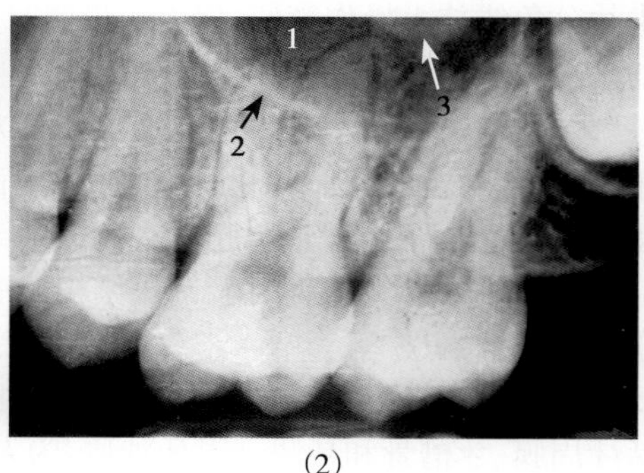

（1）　（2）

图4-2-7　上颌磨牙位根尖片

（1）右侧上颌磨牙位根尖片：1. 上颌窦；2. 上颌窦底

（2）左侧上颌磨牙位根尖片：1. 上颌窦；2. 上颌窦底；3. 颧骨

3. 下颌根尖片所见有关颌骨正常解剖结构　在下颌切牙位根尖片上常可见颏棘（图4-2-8）、颏嵴、营养管等结构；在下颌前磨牙位根尖片常可见颏孔；在下颌磨牙位根尖片常可见下颌骨外斜线、下颌管（图4-2-9）及下颌骨下缘等结构。

学习笔记

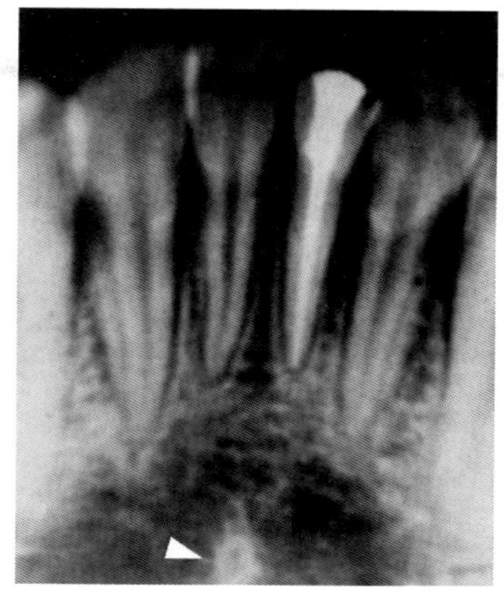

图 4-2-8 下颌切牙位根尖片
箭头所示为颏棘

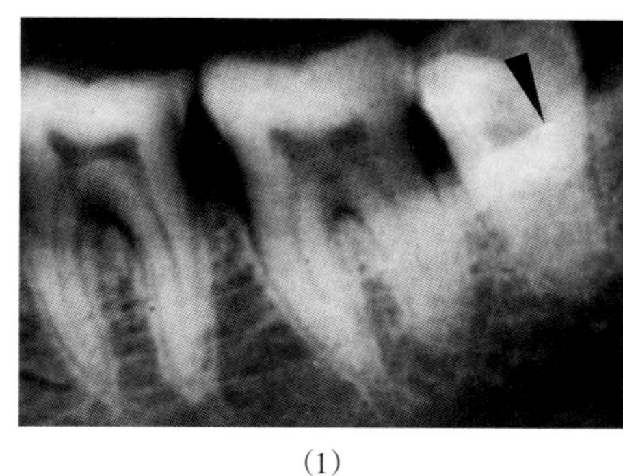

(1)

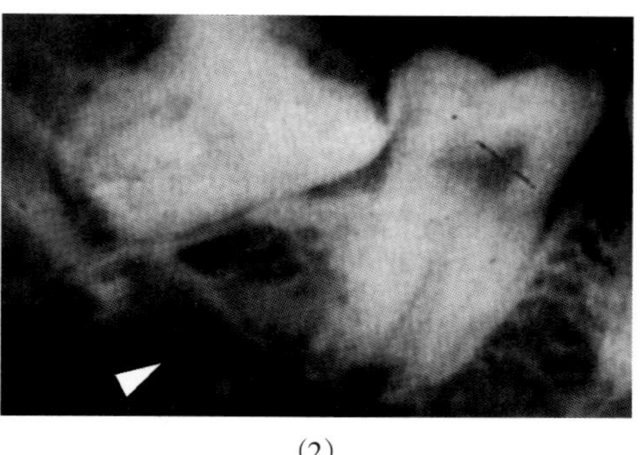

(2)

图 4-2-9 下颌磨牙位根尖片
(1)箭头所示与磨牙根相重叠的带状高密度影像为外斜线
(2)磨牙根尖下方带状低密度影像为下颌管,箭头所示为下颌管致密骨层

二、殆翼片

(一) 投照技术

殆翼片(bitewing radiograph)是胶片感光面有一个与胶片垂直的翼片,以利胶片固位时用或使用殆翼片专用持片夹(图 4-2-10)。

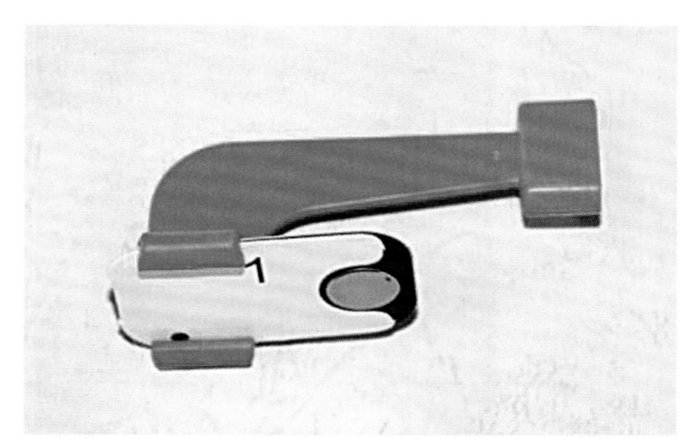

图 4-2-10 殆翼片胶片及持片夹

1. 切牙位 患者坐位,使听鼻线与地面平行,头矢状面与地面垂直。请患者张口,将胶片长轴与切牙长轴平行,放于上下颌切牙舌侧,胶片长轴位于两中切牙之间,短轴在上颌切牙下缘。请患者用上下切牙缘咬住翼片。X 线中心线以 +8°角对准两中切牙之间,通过上颌切牙缘上方 0.5cm 射入,并使 X 线水平方向与被照牙邻面平行。

2. 磨牙位 患者坐位,使头的矢状面与地面垂直,听口线与地面平行。请患者张口,将胶片短轴与磨牙长轴平行,放于下颌磨牙舌侧,将翼片放于被照牙面上,然后请患者轻轻于牙尖交错位咬住翼片。X 线中心线以 +8°角对准胶片中心,通过上颌磨牙面上方 0.5cm 射入,并使 X 线水平方向与被照牙邻面平行。

（二）正常图像

此片主要显示上下牙的牙冠部（图 4-2-11）。常用于检查邻面龋、髓石、牙髓腔的大小、邻面龋与髓室是否穿通和穿通程度，以及充填物边缘密合情况等，主要用于前磨牙和磨牙区检查。此外尚可清晰地显示牙槽嵴顶，可用于确定是否有牙槽嵴顶的破坏性改变。在儿童尚可用于观察滞留乳牙根的部位及位置、恒牙胚的部位及其与乳牙根的关系以及乳牙根的吸收类型等。

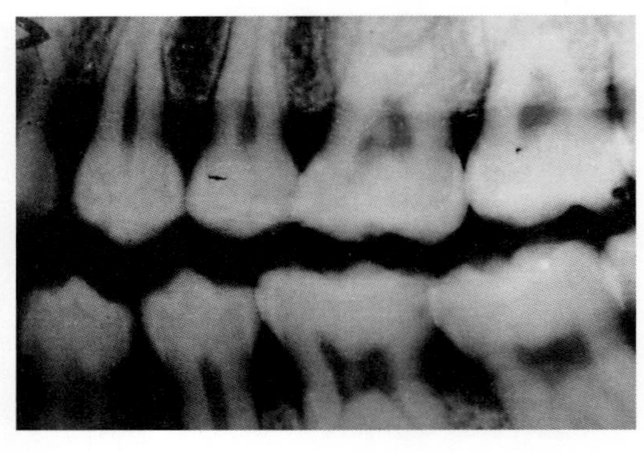

图 4-2-11　𬌗翼片

可同时显示上下颌多个牙齿的牙冠及牙槽嵴顶

三、上颌前部𬌗片

（一）投照技术

拍摄上颌前部𬌗片（anterior maxillary occlusal radiograph）时，患者坐位，头矢状面与地面垂直，听鼻线与地面平行。用 6cm×8cm 胶片，胶片长轴与头矢状面平行，放置于上、下颌牙之间，嘱患者于牙尖交错位咬住胶片。X 线中心线以向足侧倾斜 65°角对准头矢状面，由鼻骨和鼻软骨交界处射入胶片中心。

（二）正常图像

此位置可显示上颌前部全貌，包括切牙孔、鼻中隔、上颌窦、鼻泪管、上颌前牙及腭中缝等结构（图 4-2-12）。常用于观察上颌前部骨质变化及乳、恒牙的情况。

四、上颌后部𬌗片

学习笔记

（一）投照技术

拍摄上颌后部𬌗片（posterior maxillary occlusal radiograph）时，患者位置同上颌前部𬌗片。用 6cm×8cm 胶片。将胶片置于上、下颌牙之间，尽量向后并向被检查侧放置。胶片长轴与头的矢状面平行，嘱患者于牙尖交错位咬住胶片。X 线中心线向足侧倾斜 60°角，水平角度与被检查侧前磨牙邻面平行，对准被检侧眶下孔的外侧射入。

（二）正常图像

此片可显示被检查侧上颌骨后部的影像，包括第一前磨牙至第二磨牙、牙槽突和该侧上颌窦底部（图 4-2-13）。常用于观察一侧上颌后部骨质变化的情况。

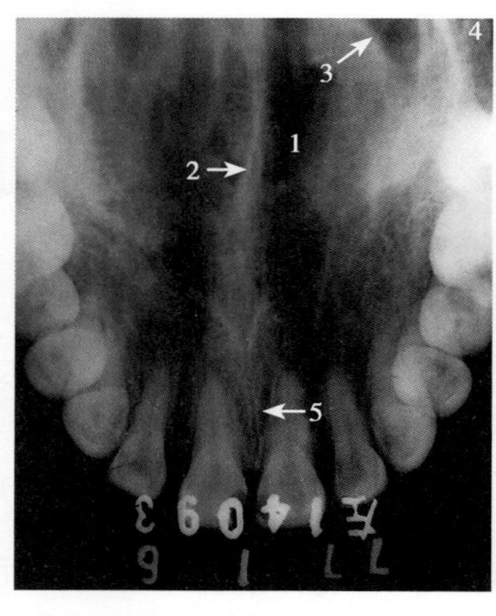

图 4-2-12　正常上颌前部𬌗片

1. 鼻腔　2. 鼻中隔　3. 鼻泪管　4. 上颌窦　5. 腭中缝

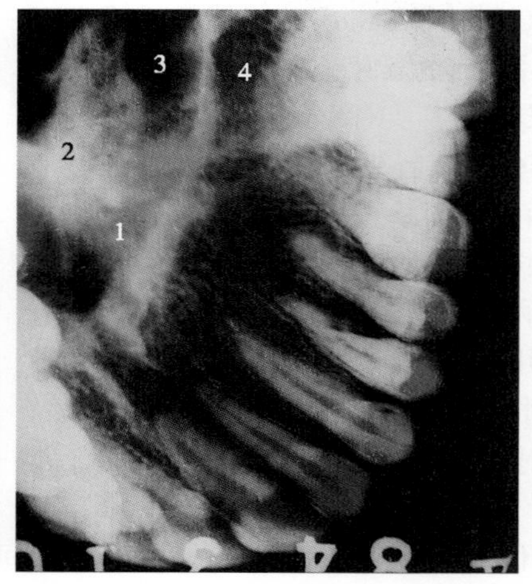

图 4-2-13　正常上颌后部𬌗片

1. 鼻腔　2. 鼻中隔　3. 鼻泪管　4. 上颌窦

五、下颌前部殆片

(一) 投照技术

拍摄下颌前部殆片(anterior mandibular occlusal radiograph)时,患者坐位,头部后仰,矢状面与地面垂直,使胶片与地面呈 55°角。用 6cm×8cm 胶片,将胶片置于上下颌牙之间,尽量向后放置,胶片长轴与头矢状面平行,并使胶片长轴中线位于两下中切牙之间,嘱患者于牙尖交错位咬住。X 线中心线以 0°角对准头矢状面,由颏部射入。

(二) 正常图像

此片可显示下颌颏部影像(图 4-2-14)。常用于观察下颌颏部骨折及其他颏部骨质变化。

六、下颌横断殆片

(一) 投照技术

拍摄下颌横断殆片(cross-sectional mandibular occlusal radiograph)时,患者坐位,头的矢状面与地面垂直,听鼻线与地面垂直。胶片大小及放置与下颌前部殆片相同。X 线中心线对准头矢状面,经两侧下颌第一磨牙连线中点垂直胶片射入。

(二) 正常图像

此片可显示下颌体和牙弓的横断面影像(图 4-2-15),常用于检查下颌骨体部骨质有无颊、舌侧膨胀,也可用于辅助诊断下颌骨体骨折移位以及异物、阻生牙定位等。如欲观察下颌下腺导管结石,则需以投照软组织条件曝光。

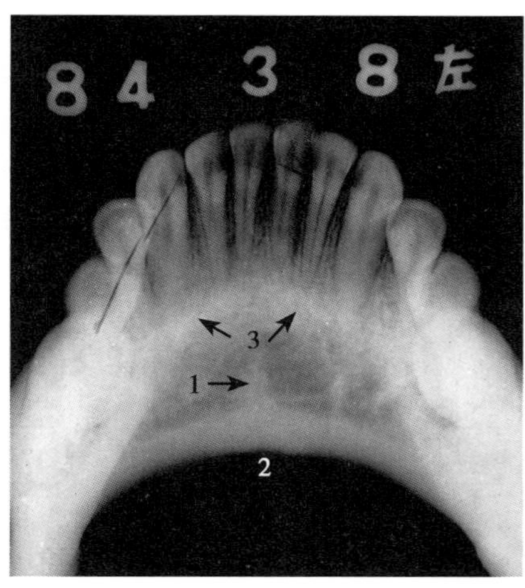

图 4-2-14　正常下颌前部殆片

1. 颏棘　2. 下颌颏部下缘　3. 颏嵴

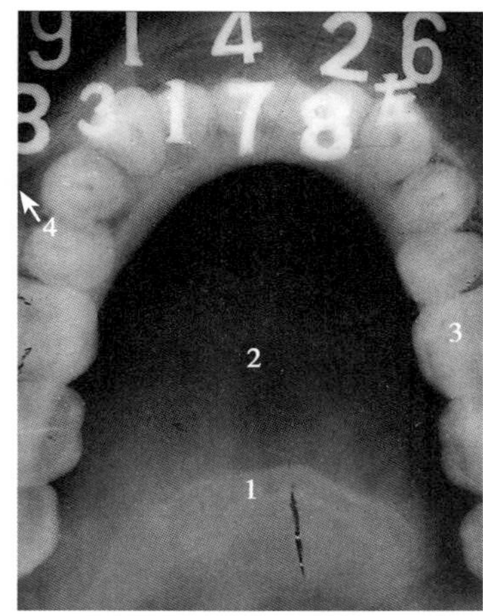

图 4-2-15　正常下颌横断殆片

1. 舌骨体　2. 舌　3. 牙列　4. 颏孔

七、华特位片

华特位(Waters'position)又称为鼻颏位。

(一) 投照技术

患者坐位,头矢状面与探测器垂直。头后仰,使外耳道口上缘与外眦的连线(听眦线)与探测器成 37°角,X 线中心线对准上唇与鼻尖间的中点,与探测器垂直射入,焦点到探测器距离为 100cm。投照时用遮线筒、滤线器。

(二) 正常图像

主要用来观察鼻窦的情况,特别是上颌窦影像显示最佳(图 4-2-16)。主要用于观察上颌窦、额窦、筛窦、眼眶、鼻腔、上颌骨、颧骨、颧弓、下颌喙突在上颌与颧弓之间的位置以及颌间间隙等情况。在上颌骨肿瘤、炎症及外伤时常用此片观察颌面骨的情况。

正确的位置应使两侧颞骨岩部投影于上颌窦底的下方。2岁时，上颌窦才能在X线片上显示，在第三磨牙萌出时发育完成。由于投照此片时，头部后仰，片上所显示的上颌窦比实际窦腔略小。一般两侧上颌窦大小对称，但亦有不对称者。筛窦一般需在6岁以后进行X线检查才具有价值。额窦一般在3岁左右开始发育，6~7岁时在X线片上可以显示，至20岁时发育完全。额窦因在投照时距胶片较远，X线片所显示额窦较实际窦腔稍大。两侧额窦发育可以对称，也可以不对称，差异颇大。蝶窦在3岁以前很少显示，至成年时才发育完全。发育可以不对称，大小变异亦很大。随儿童成长发育，诸鼻窦影像逐渐显示清楚。在观察儿童华特位片时需特别注意儿童年龄，以便对鼻窦情况作出正确的估计。

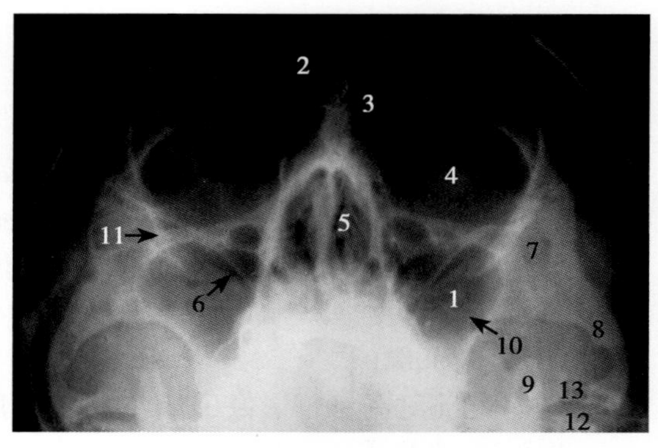

图 4-2-16　正常华特位图像

1. 上颌窦　2. 额窦　3. 前组筛窦　4. 眼窝　5. 鼻腔　6. 眶上裂　7. 颧骨　8. 颧弓　9. 喙突　10. 上颌窦外侧壁　11. 无名线　12. 髁突　13 颞下颌关节结节

八、下颌骨侧斜位片

（一）投照技术

患者坐位。被检查侧靠探测器，颏部尽量前伸，使下颌体长轴与探测器边缘平行，探测器下缘超出下颌体下缘3cm。探测器与地面成65°~70°角。X线中心线以0°角对准对侧下颌角下方1cm处射入，经被检侧下颌第三磨牙颊舌侧穿出（图4-2-17），焦点胶片距离为40cm。

由于下颌骨呈弓形，在此位置上髁突易与颞下颌关节窝、颈椎重叠，尖牙区亦易与对侧下颌骨体重叠。如需观察髁突时，可嘱患者转动头部使头矢状面与暗盒平行，X线中心线通过下颌升支中部，此时摄片称为下颌骨升支侧斜位片。在做腮腺造影侧位检查时，X线中心线向枕侧倾斜5°~10°角，射入腮腺体部，其余条件与下颌升支侧斜位相同。如需观察尖牙区时，则可使尖牙区紧贴暗盒，X线中心线通过尖牙区，此时摄片称为下颌骨尖牙位片。

（二）正常图像

此片可清楚地显示下颌骨体磨牙区及下颌升支（图4-2-18），但下颌骨体尖牙区与对侧下颌骨重叠，髁突则和部分颞下颌关节窝重叠。观察此片时需注意咽腔呈低密度、宽而整齐的影像与下颌升支重叠，不要误诊为骨质破坏。下颌管呈宽约0.3cm的长条形低密度影像，其两侧高密度线条

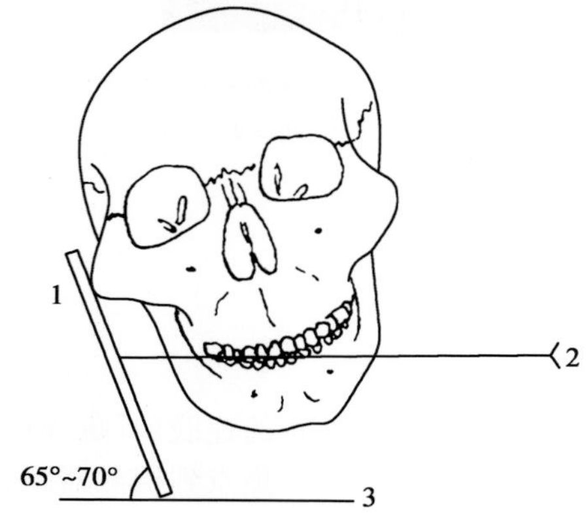

图 4-2-17　下颌骨侧斜位投照方法

1. 胶片　2. X线中心线　3. 水平面

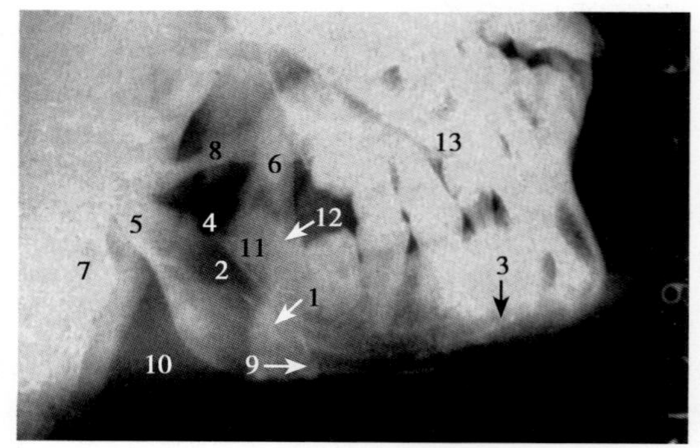

图 4-2-18　正常下颌骨侧斜位图像

1. 下颌管　2. 下颌孔　3. 颏孔　4. 乙状切迹　5. 髁突　6. 喙突　7. 颈椎　8. 颧弓　9. 舌骨体　10. 咽腔　11. 下颌小舌　12. 下颌骨外斜线　13. 对侧下颌骨体下缘

学习笔记

状影像为下颌管壁。下颌管壁前部影像常显示不清晰。

下颌角角度大小随年龄而异，初生时几乎成水平，成年时近于直角，老年时又恢复为钝角。此种变化与牙的生长、脱落有密切关系。

下颌骨侧斜位为临床最常用的检查方法之一。常用于观察下颌骨体、升支及髁突的病变。

九、颞下颌关节经颅侧斜位片

颞下颌关节经颅侧斜位片（transcranial oblique-lateral projection of temporomandibular joint）亦称为许勒位片（Schüller position）。

（一）投照技术

投照时，患侧靠探测器，头矢状面与探测器平行，X 线中心线向足侧倾斜 25°角，对准对侧的外耳道口上方 5cm 处射入。

（二）正常图像

此片显示颞下颌关节外侧 1/3 侧斜位影像（图 4-2-19），颞骨岩部投影于髁突的下方，可以同时显示关节窝、关节结节、髁突及关节间隙。两侧颞下颌关节的形态一般是对称的。

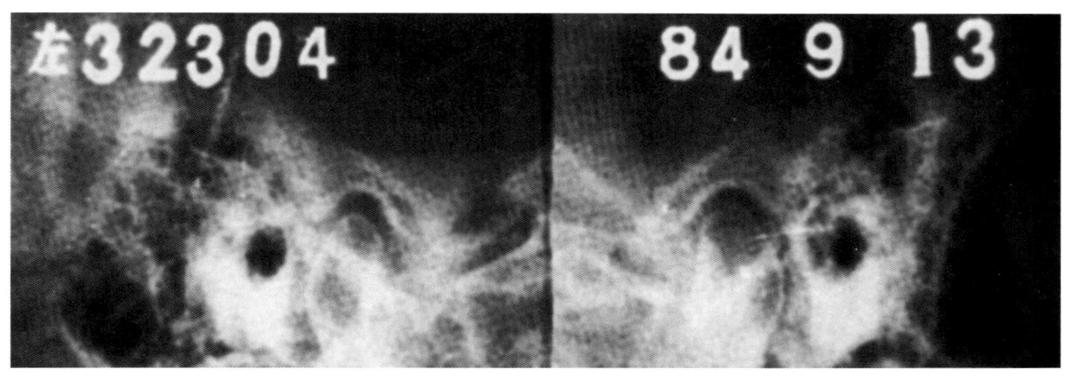

图 4-2-19　颞下颌关节经颅侧斜位片正常图像

髁突：髁突小头形状可为圆柱形、椭圆形或双斜形。Yale 曾观察到 32 种髁突形态，年轻人髁突顶部一般较圆，老年人则较扁平。成人的髁突有连续不断的、整齐、致密而又较薄的骨密质边缘，其下方骨纹理结构均匀。儿童髁突表面无骨密质，仅为一钙化层覆盖；15 岁后才逐渐形成完整的骨密质。因而，X 线片上儿童髁突骨密质常不清晰，易被误认为是病理改变。如髁突运动正常，在开口时一般应位于颞下颌关节结节顶点后方 5mm 至关节结节顶点前方 10mm 之间。

颞下颌关节间隙：关节间隙主要为关节盘所占据。正常成人关节上间隙最宽，后间隙次之，前间隙最窄。在许勒位片上，关节上间隙约为 2.80mm，后间隙约为 2.30mm，前间隙约为 2.06mm。两侧关节间隙对称。

颞下颌关节结节、关节窝：关节结节高度约为 7mm，斜度约为 54°角。但关节结节的曲度和高度可有很大变化。关节结节后斜面为功能面。两侧关节形态大致对称。关节结节一般为弧形突起，曲线圆滑。

颞下颌关节窝底亦有骨密质边缘与关节结节相连续，但有的关节窝骨密质边缘不清晰，可能是由于解剖上关节窝外侧骨缘较为圆钝呈坡形所致。

由于髁突水平角和垂直角个体之间差异较大，采用这一标准许勒位投照方法常不能准确反映关节间隙的情况。

十、髁突经咽侧位片

髁突经咽侧位片的摄影方法为英国关节病专家 Toller P.A. 首先提出。常规将两侧髁突同摄于一张胶片上。

学习笔记

(一) 投照技术

患者坐位。患侧靠探测器，使髁突位于胶片中心，头矢状面与探测器平行；听鼻线和地面平行。嘱患者半张口。探测器与地面垂直。X 线中心线向头侧、枕侧各倾斜 10°角，由对侧髁突向前 1.5cm，再向下 1cm（乙状切迹）处射入，经患侧髁突穿出（图 4-2-20）。

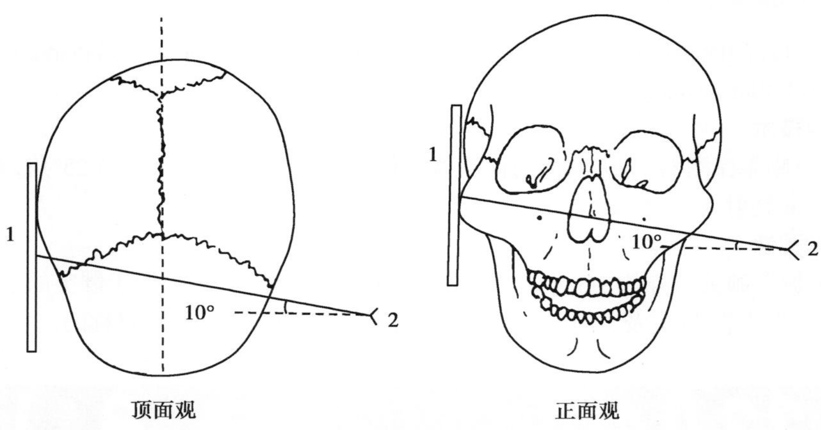

图 4-2-20　髁突经咽侧位投照方法

1. 胶片　2. X 线中心线

(二) 正常图像

学习笔记

此片可清楚地显示髁突前后斜侧位影像(图 4-2-21)。正常髁突表面圆滑，有一薄层均匀、连续、致密的骨密质边缘。15 岁以下儿童骨密质常不清晰，切勿认为是病理改变。此投照方法可以避免髁突与颅骨影像重叠，为其最大优点。

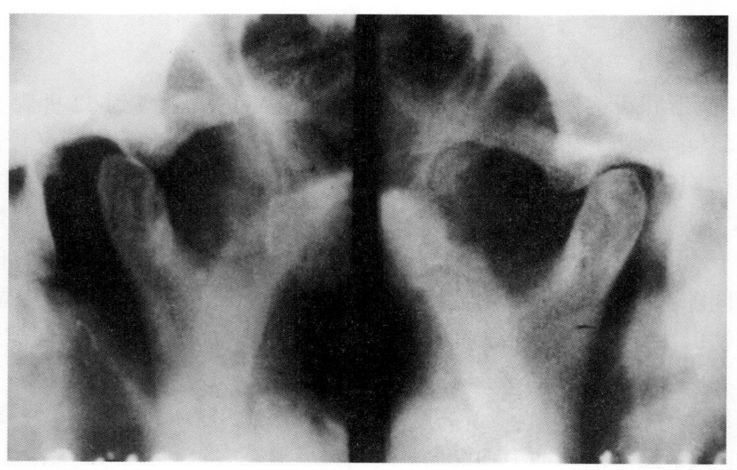

图 4-2-21　髁突经咽侧位正常图像

十一、X 线头影测量片

(一) 投照技术

头颅定位仪是进行 X 线头影测量必不可缺的设备。头颅定位仪的种类很多，但其结构的基本原理大致相同。

1. 侧位　患者外耳道口与耳塞相齐，将两侧耳塞放进外耳道口内，头矢状面与探测器平行。眶针尖端应指在眶下缘最低点，嘱患者咬在牙尖交错位。使用 20cm×25cm（8 英寸 ×10 英寸）或

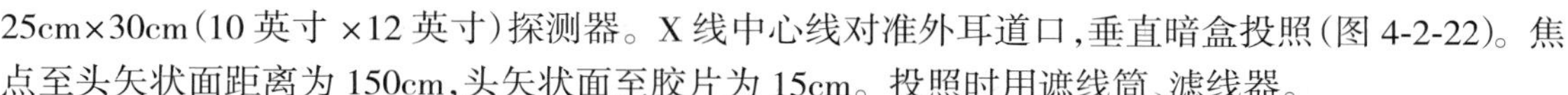

25cm×30cm（10 英寸 ×12 英寸）探测器。X 线中心线对准外耳道口，垂直暗盒投照（图 4-2-22）。焦点至头矢状面距离为 150cm，头矢状面至胶片为 15cm。投照时用遮线筒、滤线器。

2. 正位　患者面向探测器，外耳道口与耳塞相齐，两侧耳塞放进外耳道口内，头矢状面与探测器垂直，听眶线亦与暗盒垂直（图 4-2-23）。其他条件同侧位。

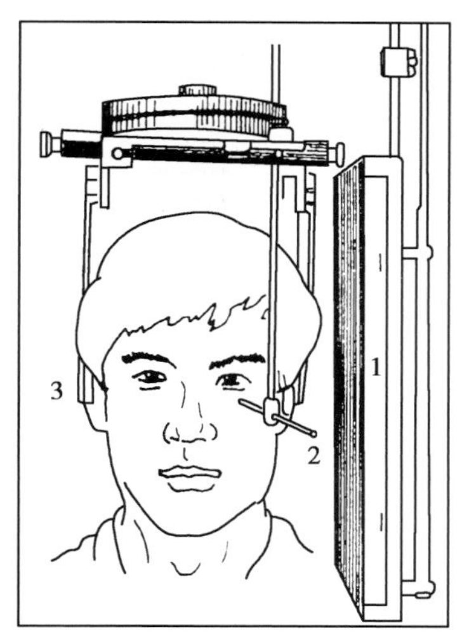

图 4-2-22　侧位 X 线头影测量投照方法
1. 胶片　2. 眶针　3. 耳塞

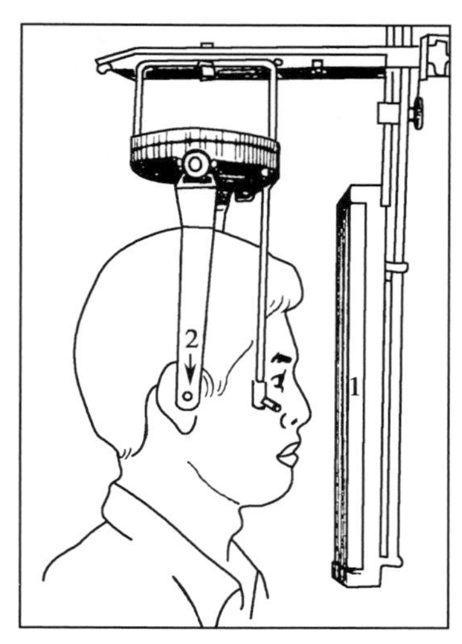

图 4-2-23　正位 X 线头影测量投照方法
1. 胶片　2. 耳塞

学习笔记

（二）应用范围

X 线头影测量片常用于研究分析正常及错𬌗畸形患者牙、颌、面形态结构，研究颅面生长发育及记录矫治前后牙、颌、面形态结构的变化。

第三节　曲面体层摄影检查

口腔颌面部体层摄影（tomography）检查方法包括平面体层和曲面体层摄影（panoramic radiography 或 pantomography）。由于 CT 机的日益普及，平面体层摄影检查在临床上已很少使用。曲面体层摄影（pantomography）可分为上颌牙位、下颌牙位及全口牙位三种，但以全口牙位最为常用。

一、投照技术

全口牙位曲面体层片在投照时，患者取立位或坐位，颈椎呈垂直状态或稍向前倾斜，下颌颏部置于颏托正中，头矢状面与地面垂直，听眶线与听鼻线的分角线与地面平行，用额托和头夹将头固定（图 4-3-1）。

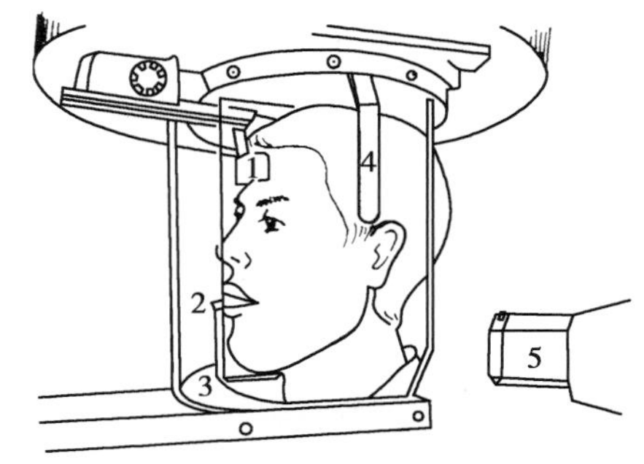

图 4-3-1　曲面体层片投照方法
1. 额托　2. 咬合板　3. 颏托　4. 头夹
5. X 线管

二、正常图像

全口牙位曲面体层片可以在一张胶片上显示双侧上、下颌骨、上颌窦、颞下颌关节及全口牙齿等（图 4-3-2），常用于观察上下颌骨肿瘤、外伤、炎症、畸形等病变及其与周围组织的关系。

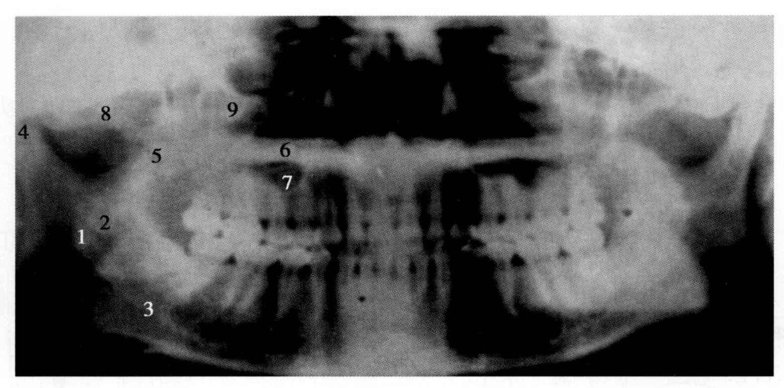

图 4-3-2　曲面体层片（全口牙列位）
1. 下颌孔　2. 下颌小舌　3. 下颌管　4. 髁突　5. 喙突　6. 硬腭　7. 上颌窦　8. 颧弓　9. 颧骨

第四节　数字化放射学在口腔医学中的应用

数字化放射学在口腔医学中的应用始于 1989 年法国牙科医生 Francis Mouyen 发明的世界第一台以电子探测器为基础的数字化根尖片成影系统，并随后被命名为 Radiovisography（RVG）。随着 RVG 的推广应用，可以即时显示和拍摄曲面体层、头颅正位和头颅侧位等 X 线片的数字化影像系统相继问世。这些成像系统显示的均为口腔颌面部的二维影像。直到 20 世纪 90 年代末口腔颌面锥形束 CT（cone beam computed tomography，CBCT）的问世，才使口腔颌面部的三维影像在临床中得到广泛应用。自此，口腔医学影像由二维时代进入三维时代。与传统胶片成像系统相比，数字化成像系统具有以下特点：①辐射剂量低；②成像速度快；③可应用图像后处理技术提高图像质量；④节省档案存储及暗房空间；⑤避免化学试剂污染；⑥利于医师宣教；⑦构建远程医疗、无纸化医院和大数据平台建设的基础等优点。在临床应用中，数字化成像系统的不足也逐渐被认识，包括：①设备价格比较昂贵；②对技术人员的要求比较高；③图像摄取相对容易，重拍率较高等。

数字化口腔成像系统主要包括硬件和软件两部分。硬件部分主要包括：①探测器；②数模转换器或者激光扫描仪；③图像摄取、存储和显示的计算机系统；④与之相匹配的 X 线机。软件部分则主要用于实现图像的摄取和图像后处理技术的应用。依据探测器的不同，数字化口腔成像系统主要包括由电子探测器为成像介质的直接成像系统和由储存磷光板为成像介质的间接成像系统（图 4-4-1）。

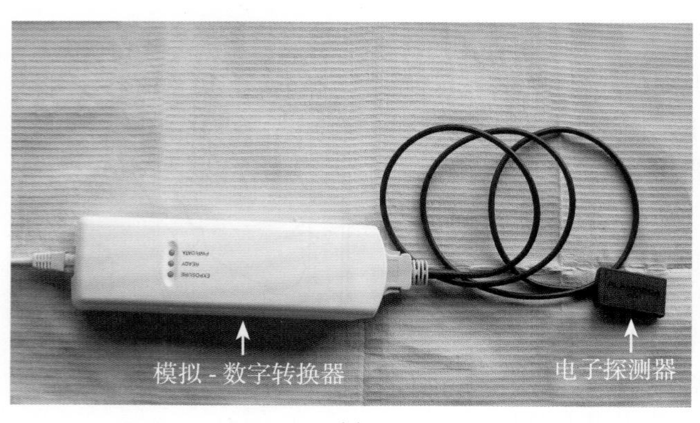

（1）

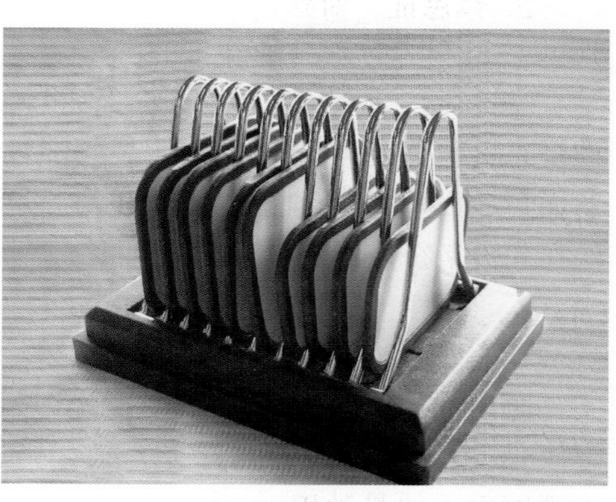

（2）

图 4-4-1　数字化根尖片探测器
（1）电子探测器和模拟 - 数字转换器　（2）SPP 板

直接成像系统中的电子探测器主要由电耦合器件（charge-coupled device，CCD）和互补金属氧化物半导体（complementary metal oxide semiconductor，CMOS）两类组成。虽然两者在模拟信号的传输方式上有所不同，但是它们有一个共同点，即均通过导线与计算机相连接，从而实现数据的传输。在这一过程中需要一个能将模拟信号转换成数字信息的转换器。直接成像系统的最大优点是成像速度快，几乎可在拍摄结束的同时就在计算机屏幕上显示出图像；其缺点是应用于口内根尖片拍摄的电子探测器由坚硬的塑料保护壳包裹，相对来说比较厚（2~5mm），在口腔内较难固位，容易引起患者的不舒适感，因此重新拍摄率较高。

间接成像系统中的探测器应用的是储存磷光板（storage phosphor plate，SPP），其是利用感光材料来储存X线图像信息。与电子探测器不同的是，储存磷光板在受到X线照射后，它不是将代表图像信息的、能量不同的X线直接转换成数字信息，而是将它们储存在SPP板上形成隐含的图像。这个隐含有图像信息的感光板被放到一个特殊的解读器中，在激光的照射下，将隐含的图像信息转换成模拟图像信号，再通过模拟-数字转换器将模拟信号转变成数字信息，进而通过计算机将数字信息还原成模拟图像显示在显示器屏幕上。这样，SPP板在受到X线照射后，不会立即在显示器屏幕上显示出图像，而是需要一定的读取时间，故以SPP板作为探测器的数字化成像系统称为间接成像系统。间接成像系统的优点是SPP板的大小和厚度与传统胶片类似，易于在口腔内固位和操作；SPP板与解读器之间不需要导线连接，一台解读器可同时支持多台X线设备工作。间接成像系统的缺点是：①成像速度相对于直接成像系统慢，SPP板表面易于划损、破坏；②能够自动调节图像的灰度，使在过低或过量X线照射下取得的根尖片均能显现出满意的图像，易于导致由于操作不当引起的过度照射。

（李　刚）

第五节　普通造影检查

口腔颌面部常用普通造影检查包括唾液腺造影（sialography）、颞下颌关节造影（arthrography of temporomandibular joint）、瘤腔造影（intranidus venography）窦腔、窦道、瘘管造影（fistula radiography）等。

一、唾液腺造影

唾液腺造影一般只限于腮腺及下颌下腺，因为腮腺和下颌下腺有较大的导管口可供注射对比剂。

（一）适应证和禁忌证

1. 适应证　唾液腺慢性炎症、舍格伦综合征（Sjögren syndrome）、唾液腺良性肥大、肿瘤、唾液腺瘘（涎瘘）、导管阴性结石以及需要确定唾液腺周围组织病变是否已侵及腺体及导管时，均可进行唾液腺造影。

2. 禁忌证　对碘过敏者以及唾液腺急性炎症期间为唾液腺造影禁忌证。此外，阳性唾液腺导管结石，为避免注射对比剂时将结石向后推移，亦不宜进行唾液腺造影检查。

（二）造影技术

1. 腮腺造影首先将颊部向外牵开，找到导管口，局部黏膜消毒。用圆头探针扩张导管口后，将造影用软管插入导管口，缓慢注射对比剂，成人一般用量约1.5mL，但常需根据病变性质及患者年龄和反应情况加以调整。注射完毕后，擦净溢至口内的少量对比剂，嘱患者闭口立即投照。

2. 下颌下腺造影方法与腮腺造影方法相同，将造影用软管插入下颌下腺导管口，缓慢注入对比剂。

（三）投照技术

注入对比剂后应立即投照，在临床诊断为腮腺炎症性疾患时，可拍摄侧位片及功能片。下颌下腺造影一般只拍摄侧位片；如需观察唾液腺分泌功能，应拍摄分泌功能片，即在拍摄造影片后，用蘸有2.5%柠檬酸的棉签让患者含于舌背前1/3处1分钟，刺激唾液腺分泌，漱去口内对比剂，在拍摄造影片后5分钟，再拍摄唾液腺侧位片。

拍摄腮腺造影侧位片时，探测器与地面成70°角；患者侧位，被照侧靠探测器；头矢状面与探测

学习笔记

器平行，颏前伸，使腺体位于影像接收器中心向后 2cm 处；X 线中心线以 0°角对准对侧下颌角下方 1cm，再向枕侧倾斜 5°~10°角射入腺体部，距离为 40cm。拍摄下颌下腺造影侧位时，患者被检侧靠探测器，头矢状面与探测器平行。下颌颏部尽量前伸，X 线中心线对准对侧下颌角，垂直探测器投照。焦点胶片距离 150cm，投照时用遮线筒、滤线器。

（四）正常图像

1. 腮腺造影侧位片　此片可显示腮腺导管系统及腺实质的侧位影像（图 4-5-1）。一张充盈良好的造影片，应清楚地显示导管系统及少量腺泡充盈影像。导管口位于上颌第二磨牙相对颊黏膜处，主导管在下颌升支上斜向后下走行。正常主导管长约 5cm，最大管径 0.9~4.0mm，平均 2.0mm。约半数人有副腺体。腮腺腺体大小不同，个体之间及同一个体两侧之间均可有所差异。

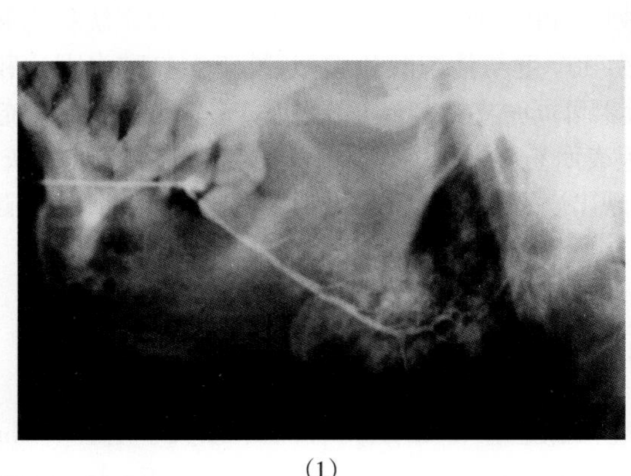
（1）

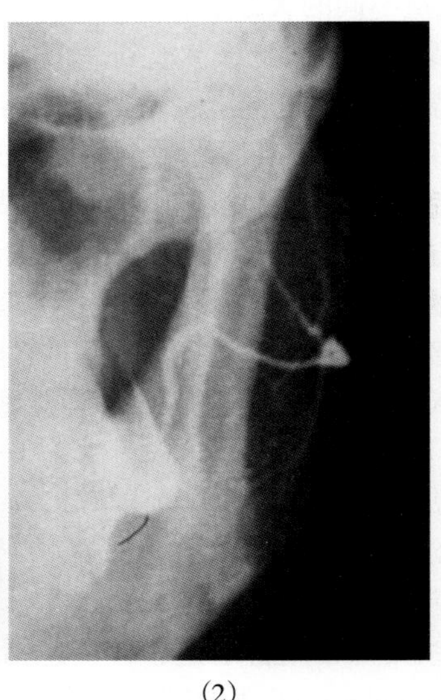
（2）

图 4-5-1　正常腮腺造影图像
（1）侧位片　（2）后前位片

主导管入口处因绕过咬肌前缘的走行不同，在本片上可显示为直线、略呈膝状弯曲或呈粗结状弯曲后再向后下走行。主导管走行以直线形和凹面向上的弧形者多见，表现为乙状形及分叉形者少见。

分支导管与主导管相连处近于直角，导管系统在腺体内逐级分支，由粗至细，最后进入腺实质内。根据对比剂注入量的多少，可分别显示出主导管、叶间导管及小叶间导管。主导管及各级分支导管边缘光滑。分支导管自主导管分出较早、主导管较短者称为干线型；分支导管几乎在主导管近腺体的 1/3 端同时分出，主导管较长者称为分散型。干线型较为常见。

儿童腮腺较小，导管亦较细少。往往于造影片上主导管显示良好，而细小分支导管则显示不明显，这是由于儿童腺体及分支导管发育尚不完全所致。14~15 岁后腮腺造影片开始明显显示细分支导管影像。老年人由于管壁张力下降，管径可以变宽，而使主导管及分支导管呈蜿蜒状改变，需结合临床与腮腺管炎相鉴别。

2. 腮腺造影后前位片　可显示腮腺后前位影像（图 4-5-1）。腺体紧贴下颌升支外侧，其上下两端较薄，中间稍厚，外缘呈整齐的弧形，腺泡影像分布均匀。主导管自导管口向外侧伸延；在离下颌升支外缘约 1cm 多处转向后方并向上、下逐级分支。大部分导管分支位于下颌升支外侧；小部分导管分支可延伸至下颌升支内侧。

3. 下颌下腺造影侧位片　此片可显示下颌下腺侧位影像（图 4-5-2）。下颌下腺导管口位于舌下区前部。主导管长 5~7cm，管径 2~4mm，由前上向后下方向走行。主导管多呈直线形、弧形，呈乙状形及分叉形者甚少。主导管走行至下颌角前约呈直角向下弯曲。在弯曲部下方向两侧分出分支导管。下颌下腺分支导管较少，且较短而粗。下颌下腺腺体外形似梨形。

学习笔记

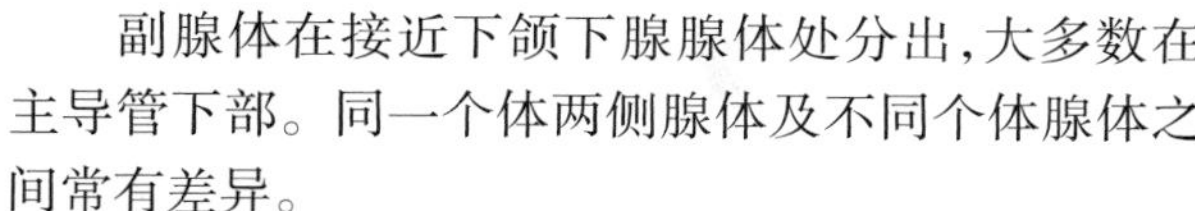

副腺体在接近下颌下腺腺体处分出，大多数在主导管下部。同一个体两侧腺体及不同个体腺体之间常有差异。

4. 唾液腺分泌功能片 在拍摄唾液腺造影片后5分钟，拍摄唾液腺分泌功能片。在唾液腺分泌功能正常时，对比剂应全部排空。但在用碘油造影时，往往在造影后5分钟功能片仍有少量对比剂滞留。排空情况除主要与唾液腺分泌功能有关外，尚与对比剂的黏滞性、注入量的多少、腺泡充盈程度等有关。

图 4-5-2 正常下颌下腺造影侧位片

二、颞下颌关节造影

颞下颌关节造影按造影部位分为关节上腔造影和关节下腔造影两种，按使用对比剂不同分为单纯碘水造影和双重造影两种。单纯碘水造影使用有机碘水溶液作为对比剂。

（一）适应证和禁忌证

1. 适应证 颞下颌关节造影检查主要为观察关节盘的位置和是否存在关节盘穿孔。随着MRI设备的不断普及，关节造影诸多适应证的检查已为MRI所取代。但由于颞下颌关节造影一般可对颞下颌关节紊乱病关节盘移位等软组织病变作出较可靠的诊断，特别是对于关节盘穿孔诊断的敏感度尚优于MRI，以及MRI设备还未广泛普及，且受到检查费用相对较高等限制，目前在临床上MRI尚不能完全替代关节造影检查。

2. 禁忌证 凡有碘过敏反应史及颞下颌关节局部皮肤有感染者，不宜进行关节造影检查。患有出血性疾患及使用抗凝血药物治疗的患者，一般亦不宜做关节造影检查。

（二）造影技术

1. 颞下颌关节上腔单纯碘水造影 常规碘伏、乙醇消毒局部皮肤后，嘱患者大开口，于耳屏前1cm处进针，在髁后区注入约1mL 2%利多卡因后将针退回到皮下组织，再将针尖斜向前、上、内，抵达关节结节后斜面。此时，操作者有刺及软骨的感觉，将针尖退回少许，注入0.1~0.2mL利多卡因，如无阻力而且可以回吸，则一般可确认已进入关节上腔。将注入关节上腔的利多卡因吸出，更换盛有对比剂的针管，注入对比剂。正常成人关节上腔容量为1.0~1.2mL，颞下颌关节紊乱病患者关节上腔容量可以增加30%~50%。

2. 颞下颌关节下腔单纯碘水造影 常规碘伏、乙醇消毒皮肤。嘱患者小开口，作左侧关节造影时，在相当于髁突后斜面2点处进针；做右关节造影时，在相当于髁突后斜面10点处进针。于髁突后区注入2%利多卡因1mL后，将针尖退回到皮下组织，再向前并稍向内，直抵髁突后斜面，此时针尖可随髁突活动。然后将针尖向上、向内滑入关节下腔，注入2%利多卡因0.1~0.2mL，如无阻力且可回吸，则一般可以确认针已进入关节下腔。有条件者可在荧光增强透视屏幕下进行复核。关节下腔容量在正常成人为0.5~0.8mL，颞下颌关节紊乱病患者可增加约30%。

对于颞下颌关节盘前移位、关节盘穿孔等常见改变，关节上腔造影和下腔造影均可作出较准确的诊断。因关节上腔造影操作简便易行，我国临床上一般多采用关节上腔造影检查。但对于关节盘穿孔特别是较小的关节盘穿孔，关节下腔造影的敏感度较关节上腔造影为高。因此，对于关节盘小穿孔以及专为检查关节下腔某些病变时，应进行关节下腔造影。在欲同时观察关节上、下腔病变时，可同时进行关节上、下腔造影检查，其可清楚地显示关节盘影像，但操作繁杂费时。关节双重造影由于碘对比剂和空气形成双重对比，可更清楚地显示关节盘的影像，但亦因操作较复杂，临床上应用较少。

颞下颌关节造影检查一般拍摄关节侧位体层闭口位片、开口位片及许勒位闭口片和关节后-前位闭口体层片。近几年来，随着口腔颌面CBCT的问世，亦可应用CBCT关节造影术，其可提供关节轴位、矢状位、冠状位不同层面的造影图像，更有利于对造影图像的分析。

（三）正常图像

1. 颞下颌关节上腔典型正常碘水造影图像

（1）侧位体层闭口位片：以经颞下颌关节中间层面关节造影图像显示最为满意，为颞下颌关节紊乱病临床上最多应用的摄影位置。可见关节上腔充以致密、阻射X线的对比剂，显示为S形态（图4-5-3）。中段对比剂影像较窄。其前方对比剂所显示影像为关节上腔的前上隐窝，其后方对比剂所显示的影像为关节上腔后上隐窝。前上隐窝前端在关节结节稍前方，后上隐窝后界在外耳道前壁的前方。前、后上隐窝对比剂分布均匀。对比剂下缘即为关节盘本体部及其颞前、后附着的上缘影像，自前而后依次为颞前附着、关节盘本体部及颞后附着。关节盘本体部上缘呈中间凹陷而前、后上凸的形态；中间凹陷部位为关节盘中带，其前后上凸部分分别为关节盘前带和后带。关节盘本体部位于关节结节后斜面和髁突前斜面之间，关节盘后带位于髁突横嵴之上。

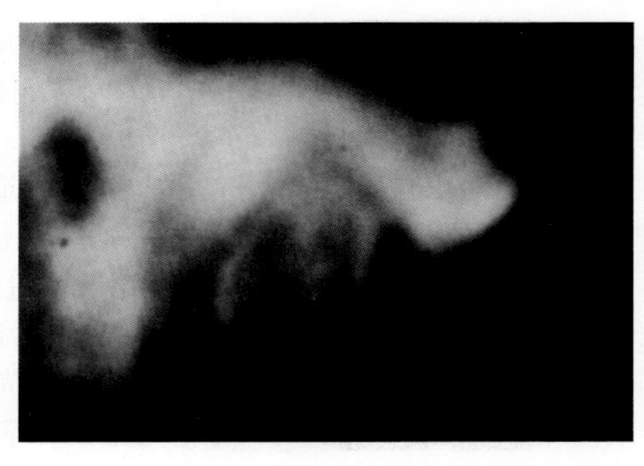
图4-5-3　颞下颌关节上腔造影侧位体层闭口位片正常图像

（2）侧位体层开口位片：颞下颌关节中间层面最大开口位时，可见髁突位于关节结节顶下方或稍超过关节结节顶部；前上隐窝对比剂基本消失，后上隐窝明显扩张，为对比剂所充满，占据关节窝全部空间（图4-5-4）。对比剂下缘前部清楚地显示关节盘本体部的影像，三带分界比侧位体层闭口位片更为清晰、明确。髁突恰位于关节结节顶下方者，关节盘略呈扁平的中间凹陷状态，关节盘中带恰对髁突横嵴部。在髁突位于关节结节稍前下方者，关节盘本体部上缘中间凹陷及其前、后方的上凸颇为明显，符合关节盘前、中、后三带的结构；关节盘本体部位于髁突后上方，髁突横嵴可达关节盘前带部位。关节盘颞后附着的形态为圆弧形或斜线形。

（3）许勒位：颞下颌关节上腔对比剂亦显示为S形，为关节上腔外部对比剂的影像，中间较窄（图4-5-5）。关节上腔中部和内侧的对比剂形成半月形影像遮盖部分髁突影像。前上隐窝和后上隐窝对比剂分布均匀。S形对比剂与髁突之间低密度影像主要为关节盘所占据，相当于髁突横嵴上部此影像带最宽，为关节盘后带所处的位置。

学习笔记

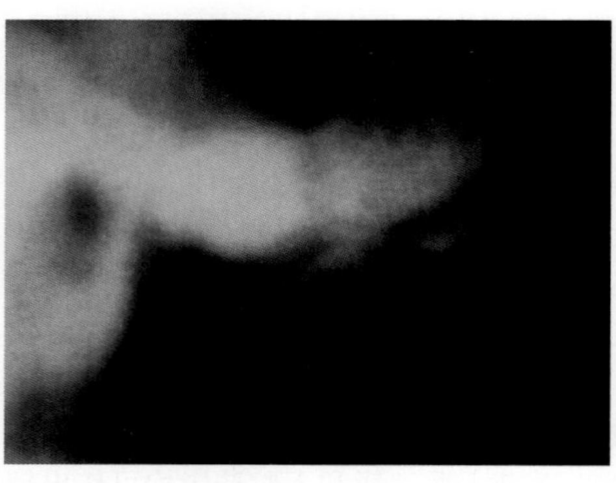
图4-5-4　颞下颌关节上腔造影侧位体层开口位片正常图像

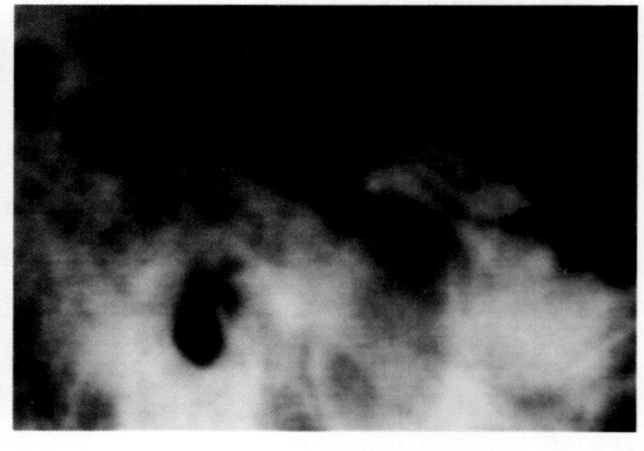
图4-5-5　颞下颌关节上腔造影许勒位闭口片正常图像

在侧位体层开、闭口位片及许勒位片上，均可见上腔对比剂与颞下颌关节窝、关节结节骨密质之间有一细窄、低密度线条影像，平滑而均匀，为关节结节后斜面的纤维软骨和关节窝纤维结缔组织覆盖的影像。

（4）前后位体层片：可见对比剂充满颞下颌关节上腔，呈圆弧形，内侧对比剂多于外侧。对比剂与髁突之间低密度阴影主要为关节盘所占据的空间，外侧较窄，中部及内侧较宽。

2. 颞下颌关节下腔典型正常碘水造影图像　关节下腔造影侧位体层闭口位片可见髁突表面为对比剂所覆盖（图4-5-6）。髁突前方对比剂所显示的影像为关节下腔的前下隐窝；髁突后方对比剂所显示的影像为关节下腔的后下隐窝。髁突凸面处对比剂甚薄。关节窝底与对比剂上缘之间的

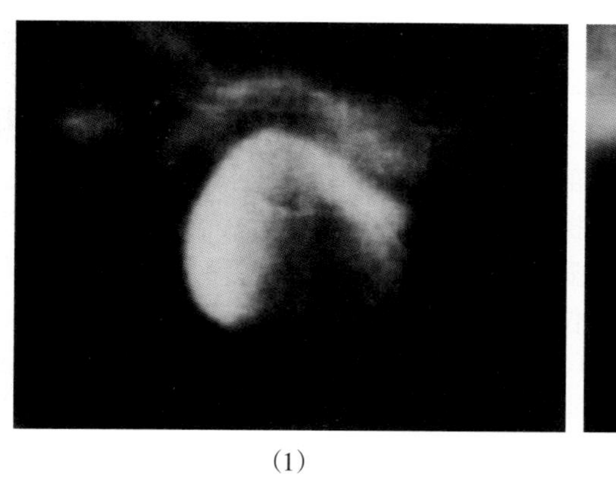
(1)

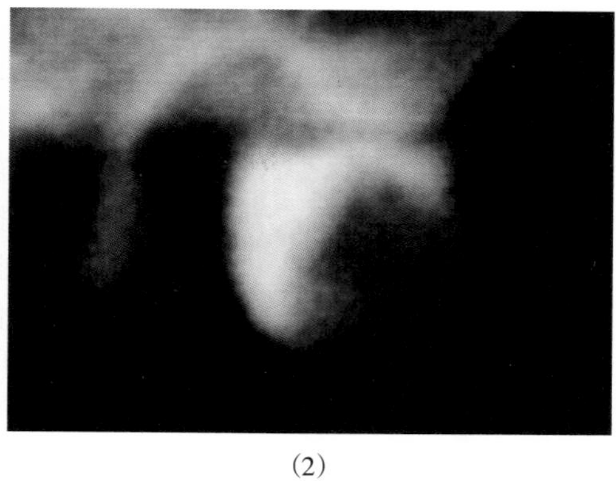
(2)

图 4-5-6　颞下颌关节下腔造影正常图像
(1)关节下腔造影侧位体层闭口位片　(2)关节下腔造影侧位体层开口位片

空隙主要为关节盘所占据。开口时，随髁突向前运动，对比剂自前下隐窝流入后下隐窝，使后下隐窝的形态类似半个心脏。在大开口时，前下隐窝对比剂基本消失，而流入后下隐窝(图 4-5-6)。在对比剂与髁突骨密质之间常可见一低密度、均匀的线条影像，为髁突表面软骨覆盖的影像。

三、瘤腔造影

瘤腔造影是检查颌面部静脉畸形范围及血液回流情况的重要检查方法，对治疗方式的选择具有一定的指导意义。一般采用对比剂，成人 1 点位注射时，正、侧位用量一般各为 10ml，需根据病变大小及回流快慢调整对比剂用量。造影前需用静脉注射对比剂 1ml，做碘过敏试验，观察 15 分钟，无过敏反应时，方可行瘤腔造影检查。

造影技术：采用头低位或卧位，穿刺点可选在病变的远心部位，较大的病变可采用两点位同时穿刺、注入法。当穿刺有回血时，在 3~4 秒内将对比剂全部注入。如注射速度过慢，对比剂将被血流冲淡或随血流逝而得不到满意的影像。两点注射时，速度宜稍慢，以减少反应。一般均需拍摄正、侧位片，胶片应足够大，以便包括全部病变并有利于观察血液回流情况。

四、窦道及瘘管造影

临床上多用于检查鳃裂瘘、甲状舌管瘘等疾病以及炎症、损伤造成的窦道或瘘管；用以诊断窦道或瘘管的走行方向，以协助确定治疗方案。可直接从窦道或瘘管口注入对比剂，一般采用 40% 碘化油，其在窦道或瘘管内停滞较久，易于使造影成功。

(张祖燕　马绪臣)

第六节　口腔颌面锥形束 CT

锥形束 CT(cone beam computed tomography，CBCT)因其所应用的 X 射线束呈锥形而得名。锥形束 CT 最早应用于放射治疗中以实现在影像引导下对肿瘤组织的精确定位。专用于口腔医学的锥形束 CT 则由意大利工程师 P. Mozzo 率先研制成功并于 1998 年报道了成品机型。几乎与此同时，日本口腔颌面放射学家 Y. Arai 教授也进行了相关研究，并于 1999 年报道了样机。我国于 1999 年引进第一台专用于口腔医学的锥形束 CT 机，是国际口腔医学界较早应用和进行锥形束 CT 相关研究的国家之一。随着锥形束 CT 技术的不断发展，专用于口腔医学的锥形束 CT 在我国最终被命名为口腔颌面锥形束 CT。

与传统医用 CT 相比，口腔颌面锥形束 CT 具有空间分辨率高、辐射剂量低、体积小、价格便宜等优点。但是，其密度分辨率比较低，软组织成像能力差，以及金属伪影等限制了其在临床中的进一步应用。

学习笔记

一、基本组成和工作原理

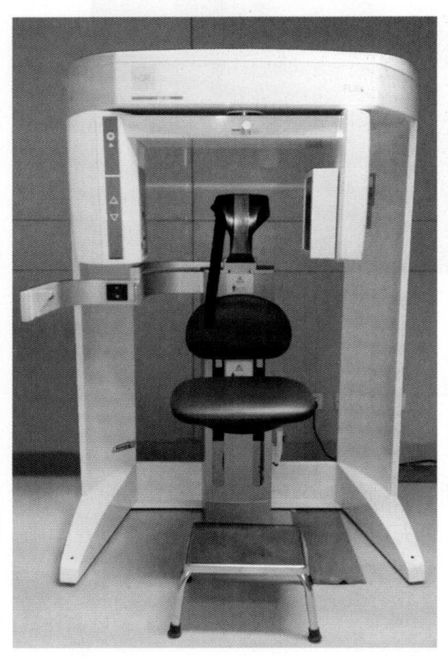

图 4-6-1 口腔颌面锥形束 CT 机的基本架构(不包括计算机系统)

口腔颌面锥形束 CT 机主要由硬件和软件两部分组成。硬件部分主要包括:①固位支架和 C 型臂;② X 射线源和影像探测器组成的影像拍摄系统;③作为操作软件系统和图像显示、储存载体的计算机系统。对于患者采用仰卧位或坐位进行拍摄的 CBCT 机,还包括诊疗床或可移动座椅(图 4-6-1)。软件部分主要用于操控影像拍摄系统,完成图像的采集、传输、处理以及图像在矢状位、冠状位和轴位的重建等。

口腔颌面锥形束 CT 与传统医用 CT 的工作原理不同,X 射线呈锥形束发出,通过人体组织,投照到对侧的面积探测器。面积探测器主要包括平板型(flat-panel)和非平板型两种类型。平板型探测器主要基于互补性金属氧化物半导体(complementary metal-oxide-semiconductor,CMOS)或非晶硅薄膜晶体管(amorphous silicon thin-film-transistor)技术,其优点是空间分辨率高,几何失真小;成像对比度较高,影像清晰;外型小巧,整机占用空间小。缺点是容易产生伪影和坏点。非平板型口腔颌面锥形束 CT 的探测器主要由电耦合器件(charge-coupled device,CCD)和影像增强器构成,优点是 X 射线转换效率高、患者所受辐射剂量少;缺点是噪音较大,容易产生几何失真。平板型和非平板型探测器的主要区别在于 X 射线信号转换为电信号的不同。现在大多数口腔颌面锥形束 CT 机采用的是平板型探测器技术。

学习笔记

二、正常口腔颌面锥形束 CT 图像

与传统医用 CT 一样,口腔颌面锥形束 CT 也能够提供被检查部位的轴位、冠状位和矢状位图像。但是,与传统医用 CT 影像不同的是,口腔颌面锥形束 CT 仅能显示相应组织结构中硬组织的图像,对软组织及其间隙的成像则较差(图 4-6-2)。由于口腔颌面锥形束 CT 图像显示的解剖结构与传统医用 CT 图像中应用骨窗显示的解剖结构一致,为了避免重复,本节将不具体介绍口腔颌面锥形束 CT 图像中显示的硬组织解剖结构。口腔颌面锥形束 CT 的空间分辨率明显优于传统医用 CT,这使得其在显示牙齿及其相应牙槽骨等硬组织结构上尤为清晰,适用于牙齿及牙周炎的诊断和治疗(图 4-6-3)。口腔颌面锥形束 CT 的另一个特点是可以进行曲面重组,重建出类似于曲面体层片的图像;还可以虚拟头颅正位、头颅侧位图像和三维重建立体图像(图 4-6-4)。

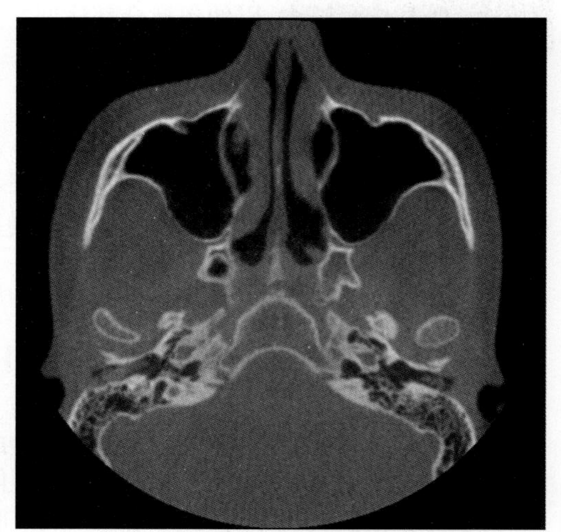

图 4-6-2 口腔颌面锥形束 CT 轴位图像

注意其对软组织及其间隙的成像能力差

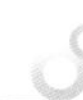

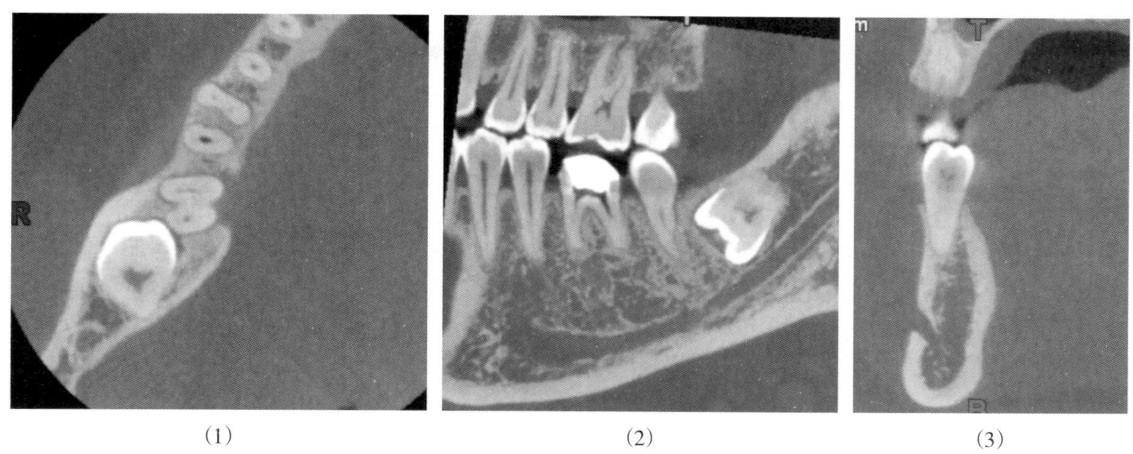

(1)　　(2)　　(3)

图 4-6-3　左侧下颌第二前磨牙的 CBCT 图像
(1)轴位　(2)矢状位　(3)冠状位

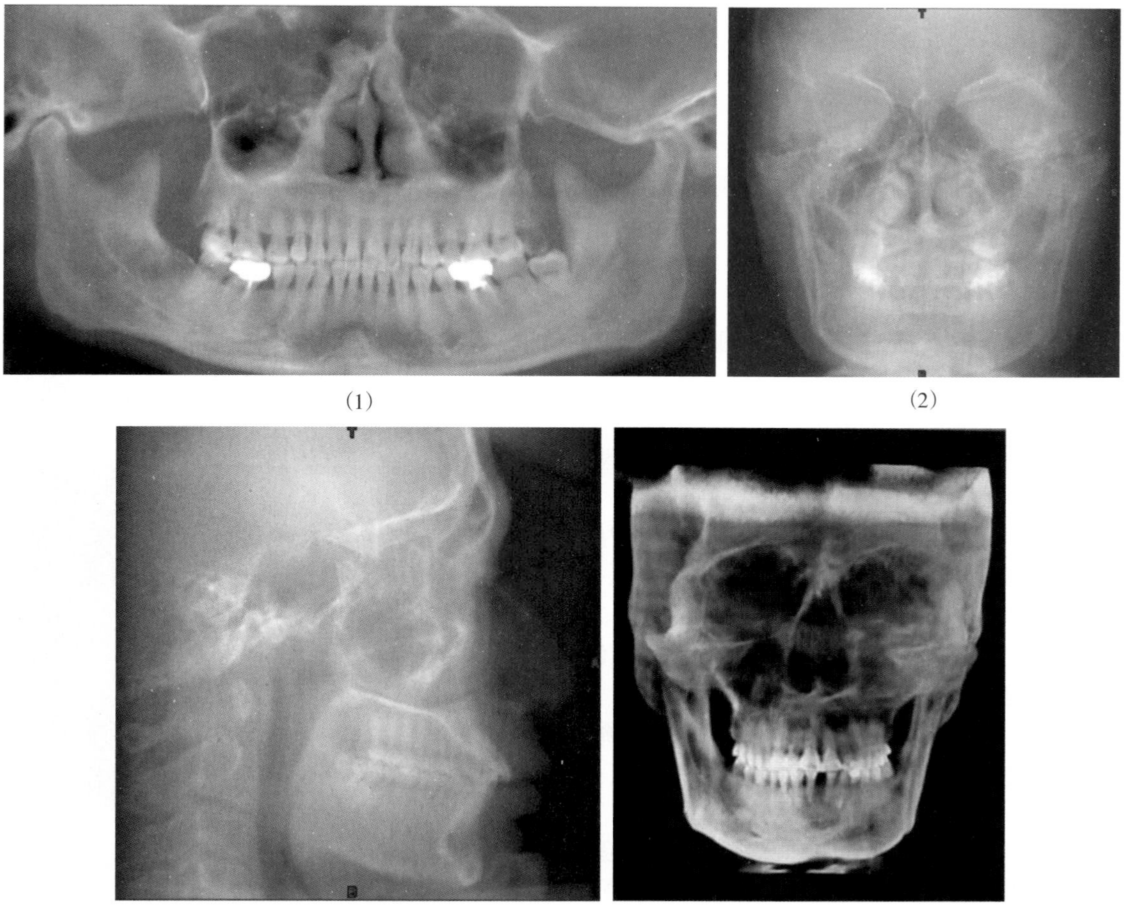

(1)　　(2)

(3)　　(4)

图 4-6-4　利用口腔颌面锥形束 CT 数据重组的图像
(1)曲面体层片　(2)虚拟头颅正位片　(3)虚拟头颅侧位片　(4)重建的三维立体图像

（李　刚）

第七节　数字减影造影检查

数字减影造影检查在口腔颌面部的应用主要包括数字减影颞下颌关节造影（digital subtraction arthrography of temporomandibular joint）、数字减影唾液腺造影（digital subtraction sialography）及数字减影血管造影（digital subtraction angiography，DSA）。数字减影造影是将电子计算机图像处理技术与常规造影技术相结合的一种新的检查方法。其将设备探测到的X线信息输入计算机，经数字化、各种减影处理及再成像等过程显示造影图像，将与造影图像无关的其他影像均予消除，从而使造影图像更为清楚。由于设备条件的限制以及MRI日益广泛地应用于临床，数字减影颞下颌关节造影及数字减影唾液腺造影已很少应用。有关数字减影血管造影检查的相关问题将在第十二章阐述。

第八节　CT　检　查

CT（computed tomography）由Hounsfield 1969年首先完成设计，于1972年在英国首先应用于临床。目前，CT已成为医学影像检查的重要手段，广泛应用于全身各部位疾病的检查。在口腔颌面部，主要用于颞下窝、翼腭窝、鼻窦、唾液腺、颌骨及颞下颌关节疾病等的检查。CT图像清晰，定位准确，检查方法简单、迅速、患者无痛苦，是X线检查技术的一个重要的、划时代的进步。

一、检查方法

口腔颌面部CT主要用于口腔颌面部病变的搜寻，患者一般取仰卧位，面部中线固定在正中央，自颅底至下颌骨下缘2cm行轴位扫描，并进行冠状位及矢状位图像重组。根据临床需要，可以调整扫描范围，上可至头顶，下可至颈根部；根据临床需要，对于诸多口腔颌面部病变常需进行增强扫描。

学习笔记

二、正常图像

（一）横断面（轴位）平扫正常图像

在不同层面上可显示不同结构的图像。经眼眶平面，可见眼球、眶壁、眼内、外直肌、下直肌、视神经、筛窦及蝶窦等结构的影像（图4-8-1）。经颅底平面可见颅中窝底的卵圆孔、破裂孔，后方可见枕骨基底部及两侧颞骨岩部，前方可显示筛窦和蝶窦。在颧弓和颅中窝外侧壁之间可见颞肌影像。经上颌窦上部平面可显示上颌窦腔和窦壁，鼻腔，翼内、外板，翼腭窝以及翼外肌、髁突和颞下窝等（图4-8-2）。经上颌窦中部平面可显示鼻咽腔、下颌升支、咬肌、茎突、乳突及腮腺等(图4-8-3)。经颌窦底部平面，可显示上颌窦底部、腮腺、翼内肌、咬肌、咽旁间隙及咽腔等结构。横断面平扫后三维重组图像则可根据需要显示口腔颌面部解剖结构或病变的立体图像（图4-8-4）。

画廊：ER4-8-1 CT检查横断面正常图像

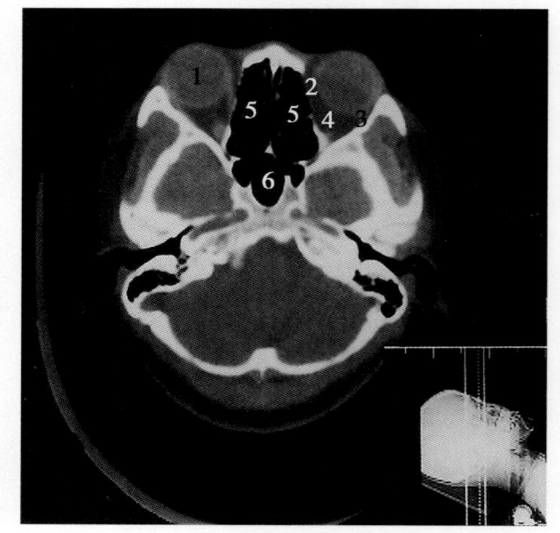

图4-8-1　口腔颌面部正常横断面CT平扫图像（经眼眶平面）
1. 眼球　2. 眼内直肌　3. 眼外直肌　4. 眼下直肌　5. 筛窦　6. 蝶窦

（二）冠状面平扫正常图像

经鼻咽腔平面可见颅中窝底部、蝶窦、茎突、下颌角、咽缩肌、翼内肌、腮腺、咽旁间隙等；经上颌窦后部平面，可见上颌窦、鼻腔、鼻甲、后组筛窦、眶后间隙及颞肌等结构；经上颌窦中部平面，可见清晰的上颌窦及其诸骨壁、眶后间隙、眶下裂、筛窦、口咽部及上、下颌牙槽突等结构（图4-8-5）。

画廊：ER4-8-2 CT检查冠状面正常图像

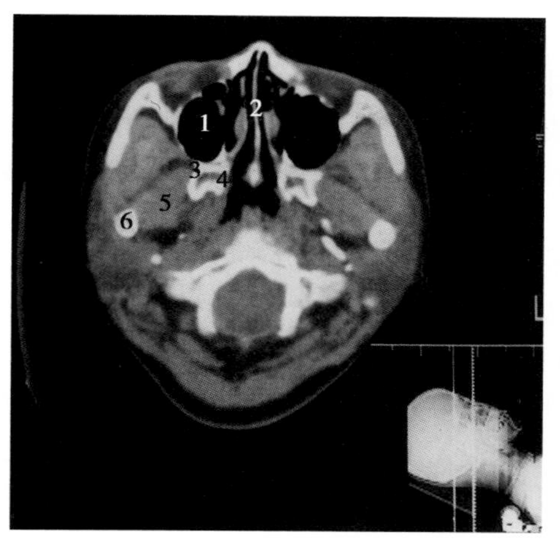

图 4-8-2　口腔颌面部正常横断面 CT 平扫图像（经上颌窦上部平面）

1. 上颌窦　2. 鼻腔　3. 翼外板　4. 翼内板　5. 翼外肌　6. 髁突

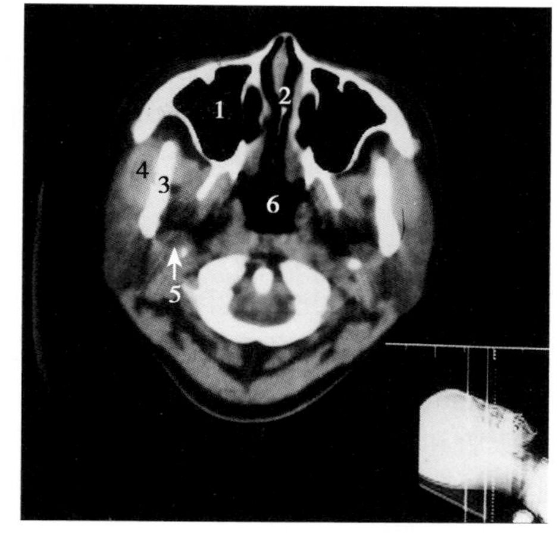

图 4-8-3　口腔颌面部正常横断面 CT 平扫图像（经上颌窦中部平面）

1. 上颌窦　2. 鼻腔　3. 下颌升支　4. 咬肌　5. 茎突　6. 鼻咽

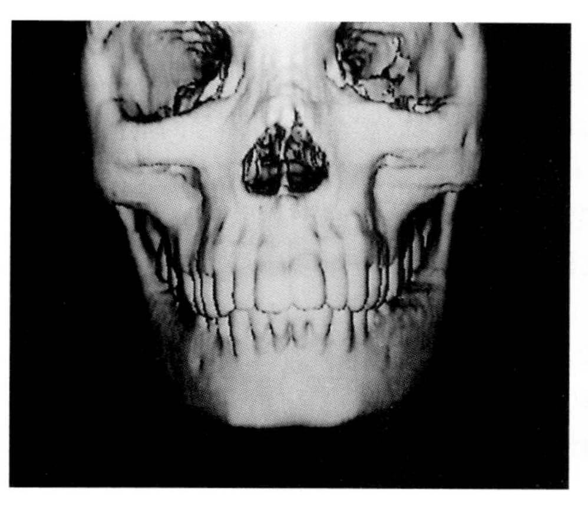

图 4-8-4　口腔颌面部三维重组 CT 正常图像

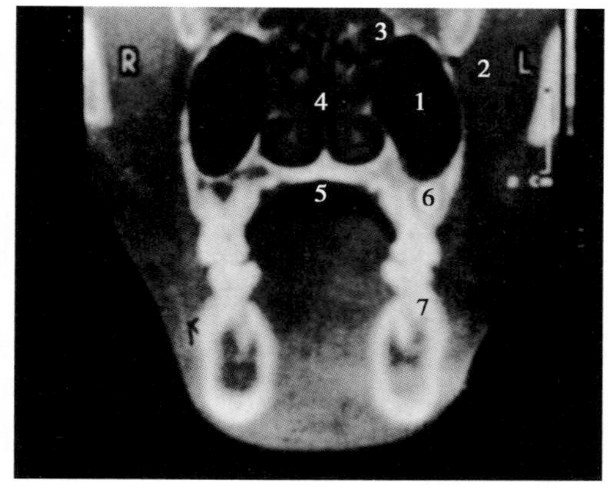

图 4-8-5　口腔颌面部正常冠状面 CT 平扫图像（经上颌窦中部平面）

1. 上颌窦　2. 眶下裂　3. 筛窦　4. 鼻腔　5. 口咽　6. 上颌牙槽突　7. 下颌牙槽突

（马绪臣）

第九节　超声检查

超声检查是利用超声波在人体组织中传播特性进行疾病诊断的一种无创性检查技术。超声检查在我国始于 1958 年。20 世纪 80 年代以来，随着微电子技术的迅速发展，高频换能器的不断更新和高分辨率扫描仪的应用，超声设备的图像清晰度明显提高，功能日趋完善。临床应用范围不断拓宽，高频探头、彩色多普勒超声、超声造影、三维超声成像等新技术，使超声在浅表器官及组织的应用得以迅速发展且发挥着越来越重要的作用。

超声具有无创、实时、便携、价廉及短期内可重复检查的优点，是现代医学影像学的重要组成部分。其局限性是超声波难以穿透含气器官及骨组织。近几年来，腔内和介入超声的临床应用又为本学科的发展开辟了广阔的前景。

学习笔记

一、基本原理

超声波是频率高于 20 000Hz 的声波，它在介质中传播有以下特性：

1. 当声源的直径远大于波长时，它是以束状呈直线向前传播的。

2. 在两种声阻抗不同的界面上发生反射、透射和折射，当第二个界面的直径小于 1/2 波长时发生绕射和散射。

3. 随着传播距离的增加，声能逐渐衰减，不同的介质对声能的吸收和衰减不同。

4. 当声源和接收者之间发生相对运动时，所接收到的声波频率会发生改变，产生多普勒效应。

诊断用超声波是由高频电磁波经压电换能器转换而成。因人体各层组织和病变的密度不同，声阻抗也有差异。超声波在人体组织中传播遇不同的声阻抗界面即发生反射。不同的组织和病变对声能的吸收和衰减不同，形成了不同的回声。再由换能器转变成电能，经接收放大及信号处理后，加到显像管上，以光点的亮度表示回声的强弱，用二维的方式形成一幅局部切面结构图像。分析正常和不同病变的回声图表现，与临床及病理结合进行疾病诊断。

发射超声波遇心血管运动脏器时，发生多普勒效应，回波产生频移，经放大解调后，以彩色编码方式显示多普勒全程信号，经采样、图像处理后与二维切面图像组合，形成心、血管血流切面图。它能实时逼真地显现心、血管内的血流状态，检测血流的方向和速度，提供丰富的血流动力学信息。这是超声影像诊断学的一个重大突破。

二、检查技术

1. 对设备的要求 超声检查对组织的分辨率与超声波的频率成正比，即频率越高分辨率越高。但其衰减系数也随频率的提高而增大。口腔颌面部组织结构复杂，位置相对表浅，宜采用高频线阵探头（7~12MHz），最好具有宽景超声成像技术。必要时辅以较低频率扇扫探头（3.5~5MHz）。彩色多普勒超声显像设备除具备上述条件外，多普勒频率宜在 5MHz 以上，高频重复频率在 500~1 000Hz，低频滤波在 50~100Hz，脉冲多普勒取样容积小于 1mm，血流参数的计算功能要完善，最好带有方向多普勒能量图功能。

学习笔记

2. 检查方法 常规检查，无需特殊准备。一般采用直接探查，探头置病变区体表，作纵横或任意切面的扫查，对咽旁、颞下凹、骨深面的病变，可利用骨间隙作切线位扫查。对体表呈结节状者，加水囊采用间接探查，能更清晰地显示病变浅部的形状及结构。用体积很小的腔内探头进行口内探查，可更直接地显示舌、腭和牙龈的病变，还可显示部分骨遮挡区的病变。

3. 观察项目 二维切面图观察病变的外形、边界及内部结构的物理性状，病变所占据的组织层次和与周围组织的关系等。测量病变的大小、深度。彩色多普勒血流显像可观察病变区内有无彩色血流显示，血流的多少、形态、性质、方向及彩色的明亮程度等。录取血流速度频谱，测量血流的速度、阻力等指标，计算血流量，全面了解病变区的血供情况。

三、正常图像

1. 皮肤及皮下软组织 皮肤组织为强回声带，厚约 0.5~3mm，整齐、光滑。皮下脂肪层及浅筋膜层为低回声，呈网条样分布，厚 2~10mm 不等。肌群回声依厚度及层次多少而异，一般为均匀低回声内伴强回声，呈层带状分布。较厚的肌层如咬肌、胸锁乳突肌等肌纤维的回声分布规律而整齐、层次结构清晰，肌收缩时厚度增加。

2. 面颈部血管 较粗的动脉管壁较厚，如颈总动脉可见内膜、中膜、外膜三层结构，管壁厚约 1mm，呈两条平行带状强回声，中层为暗带区；伴行静脉管壁较薄，无内膜回声呈一层清晰带状强回声。较细血管的管壁均表现为强回声带，内径大于 2mm 的血管即可显示二维图像。管腔内的血流为无回声。彩色多普勒血流显像能检出内径小于 1mm 的血管内的血流，并用红、蓝色加以标识，迎向探头的血流为红色，背离探头的血流为蓝色。动脉血流呈有节律的闪动，静脉血流多呈持续性，节律不明显。纵切血管血流呈束条状，横切呈圆形（图 4-9-1，图 4-9-2）。

3. 神经 用分辨力较高的机型，纵切较粗的神经为条索状相互平行的低回声束，其内见连续

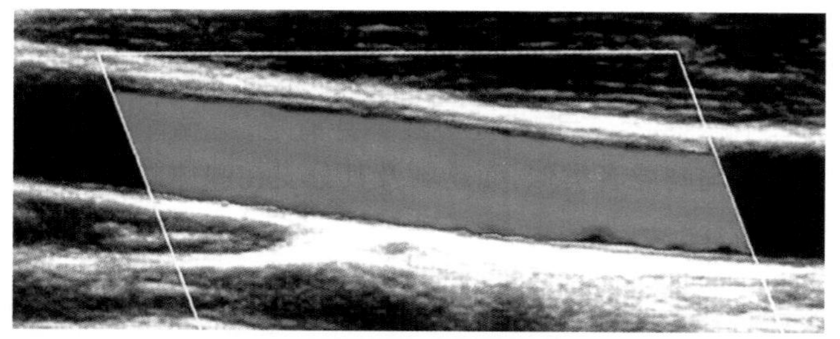

图 4-9-1 正常颈总动脉纵切声像图

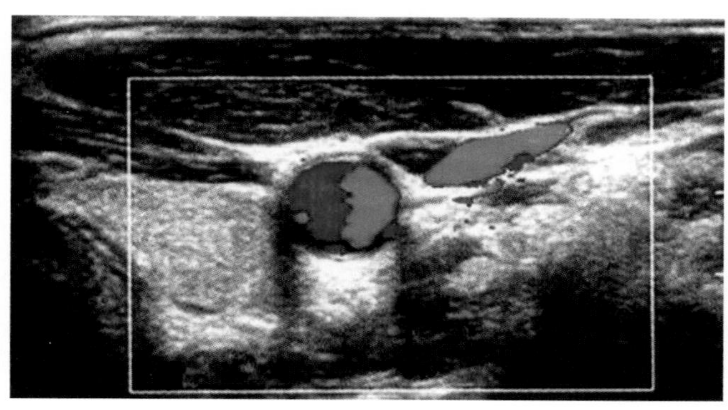

图 4-9-2 正常颈总动脉及颈内静脉横切面

的强回声带分隔，横切时为圆形、呈网状结构。内无血流显示。一般机型则不易辨认较细的神经束的图形。

4. 颌面部三对较大的唾液腺 均由腺上皮和结缔组织两种成分组成。腺体表面覆以被膜，由腺上皮构成的腺实质被结缔组织分为许多小叶。导管、血管和神经走行于结缔组织内。

腮腺位于下颌升支咬肌浅面和下颌后凹部，是三对大唾液腺中最大的腺体。其声像图纵切呈梭形，横切呈楔形，升支浅面厚5~8mm，下颌后凹部厚21~28mm。腺实质为细腻中等回声，分布均匀。腮腺的浅筋膜较厚而致密、呈稍强的细线样回声，深筋膜薄而不完整，常显示不清。腮腺的主导管自腮腺前缘沿咬肌浅面前行，至颊部向内穿颊肌入口腔，纵切呈管道样液性暗区，管壁平滑，回声较强，当唾液无存留时，超声测值内径约0.5mm，分支导管呈条索线样回声。颈外动脉穿过腮腺实质，其浅面尚有面后静脉通过，面神经自腮腺后方进入腮腺，于面后静脉浅面分支前行（图 4-9-3）。

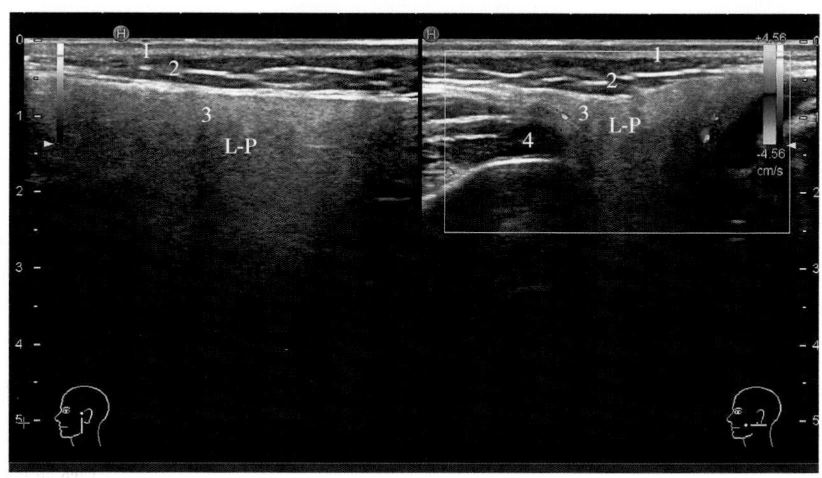

图 4-9-3 正常腮腺纵切（左图）及横切（右图）声像图

由浅至深层依次观察到：1. 皮肤 2. 皮下浅筋膜层 3. 腺体 4. 腺体内侧的咬肌

学习笔记

下颌下腺位于颌下三角区，大部分位于下颌舌骨肌浅面，少部分位于其深面。声像图纵切呈长三角形，横切近似等边三角形，厚20~25mm，腺实质为均质的中等回声，浅筋膜完整，其内线状回声较腮腺者弱。深面口内侧与舌下腺相邻处边界不甚清楚，主导管自腺体内侧面自下而上前行，呈细管道样液性暗区，内径与腮腺者类似，面动脉及其分支在腺体内的彩色血流充填良好，血流信号较丰富（图4-9-4）。

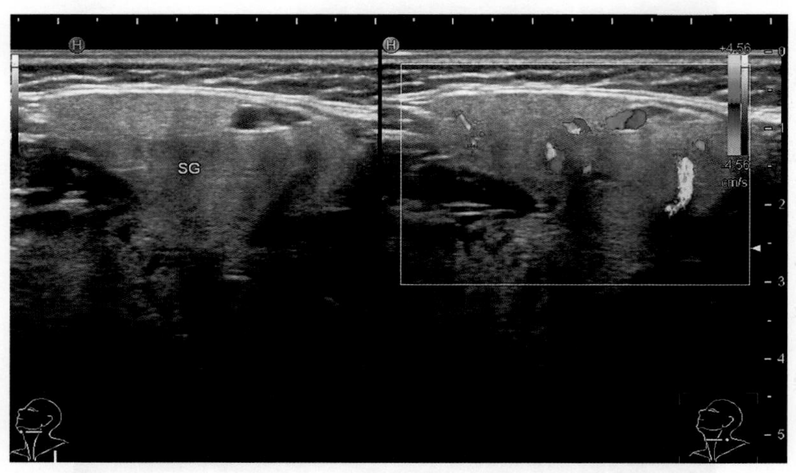

图4-9-4　正常下颌下腺横切的二维及彩色多普勒血流显像

舌下腺位于口底前部两侧黏膜下，下颌舌骨肌之上，其声像图纵切为长条状，横切为类圆形，厚约9~13mm，腺实质为均质的中等回声，包膜较薄，用分辨力高的机型观察彩色多普勒血流，可显示舌动脉的分支入腺体内（图4-9-5）。

学习笔记

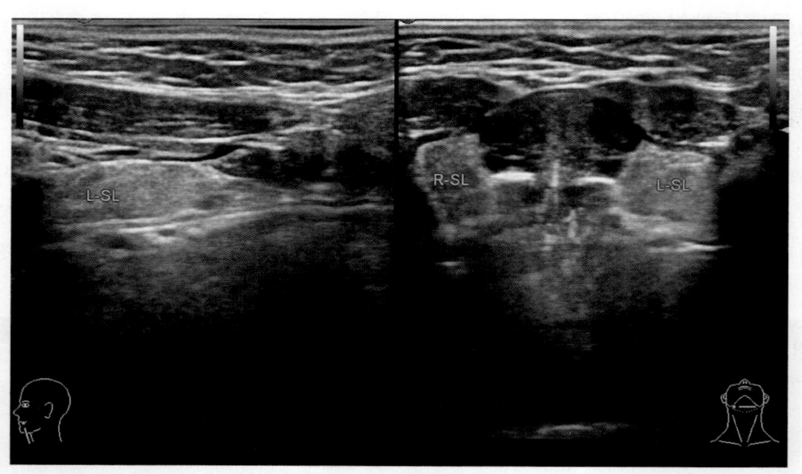

图4-9-5　正常舌下腺纵切（左图）、横切（右图）声像图

5. 淋巴结面颈部的淋巴极为丰富，由多数小淋巴管组成，各区淋巴回流到相应的淋巴结。淋巴结呈圆形或椭圆形，大小不一，小者仅1mm，常聚集成群，沿淋巴管排列，由被膜、皮质和髓质组成。淋巴结在面颈部的分布可分为三群：面部淋巴结群、下颌下淋巴结群和颈部淋巴结群。面部淋巴结群包括眶下淋巴结、颊颌上淋巴结、腮腺淋巴结和面深淋巴结。下颌下淋巴结群包括颏下和下颌下淋巴结群。颈部淋巴结群包括颈前和颈外侧淋巴结群。后者又分为颈浅和颈深淋巴结群。颈深淋巴结群以颈总动脉分叉为界，又分为颈深上和颈深下淋巴结群。

面颈部正常淋巴结声像图中长轴切面呈卵圆形，短轴切面呈圆形，边界清，较强回声的包膜光滑完整，内部回声大部分可见位于淋巴结中部的强回声髓质及周边环绕的低回声皮质。彩色多普

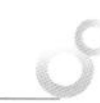

勒于淋巴结门部及髓质区可显示点状或短条状彩色血流,分布较规则。因炎症或肿瘤引起单个或多个淋巴结肿大时,超声分辨淋巴结的声像图和血流分布特点,有利于肿块性质的鉴别。

（孟庆江　郭　军）

第十节　放射性核素显像

放射性核素显像(radionuclide imaging,RI)是一种以脏器和病变聚集放射性显像剂的量为基础的显像方法,将含有放射性核素的药物引入人体,由于这些放射性药物可以发射出穿透组织的核射线,用核医学显像仪器显示其放射性分布、聚集及代谢情况,以达到诊断疾病的目的。其主要优点是:①核素显像是功能依赖性显像,所显示出的功能性改变多为病变的早期表现,有利于一些疾病的早期诊断;②选用特定显影剂显示特定脏器或病变,有较高的特异性;③核素显像可提供数字化信息,便于定量测定各种参数。由于放射性显像剂的聚集量与局部血流、功能及代谢等功能性因素有关,因此,核素显像主要反映有关脏器及病变的功能状况,而不同于一般的结构性显像。

正电子发射型电子计算机断层显像(positron emission computed tomography,PET)的基本原理是将人体基本组成元素发射正电子的放射性核素(如 ^{11}C、^{13}N、^{15}O、^{18}F 等)标记到能够参与人体组织或代谢过程的化合物上,放射性核素发射出的正电子在体内与组织中的负电子结合发生湮灭辐射,产生两个能量相等、方向相反的 γ 光子,经图像重建,得到人体各部位横断面、冠状面和矢状面标记核素的分布信息影像,通过病灶部位对于示踪剂的摄取了解病灶功能代谢状态,对疾病作出正确诊断。但其不足之处是不能提供某些病灶的精细解剖定位诊断。而 PET/CT 将 PET 和 CT 两个设备整合在一起,使用同一个检查床和同一个图像处理工作站,实现一站性功能代谢和解剖形态成像,不仅清晰显示解剖形态结构,而且可以描绘机体分子水平病理生理和生物代谢过程。^{18}F 标记的氟代脱氧葡萄糖 ^{18}F-FDG 是葡萄糖的类似物,是 PET 临床最常用的显像剂。

一、显像剂及其临床应用

能够选择性地聚集在特定脏器或病变的放射性显像剂是实现核素显像的基本条件,口腔颌面部常用的显像剂有以下两种:

1. 高锝酸盐离子($^{99m}TcO_4$)　高锝酸盐离子是口腔颌面部常用的显像剂,它仅产生低能量的 γ 射线,对人体辐射剂量小,适用于 γ 相机和单光子发射计算机体层摄影(single photon emission computed tomography,SPECT)。高锝酸盐离子适用于唾液腺功能的评价。

2. ^{99m}Tc 标记的磷(膦)酸盐　可用于显示颌面骨肿瘤的骨破坏范围,敏感性较好。

二、唾液腺检查

1953 年 Rowlands 在研究甲状腺功能时,发现唾液腺有摄取放射性碘的功能,1965 年 Bornen 等相继报道高锝酸盐离子可用做唾液腺检查,测定唾液腺功能。

1. 原理　唾液腺小叶内导管的上皮细胞具有摄取 $^{99m}TcO_4$ 的功能,$^{99m}TcO_4$ 在正常唾液腺腺体的活动分为三期:①脉管期:在高锝酸盐注入后 1 分钟内,核素主要存在于脉管内,此时腺体尚无明显摄取;②摄取期:由腺体小叶内导管上皮摄取,双侧腺体在同一时间内摄取量大致相同,给药后 20~50 分钟摄取可达到高峰,此时双侧腺体影像清晰、对称;③排泄期:唾液腺摄取到一定程度后,核素随唾液排到口腔,经酸刺激后,一般 5 分钟左右完全排空,双侧腺体影像减淡,直至消失。唾液腺疾病时,由于腺体结构改变及血流量变化,腺体对核素的摄取和排泄可发生相应的改变,根据这些改变,可以对唾液腺疾病作出诊断。核素显像对唾液腺动态功能定量检查简便、无创、可重复,被认为是目前唾液腺功能检查的首选方法,对唾液腺造影困难者尤为适用。

2. 适应证　唾液腺核素显像适用于:①唾液腺腺体功能情况检查;②腮腺肿物怀疑为腺淋巴瘤者;③需要确定先天性唾液腺缺失或变异者;④唾液腺造影困难者。

3. 检查方法

(1) 动态显像:静脉注射 $^{99m}TcO_4$ 259~296MBq(7~8mCi)后,立即进行动态采集,30 分钟时给予

25% 柠檬酸刺激，观察唾液腺摄取及分泌功能情况。设定兴趣区及本底区，可得到相应的动态功能曲线，评价唾液腺功能。

(2) 静态显像：主要用于唾液腺肿瘤的检查，静脉注射 $^{99m}TcO_4$ 259~296MBq(7~8mCi)15 分钟后，进行正位及双侧位显像，显像结束后可给予 25% 柠檬酸刺激，再次显像，观察唾液腺肿物的放射性分布变化。

4. 正常图像　在静态正位像上，腮腺位于面部两侧，呈光滑的卵圆形，腺体内放射性分布均匀，两侧大致对称，正常情况下两侧的放射性分布可相差 10%。腮腺的内下方为下颌下腺，呈圆形或多叶形放射性聚集区，两侧对称，较腮腺稍小。颈部可见两侧对称的甲状腺高活性区，另外，鼻腔及头皮也可以看到一定的放射性分布。酸刺激后口腔放射性增高，唾液腺区的放射性降低。

在静态侧位像上，腮腺呈卵圆形放射性聚集区，边界较清楚，其内部放射活性分布均匀。前下方的高放射活性区为下颌下腺，下方相当于颈部可见甲状腺的高放射活性区。

正常唾液腺功能曲线可见在注射 $^{99m}TcO_4$ 后唾液腺立即开始摄取，并逐渐增多，给予酸刺激后，唾液立即排泄，曲线迅速下降至最低点。评价唾液腺功能的指数包括摄取指数、分泌指数、摄取指数率、分泌指数率及功能指数等。

三、颌骨检查

1. 原理　骨显像剂进入骨组织可能是通过两种途径：一是与骨组织中的无机成分进行离子交换或化学吸附，二是通过与骨组织中的有机成分相结合。骨放射性聚集主要受两个因素的影响，一是局部骨供血量，血流丰富，放射性物质增加，局部的显像增强；二是骨生长活跃或新生骨形成时，通过离子交换、化学吸附及有机结合等途径，使局部放射性核素增加。骨病损时发生的血供、代谢及成骨过程的改变可造成核素显像的影像异常。由于放射性核素显像对于骨病变的诊断基础是局部血流及骨代谢的变化，而X线检查的诊断基础主要是骨病变的钙量变化所造成的骨密度改变，因此对于一些早期病变，核素检查具有其特殊诊断意义。

2. 适应证　颌骨核素显像检查适用于：①不明原因的颌骨疼痛，X 线检查阴性或可疑；②口腔颌面部恶性肿瘤疑有颌骨受累，或确定颌骨的转移瘤；③颌骨肿瘤病变范围不明确；④观察移植骨的血供和成骨活性。

3. 检查方法　常用的显像剂为 ^{99m}Tc 标记的亚甲基二膦酸盐(^{99m}Tc-MDP)，注射量 740~1 110MBq(20~30mCi)。静脉给药后 2~3 小时进行局部、全身骨显像，或使用 SPECT 进行体层显像。

三相骨显像是在注射显像剂后分别用三个时相的影像显示局部骨动脉血流、血池及骨代谢情况的检查方法。在弹丸式静脉注射显像剂后，以每 2~3 秒 1 帧的速度连续采集 1 分钟，获得动脉血流灌注系列影像，称为血流相；在 1~4 分钟期间采集 1~2 张静态影像，为血池相；3 小时后再进行静态显像，为延迟相。

4. 正常图像　放射性核素对称、均匀分布，鼻咽部及鼻窦区血流量较高，放射性也相对较浓聚。骨松质血供丰富，代谢活跃，放射性聚集较骨密质高。

（张祖燕）

第十一节　磁共振成像检查

磁共振成像(magnetic resonance imaging，MRI)是自 20 世纪 80 年代开始应用于临床的一种检查技术。由于其可以相当清晰地显示软组织影像，可以在患者不更换体位的情况下，直接显示与身体长轴成任意角度的断面图像以及对人体无放射损害等优点，已得到了广泛的应用。在口腔颌面部，主要用于累及范围广泛的肿瘤及颞下颌关节紊乱病的检查。

一、检查技术

在进行口腔颌面部常规检查时，一般用头线圈进行颅面部横断面、冠状面及矢状面检查，可根据需要进行不同层数的连续扫描；必要时也可进行斜位扫描，以从不同角度观察病变范围。自旋

学习笔记

回波序列为最常用的扫描技术。进行颞下颌关节检查时，一般双侧同时扫描，为了获得高分辨率图像常使用表面线圈。临床上，由于颞下颌关节位于体表、信号较强，常用头线圈代替。在颞下颌关节 MRI 扫描中，横断面价值不是很大，常作为定位像，斜矢状位（垂直于髁突长轴）及斜冠状位（平行于髁突长轴）是常用的扫描方位，连续扫描，层厚一般为 3mm。斜矢状位是最重要的扫描方位，用于观察颞下颌关节盘的位置和形态，斜冠状位用于观察关节盘左右方向移位的情况。每一层面均在牙尖交错位及大开口位进行扫描。冠状面扫描一般于牙尖交错位进行，层厚 2~3mm。无论在进行矢状位或冠状位扫描时，扫描范围均需包括关节全部结构。

口腔颌面部常规检查及颞下颌关节检查一般均常规获得 T_1 和 T_2 图像，口腔颌面部常规检查及颞下颌关节检查一般均常规获得 T_1 和 T_2 图像，T_1 图像主要显示正常解剖，T_2 图像可以显示积液、肿瘤、炎症等改变；颞下颌关节检查需加扫质子加权相，后者可更清晰显示关节盘的位置及形态。必要时可采用其他相应特殊检查技术。采用与运动相适应的、非实时动态磁共振检查技术有助于对颞下颌关节运动的理解。

二、正常图像

头横断面、冠状面及矢状面所显示不同断面的解剖结构与 CT 相同，但图像特点不同（图 4-11-1）。在磁共振图像上，骨密质呈黑色无信号影像，而脂肪组织因含有大量可移动的氢离子，因而磁共振信号甚强，呈现高信号影像。骨髓内含有较多的脂肪组织，因而显示的信号亦较高。其他软组织

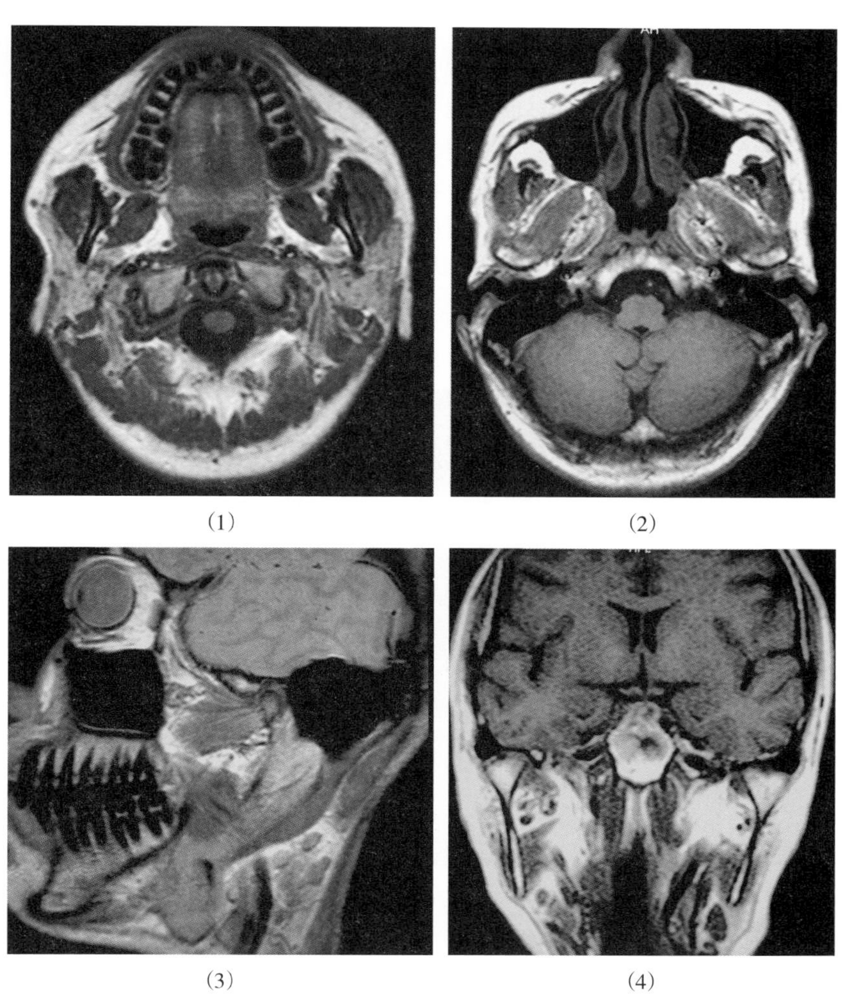

（1）　（2）　（3）　（4）

图 4-11-1　口腔颌面部正常磁共振图像

（1）经上颌牙槽突平面横断面 T_1 图像　（2）经上颌窦中、上部横断面 T_1 图像
（3）经上颌窦中部矢状面质子像　（4）经颞下颌关节窝中间层面冠状位 T_1 图像

学习笔记

则因其含有成分不同而有不同的信号强度。腮腺和下颌下腺为脂性腺体组织，其信号强度高于周围的肌组织。口腔颌面部正常组织磁共振信号表现见表 4-11-1。

表 4-11-1　口腔颌面部正常组织磁共振信号表现

	脂肪	肌肉	骨密质	骨髓	腮腺	下颌下腺	淋巴结	血管	颞下颌关节盘本体部
T_1WI	高	中等	低	高	略高	中等	中等	低	低
T_2WI	高	中等	低	高	略高	中等	中等	低	低

经颞下颌关节中部矢状面正常图像：闭口位时可见关节盘本体部呈双凹形态，其影像信号强度明显低于周围软组织。关节盘双板区信号相对较高。在关节盘双板区和后带之间可见有明显的分界线（盘分界线），关节盘后带位于髁突顶部，盘分界线与髁突 12 点位垂线形成的夹角（盘分界线角）在 ±10°之内（图 4-11-2）。正常开口位图像可见关节盘本体部形态更为清晰，前、中、后三带易于分辨。关节盘双板区轮廓亦更为清楚，并可见其影像明显增宽、拉长（图 4-11-3）。髁突、关节窝及关节结节的骨密质均显示为低信号的线条影像，髁突骨髓及关节结节内的骨髓均显示为高信号影像。在关节中部矢状面上可清楚地显示翼外肌上、下头影像（图 4-11-4）。

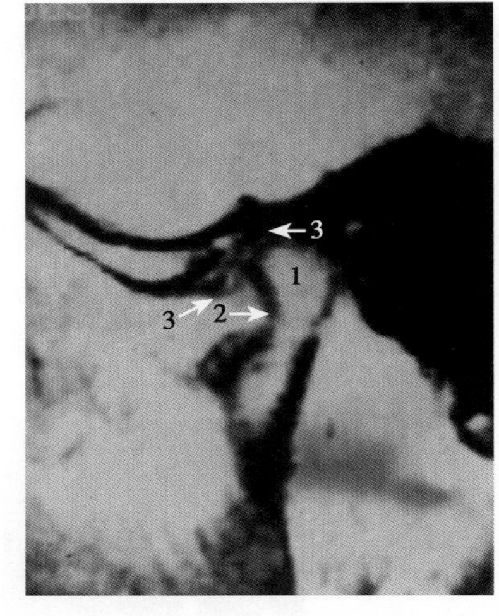

图 4-11-2　颞下颌关节闭口矢状位正常磁共振图像

1. 髁突髓质骨　2. 髁突骨密质　3. 关节盘本体部

颞下颌关节冠状面正常图像表现：以经关节中部冠状面显示关节图像较为满意。可见髁突内外径向的影像，骨髓质信号较高，表面有一层均匀的黑色线条围绕，为髁突表面的骨密质，在髁突顶部可见一信号中等偏低的窄条状关节盘影像，内外端分别附于髁突内、外极。同时尚可见翼外肌、翼内肌、咬肌及颞肌的影像。在颞下颌关节紊乱病临床工作中，以经关节中部的矢状面、冠状面图像应用最多。

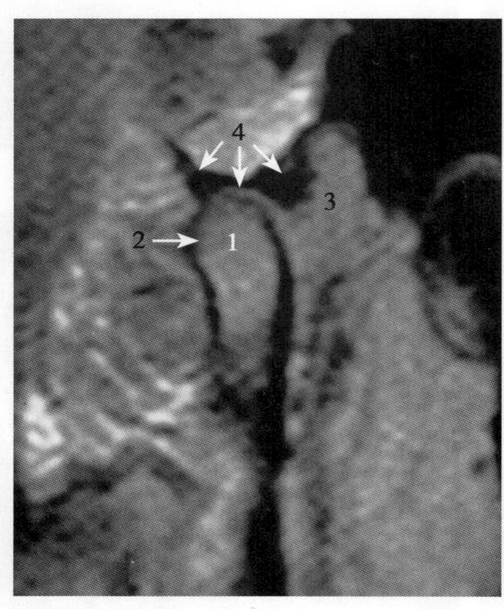

图 4-11-3　颞下颌关节开口矢状位正常磁共振图像

1. 髁突髓质骨　2. 髁突骨密质　3. 关节盘双板区　4. 关节盘本体部

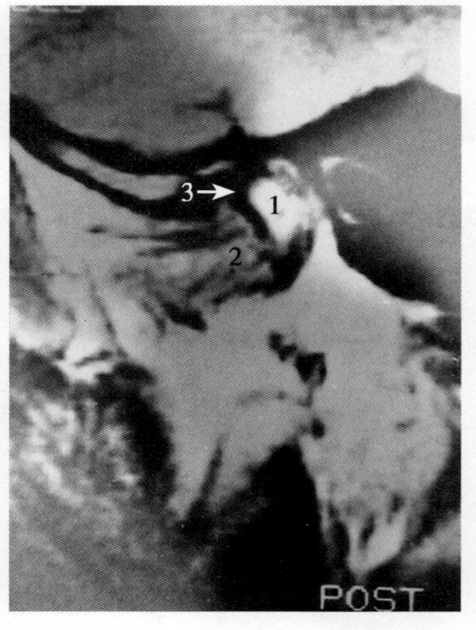

图 4-11-4　颞下颌关节闭口矢状位正常磁共振图像

1. 髁突髓质骨　2. 翼外肌　3. 关节盘本体部

（张祖燕　马绪臣）

第五章 牙及牙周疾病

提要：

要求掌握各种类型龋病、牙周炎及根尖周病的 X 线表现及鉴别诊断；掌握牙发育异常、牙外伤及牙根折裂的 X 线表现；熟悉牙髓钙化、牙内吸收的 X 线表现。

第一节 龋 病

龋病（dental caries）是牙硬组织发生慢性进行性破坏的一种疾病，是人类最常见的疾病之一。龋病按病变进展情况分为急性龋（acute caries）、慢性龋（chronic caries）、和继发龋（secondary caries）；按解剖学分类可分为殆面龋和平滑面龋、根面龋；按病变深度可分为浅龋、中龋和深龋，这种分类在临床上最适用，本节拟按病变深度分类的 X 线表现进行描述。

【病理】 龋病是牙硬组织脱钙和有机物分解，牙硬组织逐渐溶解、消失而形成龋坏。早期病损区的釉柱横纹和生长线特别明显，随病变发展釉柱分解崩溃，形成三角形的病损区。病变继续向下侵犯牙本质，使牙本质小管扩张，管壁基质脱钙。当牙本质纤维受刺激后，在相应的牙髓端的成牙本质细胞活跃，形成沉积物，封闭牙本质小管，在此基础上形成继发性牙本质。

【临床表现】 龋病好发于牙的窝沟、邻面、颈部和根部。浅龋在平滑面表现为白垩状，窝沟处为小黑点（斑），仅限于牙釉质或牙骨质，患者无自觉症状。中龋是指龋坏已进展至牙本质浅层，有较深的龋洞，有时对冷、热、酸、甜等刺激较为敏感，也可无自觉症状。深龋是指病变已发展至牙本质深层，有很深的龋洞，对各种刺激敏感或疼痛。

【影像学表现】

1. 浅龋 只累及牙釉质或牙骨质。发生于殆面或窝沟者，临床检查就可发现。对于邻面牙颈部的龋坏，需采用 X 线检查。检查用常规根尖片或殆翼片。浅龋表现为圆弧形的凹陷缺损区，边缘不光滑，其范围一般较小。牙颈部是龋病的好发部位之一，但在根尖片上所显示的影像往往与正常牙颈部釉牙骨质交界处的三角形密度减低区发生混淆，需认真区别。正常牙颈部的透射区其边缘清楚，相邻多数牙可呈现相同的影像。读片时应仔细观察。

2. 中龋 龋病已进展至牙本质浅层，根尖片可清楚地显示病变（图 5-1-1）。有的表现为圆弧凹陷状牙硬组织缺损，有的表现为口小底大的倒凹状的缺损。由于中龋时牙髓组织受到激惹而产生保护性反应，在龋洞底相应的髓室壁有修复性牙本质形成，故洞底的边界清楚。

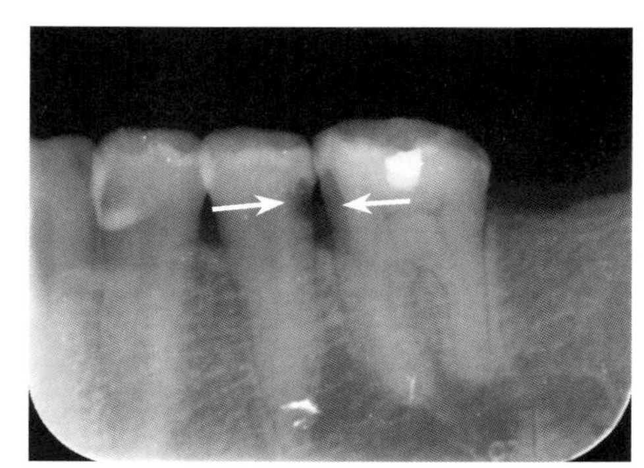

图 5-1-1 中龋
35、36 邻面中龋（箭头所示）

3. 深龋 龋病进展至牙本质深层，接近牙髓室甚至与牙髓室相通，临床上可见很深的龋洞。X 线检查的目的是了解龋坏的程度，是否伴有根尖周炎症。对于邻面深龋和有些隐匿性龋洞，X 线检查显得更为重要。

学习笔记

根尖片上可见到较大的龋洞(图 5-1-2),龋洞底与髓室接近,髓室角变低,髓室变小。有的龋洞与髓室间有一薄层清晰的牙本质和继发牙本质影像,提示尚无穿髓;当龋洞与髓角或髓室相融合则提示有可能已穿髓(图 5-1-3,图 5-1-4)。但是单从根尖片确定龋坏的深度及是否穿髓并不十分准确可靠,须结合临床检查确定。由于投照原因,牙的立体结构投影在根尖片上显示的是一个平面重叠图像,在诊断时往往会将未穿髓者误认为穿髓;反之,也可因穿髓处被颊侧或舌侧尚存的正常牙硬组织所掩盖而显示不清。

继发龋是指龋病治疗后,窝洞周围牙体组织又发生龋坏,须经 X 线检查确诊。根尖片上可显示在金属充填物的窝洞边缘,牙硬组织破坏形成密度减低的不规则的窄缝,边缘常不光滑(图 5-1-5)。在观片时要注意与金属充填物下方的垫底材料鉴别,因为这些材料往往是透射性的,X 线表现为低密度影像。

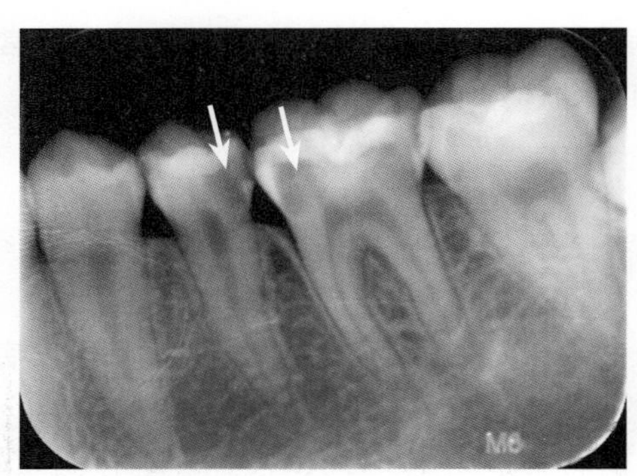

图 5-1-2　深龋

35、36 邻面深龋(箭头所示)

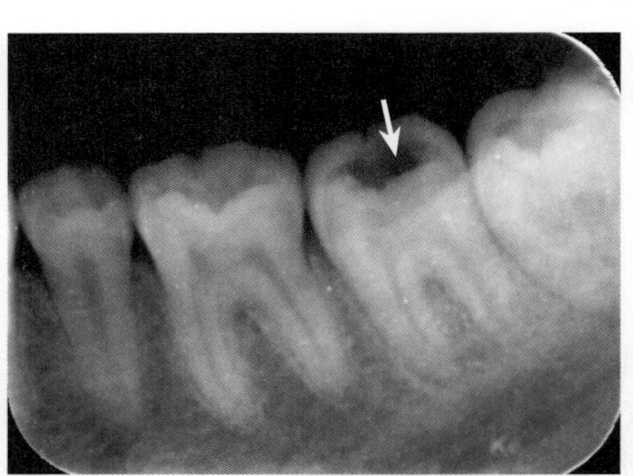

图 5-1-3　深龋

37 深龋(箭头所示)

学习笔记

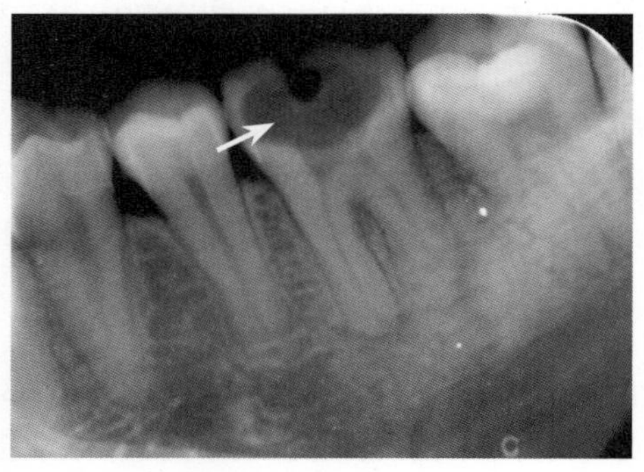

图 5-1-4　深龋

36 大面积深龋(箭头所示)

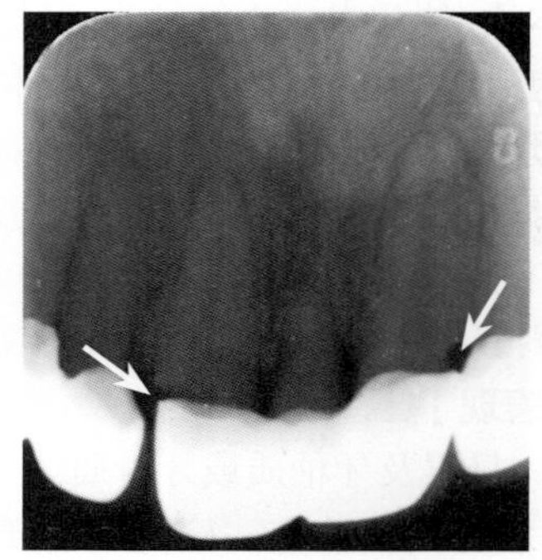

图 5-1-5　继发龋

21—23 烤瓷桥修复,牙颈部见低密度缺损影像(箭头所示)为继发龋

第二节　牙　髓　病

牙髓病包括牙髓充血、牙髓炎、牙髓变性、牙内吸收和牙髓坏死。X 线检查仅对牙内吸收和牙髓变性中的牙髓钙化有诊断价值。

一、牙髓钙化

牙髓组织血液循环较差,髓室随年龄增长其内层继发性牙本质也逐渐增多而致髓室变窄,根尖孔也逐渐变小,引起牙髓内血液循环减少,加之牙受各种理化因素刺激,牙髓组织发生代谢障碍,细胞变性,纤维成分增多,牙髓活力降低,引起牙髓变性。牙髓变性后钙盐沉积,形成大小不等的沉积物。牙髓钙化（pulp calcification）有两种形式，一是髓石形成，一是弥散性钙化。髓石可有不同的形状，有的表现为游离在髓室内的类圆形物，有的表现为条状或针状，弥散性钙化可表现为沙砾状布满髓腔内。

【临床表现】 前、后牙均可发生牙髓钙化。一般无临床症状，常常是X线摄片偶然发现。极少数患者可因髓石压迫牙髓神经引起放射性疼痛，似三叉神经痛，但无扳机点；有的可表现为急性牙髓炎疼痛症状。

【影像学表现】 牙髓钙化X线表现有两种类型，一是局限性，表现为髓石；一是弥散性，表现为髓室及根管钙化。

局限性髓石与髓室形状有一定关系。后牙髓石往往表现圆形或卵圆形，大小不一。髓石可游离于髓室内（图5-2-1），也可附着于髓室壁。前牙髓室较小，髓石可呈条状或针状充满于髓室及根管内，其周围有线状低密度影像围绕。弥散性牙髓钙化表现为正常髓室及根管影像完全消失，不能辨别出髓腔界限（图5-2-2）。有的髓腔尚可见，但变得很细，这种情况通常影响牙髓和根管治疗（图5-2-3）。

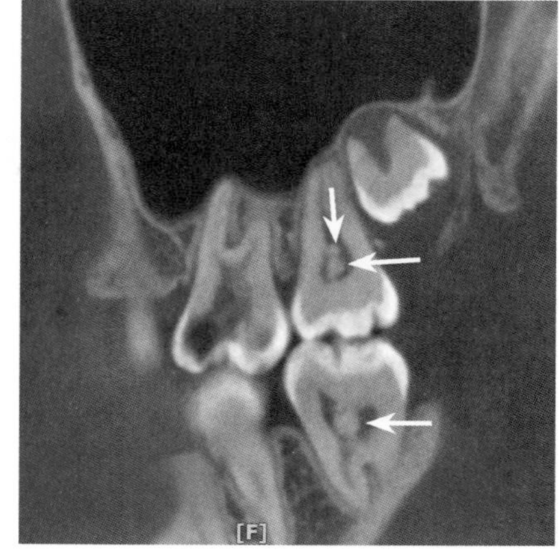

图 5-2-1　髓石

CBCT 显示 27、37 髓室内高密度影为髓石

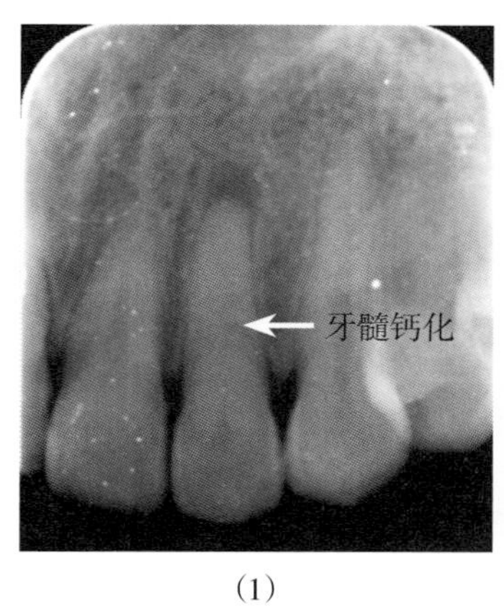

(1)

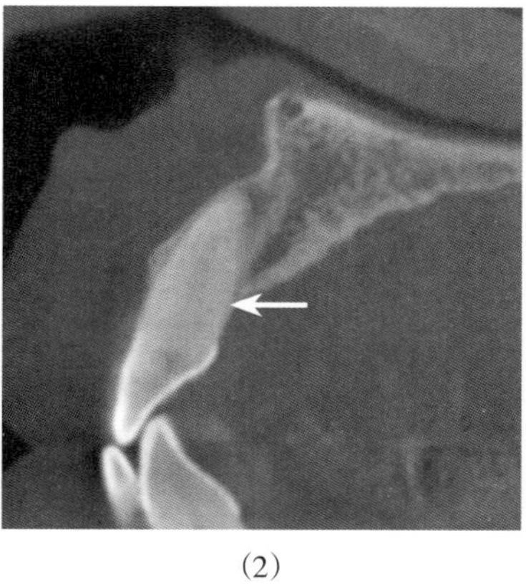

(2)

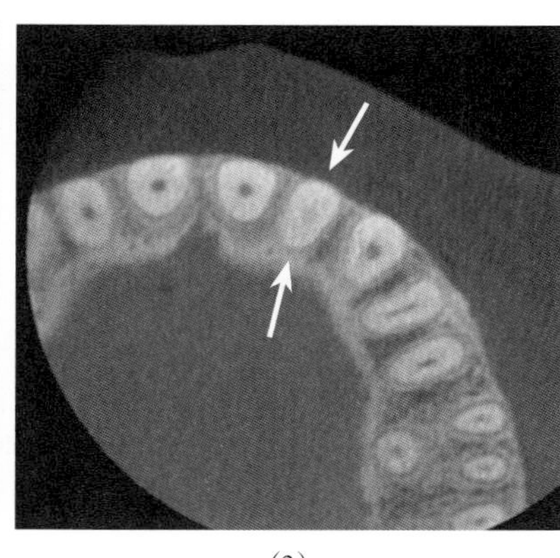

(3)

图 5-2-2　牙髓钙化

(1)根尖片显示22根管钙化影像　(2)同一患者CBCT矢状位　(3)同一患者CBCT轴位见根管钙化

二、牙内吸收

牙内吸收（internal absorption of tooth）是由于牙髓受到不良刺激后，牙髓组织发生肉芽性变，其内产生破骨细胞而引起髓室内牙本质吸收。一般由创伤或慢性炎症所引起，但在作过活髓切断术或再植术的牙也可发生牙内吸收。

【临床表现】 一般无自觉症状，少数可出现类似牙髓炎的疼痛症状。以上颌前牙多见，后牙也可发生，后牙的内吸收往往与牙根折裂存在相关性。当牙本质吸收程度较重时，牙硬组织变薄，肉芽组织的颜色可透到牙表面而呈粉红色，严重时可发生病理性折断。

【影像学表现】 患牙髓腔扩大，呈圆形或卵圆形或不规则形密度减低的透射影。发生于根管者，有长短不一、粗细不均沿根管的扩大影，髓室壁或根管壁变薄（图5-2-4~图5-2-6）。可伴有根尖吸收和根尖感染，甚至发生折断。

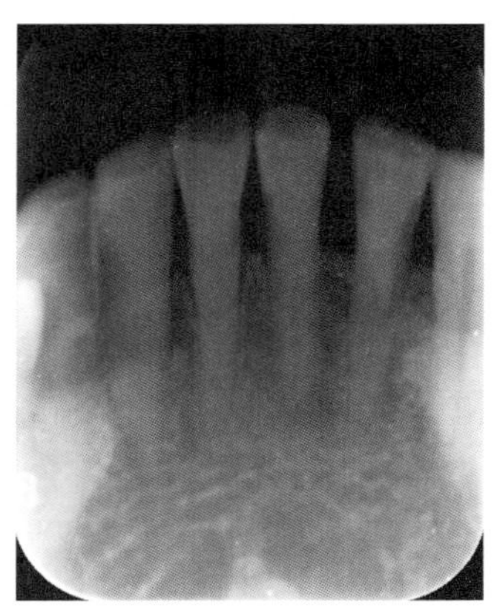

图 5-2-3　牙髓钙化

根尖片显示41—43及31上份根管钙化，下份根管变细隐约可见

学习笔记

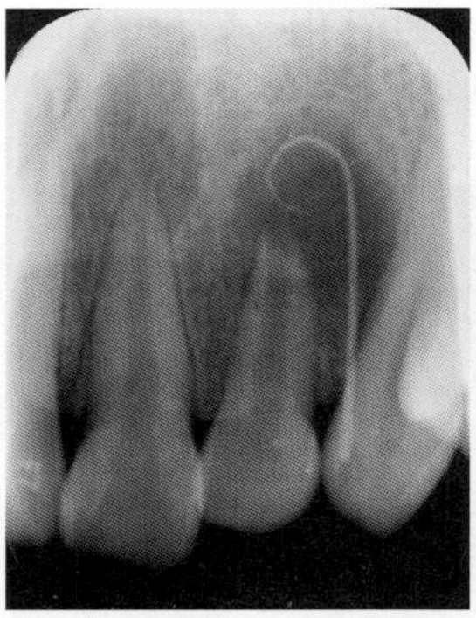

图 5-2-4　牙内吸收
22 根管扩大，根尖有吸收，根尖周囊肿边缘不光滑伴感染，还可见一牙胶尖插入囊腔影像

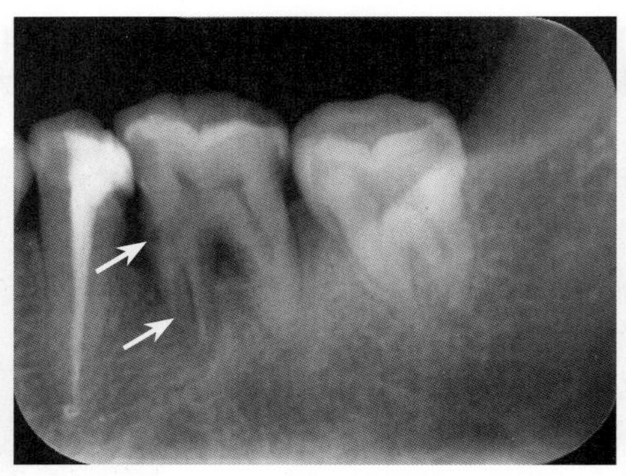

图 5-2-5　牙内吸收
根尖片显示 36 近中根及牙髓腔扩大（箭头所示）

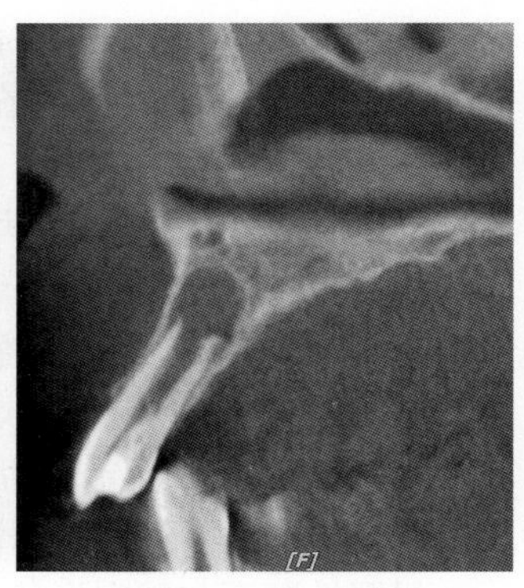

图 5-2-6　牙内吸收
CBCT 矢状位显示 22 根管明显吸收扩大，呈喇叭口状；根尖呈类圆形囊肿改变

第三节　根尖周病

根尖周病（periapical diseases）是指根尖及其周围组织所发生的病变，包括根尖周炎、致密性骨炎、牙骨质增生、牙骨质结构不良等。根尖周病 X 线检查十分必要，能确定病变的性质、程度及范围，有助于治疗方案的制订。

学习笔记

一、根尖周炎

（一）根尖周脓肿

根尖周脓肿（periapical abscess）分为急性和慢性两种。急性根尖周脓肿多由急性浆液性炎症而来。也可由慢性根尖周炎急性发作所致。慢性根尖周脓肿可由于根尖周肉芽肿的中央部分坏死、液化形成脓腔；或由急性根尖周脓肿转化而来。

【病理】 当牙髓感染或其他因素造成根尖周感染时，早期牙周膜充血，血管扩张，血浆渗出引起组织水肿，白细胞浸润至牙周膜组织中。当细菌毒力较强时，白细胞溶解坏死、液化形成脓液。最初只局限在根尖孔附近的牙周膜中，继续发展则向牙槽骨扩散，造成骨质破坏，最后达到骨膜下，穿破骨膜黏膜，脓液排出，之后如未得到彻底治疗，可转化成慢性炎症，并可反复发作。当瘘管封闭或全身抵抗力下降时又会再发展为急性炎症。

【临床表现】 在急性浆液性炎症阶段，主要表现为咬合痛。初期只有患牙伸长等不适感觉，用力咬合时还可缓解；当病变进一步发展，牙周膜内有血液淤积，咬合时疼痛加重，出现自发性疼痛，呈持续性、搏动性痛，有明显叩痛。此时有明显的全身症状出现。当转化为慢性炎症时，自觉症状就不明显。有时感患牙不适，咬物痛，牙龈上可出现瘘管。牙可变色，无活力。

【影像学表现】 急性期早期 X 线根尖片检查一般看不出根尖周骨质改变，有时牙周膜间隙稍微增宽；随病情发展，可见以病原牙为中心，骨质破坏程度较重，呈弥散性破坏，边界不清。慢性期在根尖区出现一边界清楚，边缘不光滑的小范围骨质破坏的低密度区，骨硬板消失，病变一般较局限，外周可有骨质增生反应（图 5-3-1）。

（二）根尖周肉芽肿

根尖周肉芽肿（periapical granuloma）是根尖周组织受到轻微缓慢的感染刺激而产生的炎性肉芽组织，是慢性根尖周炎的一种主要病变类型。

【病理】 为附着于根尖部的团块状肉芽组织，一般约绿豆大小，周界清楚，外有纤维组织包绕，且与牙周膜连续，拔牙时可一同拔除。镜下观察，除炎细胞浸润外，还有泡沫细胞、胆固醇晶状体和含铁血黄素，此外还有上皮存在。

【临床表现】 一般无自觉症状，初期症状可在叩诊时有不适感，有时感牙伸长，偶有轻微疼

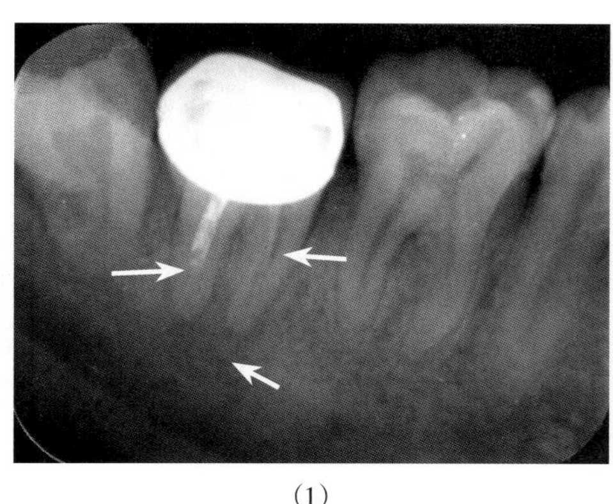

(1)

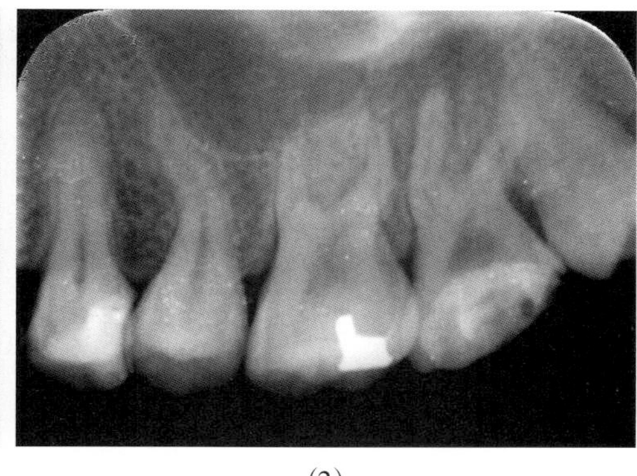

(2)

图 5-3-1　根尖周脓肿

(1)47 根管治疗冠修复后,根尖不规则低密度影　(2)27 近中颊根根尖不规则低密度影,边界不清

痛。如有牙髓坏死分解,则牙有变色。

【影像学表现】 在病原牙的根尖、根侧方或根分叉有圆形或卵圆形的密度减低区,病变范围较小,直径一般不超过 1cm,周界清楚,无致密的骨硬板,病变周围的骨质正常或稍变致密(图 5-3-2,图 5-3-3)。

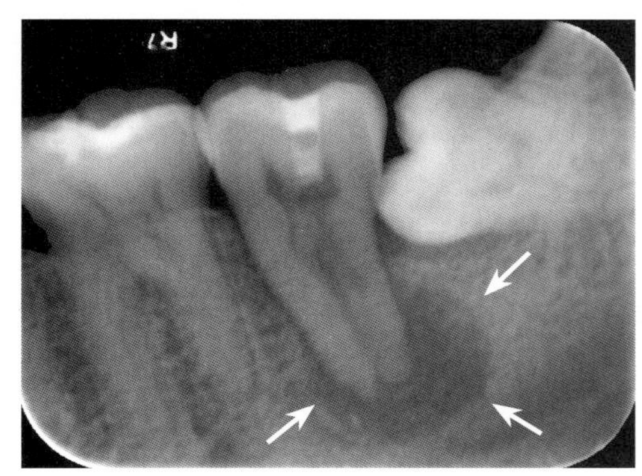

图 5-3-2　根尖周肉芽肿

37 根尖部类圆形低密度影,密度欠均匀,边界清楚(箭头所示)

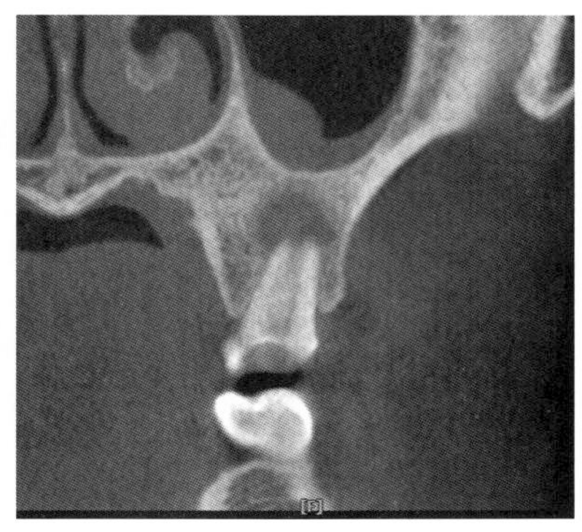

图 5-3-3　根尖周肉芽肿

CBCT 冠状位显示 26 残冠,根尖部类圆形规则低密度影,边界清楚

(三) 根尖周囊肿

【病理】 根尖周囊肿(radicular cyst)常为根尖周肉芽肿转变而来。肉芽肿由于某些原因,营养来源受到限制,其病变中心发生变性、坏死、液化而形成囊肿。随囊液不断分泌增多,囊腔也逐渐扩大。镜下见囊壁内衬复层鳞状上皮,有上皮钉突形成,囊内有胆固醇晶状,囊壁内有时有透明小体。

【临床表现】 由肉芽肿转变成囊肿的过程较长,患者常无自觉症状。囊肿呈膨胀性扩张,使颌骨膨大。多数囊肿体积不大,平均直径为 1~2cm。有的囊肿可发展较大,扪之有乒乓感或波动感。还可压迫邻牙,使之松动移位。

【影像学表现】 多有龋齿、畸形牙等病原牙的存在。以病原牙根尖为中心,形成形状较规则、大小不等的圆形或卵圆形骨质破坏低密度病变区,边缘清晰锐利。由于囊肿发展极为缓慢,周围骨质受到长期的刺激,在囊肿边缘形成一致密的线条影(图 5-3-4~ 图 5-3-6)。

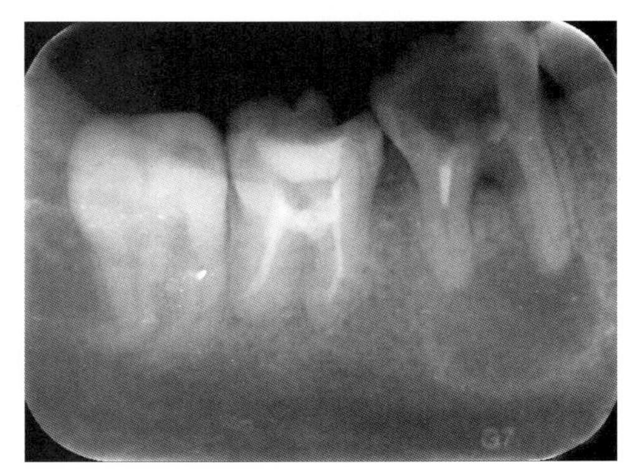

图 5-3-4　根尖周囊肿

46 残冠,根尖圆形低密度影,可见致密骨白线

学习笔记

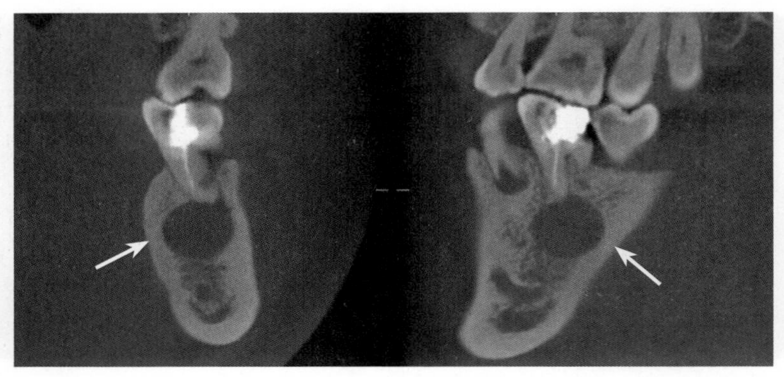

图 5-3-5　根尖周囊肿

CBCT 显示 36 根管治疗后，根尖区圆形低密度影，密度均匀（箭头所示）

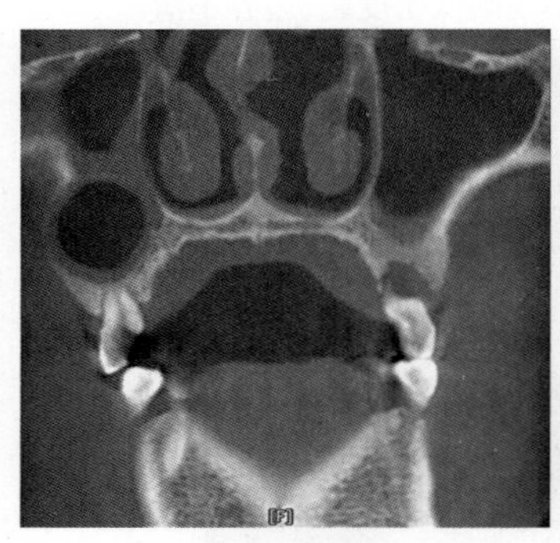

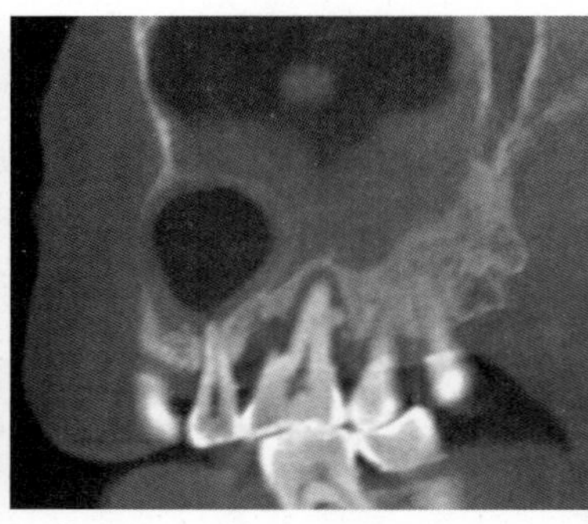

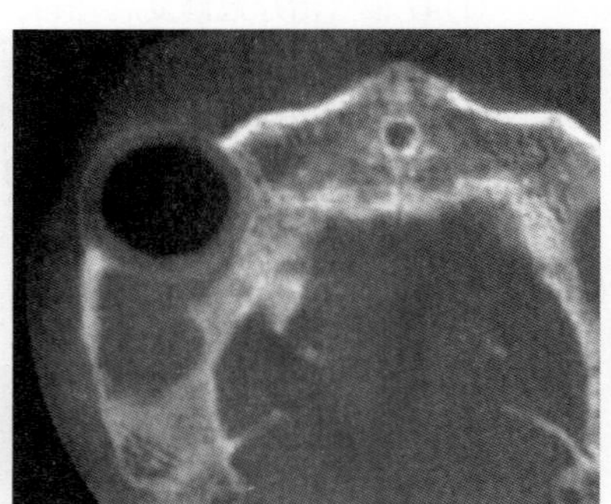

图 5-3-6　根尖周囊肿

CBCT 显示 15 根尖区圆形边界清楚密度均匀的影像，突向上颌窦内

学习笔记

当囊肿继发感染，致密线条影可消失。囊肿也可以增长很大，造成骨质膨胀畸形，骨密质变薄。有的由于骨阻力的不同而形成分叶状。牙可被推压移位，牙根偶有吸收。

二、致密性骨炎

【病理】 致密性骨炎（condensing osteitis）是指根尖周组织受到轻微缓慢持续性的低毒性因素刺激产生的一种骨质增生的防御性反应。镜下观骨小梁结构与正常骨很少有区别，但周围有炎细胞浸润，硬化区骨小梁分布比周围骨组织更致密，骨髓腔极小。

【临床表现】 多见于青年人，下颌第一磨牙多见，常有较大的龋坏，一般无自觉症状。

【影像学表现】 患牙根尖区骨小梁增多增粗，骨质密度增高，骨髓腔变窄甚至消失。与正常骨组织无明显分界。根尖区牙周膜间隙可增宽，根尖无增粗膨大（图 5-3-7，图 5-3-8）。

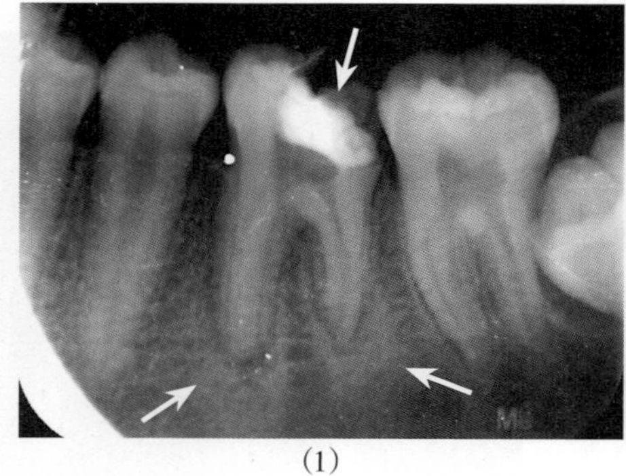

(1)

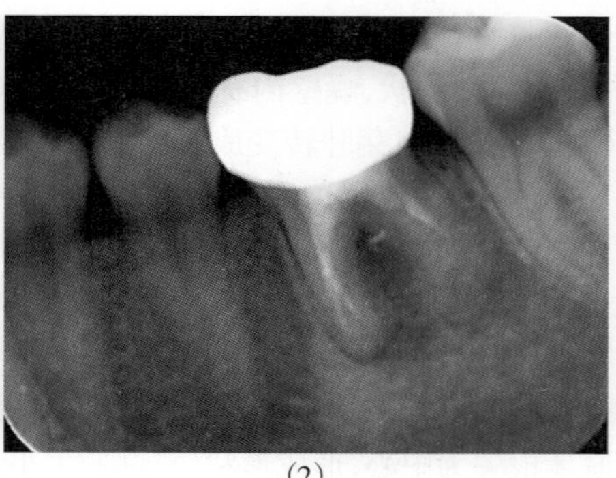

(2)

图 5-3-7　致密性骨炎

(1)殆面龋坏，根尖周牙槽骨增生围绕根尖呈 V 形　(2)殆面有充填物，根管已充填，冠修复，根尖周牙槽骨围绕根尖呈团状增生

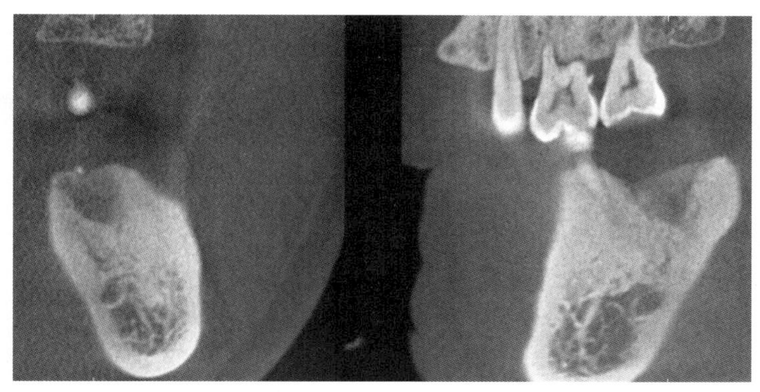

图 5-3-8　致密性骨炎
CBCT 显示 36、37 牙槽骨骨质密度增高，边界不清楚

三、牙骨质增生

【病理】 牙骨质增生（hypercementosis）可由慢性炎症、创伤或其他一些不明原因刺激所致。成牙骨质细胞活跃，产生牙骨质沉积在病变的边缘及正常牙周膜处。

【临床表现】 常见于龋病、牙周炎及创伤的牙。多无临床症状。有时因拔牙困难或其他原因拍摄 X 线片时偶然发现。

【影像学表现】 由于增生的牙骨质沿牙根不断沉积，使牙根变粗增大。如仅位于根尖，则表现为根尖呈球状增生；如波及整个牙根，则牙根体积膨大，有的病例可见牙周膜间隙消失，与牙槽骨发生粘连（图 5-3-9，图 5-3-10）。

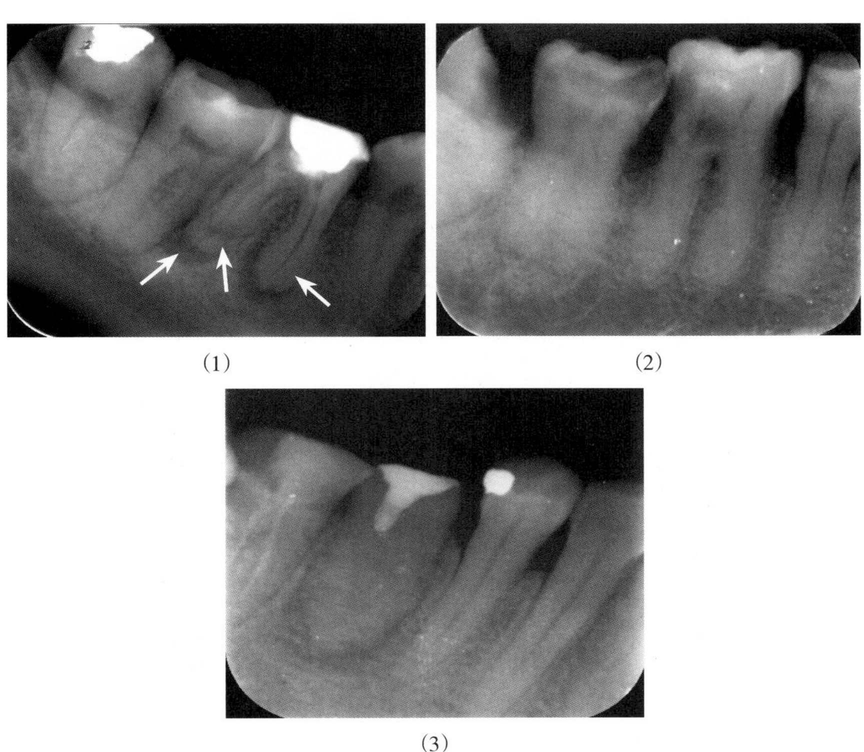

图 5-3-9　牙骨质增生
（1）46 牙根增粗，呈球状增生，牙周膜间隙存在　（2）46、47 牙根增粗　（3）45 残根，牙根明显较 44 增粗

四、牙骨质 - 骨结构不良

牙骨质 - 骨结构不良（cemental hypoplasia）以前称为牙骨质结构不良，也被称为假性牙骨质瘤，不是一种真性肿瘤。根据 WHO 的新分类，目前称为"牙骨质 - 骨结构不良"。

【临床表现】 病变有多种临床表现形式，并且具有不同的名称，发生于下颌前部仅累及少数下切牙时，称为根尖周牙骨质 - 骨结构不良（periapical osseous dysplasia）；发生于后牙区的类似局限性病变称为局灶性牙骨质 - 骨结构不良（focal osseous dysplasia）；多发性改变累及 4 个象限的可以称为繁茂型牙骨质 - 骨结构不良，另外一型是家族性巨大型牙骨质瘤。

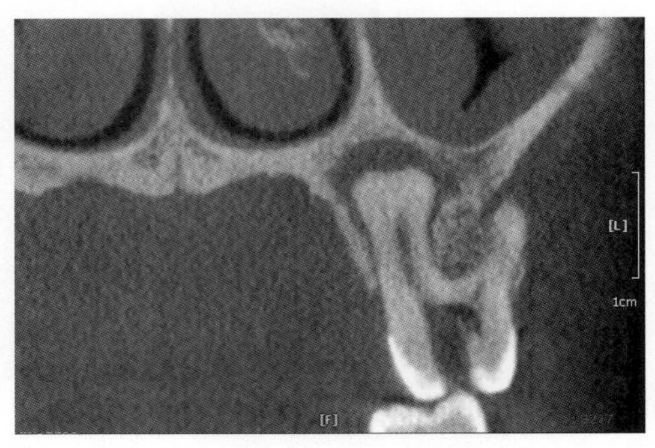

图 5-3-10　牙骨质增生

CBCT 显示 26 腭根牙根增粗，呈球状增生，周围低密度影包绕

【病理及影像学表现】 分为以下三期病变（图 5-3-11）：

1. 早期病变（骨质溶解破坏期） 在患牙根尖周牙槽骨溶解破坏，代之以纤维结缔组织。X 线片上表现为低密度透射区，多数为小圆形或类圆形，边缘不整齐，骨硬板及牙周膜间隙消失。单个牙病变与慢性根尖周炎相似，但患牙活力存在。

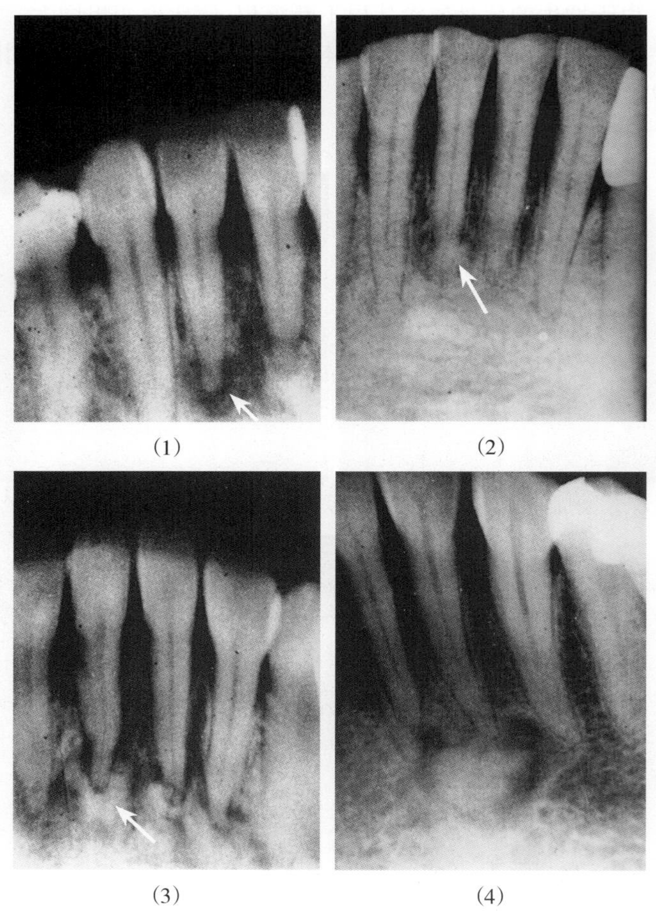

图 5-3-11　根尖周牙骨质 - 骨结构不良

下颌前牙根尖周牙骨质骨结构不良，4 幅图分别显示同一部位不同时期的下颌前牙根尖部骨质改变情况，分别为骨质破坏期、牙骨质小体形成期和钙化成熟期

2. 第二期病变（牙骨质小体生成期） 随病变的发展，在纤维结缔组织内出现牙骨质小体样结构、骨样组织和骨组织。X 线表现为病变区有高密度的点状或小片团状钙化影。

3. 第三期病变（钙化成熟期） 钙化成分增多，出现较大的牙骨质团块和编织状组织。X 线表现为根尖区成团状、体积增大的钙化影像（图 5-3-12~ 图 5-3-14）。可在根尖形成类似骨硬板和牙周膜间隙的改变。

这种分期是以骨质的改变过程来分的。但在同一患者不同时间的 X 线片上，可同时出现几个时期的改变。牙骨质 - 骨结构不良与真性牙骨质瘤的区别是比较明显的，真性牙骨质瘤又称良性成牙骨质细胞瘤，多发生于 25 岁以下的男性，常为单发，以磨牙区多见。病变有明显的边界和包膜，并包绕牙根尖。

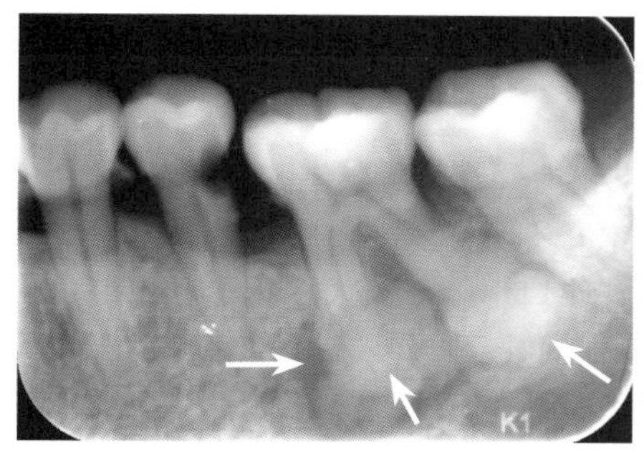

图 5-3-12　牙骨质 - 骨结构不良（局限型）
36 根尖呈不规则团状影，有低密度带状影包绕（箭头所示）

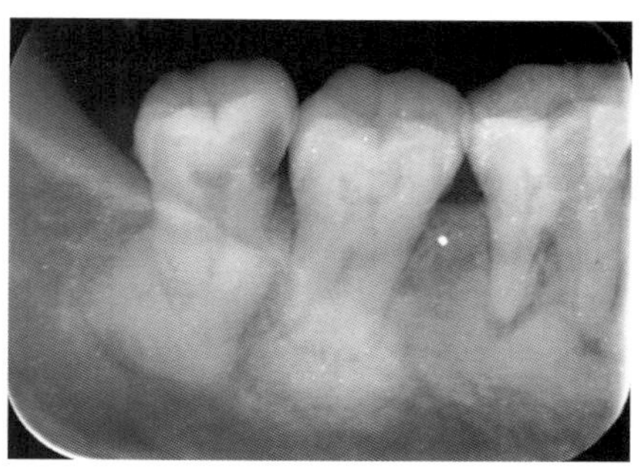

图 5-3-13　牙骨质 - 骨结构不良
根尖片显示 46、47、48 根尖区高密度团状影，有包膜

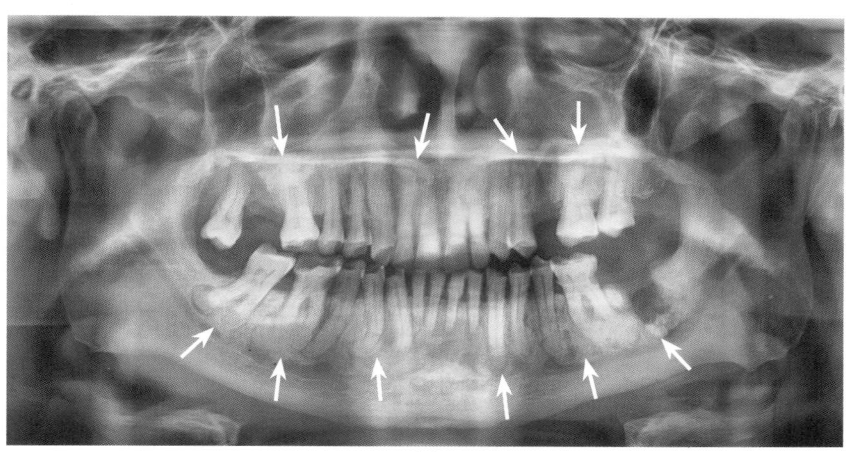

（1）

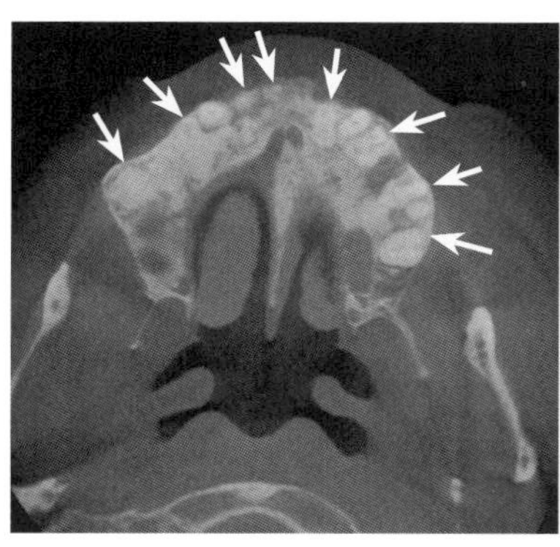

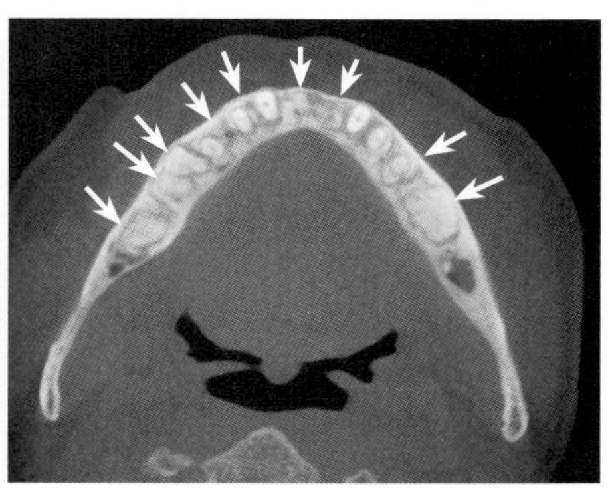

（2）

图 5-3-14　繁茂型牙骨质 - 骨结构不良
（1）曲面体层片显示上、下颌牙根尖周不规则高密度团状、片状、点状影，有包膜（箭头所示）（2）CBCT 轴位显示同一患者的上、下颌牙骨质 - 骨结构不良改变（箭头所示）

学习笔记

第四节　牙发育异常

由于全身或局部因素引起牙在生长发育过程中的障碍，造成牙发育异常。包括形态、结构、位置及数目等的异常。

一、牙体形态异常

（一）畸形中央尖

【临床表现】 畸形中央尖（central cusp）为牙面中央窝处有一额外的锥形牙尖，常为对称性发生。多见于下颌前磨牙或上颌前磨牙，磨牙偶尔可见。中央尖长短不一，一般约 2~3mm。由于中央尖细而小，一旦磨损或折断，可导致牙髓和根尖感染。畸形中央尖由牙釉质、牙本质组成，容易磨穿。感染发生的越早，根尖就越不容易形成。

【影像学表现】 畸形中央尖的 X 线表现与牙萌出时间和有无感染有关。新萌出的牙，牙尖无磨损，X 线片上可显示殆面中央窝处有一突出的小牙尖。投照时如与舌尖重叠则表现为舌尖粗大。如中央尖未穿破，牙髓没有感染，则根尖可正常形成（图 5-4-1）。但大多数患者的中央尖都在使用过程中发生磨耗和破损，导致牙髓和根尖感染，造成根尖发育障碍。根尖片和 CBCT 片均显示牙根变短，髓腔粗大，牙根不能形成，根尖孔扩大呈喇叭形，常伴根尖周骨质吸收等感染征象（图 5-4-2，图 5-4-3）。

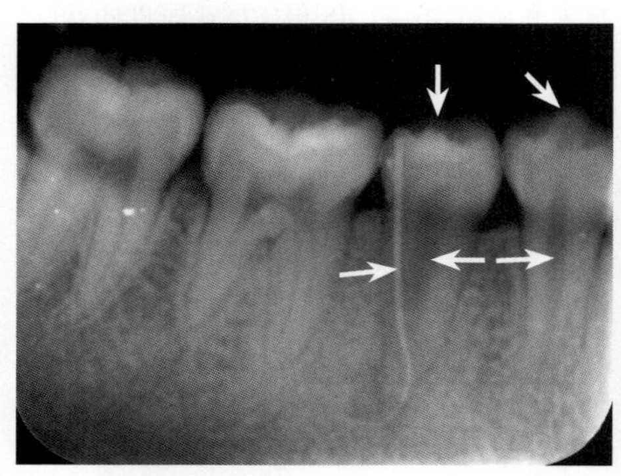

图 5-4-1　畸形中央尖

可见 44 突起的中央尖，45 中央尖变短，远中见插入的牙胶尖探测瘘管（箭头所示）

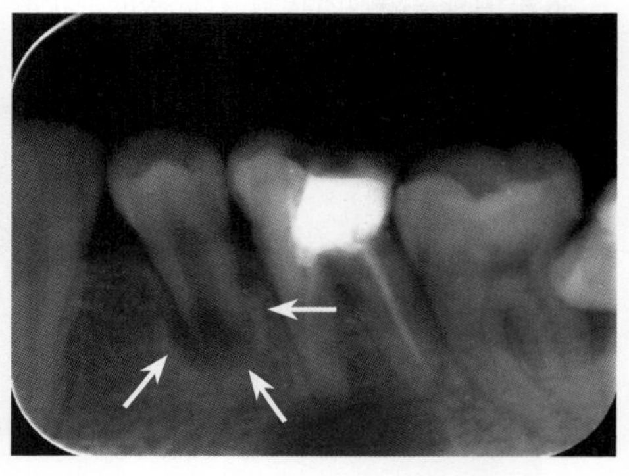

图 5-4-2　畸形中央尖

35 畸形中央尖，牙根呈喇叭口（箭头所示）

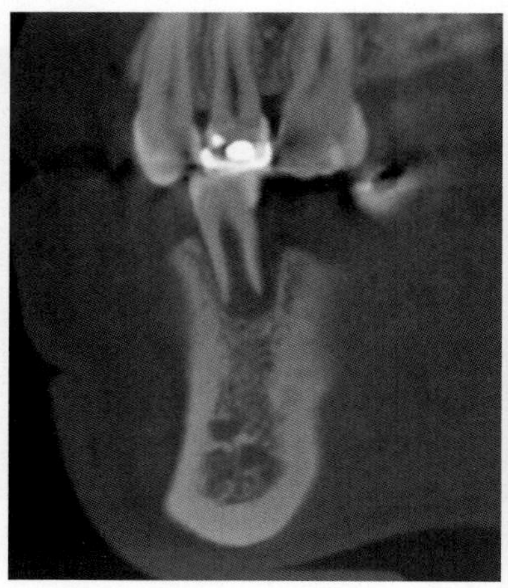

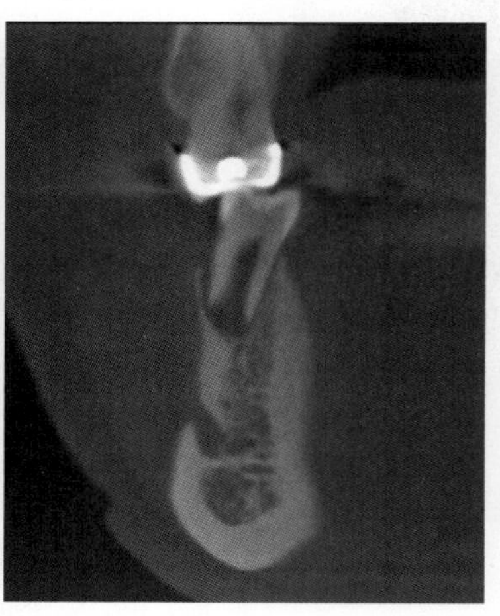

图 5-4-3　畸形中央尖

CBCT 矢状位及冠状位显示 45 畸形中央尖，牙根呈喇叭口状

学习笔记

（二）畸形舌侧窝、畸形舌侧尖、牙中牙

【临床表现】 是常见的发育畸形，统称为牙内陷（dens invaginatus）。由于发育时期成釉器在某些因素影响下出现突出或内陷，伸入牙乳头中，而形成畸形。牙内陷多见于上颌侧切牙。表现为体积增大的圆锥形牙，少数可呈较小的锥形牙。根据牙内陷的深浅程度及形态变异，可分为畸形舌侧窝（invaginated lingual fossa）、畸形舌侧尖（talon cusp）和牙中牙（dens in dente）。

【影像学表现】 牙内陷表现为牙体形态异常，牙呈圆锥状，体积可大可小，牙根正常或变粗大。舌隆突特别突出隆起，根尖片及 CBCT 显示为与牙冠重叠的密度增高的小牙尖，为畸形舌侧尖（图 5-4-4，图 5-4-5）。如果舌隆突异常突起，同时在舌侧窝出现一透射的纵形裂沟，可将舌隆突一分为二，甚至可达根尖，为畸形舌侧窝（图 5-4-6）。当舌侧窝向髓室陷入过深，由于牙釉质密度较高，在牙中央形成一类似小牙的结构与患牙重叠，故称为“牙中牙”（图 5-4-7，图 5-4-8）。牙内陷常可伴有根尖周病变，X 线表现为低密度病变区。

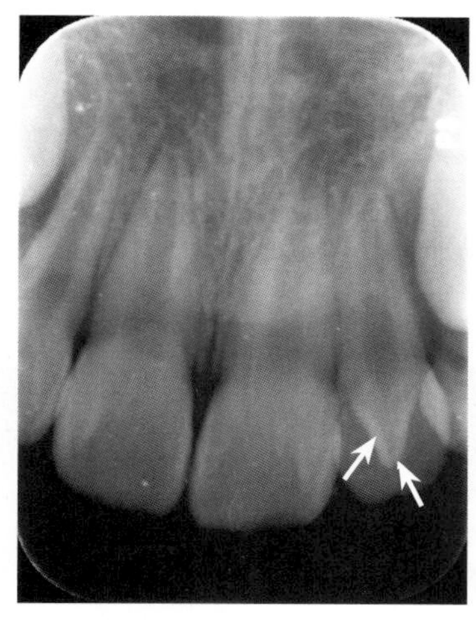

图 5-4-4　畸形舌侧尖（箭头所示）

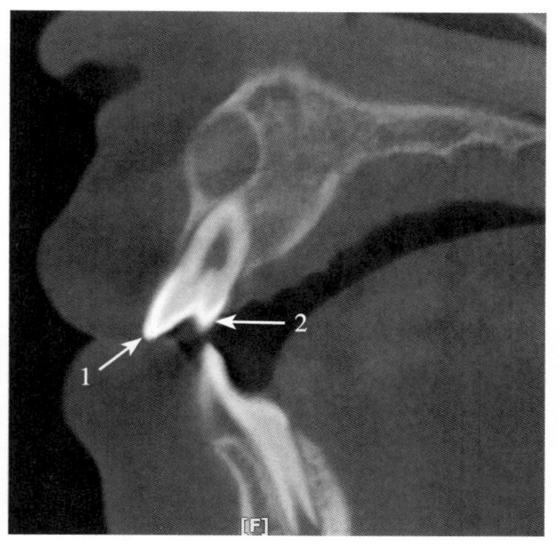

图 5-4-5　畸形舌侧尖
CBCT 矢状位显示侧切牙舌侧尖明显（箭头所示）

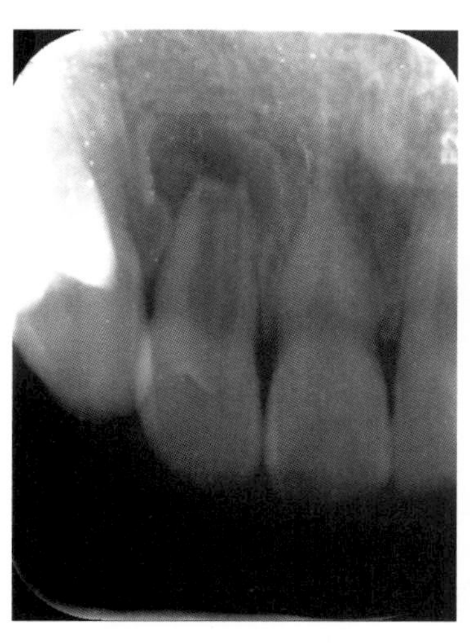

图 5-4-6　畸形舌侧窝
根尖片显示 12 舌侧沟深，显得根管粗大，伴根尖感染存在

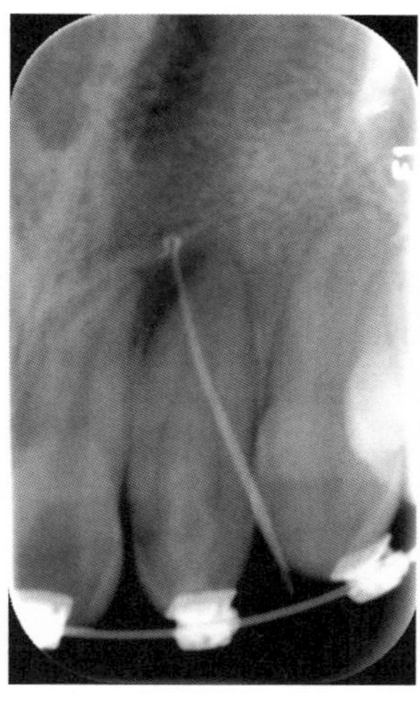

图 5-4-7　牙中牙
22 牙呈锥形，其内有类似包含一个牙的征象，伴感染，牙胶尖测试瘘管的位置

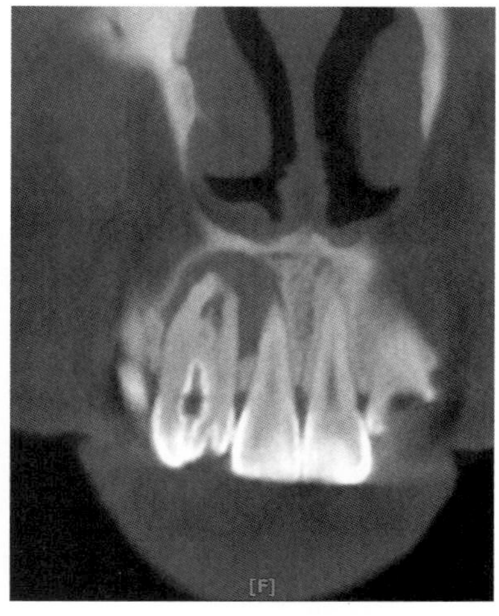

图 5-4-8　牙中牙
CBCT 冠状位显示 12 中间类似包含一个牙的征象，根尖周囊肿形成

学习笔记

（三）融合牙

融合牙（fused tooth）由两个正常牙胚相互融合而成。可分为牙冠融合、牙根融合和冠根融合。无论在什么部位发生融合，其牙本质是通连的。这点与结合牙不同。融合牙的形成一般认为是由于压力所致。

【临床表现】 融合牙可发生于乳牙或恒牙列。乳牙融合牙常见于下颌乳前牙。此外，正常牙和额外牙也可发生。牙冠发生融合时，临床检查容易发现，而根部的融合则需 X 线检查才能确定。

【影像学表现】 根据牙融合的程度可分为完全性和不完全性。完全性融合在两个牙钙化完成之前形成，显示牙冠和牙根融合形成一个巨大畸形牙（图 5-4-9）。不完全性融合则是牙冠或牙根发生融合，仅牙冠融合可表现为两个根管，牙根融合则表现为合二为一的粗大根管（图 5-4-10，图 5-4-11），上下颌磨牙也可发生融合牙（图 5-4-12，图 5-4-13）。融合牙可伴根尖感染。X 线检查目的主要是确定融合的方式、根管情况及根尖是否伴有炎症。

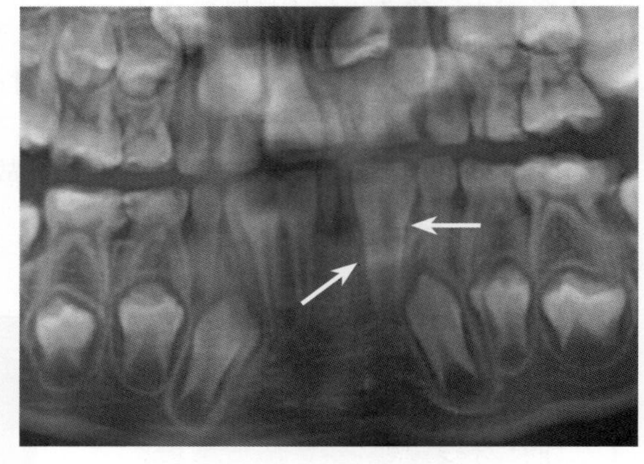

图 5-4-9　融合牙（曲面体层局部）
曲面体层片显示 31、32 牙冠及牙根融合（箭头所示）

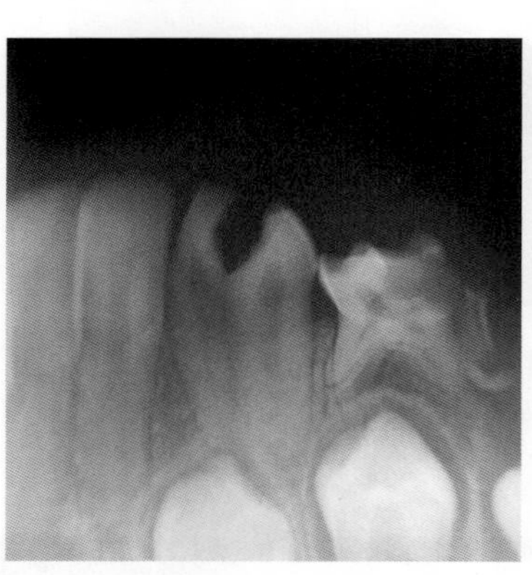

图 5-4-10　融合牙
根尖片显示乳牙牙根完全融合

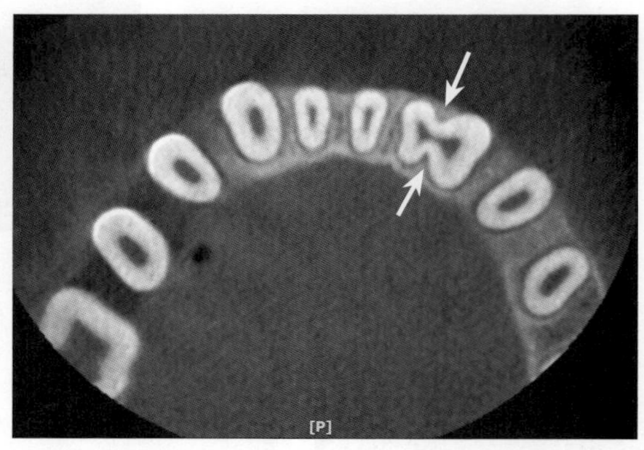

图 5-4-11　融合牙
CBCT 显示 32、33 融合牙（箭头所示）

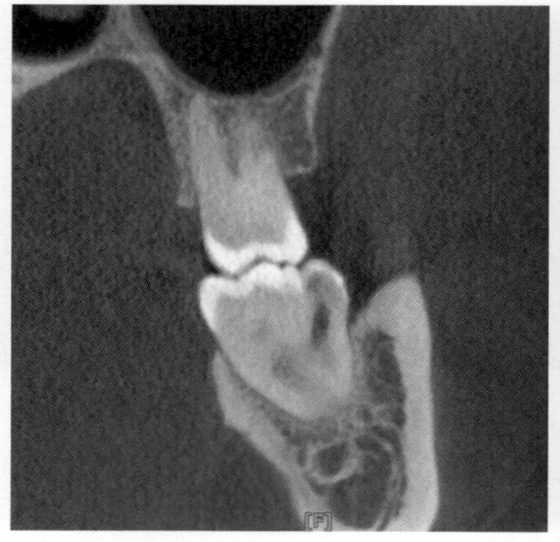

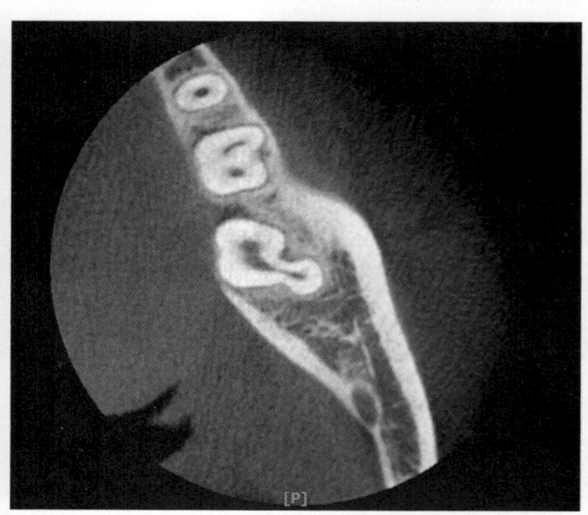

图 5-4-12　后牙融合牙
CBCT 冠状位显示 37 颊侧有一个牙尖形态，轴位显示牙髓腔相通连

学习笔记

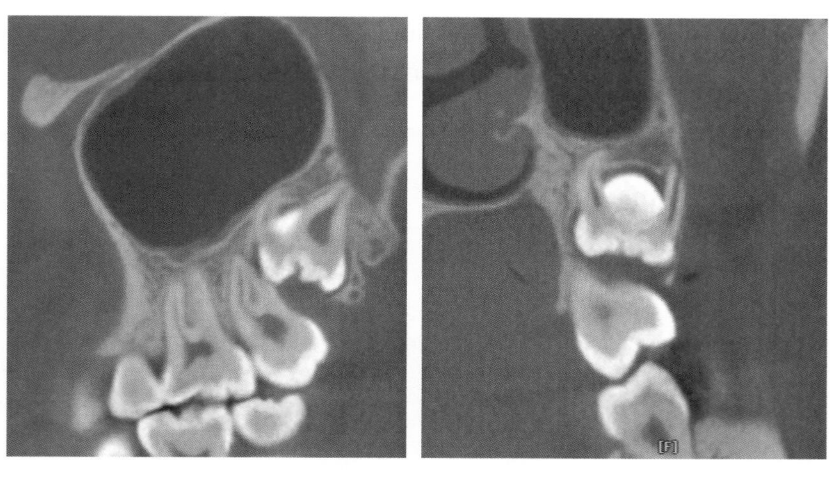

图 5-4-13　后牙融合牙
28 融合牙阻生，矢状位及冠状位见融合牙体积较大

（四）牙根异常

牙在发育期间受到某种因素影响而造成牙根数目异常和形态异常。

【影像学表现】 牙根异常在临床检查时难以发现，必须通过 X 线检查才能确定。牙根异常多见于恒磨牙，尤其第三磨牙变异较大，有时为一个融合根，有时为二根或三根，甚至为四个根，根的长度及弯曲度可不相同。根尖片上颊舌向牙根由于投照的原因，可相互重叠，观片时应仔细观察牙周膜的影像（图 5-4-14），一般可见围绕牙根有双重牙周膜影像，据此可判定牙根的数目。牙根数目的确定对于根管治疗和拔牙术都有密切关系。牙根形态异常可发生于任何牙，尤其是牙发育异常

学习笔记

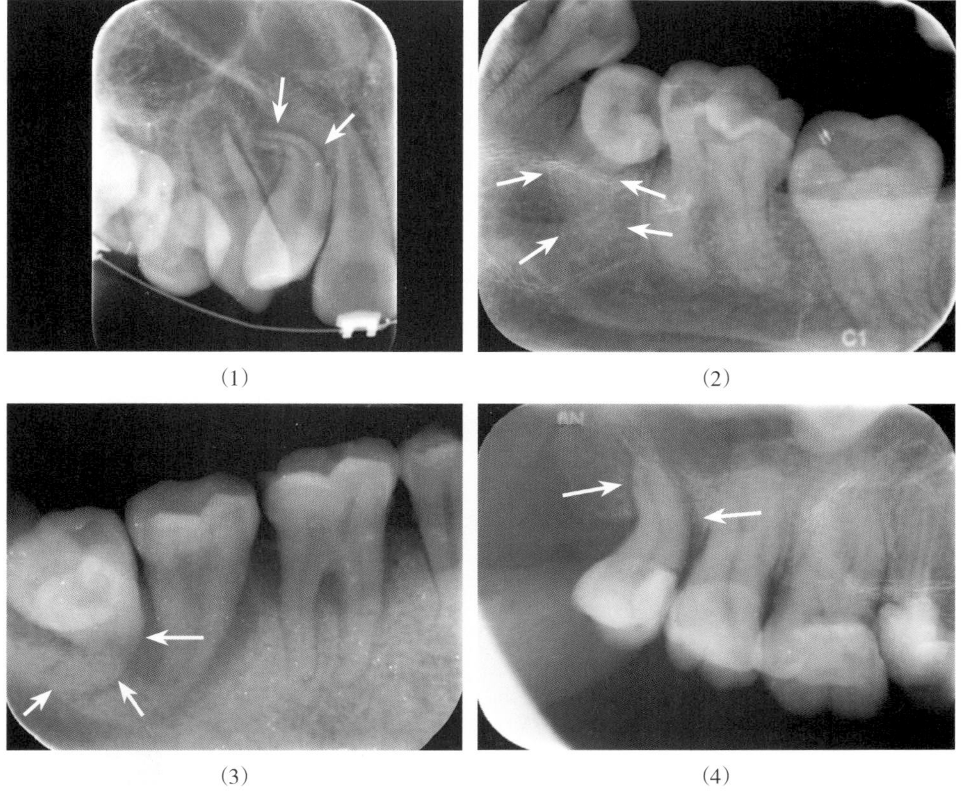

（1）　（2）　（3）　（4）

图 5-4-14　牙根异常
根尖片显示：（1）12 牙根弯曲　（2）35 牙根弯曲　（3）48 牙根弯曲　（4）18 牙根弯曲（箭头所示）

者，多表现为牙根短小；有的前磨牙或前牙仅表现为牙根弯曲时根尖片不能清楚显示，通过 CBCT 可以了解牙根形态的改变，有利于治疗方案的确定（图 5-4-15）。

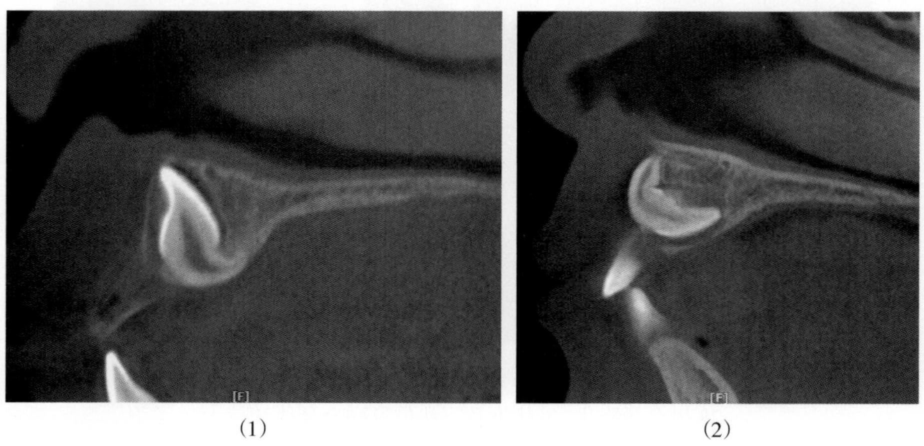

(1)　　(2)

图 5-4-15　牙根弯曲

CBCT 显示：(1) 中切牙阻生，牙冠向上，牙根弯曲　(2) 中切牙阻生，牙冠向下后方，牙根弯曲

二、牙结构异常

（一）牙釉质发育不全

学习笔记

牙釉质发育不全（enamel hypoplasia）是指牙发育期间，由于全身或局部的原因使牙釉质发育受到障碍而造成牙釉质基质不能形成或已形成基质不能及时矿化，致使形成永久性牙釉质缺损。

【病因病理】 牙釉质发育不全的病因不甚清楚。有学者认为有遗传性，为常染色体显性遗传，无性连锁。全身因素如婴幼儿的高热疾病、严重营养障碍等；局部因素如乳牙外伤及根尖感染等，均可导致牙釉质发育不全。镜下观察，牙冠部釉质变薄，厚度不均，严重时缺乏牙釉质。

【临床表现】 牙釉质发育不全可出现在个别牙、部分牙甚至全口牙。分为轻度和重度两种。轻度者牙釉质形态基本完整，仅为色泽和透光度改变，呈白垩色或黄褐色；重度者牙冠表面缺损、不光滑，呈沟状、窝状或蜂窝状改变，甚至无牙釉质覆盖，牙易被磨损和发生龋坏，且进展快，导致牙过早缺失。

【影像学表现】 患牙比正常牙的牙釉质薄，X 线片上显示牙冠部密度减低，牙冠磨耗变短小，与邻牙接触点消失；严重者可显示牙釉质大部分缺损，密度不均匀，失去正常牙冠形态；而牙根、牙周膜间隙、骨硬板、髓室等无异常改变（图 5-4-16）。

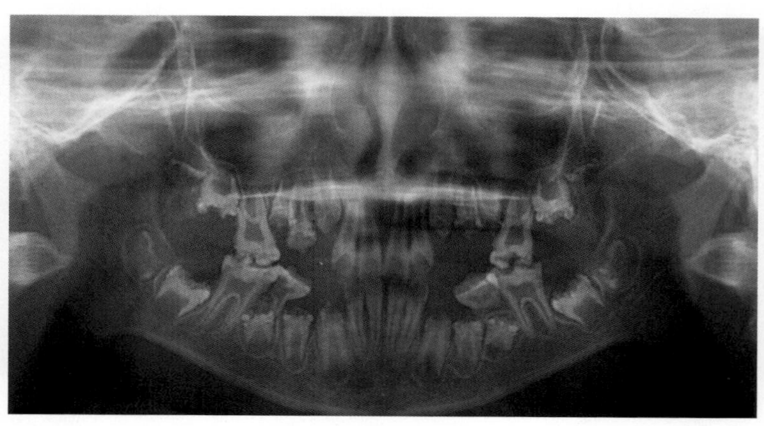

图 5-4-16　牙釉质发育不全

曲面体层片显示全口牙冠密度减低，密度不均匀

（二）遗传性牙本质发育不全

遗传性牙本质发育不全（hereditary opalescent dentin）又称牙本质发育不全（dentin hypoplasia）。本症为常染色体显性遗传，无性连锁。可在一家族中连续出现几代。乳牙、恒牙均可累及。

【病理】 镜下观察釉牙本质界呈直线连接，牙釉质结构基本正常。牙本质小管数目减少，甚至有的区域没有牙本质小管。小管管径较大，排列不规则。由于不断地、较快地形成牙本质，成牙本质细胞退变消失。髓室也逐渐变小、消失。

【临床表现】 男女发病率相同。其外观色泽变化有差异，但均表现一种特殊半透明或乳光的色彩。牙釉质容易从牙本质表面脱落，致使牙本质暴露、磨损，牙冠变短。

【影像学表现】 牙冠严重磨损，变短小，邻牙间隙增大。牙本质在髓腔侧的异常形成，致使髓室和根管部分或全部闭塞，牙根短而尖细（图 5-4-17）。此点为本病的特点，也是与牙釉质发育不全的区别点。

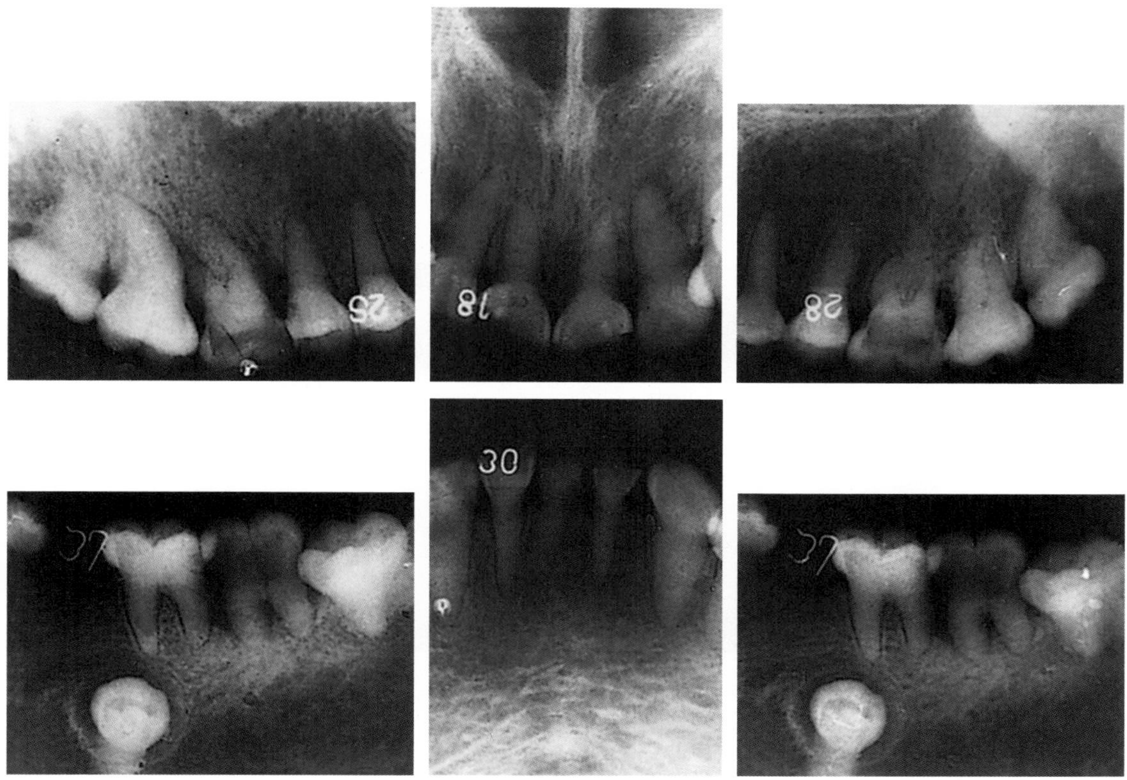

图 5-4-17　遗传性牙本质发育不全
前牙牙冠磨损明显，牙冠短小，髓室及根管闭塞

三、牙数目异常

（一）额外牙

【临床表现】 额外牙（supernumerary tooth）又称多生牙，可发生于颌骨任何部位，上颌前牙区多见。数目不等，可为单个，也可为多个。萌出的额外牙多数无正常的牙体解剖形态，常呈圆锥形。可造成牙列拥挤、错位，有的额外牙埋伏阻生于颌骨内。

【影像学表现】 已经萌出的额外牙，临床检查就可发现。额外牙常位于上颌中切牙之间，呈一较小的圆锥形牙，根短小［图 5-4-18（1）］；有些埋伏的额外牙可以形成囊肿［图 5-4-18（2）］。未萌出的额外牙，需用 X 线检查才能发现。但由于额外牙常可发生变异，曲面体层检查可以确定额外牙的形态以及是否还有其他的埋伏额外牙，可确定额外牙的数目、位置、形态以及与邻牙的关系（图 5-4-19，图 5-4-20）。采用 CBCT 进行检查可以更清楚了解额外牙的数目、位置、形状等信息，有利于

学习笔记

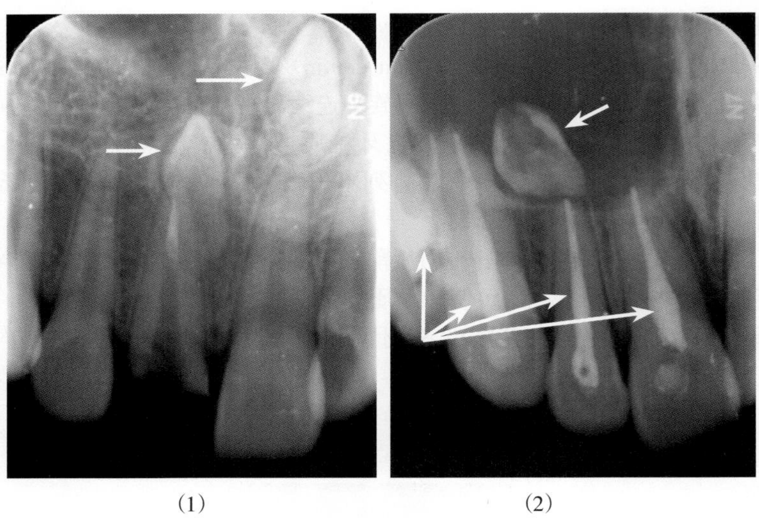

(1)　　　　　　　　　　　　(2)

图 5-4-18　额外牙

(1) 11、21 根尖部各有 1 个额外牙，牙形态较小，位于 11、21 牙根处，牙冠朝向鼻腔方向　(2) 根尖片显示 11—13 根尖部额外牙伴囊肿形成，牙根有吸收，根管治疗中（箭头所示）

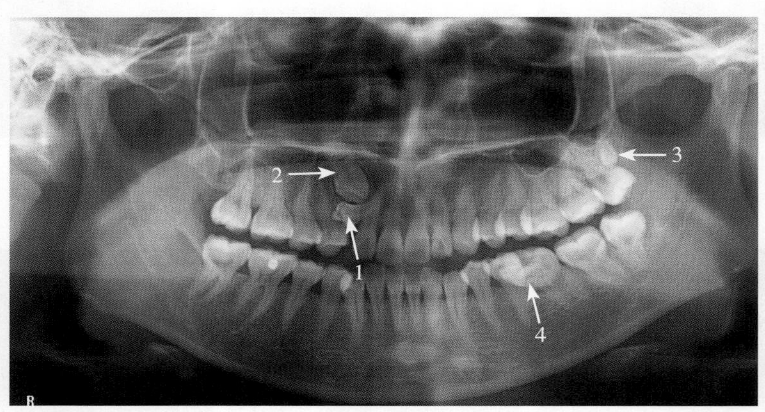

图 5-4-19　额外牙

曲面体层片显示上、下颌额外牙（箭头 1、3、4 所示），及阻生的 13（箭头 2 所示）（箭头所示）

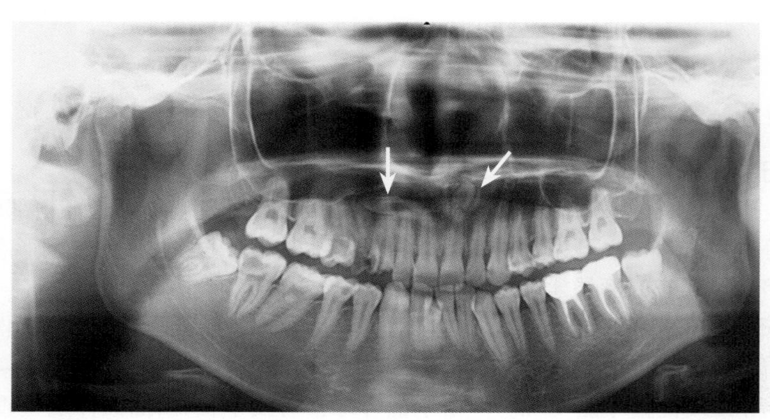

图 5-4-20　额外牙

曲面体层片显示上颌前牙区 2 个额外牙（箭头所示）

确定手术进路、切口大小、与邻牙的阻力相关性分析等（图 5-4-21，图 5-4-22）。

（二）先天缺牙

先天缺牙（congenital absence of teeth）在临床上并不少见，缺牙数目可多可少，甚至全口无牙。个别牙先天缺失，其原因还不清楚，常为对称性。第三磨牙缺失的原因可能是由于人类进化过程所致。先天性多数牙缺失或无牙畸形（anodontia）病因较复杂，多数患者有明显的家族史。

【临床表现】 先天缺牙多发生于恒牙列。个别牙缺失多见于上、下颌第三磨牙、上颌侧切牙或尖牙和上、下颌第二前磨牙。一般为双侧对称缺失。先天性无牙畸形常伴外胚叶来源的组织发育不全。

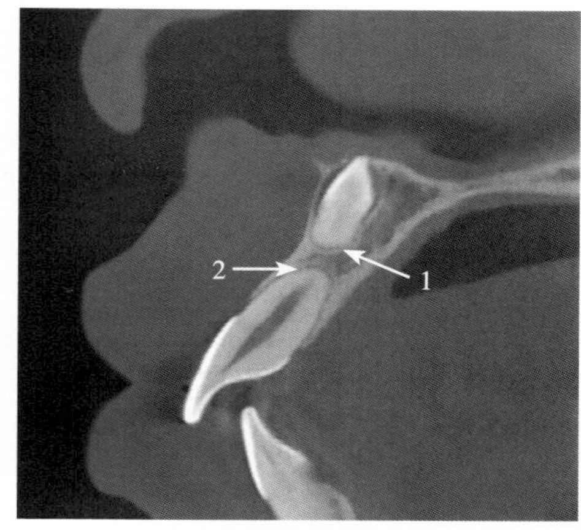

图 5-4-21　额外牙

CBCT 矢状位显示中切牙根方额外牙阻生，牙冠突向鼻底；中切牙牙根有吸收（箭头所示）

【影像学表现】 先天缺牙需 X 线检查以确定恒牙胚的缺失情况。由于缺牙呈对称性，最好采用曲面体层摄影。X 线片上有时可见有乳牙滞留，牙根可以完整或有不同程度吸收。由于牙数目减少，牙排列稀疏不齐，邻牙间隙增宽（图 5-4-23，图 5-4-24）。先天性无牙畸形乳、恒牙均可部分缺失或全部缺失。由于无咬合功能，牙槽嵴低平，但下颌骨长度仍正常。

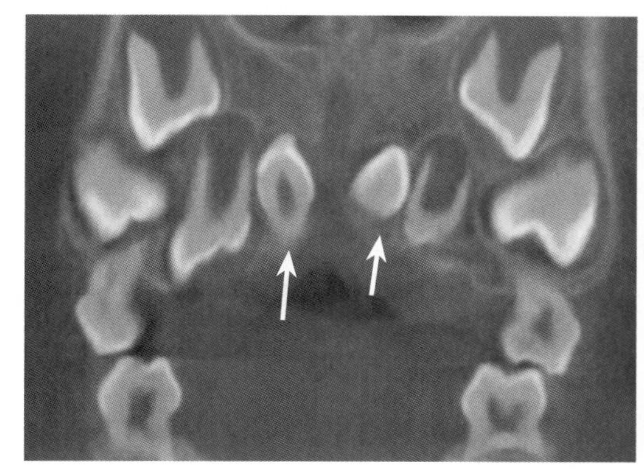

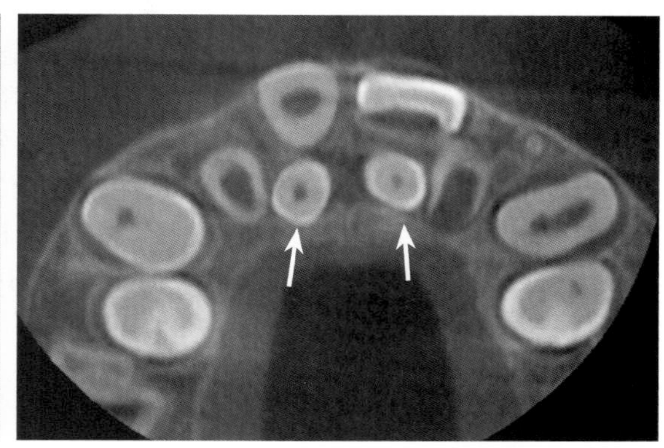

图 5-4-22　额外牙

CBCT 冠状位及轴位显示中切牙腭侧 2 个额外牙阻生，牙冠突向鼻底（箭头所示）

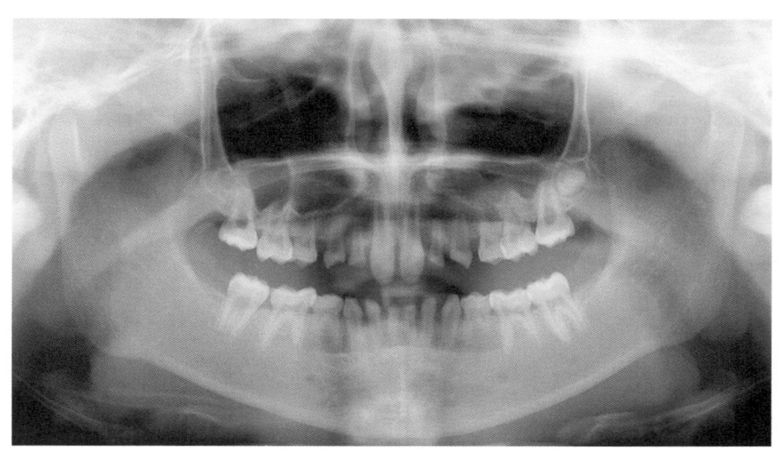

图 5-4-23　先天缺牙

部分乳牙未脱落，多个恒牙缺失

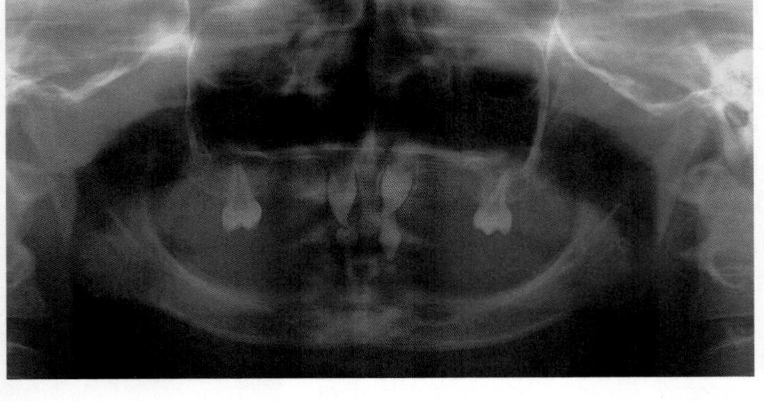

图 5-4-24　先天缺牙

患儿男，8 岁，曲面体层片显示仅有上中切牙及第一磨牙存在，其余全部缺失

四、阻生牙

由于牙弓的长度小于牙的总长度导致萌出位置不够，或周围存在软、硬组织的阻力，或者先天性因素导致牙不能在正常萌出时期萌出到正常位置者，称为阻生牙（impacted tooth）。

【临床表现】 下颌和上颌第三磨牙阻生最为多见，常引起冠周炎，甚至造成间隙感染。上下颌尖牙、前磨牙等也可出现阻生。此外，额外牙也以阻生的方式出现。一般都不会出现临床症状。

【影像学表现】 X 线检查对阻生牙的诊断和治疗是非常重要的。反复出现临床症状的阻生牙，尤其是下颌第三磨牙，一般都需要拔除，X 线检查是必不可少的。其检查目的是为了确定或了解：①阻生牙的位置：是低位或高位阻生；部分或完全阻生；软组织内阻生或骨内阻生；②阻生牙的方向：如前倾、水平、垂直、侧向或颊舌向阻生；③阻生牙本身状况：如有无龋坏、龋坏程度及根尖有无炎症；④阻生牙与邻牙的关系：邻牙是否与阻生牙位置紧密，是否有龋坏或根尖周感染，牙槽骨的吸收程度，牙根尖是否吸收；⑤牙根数目及形态：牙根有无弯曲，根尖是否增生肥大，牙根与颌骨有无粘连，牙根分叉的大小，牙根长短粗细；⑥牙根与下牙槽神经管的距离和磨牙后间隙的大小等，有利于阻生牙拔除的正确评估（图 5-4-25）。

学习笔记

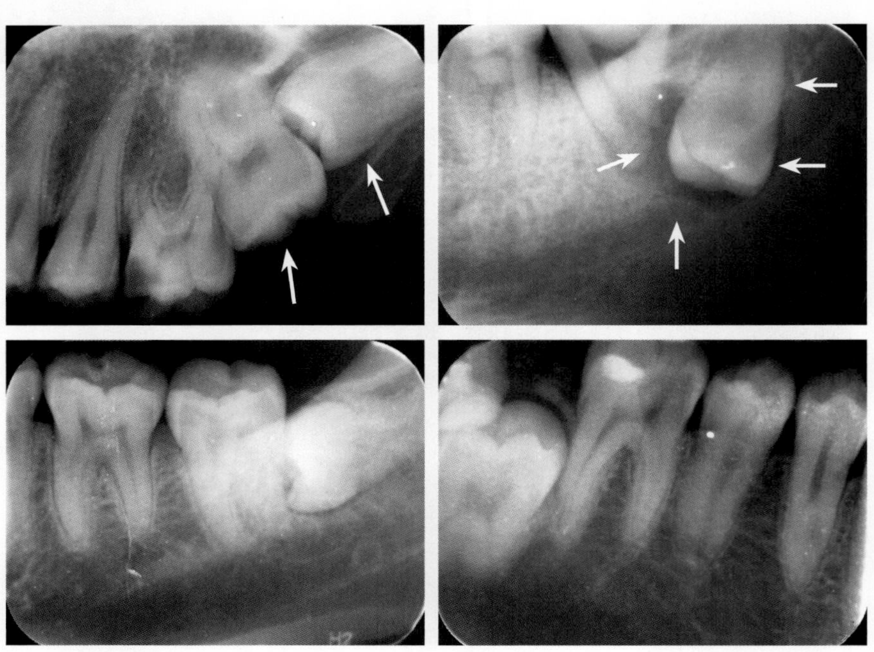

图 5-4-25　阻生牙

根尖片显示 28 水平阻生，38 倒置阻生，38 水平阻生，47 垂直阻生及 48 阻生（箭头所示）

下颌第三磨牙拍摄根尖片时，安放位置不易准确，被投照牙不可能放在根尖片的中心，照片时常需要把球管中心线从后向前倾斜一定角度，方能完整地显示牙的情况；正是由于投照角度的影响，使X线根尖片显示的影像与临床检查不完全符合，如有时可见第三磨牙牙冠紧抵第二磨牙远中、阻生牙根尖与下牙槽神经管的距离很近或重叠等。

少数患者由于张口受限或者咽反射明显，无法进行口内拍片时，可采用曲面体层摄影，不仅可减少投照时的不适，还可清楚准确地显示邻牙之间、阻生牙与邻近解剖结构之间的关系，尤其是上下颌均有阻生牙的时候，更应该选择曲面体层片(图5-4-26~图5-4-28)。由于曲面体层是二维图像，有时候很难决定阻生牙与上颌窦及神经管的关系，而三维的CBCT可以清楚了解阻生牙的位置与神经管的关系等情况，第三磨牙的阻生常常会伴发囊肿样的改变，也需要拍摄CBCT确定囊肿的大小、边界、密度、性质及与邻近结构的关系(图5-4-29)。

其他部位的阻生牙也需经X线检查确定，如上、下颌尖牙迁徙及额外牙的阻生。通过X线片了解阻生牙的位置、方向以及与邻牙的关系和伴随的其他病变(图5-4-30，图5-4-31)。前牙区的阻生牙还可采用CBCT了解阻生牙位于唇侧或腭侧，以利于治疗方案的确定。

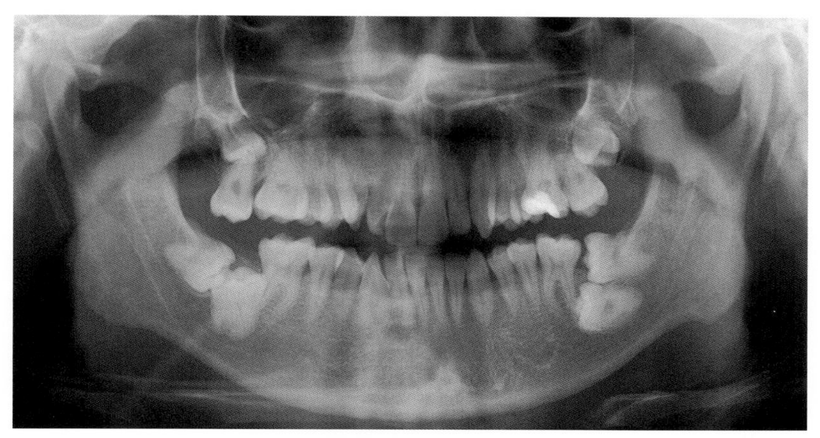

图5-4-26　阻生牙

曲面体层片显示18、28、37、38、47、48阻生牙的位置关系及与邻近结构的相关性

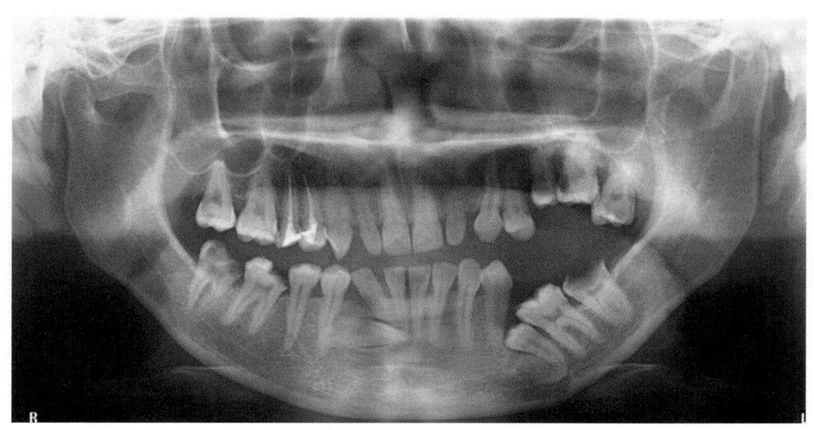

图5-4-27　阻生牙

曲面体层片显示25、26及43、35、36、37阻生

学习笔记

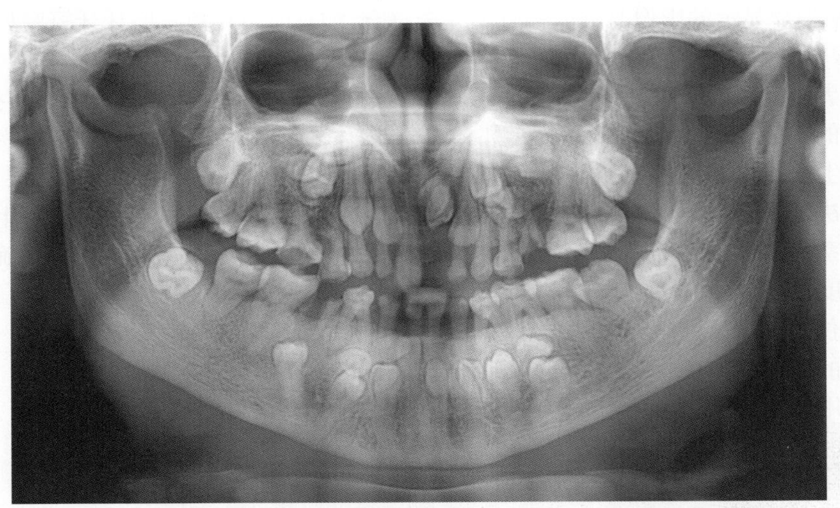

图 5-4-28　上、下颌骨多个牙阻生

患者男，27 岁，曲面体层片显示上、下颌多个牙均阻生，多个乳牙未脱落，与全身性疾病(综合征)相关

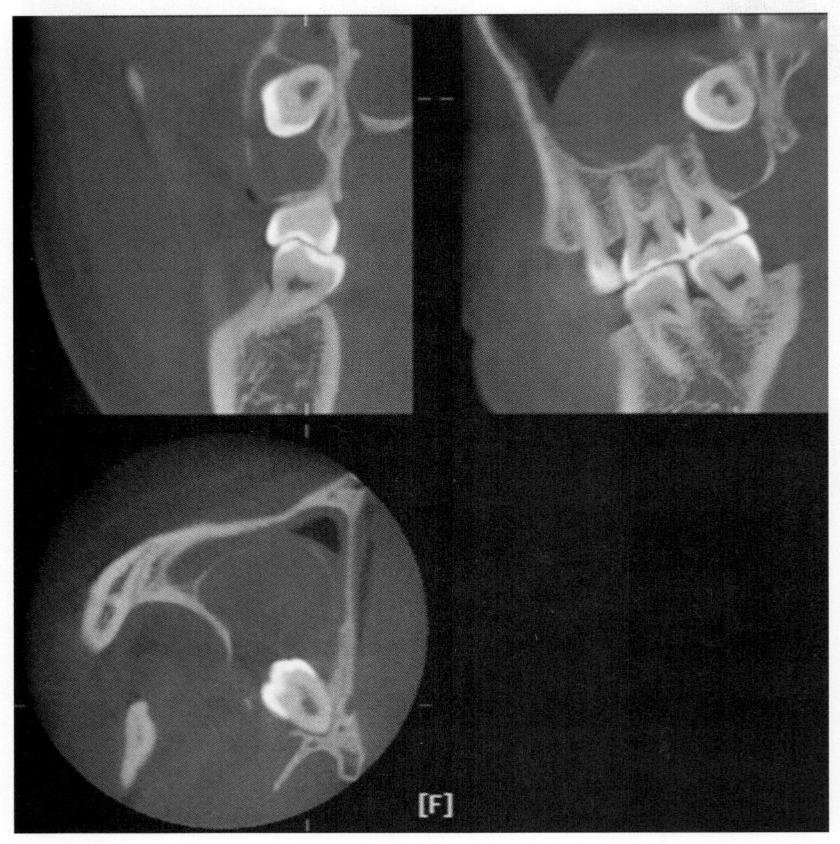

图 5-4-29　牙阻生伴囊肿形成

CBCT 显示 18 阻生，囊肿形成，推压 18 至上颌窦，囊壁清晰

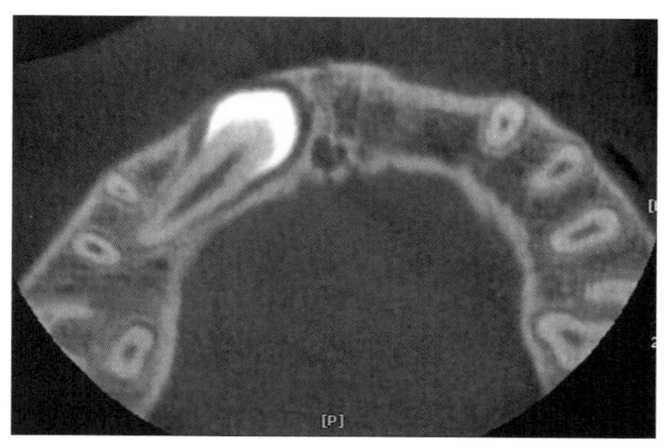

图 5-4-30　阻生牙

患者女，15 岁，CBCT 显示 13 阻生

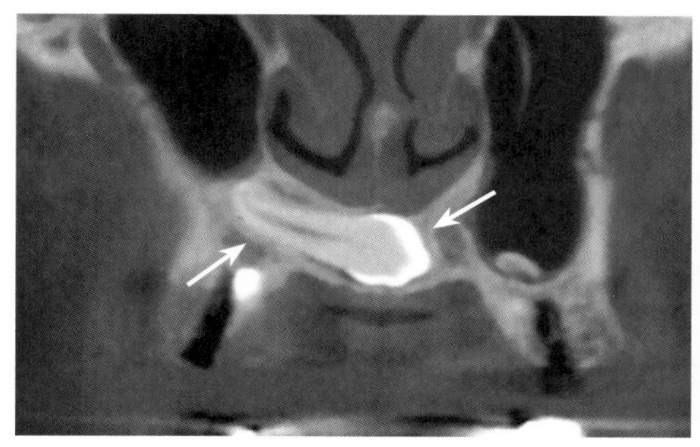

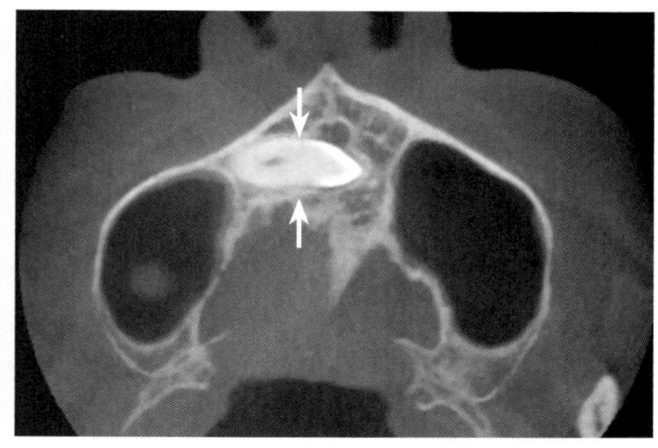

图 5-4-31　阻生牙

患者男，54 岁，CBCT 显示 13 呈阻生迁徙改变，已超过中线（箭头所示）

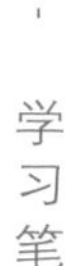

第五节　牙　周　炎

牙周炎（periodontitis）是菌斑微生物引起的牙周组织炎症性、破坏性疾病，其患病率随年龄增高，而且病变严重程度也随之增加。牙周炎常侵犯一组牙或全口牙的牙周组织，以磨牙区和下颌前牙发病最多。

【病理】 牙周炎是菌斑感染引起的非特异性炎症，其破坏机制比较复杂。初期是牙龈炎症的出现，中性粒细胞和单核细胞的浸润，使胶原的破坏增加，结合上皮向根方增生，并与牙面分离，形成牙周袋。随炎症的进一步发展，牙周袋加深，牙槽骨的吸收使牙周膜主纤维束破坏，出现牙松动及牙周溢脓等征象。创伤在牙周炎的发展过程中起协调作用，可成为加重牙周炎发展的一个重要因素。在菌斑和炎症普遍存在的情况下，机体反应性的差别对牙周炎的发生和发展起着重要的作用。

【临床表现】 牙周炎的基本表现是牙龈炎症，牙周袋形成，牙槽骨吸收及牙松动。不同类型的牙周炎其临床表现可有不同：①慢性牙周炎是临床上最常见的一种，患牙牙龈红肿，有较多的牙石附着及不同深度的牙周袋。②侵袭性分为局限型和广泛型牙周炎两种，局限型发病年龄可始于青春期前后，女性多于男性，早期菌斑及牙石很少，牙龈炎症轻微，但检查时可见较深的牙周袋，牙松动移位，牙伸长，导致咬合紊乱。切牙可呈扇形移位；广泛型牙周炎病变弥散，影响大多数牙的牙周组织，有严重及快速的牙槽骨破坏，少数患者可伴有全身症状。青春前期牙周炎是一种少见的发生于儿童的牙周炎，临床上表现为弥散性牙龈重度炎症，牙槽骨破坏速度很快，牙松动甚至脱落，有的患者可有外周血的中性粒细胞和 / 或单核细胞功能缺陷。③反映全身疾病的牙周炎，如掌跖角化 - 牙周破坏综合征、糖尿病、艾滋病等。

【影像学检查方法】 常用的有根尖片、𬌗翼片和曲面体层片。

根尖片有分角线投照技术和平行投照技术两种方法。临床上由于分角线技术操作简单，应用最为广泛，能满足临床需要；但分角线技术拍摄的根尖片所显示的牙槽骨吸收，会有不同程度的失真，造成测量骨缺失量不够准确，尤其是不易辨别颊、舌侧牙槽骨高度，治疗前与治疗后的对比观察不一致。平行投照显示牙槽骨吸收的情况优于分角线投照，对于牙周病的诊断有较好的价值。

𬌗翼片能较真实反映牙槽骨吸收程度和类型，适用于牙周炎的早期，不能显示整个牙根及根尖周骨质情况。

曲面体层片能在一张 X 线片上观察整个上、下颌牙体及牙周组织的情况，了解牙槽骨吸收的类型和程度，且能对比观察，对于疾病的类型有辅助诊断意义，尤其对于一些全身性疾病相关的牙周病变的检查，曲面体层片是一个必要的选择（图 5-5-1）。投照时简单、方便、快捷，患者无明显不适。投照一张曲面体层 X 线片患者所接受的辐射剂量远小于全口根尖片的辐射剂量。曲面体层摄影由于是体层片，其细微结构显示较根尖片稍差，尤其是由于患者头型、面型及投照时颈椎重叠等因素，造成有些患者前牙区影像不清、放大或缩小；另外，有时体层域与牙槽骨弧度并不完全吻合，可能显示牙槽骨情况与临床上不相符合。

【影像学表现】 牙周炎 X 线主要表现为牙槽骨吸收，牙槽嵴顶及骨硬板模糊、消失，牙槽嵴高度降低。有的患者由于慢性炎症刺激和咬合创伤，可表现为牙周膜间隙增宽或缩窄，牙根可有吸收或牙骨质增生等改变。

牙周炎所引起的牙槽骨吸收常表现为三种类型：

(1) 牙槽骨水平型吸收：表现为多数牙或全口牙的牙槽骨从牙槽嵴顶呈水平方向向根尖方向高度减低。吸收程度比较均匀一致。早期表现为牙槽嵴顶骨硬板变模糊消失，继而前牙区牙槽嵴顶由尖变平，后牙区牙槽嵴顶由梯形变成凹陷，其边缘模糊粗糙呈虫蚀样。随着疾病的进一步发展，牙槽骨逐渐向根尖方向吸收（图 5-5-1～图 5-5-3）。

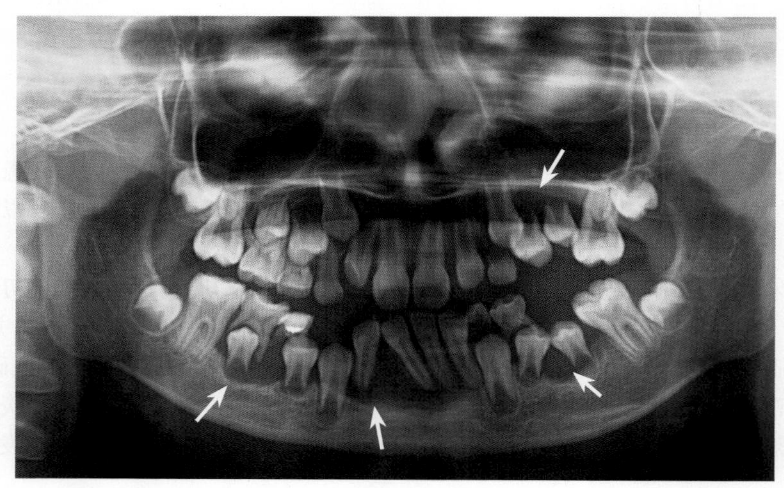

图 5-5-1　儿童牙槽骨水平吸收

患儿女，8 岁，曲面体层片显示上、下颌牙槽骨以水平吸收方式（箭头所示）

(2) 牙槽骨垂直型吸收：表现为局部牙槽骨或牙槽间隔的一侧，沿牙体长轴方向向根端吸收。病变早期造成牙槽骨壁吸收，骨硬板消失，牙周膜间隙增宽。随病变程度的进一步加重，牙槽骨垂直吸收明显，呈楔形。如果同一牙齿的近、远中均有垂直吸收，牙槽骨可呈弧形吸收，多见于青少年牙周炎的第一磨牙（图 5-5-4）。

(3) 牙槽骨混合型吸收：表现为牙槽骨在水平型吸收的基础上，又同时伴有个别牙或多数牙牙槽骨的垂直吸收，多见于牙周炎晚期（图 5-5-5）。

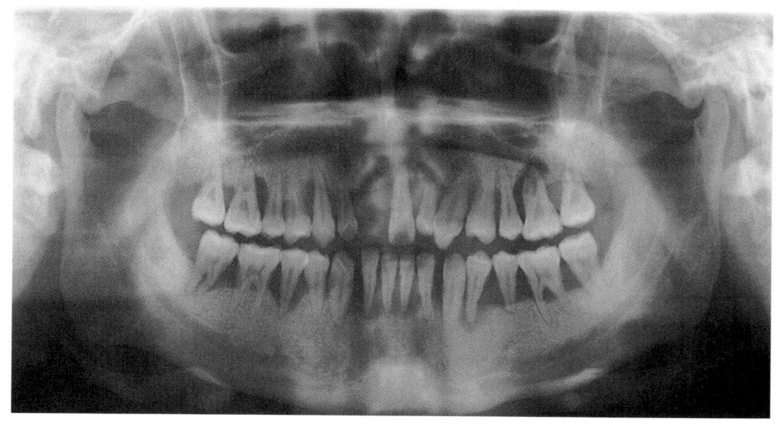

图 5-5-2 牙槽骨水平吸收

患者男，24 岁，成人牙周炎，曲面体层片显示全口牙槽骨以水平吸收为主

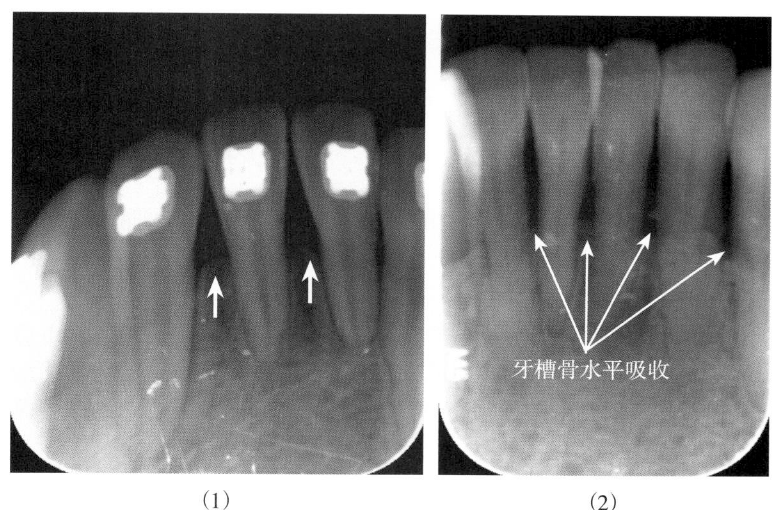

(1) (2)

图 5-5-3 牙槽骨水平吸收

根尖片显示：(1) 正畸过程中下颌前牙的牙槽骨水平吸收 (2) 下颌前牙的牙槽骨水平吸收伴牙结石(箭头所示)

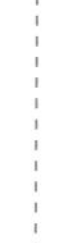

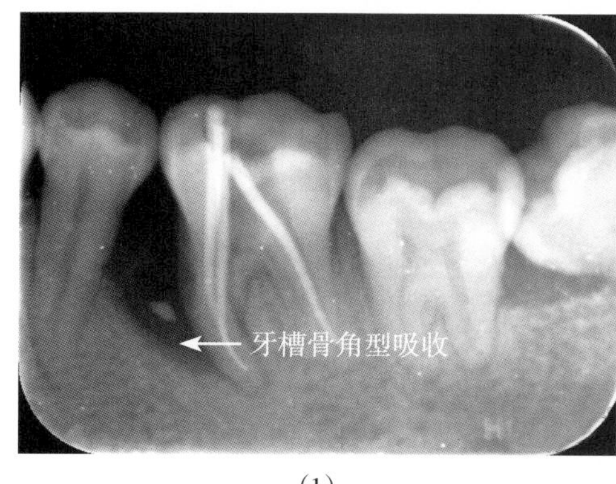

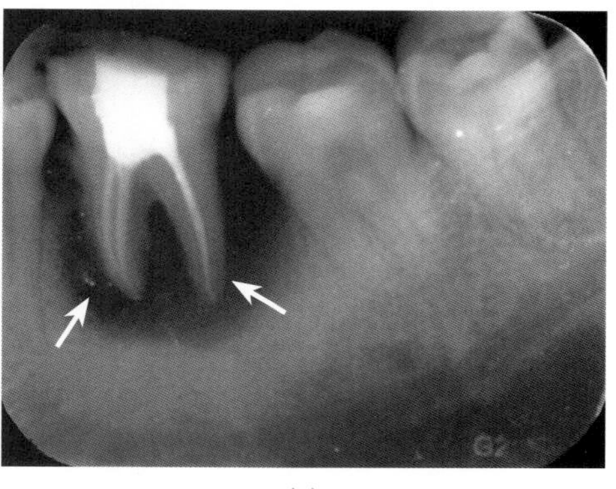

(1) (2)

图 5-5-4 牙槽骨垂直吸收

(1) 36 近中牙槽骨角形吸收 (2) 36 近中牙槽骨弧形吸收(箭头所示)

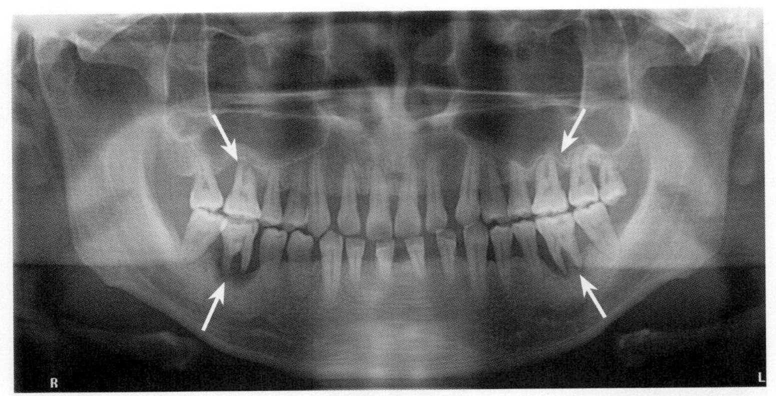

图 5-5-5　牙槽骨混合形吸收

曲面体层片显示全口牙槽骨水平吸收，上、下颌第一磨牙牙槽骨呈弧形及角形吸收（箭头所示）

牙槽骨吸收的程度按其吸收多少可分成轻度、中度和重度，常以牙槽骨的高度与牙根长度的比例来表示，如吸收至牙根长度的 1/3、1/2、2/3 等。测定牙槽嵴高度，一般是以被测牙邻面的釉牙骨质界为参考标准。X 线片上以牙颈下 1mm 为标记。

第六节　牙　外　伤

牙外伤是临床上常见的疾病，多发生于前牙。常伴发于口腔颌面部的损伤，也可单独发生。牙外伤包括牙脱位和牙折。

学习笔记

（一）牙脱位

由于外力使牙向䫄面方向或根方自牙槽窝内脱出或嵌入，称为牙脱位（tooth dislocation）。

【临床表现】 牙受外力后，牙可能向前或向后移位，也可完全脱离正常位置，或向根方移位嵌入牙槽骨或者部分在软组织内，致患牙与正常邻牙不在同一个平面上。妨碍正常咬合，影响咀嚼和美观。

【影像学表现】 轻度䫄向脱位者，显示牙周膜间隙增宽，切缘超出正常邻牙切缘。重者牙从牙槽窝内脱出，造成牙缺失（图 5-6-1，图 5-6-2）。嵌入性牙脱位，牙周膜间隙消失，切缘低于正常邻牙的切缘（图 5-6-3），常伴牙槽骨骨折。

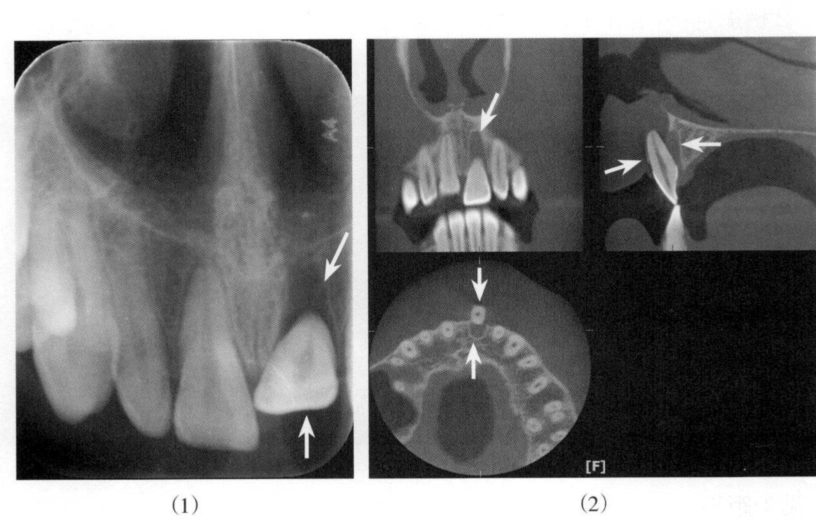

（1）　　（2）

图 5-6-1　21 脱位

（1）根尖片显示 21 脱位　（2）CBCT 显示 21 唇侧脱出明显（箭头所示）

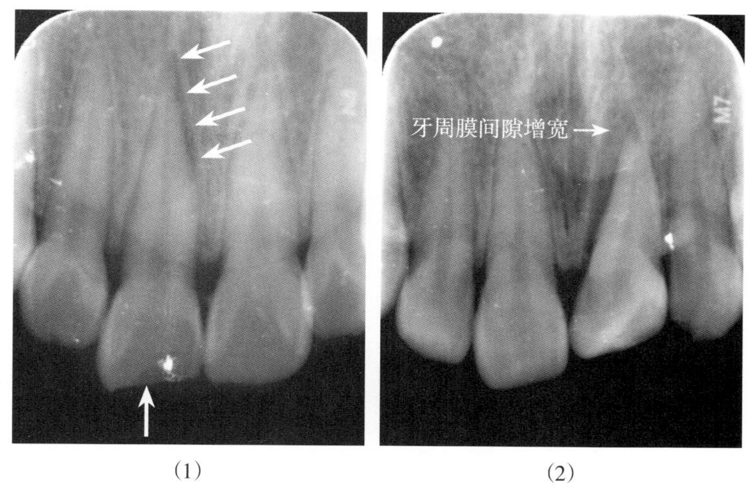

(1)　　(2)

图 5-6-2　牙脱位

(1) 11 牙冠折伴近中牙周膜间隙稍增宽　(2) 21 向远中方向脱出，牙周膜间隙增宽骨硬板尚连续（箭头所示）

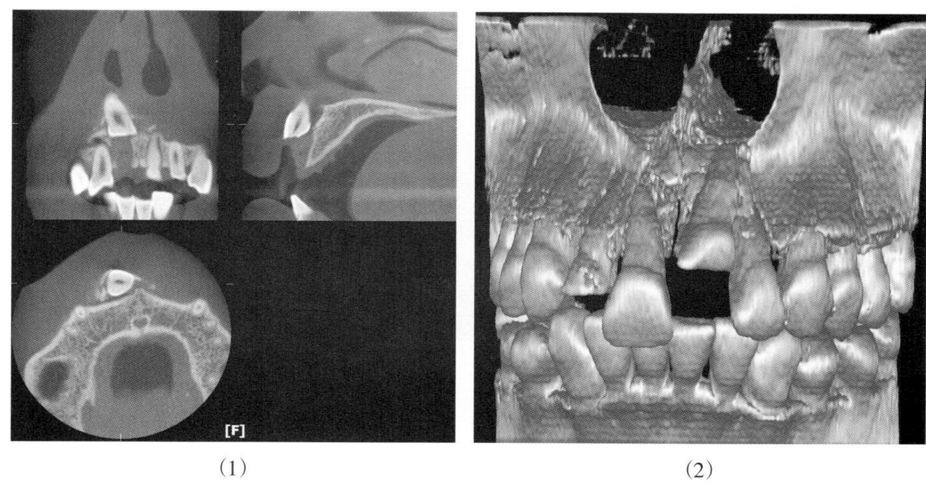

(1)　　(2)

图 5-6-3　牙脱位

(1) 11 牙外伤后向牙根方向及唇向嵌入性脱位，伴牙冠折及牙槽骨骨折　(2) 21 嵌入性牙脱位伴牙冠折 3D 图像

(二) 牙折

牙折（tooth fracture）由直接外力所致，前牙多见。外力的大小、方向决定牙折的部位和程度。

【临床表现】 按解剖部位可分为冠折、根折和冠根联合折。按折线方向可分为水平、垂直和斜行折断。冠折见牙冠硬组织有不同程度缺损，缺损较少可无症状；缺损较多但未露髓，可仅有轻微敏感症状；缺损多并已露髓，则可出现牙髓刺激或牙髓炎症状。根折越接近于牙颈部，牙松动越明显。外力大时，后牙也可发生牙折。

【影像学表现】 冠折在临床检查时容易发现，常造成牙硬组织的缺损，如冠折位置较低，可致牙髓暴露(图 5-6-4，图 5-6-5)。如后牙牙冠纵折为颊舌向，X 线片可清楚显示折线；如为近远中向时，则很难显示。根折的判定必须通过 X 线片检查，可了解有无根折、折断的部位、方向、数目及周围情况。根折多见于距根尖的 1/2 或 1/3 处。牙折线在 X 线片上表现为不整齐的细线条状密度减低的影像，断端之间可微有错位（图 5-6-4）。根折后较长时间才进行 X 线检查时则可见断端有吸收而变光滑，线状裂缝宽而整齐（5-6-6）。有时可见牙根部分或完全吸收（图 5-6-7，图 5-6-8）。

学习笔记

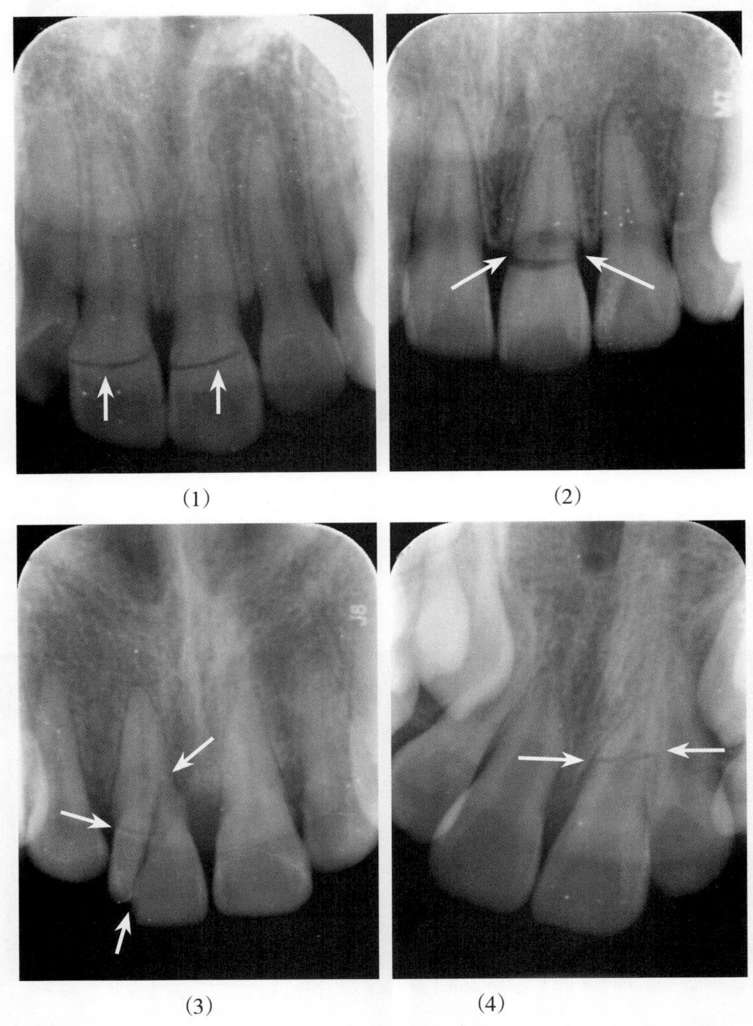

图 5-6-4　牙折

(1) 11、21 冠折　(2) 牙颈部折断　(3) 牙冠及牙根纵向折断　(4) 牙根折断（箭头所示）

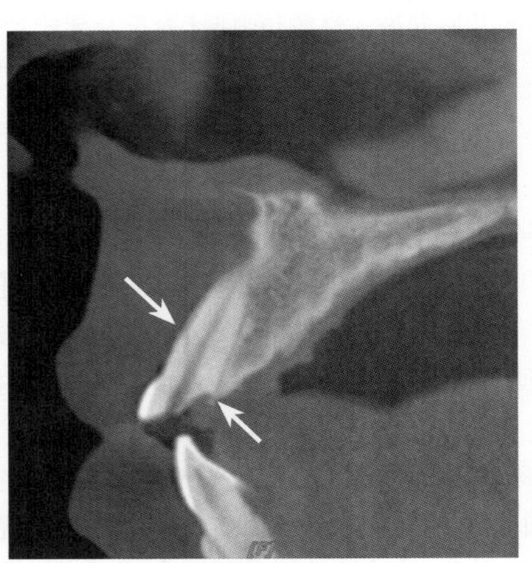

图 5-6-5　牙折

CBCT 显示 11 牙冠折缺损（下箭头所示）及细牙折线（上箭头所示）

学习笔记

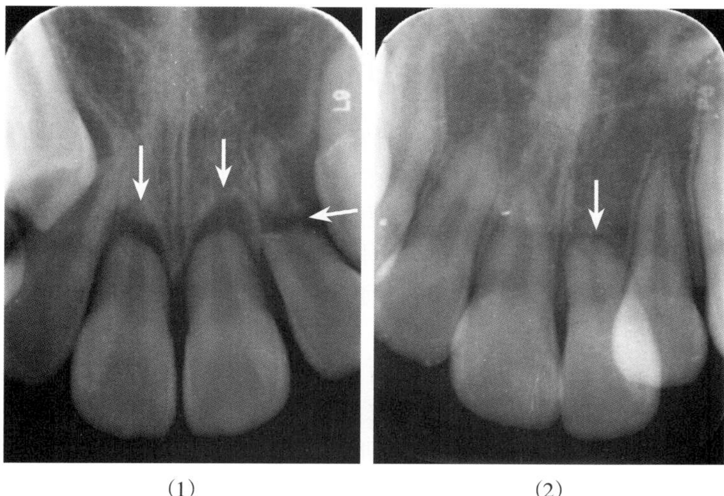

(1)　　(2)

图 5-6-6　牙折后牙根吸收

(1) 11、21 牙折后牙根完全吸收；22 根折处牙根吸收，间隙增宽　(2) 21 外伤根折后牙根吸收（箭头所示）

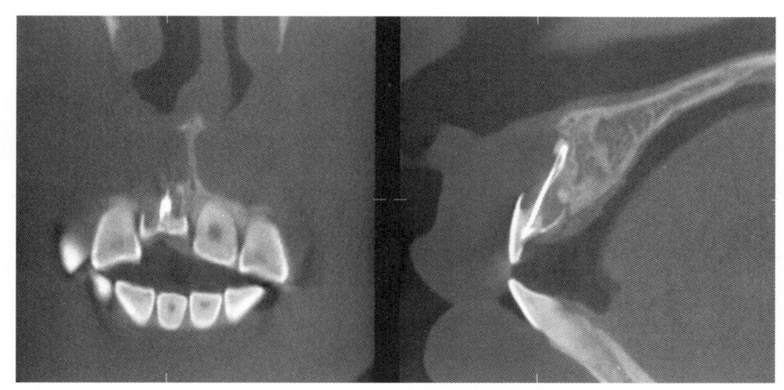

图 5-6-7　外伤后牙根吸收

11 牙折根管治疗后牙根完全吸收，牙冠大部分吸收

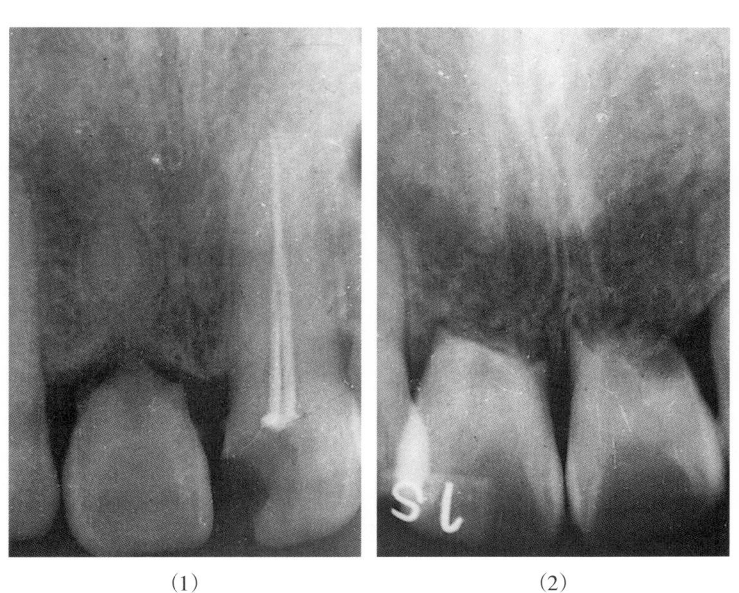

(1)　　(2)

图 5-6-8　外伤后牙根吸收

(1) 11 牙外伤后牙根吸收中　(2) 11、21 牙外伤后牙根完全吸收

学习笔记

第七节　牙根折裂

牙根折裂是指常发生于后牙牙根的一种非外伤性的、特殊类型的牙根折断现象，临床上分为原发性牙根折裂和继发性牙根折裂。其病因可能与下列因素有关：①咬合力过大：磨牙在行使功能时承受了最大的力量，容易形成牙体硬组织的磨耗，少数患者有咬硬物史；②牙周炎：牙根折裂的患者大多数都有牙周袋形成和牙槽骨吸收，导致受力支点改变，加重咬合创伤；③根管治疗过程中过度的根管扩锉造成牙根管壁变薄；④不恰当的牙冠修复；⑤不明原因的牙内吸收。

【临床表现】 大多数患者可出现冷热痛、自发性痛、咬合痛，牙有松动和叩痛。牙无龋坏，𬌗面可有磨耗。继发性牙根折裂有根管治疗及冠修复的病史。

【影像学表现】 牙根折裂可表现为纵形、横形和斜形（图 5-7-1）。早期仅见根管影像局部或全部变宽，晚期沿牙根中轴从牙颈部折断并常发生移位，牙根折裂面不光滑，根尖可有吸收，牙根折断可以是一个，也可以颊根、腭根同时折断，有些患者表现为对称性的牙根折裂。牙根折裂常伴有弧形、楔形的牙槽骨吸收，甚至整个牙根游离于软组织中（图 5-7-2，图 5-7-3）。发生于上颌的牙根折裂可以引起相应的上颌窦积液或者黏膜增厚的炎症改变（图 5-7-4）。牙内吸收也可能是牙根折裂的一个不同时期的表现，即牙根发生内吸收后，牙根变薄、折断，然后发生移位。

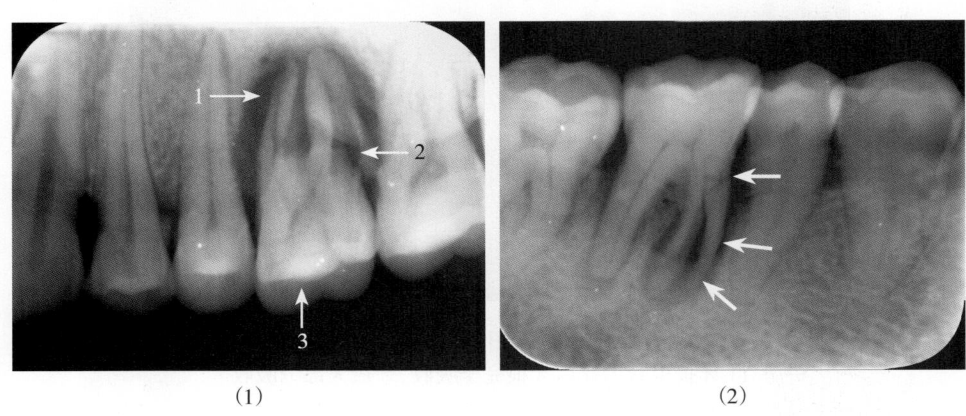

图 5-7-1　原发性牙根折裂

根尖片显示：(1) 26 远中根折裂，牙槽骨弧形吸收　(2) 46 近中根折裂，牙槽骨垂直吸收（箭头所示）

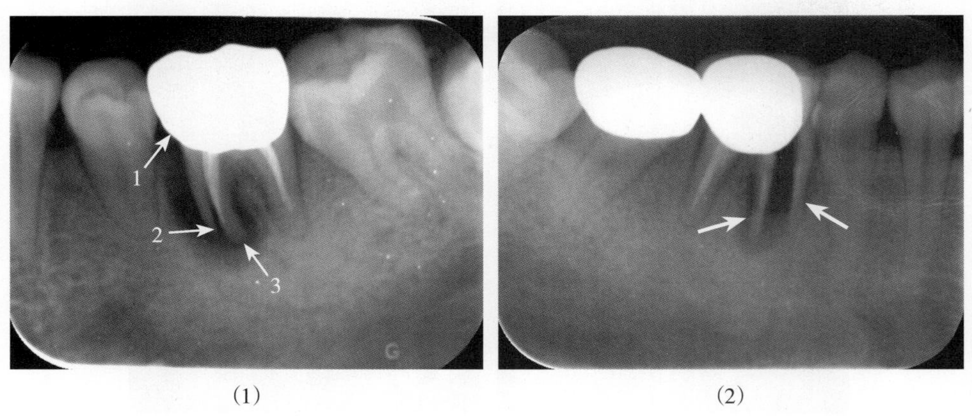

图 5-7-2　继发性牙根折裂

根尖片显示：(1) 36 近中牙根纵向折断，牙槽骨吸收　(2) 46 近中牙根纵向折断，明显移位（箭头所示）

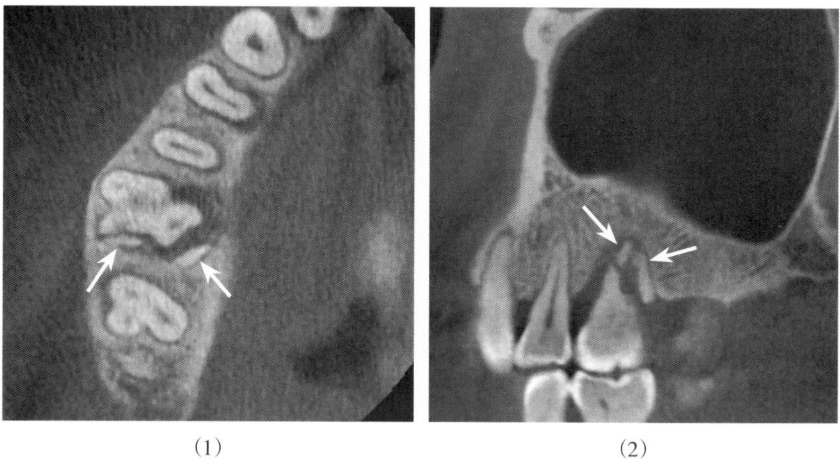

图 5-7-3　原发性牙根折裂

CBCT 轴位(1)及矢状位(2)显示 16 远中牙根及腭根折断，腭侧牙槽骨吸收明显(箭头所示)

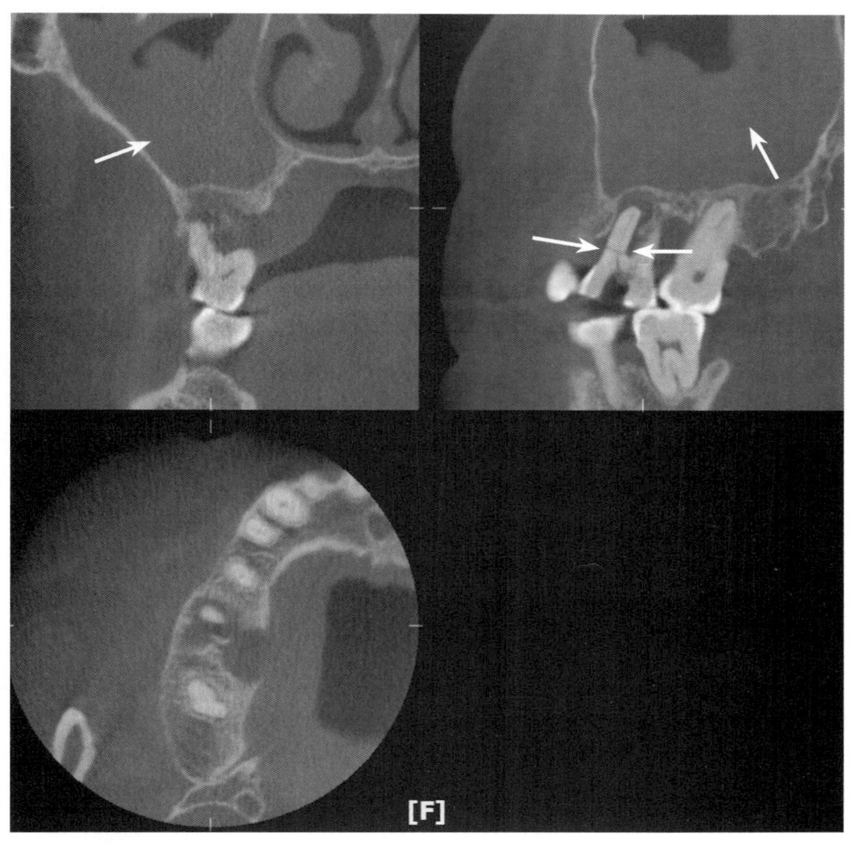

图 5-7-4　牙根折裂伴上颌窦积液

CBCT 显示 16 近中根折断，牙槽骨吸收明显，上颌窦呈明显的炎症积液征象(箭头所示)

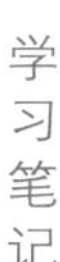

常规的根尖片检查可能由于拍摄的原因，重叠影像会遮挡断裂的牙根而不能诊断，尤其是上颌；也可能因为上颌颊根和腭根相互重叠，有时会将牙周膜间隙的重叠影误认为牙根折裂，要注意认真的鉴别。CBCT 在牙根折裂的检查中有较高的检出率，但有金属或者牙胶尖等物体的伪影的影响时也会影响诊断的准确性。

(王　虎)

第六章 颌面骨炎症

提要：

颌面骨炎症是指由多种因素引起的颌面骨炎症过程的总称，以牙源性化脓性颌骨骨髓炎相对较多。颌面骨炎症的影像学诊断方法包括 X 线平片、CT、MRI 和核素扫描，可明确病变范围、程度以及死骨的大小和部位。死骨形成是骨髓炎的特征性影像学表现。应掌握牙源性化脓性颌骨骨髓炎、Garré 骨髓炎和颌骨放射性骨坏死的 X 线诊断，熟悉下颌骨弥漫性硬化性骨髓炎、化学性颌骨坏死和牙源性上颌窦炎的 X 线诊断，了解其他类型颌骨骨髓炎的 X 线诊断。

学习笔记

颌面骨炎症是指由微生物、物理或化学因素所引起的颌面骨炎症过程的总称，临床上常称为骨髓炎。以往较常见，可导致颌骨缺损、牙齿缺失和面部瘢痕，严重者可危及患者生命。近年由于国民营养状况改善、医疗保健水平提高以及抗生素的广泛应用，使得骨髓炎发病率减低且预后改善。在临床上虽沿用颌骨骨髓炎这一病名，但炎症并非仅局限于骨髓组织，可累及包括骨髓、骨密质及骨膜等全部骨组织。骨髓炎通常开始于骨髓腔的感染，进而累及哈弗系统并扩展至病变区骨膜和骨密质。颌骨骨髓炎的发生、发展与细菌毒力、机体抵抗力和局部血液循环等因素有关。减低宿主抵抗力的因素如糖尿病、自身免疫病、粒细胞缺乏症、白血病、重度贫血、营养不良、化疗以及使用双膦酸盐、激素类药物等；改变局部血液循环的因素，如放射治疗、骨质疏松症、骨硬化病、Paget 病和纤维结构不良等均为颌骨骨髓炎的易感因素。

根据病原及临床、病理特点不同，颌骨骨髓炎可分为急性、亚急性、慢性骨髓炎，或化脓性、非化脓性骨髓炎。化脓性骨髓炎包括急性化脓性骨髓炎、慢性化脓性骨髓炎及婴幼儿颌骨骨髓炎；非化脓性骨髓炎包括慢性弥漫性硬化性颌骨骨髓炎、Garré 骨髓炎、放射性骨坏死、特异性骨髓炎（结核菌、放线菌等引起）等。此外，由化学性（双膦酸盐类药物、砷或磷等化学物质引起）等因素所致的颌骨损害因临床及影像学表现与骨髓炎类似，故亦在此章进行描述。

上颌骨和下颌骨均可发生急性和亚急性骨髓炎，发生于上颌骨者病变通常较局限，累及下颌骨者病变多弥散且范围较大。由于上颌骨供血丰富、骨密质较薄及骨髓组织的相对缺乏等因素使炎症不易局限于骨内，水肿和脓液易扩散至周围软组织及鼻窦，使得上颌骨骨髓炎远少于下颌骨。下颌骨骨髓炎多见且病情往往明显重于上颌骨，其原因是下颌骨血运较上颌骨差，下颌骨颊舌侧骨密质较厚，炎症渗出物不易引流。急性骨髓炎的临床表现有疼痛、发热及局部淋巴结肿大等，发生于下颌者可引起下唇麻木。急性期骨髓腔充满渗出物，若感染穿破骨密质则可引起软组织硬结或脓肿。慢性骨髓炎常由急性骨髓炎转化而来，也可无明显的急性阶段。慢性期症状与急性期类似，但症状相对较轻。脓液可穿破骨密质及软组织形成瘘管。

临床上各种类型的颌骨骨髓炎发病率均较低，其中以牙源性化脓性颌骨骨髓炎相对较多，由牙体及牙周组织炎性病变扩散所引起。其次为损伤性：细菌经损伤创口，特别是开放性骨折创口使颌骨感染，颌骨炎症多局限。血源性感染较少见，多见于婴幼儿。由于口腔颌面部恶性肿瘤放射治疗的普遍应用，颌骨放射性骨坏死在临床上时有所见；但随着放射治疗技术的改善有减少的趋势。特异性颌骨骨髓炎则较少见。颌骨骨髓炎多有明确的细菌性病灶作为感染来源，但有时无法找到明确病原。以往认为化脓性颌骨骨髓炎主要由金黄色葡萄球菌或表皮葡萄球菌引起，其次也可由溶血性链球菌、大肠埃希杆菌、肺炎双球菌等引起。近年复杂细菌培养技术的应用可以更准确的明确病原微生物的类型，发现与颌骨骨髓炎发病相关的数种厌氧性致病菌。

颌面骨炎症的影像学诊断方法包括X线平片、CT、MRI和核素扫描，可明确病变范围、程度以及死骨的大小和部位。CT因敏感度和分辨力均较高，因而可以较常规X线片更早地发现骨质改变并可较好地显示骨膜成骨及死骨影像。核素骨扫描以骨发生的病理生理改变为基础，炎症、肿瘤等骨病变破坏骨质的同时刺激新骨形成或反应性骨生长，故核素扫描在症状出现3天后即可有阳性改变，对骨髓炎的早期诊断有重要价值。对于慢性骨髓炎患者，核素骨扫描可以监测炎症过程是否停止。常用的显像剂是^{99m}Tc。进行骨扫描时，放射性核素分布于骨组织，在血流增加和成骨细胞活跃的区域发生浓聚。

上颌窦炎属鼻窦炎，与颌骨骨髓炎无密切关联；但由于牙病变和牙病治疗中所引发的上颌窦炎并非少见，故本章以附录的方式介绍牙源性上颌窦炎。

第一节　牙源性化脓性颌骨骨髓炎

牙源性化脓性颌骨骨髓炎(odontogenic suppurative osteomyelitis of jaws)因其感染途径和病理特点不同，可分为牙源性中央性颌骨骨髓炎和牙源性边缘性颌骨骨髓炎两种类型。

一、牙源性中央性颌骨骨髓炎

牙源性中央性颌骨骨髓炎(odontogenic central osteomyelitis of jaws)是由病原牙首先引起根尖周组织感染，若未得到及时而合理的治疗，炎症由颌骨内向周围扩散，进而累及骨密质和骨膜。炎症较局限者，称为局限性骨髓炎；炎症弥散者，称为弥散性骨髓炎。弥散性骨髓炎在临床上已很少见。

【病因病理】 致病菌通过病原牙髓腔或牙周至根尖周引起感染。多数根尖和牙周感染因形成保护性脓腔膜(pyogenic membrane)或脓肿壁而使感染局限。而当细菌毒力较强或机体抵抗力较低时，病原微生物可破坏此保护性屏障致炎症在骨内扩散。炎症引起骨髓腔充血、毛细血管通透性增加和粒细胞浸润。病变进一步发展，骨内局部骨质破坏形成脓肿，使骨内压力增高，引起血管崩解、静脉回流受阻及局部缺血。脓液沿哈弗系统和营养管扩散，积聚于骨膜下并将骨膜从骨密质掀起，致颌骨来自骨膜的血运中断。如脓液向外扩散穿破颌骨颊舌侧骨密质，炎症就会局限，而成局限性骨髓炎；相反，脓液沿骨髓腔扩散，则形成弥散性骨髓炎。由于颌骨内主要动脉和来自骨膜的血管血运障碍以及骨质破坏，致骨组织坏死(死骨形成)。进入慢性期后，死骨逐渐分离，小块死骨可从瘘口排出，大块死骨不能排出又难以吸收，周围有纤维组织包绕。慢性期骨修复现象逐渐明显，纤维组织新生活跃，分化出成骨细胞，并形成新骨。

【临床表现】 青壮年多见。男性多于女性。主要发生于下颌骨。其临床特点是发生于面深部的剧烈疼痛、发热及下唇麻木等；有明确的病原牙，通常为深龋。

若炎症在急性期未能得到很好控制，即转入慢性期。此时，急性症状逐渐消退。全身症状已不明显，主要表现有经久不愈的瘘管，有脓液溢出。瘘管与死骨或感染的骨髓腔相通。如有较大死骨形成，可致病理性骨折。

发生于上颌者，症状相对较轻且病变多较局限，可并发上颌窦炎。

【影像学表现】 影像学检查方法有常规X线片、CT、MRI和核素扫描。

常用X线片检查方法为下颌骨侧斜位片、曲面体层片、下颌横断𬌗片及华特位片。急性骨髓炎早期无影像学改变，骨髓炎的早期诊断主要依靠病史和临床检查。骨骼脱钙量达到30%以上时X线片才能显示其病理改变，因而骨髓炎发病约10天后才可出现X线片异常改变。

X线检查：急性骨髓炎早期X线表现为因骨小梁破坏而导致的轻微骨密度减低。随病变进展，由于炎症造成骨质破坏，髓腔间隙增宽，故X线表现为颌骨内以病原牙为中心的单发或多发密度减低区，大小不等，边界模糊不清(图6-1-1)。病原牙根尖周骨质破坏最重，骨质密度最低。炎症进一步扩展，则表现为病变区骨质破坏范围加大，单发或多发低密度影逐渐明显，代表坏死灶和骨破坏区。

学习笔记

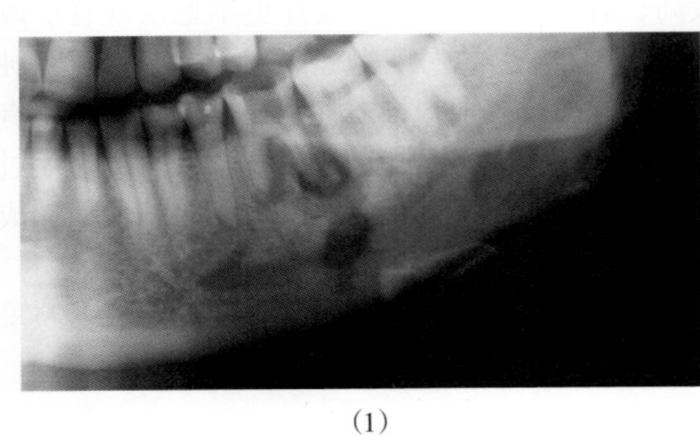

(1)

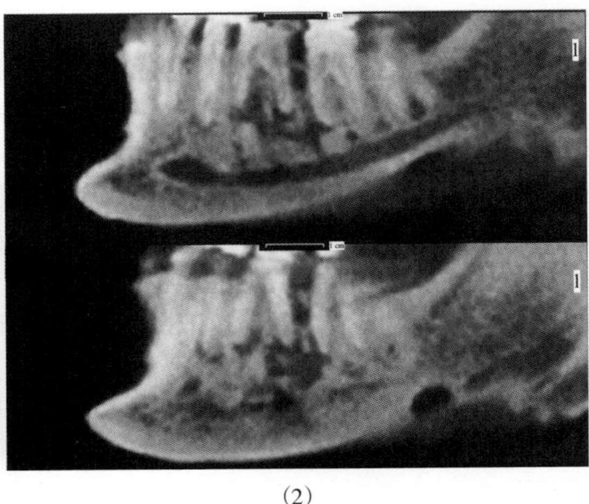

(2)

图 6-1-1　牙源性中央性颌骨骨髓炎

(1)曲面体层片(局部)显示下颌第一磨牙深龋,根尖区及其下方骨质破坏,有多个局限性密度减低区

(2)Newtom CBCT 显示下颌骨体骨质不均匀密度减低,其中可见多个小死骨影像

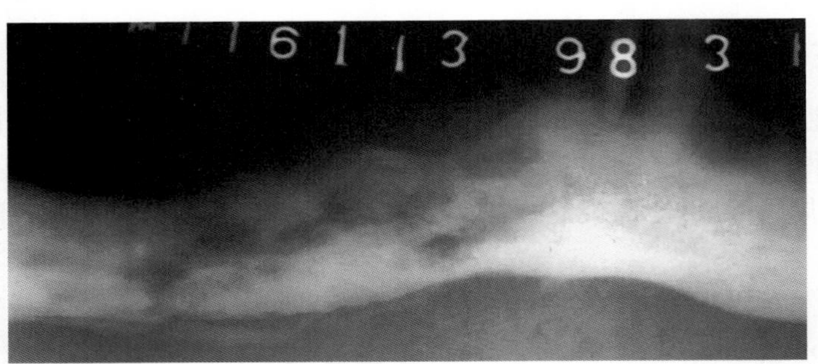

图 6-1-2　牙源性中央性颌骨骨髓炎

下颌体腔片显示骨质弥散性破坏区边界不清,下颌骨下缘骨密质外可见骨膜反应

急性期后病变逐渐局限,骨质破坏区和骨质硬化区可同时存在。骨破坏区中可有死骨形成,为骨髓炎的特征性影像学改变。死骨指坏死的骨质从颌骨逐渐分离而形成的不规则致密团块,其X线影像表现通常为密度较高且界限清楚的病变,原因是死骨中钙盐沉着及炎症过程使周围正常骨脱矿从而造成对比度增强。较小的死骨则由于其周围脓液的溶解作用使其逐渐变小,密度较低。当骨内的脓液穿破骨密质至骨膜下则将骨膜掀起,并刺激骨膜内层,成骨细胞活跃而出现骨膜性新生骨,故X线片上可见骨密质外有密度高的线条状影像,此即线状骨膜反应(图 6-1-2)。脓液亦可穿破骨密质、骨膜及其表面的皮肤或黏膜形成瘘管,其X线表现为带状低密度影像。广泛的骨质破坏及较大死骨形成均可导致病理性骨折。骨质破坏结束后病变区开始修复,修复后的原病灶区骨小梁变粗,数目增多,排列与正常骨纹理不同,呈较致密的影像。死骨脱落导致的骨缺损、病理性骨折错位愈合及新骨过度沉积,均使原有的骨外形发生明显改变(图 6-1-3)。

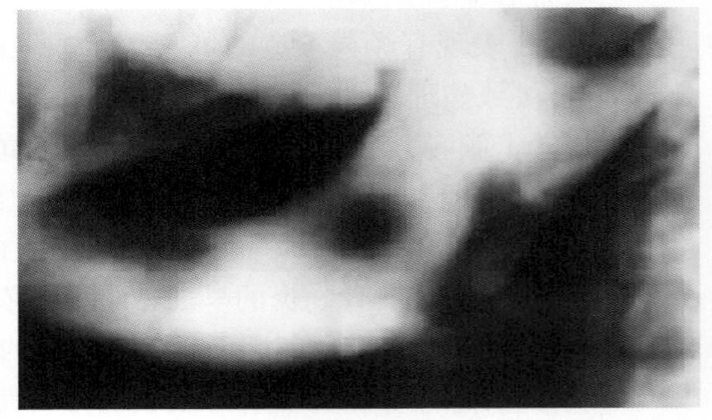

图 6-1-3　牙源性中央性颌骨骨髓炎(慢性期)

下颌骨侧斜位片显示炎症修复后,颌骨畸形且骨质密度不均匀增高

核素检查:核素扫描在症状出现3天后即可有阳性改变,对骨髓炎的早期诊断有重要价值,核素骨扫描表现为病变区核素浓聚。此外,双相核素扫描(锝扫描后进行枸橼酸镓扫描)更有助

学习笔记

于明确诊断，急性期锝扫描阳性表明骨代谢增加，枸橼酸镓扫描阳性表示局部炎症细胞浸润。

MRI 检查：磁共振 T_2WI 则可显示急性炎症期病变区骨髓腔水肿，呈高信号表现。

上颌骨骨髓炎骨质破坏大多局限，多位于上颌后部牙槽突和上颌体部的一部分，有时也可波及患侧上颌窦，呈上颌窦炎症表现。

【鉴别诊断】 本病有时需与骨纤维异常增殖症、朗格汉斯细胞组织细胞增生症和骨肉瘤鉴别。

1. 纤维结构不良　发生于儿童期的病例有时具有与纤维结构不良相似的临床和影像学改变，颌骨膨隆方式有助于两者鉴别。骨髓炎时骨密质外骨膜成骨致颌骨膨隆；影像学表现为骨密质连续或有部分中断，骨密质外有新生骨。而纤维结构不良新骨形成发生于颌骨内，影像学表现为颌骨膨隆，骨密质变薄。

2. 朗格汉斯细胞组织细胞增生症　两者均有骨质破坏和骨膜成骨。朗格汉斯细胞组织细胞增生症 X 线可表现为囊样骨质破坏区，边界不清，有线状骨膜反应。与骨髓炎不同的是此病很少发生骨质硬化反应且无死骨形成。

3. 骨肉瘤　骨髓炎常能看到病原牙，早期骨破坏以病原牙为中心，晚期骨破坏边界清楚，周围骨质硬化，可有死骨形成；而骨肉瘤无病原牙，骨破坏边缘模糊，同时在骨破坏区内可见密度高的瘤骨且无死骨形成。此外，骨髓炎多为线状或层状骨膜反应；而骨肉瘤则常见放射状瘤骨并有骨密质广泛破坏。

二、牙源性边缘性颌骨骨髓炎

牙源性边缘性颌骨骨髓炎（odontogenic peripheral osteomyelitis of jaws）虽然也是来自牙源性感染，但其临床及病理过程有很多不同于中央性颌骨骨髓炎。牙源性边缘性颌骨骨髓炎主要是由病原牙首先引起颌周间隙感染，进而侵犯骨膜、骨密质乃至骨髓的炎症过程。牙源性边缘性颌骨骨髓炎分为两类：一类以骨质破坏为主，另一类以骨质增生硬化为主。本部分将仅叙述以骨质破坏为主的牙源性边缘性颌骨骨髓炎。感染途径是牙源性感染经过颌周软组织到达下颌骨表面，引起颌周间隙感染，以咬肌下间隙感染最为常见。炎性渗出物刺激骨膜，引起骨质破坏。另一类细菌毒力较弱而机体抵抗力较强的情况下表现为以增生为主的炎症，应称为 Garré 骨髓炎，将在 Garré 骨髓炎节内叙述。

临床上牙源性边缘性颌骨骨髓炎急性期症状与颌周间隙感染相似，且早期无影像学改变，因而易被忽略。慢性期主要表现为腮腺咬肌区反复肿胀并伴有不同程度的开口受限，患区软组织形成炎性浸润块，相应部位可出现瘘管。

【病因病理】 牙源性感染主要起源于下颌第三磨牙冠周炎。感染传播途径是经过颌周软组织到达下颌骨的表面，一般先发生颌周间隙感染，多见于咬肌间隙感染，少数为翼下颌间隙感染。脓性渗出物刺激骨膜，引起骨膜下成骨。大量的脓液积聚也可使局部骨膜溶解破坏，呈凹陷缺损，甚至骨密质及附近骨小梁破坏消失。

【临床表现】 多见于青少年，常有冠周炎或其他牙痛病史。主要为反复发作的腮腺咬肌区或颌周肿胀、炎性浸润，不同程度的开口受限及局部压痛。相应部位可出现经久不愈或时好时发的瘘管，通过瘘管可以探到粗糙的骨面。由于病变多较局限，故一般全身症状轻微。少数患者因炎症得不到及时治疗，病变向颌骨深部扩展，则局部和全身症状均较明显。

【影像学表现】 X 线平片检查可选用下颌升支侧斜位片、曲面体层片及升支切线位片或下颌体横断殆片检查。

X 线平片检查：下颌升支侧斜位片或曲面体层片可见弥漫性的骨密度增高，其中可见局限性骨质破坏灶（图 6-1-4）。下颌升支切线位片则可见骨密质外有骨膜成骨。增生骨质的边缘一般较整齐，且升支外侧骨密质无明显破坏。虽可有骨膜溶解破坏，使骨质来自骨膜的血运障碍，但下颌骨的主要供血尚好。因此，绝大多数病变表现为骨质破坏较局限，无死骨形成。

CT 检查：CT 多层面图像较普通 X 线平片能更清楚地显示因骨小梁破坏消失，而出现的骨髓腔内密度减低影像、骨密质破坏和骨膜下成骨（图 6-1-5）。此外，CT 还可显示咀嚼肌肿胀、脓肿形成、皮肤瘘管等软组织病变。

学习笔记

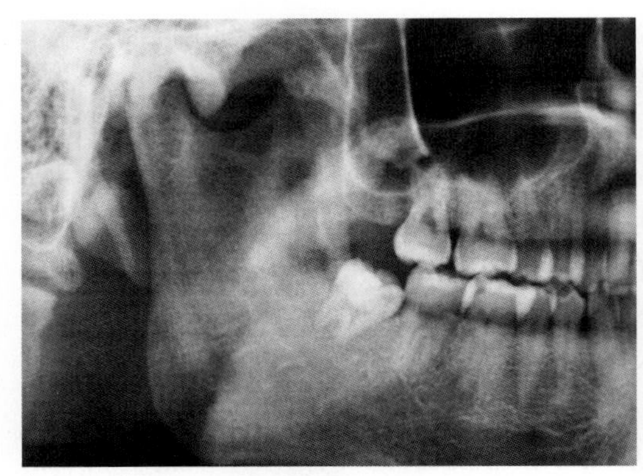

图 6-1-4　牙源性边缘性颌骨骨髓炎
曲面体层片（局部）显示右下颌第三磨牙近中倾斜阻生，喙突下方升支骨质局限性破坏

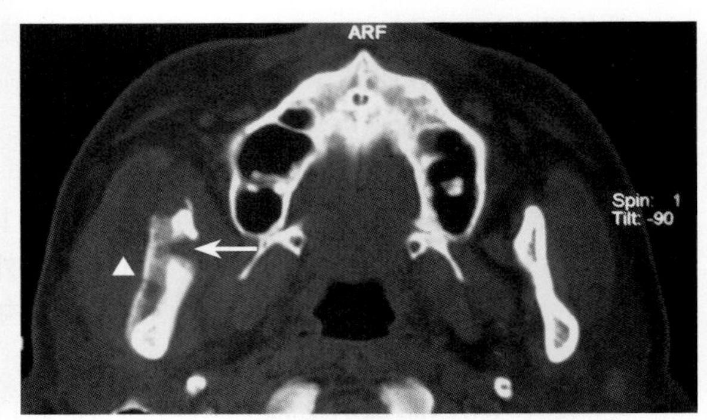

图 6-1-5　牙源性边缘性颌骨骨髓炎
与图 6-1-4 为同一患者，CT 横断面图像（箭头）显示升支骨质局限性密度减低，△显示颊侧骨密质外侧骨膜成骨，边缘光整

第二节　婴幼儿颌骨骨髓炎

婴幼儿颌骨骨髓炎（infantile osteomyelitis of jaws）少见，是一种非牙源性化脓性炎症，在抗生素应用之前死亡率高达30%。临床症状和成年患者有所不同，婴幼儿颌骨更富有骨松质，而骨密质薄，血运丰富，容易引流。

【病因病理】 病原菌主要为金黄色葡萄球菌，而肺炎双球菌、溶血性链球菌等则较少见。婴幼儿颌骨骨髓炎多为血源性感染，因而多见于血运丰富的上颌骨。感染途径主要由远处化脓性病灶，如脐带、皮肤疖肿等感染经血行播散所致，也可由出生时口腔黏膜损伤引起；上颌窦炎和母乳或人工喂养污染也可为感染来源。下颌骨的婴幼儿骨髓炎极为罕见，有时与产伤所致的骨折有关。

学习笔记

【临床表现】 婴幼儿颌骨骨髓炎多发生于上颌骨，表现为眶下区蜂窝织炎。全身症状常较轻微，可表现为烦躁不安、食欲减退、呕吐、腹泻及低热。但也有的患儿起病急，全身症状明显，表现为高热、厌食及脱水。局部表现为内眦和外眦肿胀、结膜炎及眼球外突。口内检查示病变侧上颌颊、腭侧黏膜充血；龈颊沟肿胀，尤其是磨牙区。发病数天即可形成瘘管，脓液可经口内或口外瘘管排出，自鼻腔排出者亦较常见。一旦引流建立，病变转入慢性期并可有死骨形成。小块死骨或坏死牙胚可自瘘管排出。发生于下颌骨者，症状表现如同牙源性中央性颌骨骨髓炎所见，只是无病原牙及相关症状。治疗不及时或治疗不当可导致面部畸形、牙缺失及下睑瘢痕。

【影像学表现】 病变早期，X 线表现无异常。此外，婴幼儿颌骨钙化程度低，骨质较疏松，颌骨内有很多发育不同阶段的牙胚，因而早期 X 线检查观察骨质病变甚为困难。晚期病变颌骨破坏广泛，表现为不规则骨质密度减低并有死骨形成及牙胚移位、缺失，死骨脱落而导致颌骨畸形。CT 检查有助于明确病变范围、程度，尤其是病变累及筛窦及形成眶内脓肿者（图 6-2-1）。

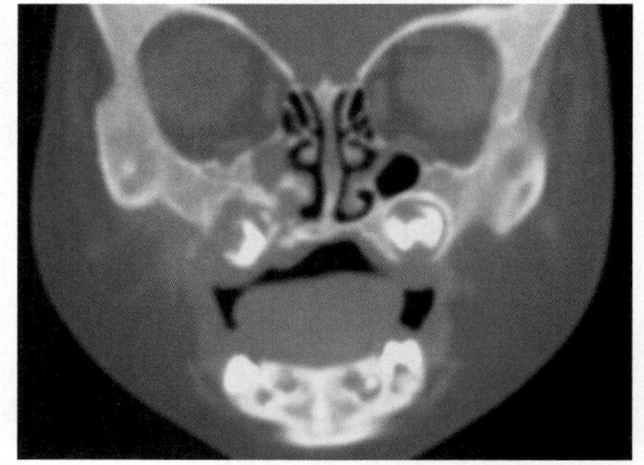

图 6-2-1　婴幼儿颌骨骨髓炎
CT 冠状位图像显示右上颌骨质破坏，牙胚移位，牙囊骨硬板大部破坏、消失

第三节　Garré 骨髓炎

Garré 骨髓炎（Garré's osteomyelitis）是一种少见的、非化脓性骨髓炎，其特点是骨膜成骨，不形

成脓肿，无骨坏死发生。Garré骨髓炎名称繁杂，也被称为骨化性骨膜炎(periostitis ossificans)、Garré硬化性骨髓炎(Garré's sclerosing osteomyelitis)，慢性非化脓性硬化性骨髓炎(chronic nonsuppurative sclerosing osteomyelitis)，Garré增生性骨膜炎(Garré's proliferative periostitis)，慢性骨髓炎合并增生性骨膜炎(chronic osteomyelitis with proliferative periostitis)。此病变于1893年由Carl Garré首先提出，将其描述为由炎性刺激诱发的胫骨骨膜及骨密质的局灶性增厚。1955年Pell报道了第一例累及颌骨的病例。Wood认为Garré描述的是一系列急性骨髓炎病例，其中有些为难治性急性骨髓炎而非慢性骨髓炎。因而提出使用骨化性骨膜炎(periostitis ossificans)描述这种病理改变更为确切。牙源性边缘性颌骨骨髓炎和Garré骨髓炎病理过程、临床及影像学表现的异同点有待于在进一步研究工作的基础上进行商榷。

【病因病理】 最常见的病因为根尖周感染，通常与磨牙，尤其第一磨牙龋齿有关，有牙痛史；也可来自冠周炎或牙滤泡；少数病例无明确的病原牙，可能为血源性感染。组织病理学改变为骨密质板内侧骨膜下新骨形成及轻度炎症细胞浸润。由于Garré骨髓炎的发生是多种因素共同作用的结果：存在慢性炎症且宿主抵抗力和感染的毒力达到平衡，因而常见于骨膜具有活跃成骨能力的青年人；如果宿主抵抗力低于细菌毒力，则会出现骨质破坏、吸收。

【临床表现】 Garré骨髓炎好发于儿童和年轻成人，老年人偶有发生。临床表现为局部肿胀、疼痛及开口受限。肿胀常见部位是单侧下颌角下缘及升支，累及前牙区者较为罕见。也可发生颌骨膨隆。

【影像学表现】 Garré骨髓炎特点为致密性骨硬化伴骨膜新骨形成。早期可以看到骨密质外薄层膨出的骨质，骨密质及膨出的骨质之间为无骨小梁结构的低密度影像；炎症刺激持续存在可致间断性骨膜新骨形成并分层，阻射层与透射层交替存在，呈葱皮样改变。病变进一步发展，层状骨膜成骨融合形成团块状新生骨(图6-3-1)。邻近髓质骨常有硬化，可在硬化骨质中有低密度透射影。也可表现为新骨形成致颌骨膨隆(图6-3-2)，原骨密质板消失；髓质骨中有低密度透影区或升支骨质均匀性硬化。炎症刺激去除后，病变骨可改建为正常形态。

学习笔记

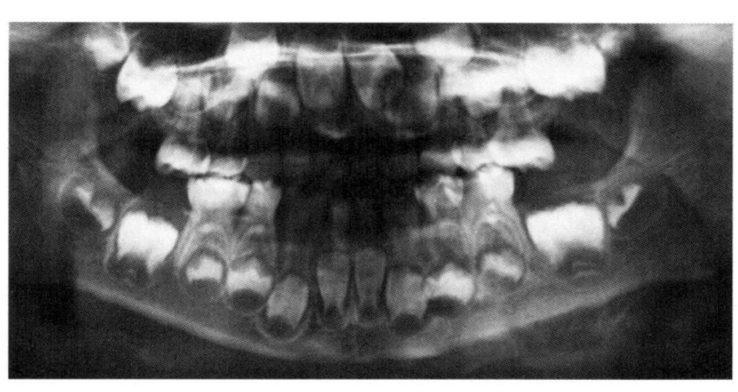

(1)

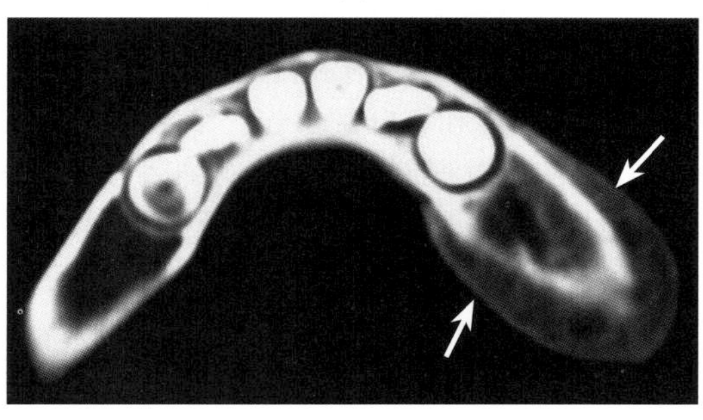

(2)

图6-3-1　Garré骨髓炎

(1)曲面体层片显示左下颌第二乳磨牙深龋，下颌骨下缘骨密质外骨膜反应　(2)CT横断位图像中箭头显示左下颌骨颊侧和舌侧骨密质外新骨形成

(1)

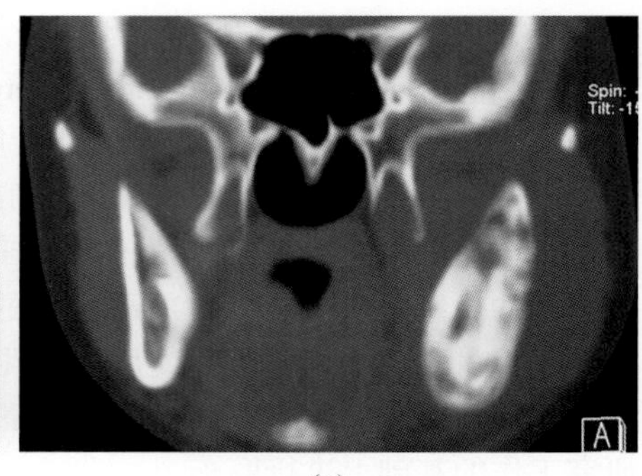

(2)

图 6-3-2　Garré 骨髓炎

(1)曲面体层片显示左下颌骨体后部及升支骨质密度不均匀增高，下颌骨下缘骨密质板外骨膜成骨　(2)CT 冠状位图像显示左下颌骨颊侧和舌侧骨密质外骨质增生，增生的骨质边缘光整

画廊：ER6-3-1 Garré 骨髓炎

CT 图像表现为骨密质增厚，骨膜新骨形成，边缘光整；并常伴有骨松质硬化。周围软组织肿胀，无明确软组织肿块。

核素扫描表现为病变区 ^{99m}Tc 摄取增加。

【鉴别诊断】

1. 尤因肉瘤　好发年龄为 5~30 岁，与 Garré 骨髓炎相似，均表现为颌骨膨隆和骨膜成骨。尤因肉瘤所引起的颌骨膨隆发展更为迅速，常伴有牙齿松动、麻木等症状，X 线表现为边界不清的溶骨性病变，可有病理骨折。两者均可发生骨膜成骨，尤因肉瘤骨膜成骨多为日光放射状，Garré 骨髓炎骨膜成骨多为线状或葱皮状。

2. 婴幼儿骨皮质增生症　男性多见，多发生于出生 5 个月以内，好发于下颌骨及锁骨，表现为下颌骨下缘骨密质增厚。发病年龄对本病诊断有重要意义。

学习笔记

第四节　下颌骨慢性弥漫性硬化性骨髓炎

慢性硬化性颌骨骨髓炎（chronic sclerosing osteomyelitis of jaw）分为局限性和弥漫性两种：局限性硬化性颌骨骨髓炎特点为牙髓感染导致的根尖周骨质致密性反应，也称致密性骨炎，发病年龄多为 20 岁以下；慢性弥漫性硬化性颌骨骨髓炎主要表现为颌骨的反应性增生，缺乏急性过程。本节主要介绍慢性弥漫性硬化性骨髓炎。

慢性弥漫性硬化性骨髓炎病名较混乱，被称为骨化骨髓炎、干性骨髓炎、原发性骨髓炎、慢性硬化性非化脓性骨髓炎等，多见于下颌骨。目前普遍称为下颌骨弥漫性硬化性骨髓炎（diffuse sclerosing osteomyelitis of mandible）。

【病因病理】　下颌骨弥漫性硬化性骨髓炎的病因和病变性质尚不完全明确，一般认为与低毒性感染有关。Marx 等将获取病变标本在数分钟内进行需氧菌和厌氧菌培养，所有标本均发现有埃氏腐蚀菌（E.corrodens）、放线菌、蛛网菌属和类杆菌生长。结果支持弥漫性硬化性骨髓炎由炎症引起的观点。也有学者认为本病慢性疾病过程可能与机体对细菌毒素免疫反应亢进有关。

【临床表现】　与化脓性骨髓炎的组织坏死和化脓过程不同，弥漫性硬化性颌骨骨髓炎由颌骨的低毒性感染引起，无脓肿及瘘管形成，无死骨形成。可发生于任何年龄，但老年人较多见，女性多于男性。由于宿主不能完全控制低毒性感染，病变范围通常较大。病变多见于下颌骨，也可发生于上颌骨和股骨。

临床特点是存在反复发作的肿胀和疼痛症状，可持续数年。急性发作期由于咬肌感染可伴有开口受限和咬肌区肿胀。由于骨膜下骨沉积，颌骨可有不同程度膨隆。病变进展期与静止期交替发生，疼痛可能与病变进展期有关。

【影像学表现】　X 线检查应包括曲面体层片和下颌横断𬌗片。下颌骨弥漫性硬化性骨髓炎与广泛骨改建过程（成骨及骨吸收过程）有关。早期表现为界限不清的骨质密度减低区及硬化区，随

着病程进展，病变区骨质密度增高，病变通常累及大部分下颌骨（图 6-4-1）。下颌骨骨质吸收与骨膜成骨范围及程度与病变阶段和患者年龄有关。病变早期及年轻患者以骨膜成骨为主，受累骨体积增大；病变慢性期及老年患者骨吸收占主导地位，致下颌骨高度减低。有时小的密度减低区与疼痛期有关，随着临床症状改善，透影区减小或消失。经过 5~10 年，骨硬化可消退，骨结构基本恢复正常。

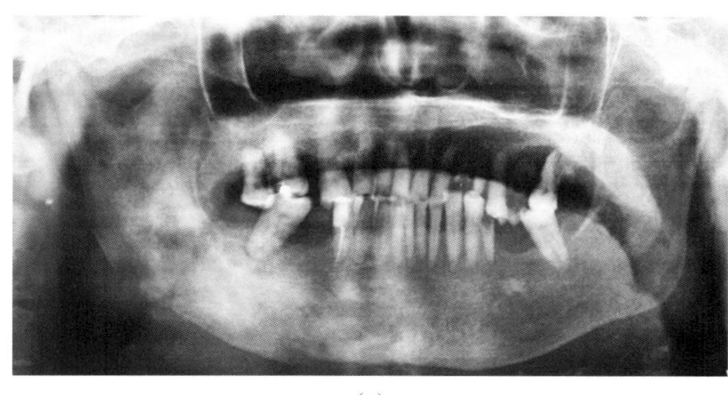
（1）

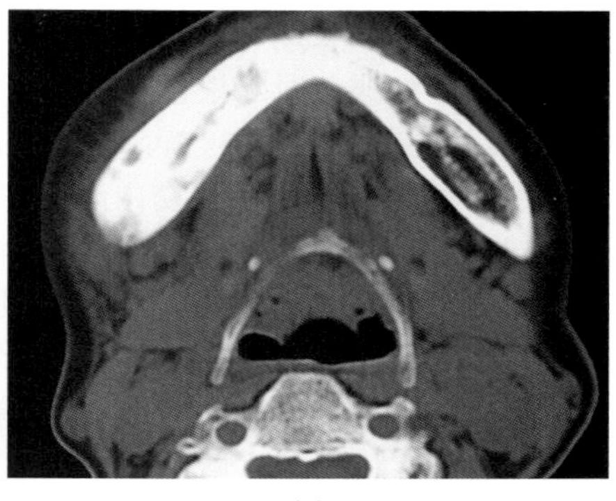
（2）

图 6-4-1　慢性弥漫性硬化性颌骨骨髓炎
（1）曲面体层片显示右下颌骨体部及升支密度不均匀增高，其间有局限性密度减低影像　（2）轴位图像显示右下颌骨密度不均匀增高，骨密质影像消失

弥漫性硬化性颌骨骨髓炎 CT 表现为骨质硬化明显，硬化区内散在低密度区，骨密质明显吸收或消失。

学习笔记

画廊：ER6-4-1 下颌骨慢性弥漫性硬化性骨髓炎

【鉴别诊断】 本病和 Garré 骨髓炎、成骨肉瘤、纤维结构不良、畸形性骨炎、弥漫性巨大牙骨质瘤临床和 X 线表现有类似之处，诊断上容易发生混淆。

1. 成骨肉瘤　常见症状为颌骨膨隆，软组织肿大；可有疼痛及不同程度的开口受限；X 线片呈密度增高影像等表现与弥漫性硬化性骨髓炎相似。但成骨肉瘤生长迅速，下唇麻木、牙松动更常见。X 线片显示病变边缘弥散不清，骨质密度呈斑点状增高表现，骨密质轮廓破坏，有日光放射状肿瘤骨形成，牙槽骨骨硬板破坏等特点有助于两者鉴别。此外，成骨肉瘤牙周膜影像增宽亦是非常有意义的早期表现。

2. Garré 骨髓炎　此病可引起颌骨肿大，有时伴有疼痛，X 线片呈密度增高影像，需与慢性弥漫性硬化性骨髓炎鉴别。此病主要发生于青少年，30 岁以上的患者少见。多伴有牙感染，尤其是下颌第一磨牙和下颌第三磨牙的感染是最常见的病因。主要的 X 线表现特点为骨膜成骨和骨沉积，有时可见黑白相间的层状骨膜成骨表现；病变范围相对较局限，主要累及下颌角和升支。

3. 纤维结构不良　此病虽可多发，但单独发生于下颌骨者并不少见，有的病例可出现疼痛症状，颌骨膨大、变形。X 线表现下颌骨呈弥漫性密度增高影像。但此病多发生于青少年期，通常表现为无痛性颌骨膨大、质硬、光滑无结节，皮肤、黏膜色正常。X 线片呈典型的毛玻璃样密度，无骨膜成骨现象，下颌病变沿下颌骨外形膨大，骨密质边缘变薄，但一般保持连续性。牙槽骨骨硬板消失，牙周膜影像变窄，下颌管移位是其特点。

4. 畸形性骨炎　此病为多骨病变，常累及骨盆、股骨、颅骨、椎骨和上颌骨，发生于下颌骨者较少。由于受累骨膨隆、畸形，导致下肢弯曲、脊柱侧弯和颅骨变大。疼痛症状常发生于承重骨。但此病多发生于 40 岁以上患者，男性多见。晚期病变 X 线表现为棉絮状密度增高影像，骨密质变薄、保持完整。此病具有特征性的 X 线表现是多数牙根牙骨质显著增生。

5. 弥漫性巨大牙骨质瘤　多发生于下颌骨，有时上、下颌骨同时受累。根尖周炎、牙周炎、拔牙和口腔溃疡均可引起继发感染而有疼痛症状，病变区牙齿牙髓活力正常。X 线表现为多发、分叶状、致密阻射影像，局限于单侧或双侧颌骨牙槽突，部分病变边缘可见密度低的线条状影像，磨牙后区、升支、下颌缘无病变累及。但此病可有家族史。多见于 30 岁以上女性患者。只限于颌骨患病。

[附] 牙源性上颌窦炎

牙源性上颌窦炎(odontogenic maxillary sinusitis)在临床上并不少见。国外文献报道牙源性感染约占慢性上颌窦炎的12%,国内资料报道约占10%~35%。

【病因病理】 最常见的病因是由上颌磨牙及第二前磨牙根尖周炎扩散至上颌窦引起,其发生与解剖因素有关。当上颌窦发育较大时,上述牙根尖与上颌窦底仅有薄层骨质相隔,甚至只是一层黏骨膜。此外,长期无牙颌或磨牙缺失的患者因牙槽突吸收,窦底可接近牙槽嵴顶。在此基础上,口腔科治疗如拔牙时断根被推入上颌窦内、搔刮拔牙创、根管治疗时器械穿通窦底使黏骨膜撕裂等,均可将感染带入窦内。病变早期为窦内黏膜充血、水肿、增厚、血管扩张和渗出,然后发生炎症细胞浸润和上皮细胞脱落,窦内产生脓性分泌物等。

【临床表现】 上颌窦炎可分为急性与慢性两种。急性者起病突然:体温升高;鼻阻塞、鼻腔分泌物增多;上颌区疼痛;面颊与下睑肿胀;头痛;患牙松动、叩痛、相应的龈颊沟变浅;牙痛可放射至同侧上颌部或额颞部。慢性者多由于牙源性感染持续存在或因急性上颌窦炎未治愈而致,症状与急性者略同,只是程度较轻。可有脓涕、鼻塞、嗅觉迟钝、呼气有臭味,患侧中鼻道蓄脓;头痛及记忆力减退等症状。与鼻源性上颌窦炎多为双侧发病不同,牙源性上颌窦炎多为单侧。

【影像学表现】 常规影像学检查方法包括患牙根尖片和华特位片。口腔颌面锥形束CT检查可以明确病原牙和上颌窦病变范围及窦壁骨质有无破坏。

根尖片或锥形束CT片可见病原牙根尖周骨质破坏,牙周膜及牙槽骨骨硬板影像消失,或见牙槽窝与上颌窦相通、相应上颌窦底部骨质不连续及黏膜肥厚(图6-4-2);或窦内有断根遗留(图6-4-3)。华特位片或CT片上,可见患侧上颌窦密度弥漫性增高以及气腔明显缩小(图6-4-3),或周围可见环绕窦壁的带状肥厚黏膜影像;窦壁骨质无破坏,窦壁致密线条影像多数清晰可见;若细菌毒力强,窦壁致密线条影像可吸收呈模糊不清。急性期若窦腔内有积液,坐位投照时可见液平面;慢性炎症则可致窦壁骨质增生硬化。

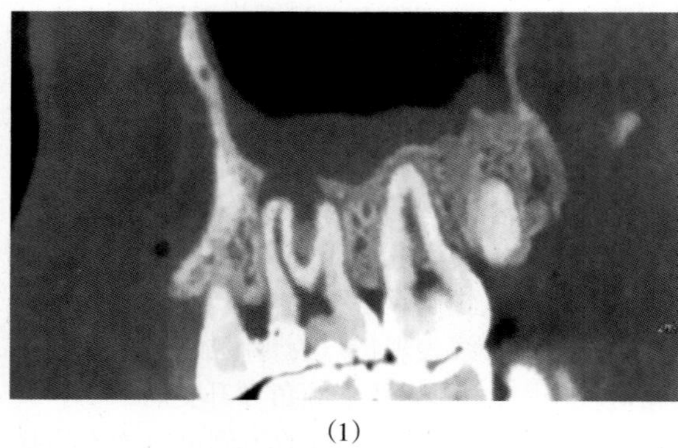

(1)

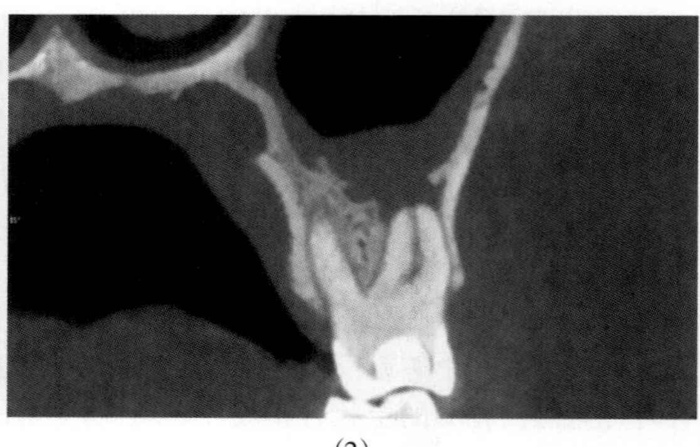

(2)

图6-4-2 牙源性上颌窦炎

CBCT矢状位图像(1)和冠状位图像(2)显示左上颌第一磨牙颊根尖周骨质破坏,上颌窦下壁骨质缺损,上颌窦黏膜肥厚

【鉴别诊断】

1. 鼻源性上颌窦炎 鉴别要点是前者多为单侧,多有牙痛史,且上颌牙痛出现在典型上颌窦炎症状之前较长时间。X线片上可见病原牙。而鼻源性上颌窦炎多继发于上呼吸道感染及鼻部疾病,鼻腔症状明显,通常为双侧,鼻甲肥大,鼻中隔偏曲,无病原牙。

2. 上颌窦恶性肿物 其鉴别诊断要点是后者患侧面部麻木和疼痛症状明显,鼻腔分泌物多为血性。X线检查常可见窦壁骨质破坏。

3. 上颌骨囊肿 拔牙后出现口腔上颌窦瘘有时需与上颌骨囊肿鉴别,后者X线检查可见囊性病变影像突入上颌窦,病变与牙槽窝相通。

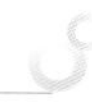

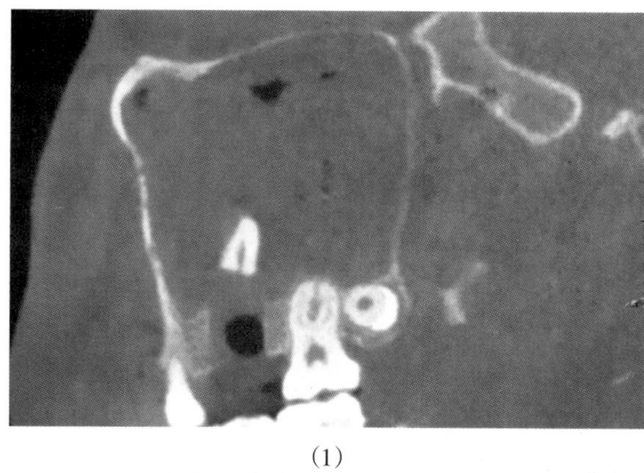
(1)

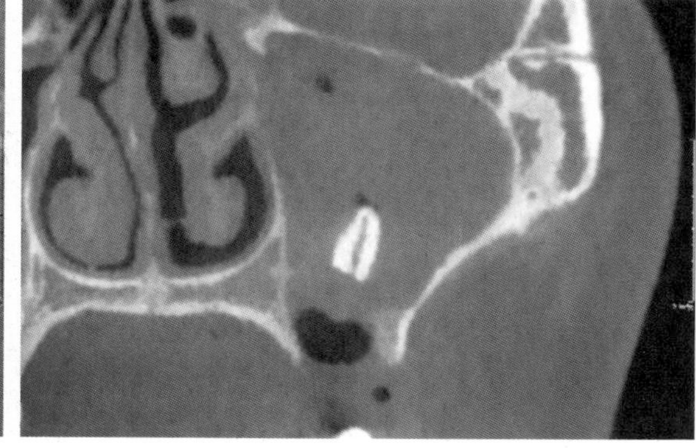
(2)

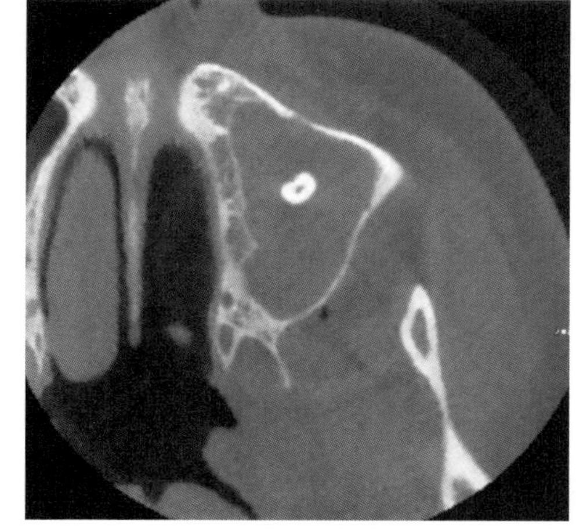
(3)

图 6-4-3　牙源性上颌窦炎
CBCT 矢状位图像(1)和冠状位图像(2)及轴位图像(3)显示左上颌第一磨牙断根进入上颌窦腔，窦腔与牙槽窝相通；上颌窦密度弥漫性增高、气腔缩小

学习笔记

第五节　颌骨放射性骨坏死

放射治疗是口腔颌面部恶性肿瘤常用治疗方法之一。放射线常对肿瘤邻近软硬组织造成损伤，如黏膜炎、黏膜萎缩、口干及放射性龋；最为严重的并发症是放射性骨坏死（osteoradionecrosis of jaws）。

颌骨放射性骨坏死是由放射线照射导致的、不能愈合的、细胞缺氧性损伤，而非受照射骨的真性骨髓炎。辐射效应造成受照射组织低血运、低细胞活力和低氧。随着口腔颌面部恶性肿瘤放射治疗的普遍应用，颌骨放射性骨坏死在临床上也时有所见，发病率居全身骨骼同类病变首位。

颌骨放射性骨坏死的发生一般认为与个体敏感性、放射线种类、照射方式和照射野大小、牙齿及牙周组织状况、被照射组织的解剖生物学特点特别是照射剂量等有一定关系。照射剂量越大，放射性骨坏死的发生率越高。综合临床和实验资料可将 60Gy 作为放射性骨坏死的临界性剂量指标。放射线照射后可数月至数年甚至十余年发病，但常见的发病时间为 0.5~3 年。放射治疗后拔牙、手术、牙髓及牙周治疗可为发病诱因，也可无明显诱因而发病。

【病因病理】 关于颌骨放射性骨坏死的病因病理至今仍存在争议。以往认为放射治疗、创伤和感染是发生颌骨放射性骨坏死的最主要因素。Marx 等研究发现微生物仅是污染因素，且创伤仅是与发病的相关因素之一。细菌培养仅发现存在体表的微生物，如链球菌、革兰阴性菌等，深层骨组织内未发现微生物。颌骨照射剂量超过 50Gy 后可造成骨细胞的不可逆性损害，导致进行性阻塞性动脉炎（动脉内膜炎、动脉外膜炎、玻璃样变、纤维化和血栓形成等）。骨膜血管和较大动脉如下牙槽动脉受累等均导致颌骨直接受照射部位发生无菌性坏死，邻近部位骨组织和软组织受累使其对感染缺乏抵抗力。辐射效应造成组织低血运、低细胞活力和低氧，受到辐射损伤的细胞缺乏再生能力，因而细胞数目减少。由于纤维变性及供血障碍，受照射组织修复能力明显减低或丧失，因而微小创伤如拔牙等均可导致组织崩解。

【临床表现】 放射性骨坏死下颌骨远多于上颌骨，下颌骨后部多于前部。其原因是下颌骨后部常为直接受照射部位，上颌骨血运丰富及骨密质较薄。主要症状是疼痛和骨暴露。疼痛多为间断性，也可有深部持续性剧痛，部分患者并无疼痛症状。因颌周软组织蜂窝织炎或放射治疗引起软组织瘢痕挛缩，可有不同程度开口受限。暴露的颌骨呈灰色或黄色，常伴有黏膜或皮肤瘘管。骨坏死后易继发感染，创口不愈，溢脓。大块死骨形成，可致颌骨病理性骨折，咬合关系紊乱。可发生放射性龋病或牙周炎，可有口干、下唇麻木等。全身情况一般尚好。

【影像学表现】 X线检查下颌骨病变时拍摄曲面体层片，检查上颌骨病变时可拍摄𬌗片及华特位片。

1. 牙及牙周 放射线对唾液腺的损害使唾液分泌量减少、缓冲能力下降、黏度及酸度增加，致使口腔正常的自洁作用和唾液的抑菌作用丧失，其结果是易发生龋齿。放射性龋好发于牙颈部，病变初期为浅龋，进一步迅速发展形成颈部环状龋，牙冠折断后遗留多数牙甚至全口牙残根。有时放射性龋也可发生于咬合面和暴露的根面。此外，尚可见到牙周膜增宽、骨硬板密度减低或消失和牙槽突吸收、高度减低等。

2. 颌骨 病变早期，由于少量放射线照射可使成骨细胞的活力减低，破骨活动相对增强，为骨质吸收创造了条件。因此，骨质呈弥散性疏松，进而有不规则破坏，呈斑点状或虫蚀样，骨密质不连续。有时病变区中间有散在增粗的骨小梁和密度增高的小团块病理性骨沉积。由于多野照射、多次照射、多疗程照射，致放疗中难以严格控制辐射范围，所以病变边界多不清楚。病理性骨折多发生于下颌骨(图6-5-1)。

画廊：ER6-5-1 颌骨放射性骨坏死

学习笔记

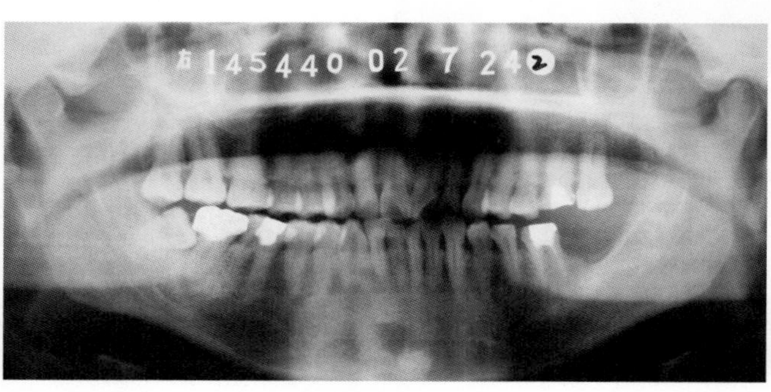

(1)

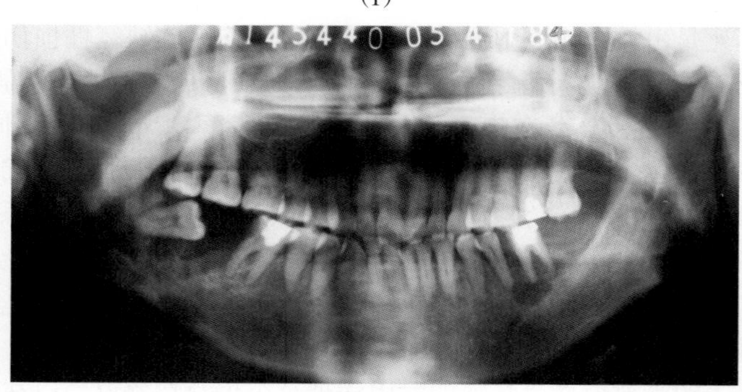

(2)

图6-5-1　颌骨放射性骨坏死(舌癌，放疗60Gy)

(1)曲面体层片显示放疗前下颌骨骨质大致正常　(2)放疗后2.5年，曲面体层片显示右下颌第二磨牙缺失，右下颌第一磨牙至第三磨牙部位下颌骨体部正常骨纹理消失，骨质密度不均匀减低，下颌骨下缘骨密度受累

颌骨有牙存在时，放射性骨坏死易继发感染，病变常从牙槽突开始。当病变以牙槽突为主时，表现为局部骨质疏松及根尖周密度减低影像。随病变进展，骨吸收破坏加重、范围增大，可见大小不等、形状不一的死骨。由于成骨和破骨活动均停止，所以死骨不易分离。较大的死骨形成，可致病理性骨折，多发生于下颌骨。此时，病变中心常不在牙槽突，而位于根尖以下，并可累及下颌缘骨密质板。骨膜对放射线高度敏感，放射线照射后的骨膜活力明显降低，甚至消失，因而很少发生骨膜成骨。

【鉴别诊断】

1. 恶性肿瘤复发　放射性骨坏死所引起的骨质破坏需与恶性肿瘤局部复发鉴别。后者X线片见骨质破坏进展迅速，且骨质破坏不限于照射野内。临床上可触及肿块。

2. 牙源性骨髓炎　放射性骨坏死若照射区内有牙，且骨质破坏从牙槽突开始时，有时不易与牙源性骨髓炎区别。主要应结合病史及有否放射治疗史加以鉴别。

第六节　特异性颌面骨骨髓炎

特异性颌面骨骨髓炎是指由结核杆菌、放线菌等所引起的颌面骨炎症。这类炎症在全身各部位均很少见，骨病变较软组织病变则更为少见。本节主要介绍颌面骨结核和放线菌病。

一、颌面骨结核

颌面骨结核（tuberculosis of facial and jaw bones）少见，不到全身骨结核的0.2%。其中以发生于颌骨及颧骨较多见。结核是一种慢性、感染性肉芽肿性病变，主要由结核分枝杆菌引起，其临床特点多种多样。约3%的肺结核或系统性结核有口腔表现。颌面部结核分为原发性和继发性两类，继发性结核较多见，大多数口腔结核病变继发于体内其他部位的结核病变。

【病因病理】　颌骨结核的感染来源可以是口腔黏膜、牙龈的病变蔓延至颌骨，或开放性肺结核患者痰液中的结核菌经拔牙创直接侵入骨内，但上述途径均很少见。较多见的感染途径是体内其他脏器的结核病灶中的结核菌，经血液循环侵入颌面骨。经血液循环停留在骨松质内的结核菌，初起引起非特异性反应，随即产生结核性肉芽组织，即结核结节。开始时结节多细小而分散，随着结节的增大，中心产生干酪样坏死，并可逐渐融合。随着病变的发展，骨质逐渐被破坏，而被结核性肉芽组织和坏死液化后形成的脓液所代替。大量脓液的产生，形成冷脓肿，如经皮肤破溃即成窦道，随后可发生继发性化脓性感染。

【临床表现】　口腔结核性病变包括结核性肉芽肿、溃疡、牙龈炎、根尖周脓肿和骨髓炎。口腔黏膜结核性病变表现为局部疼痛性溃疡，缓慢发展且无自愈倾向。溃疡的特点是边缘不整齐，有倒凹，底面较深且凹凸不平，经常发生于易受创伤的部位，易被误诊为创伤性或癌性溃疡。病变破坏牙槽突，致患牙逐渐松动，甚至脱落。

经血行感染引起的颌面骨继发性结核，病变多见于下颌角及颧颌缝。初期表现为患部无痛性肿胀，或间有隐痛，临床上有时易误为肿瘤。进一步发展，病变突破颌面骨骨密质，可波及相应部位的口腔黏膜及皮肤，形成冷脓肿，脓液穿出后遗留经久不愈的瘘管。颧部病变因可能引起皮肤与骨膜粘连而形成瘢痕性睑外翻。全身症状较轻，一般仅有低热及血沉加快。当合并化脓性感染时，病变部位红、肿、热痛等局部症状和高热、头痛、食欲差等全身症状均较明显。

【影像学表现】　X线检查上颌骨病变时，可采用殆片或华特位片；检查下颌骨病变时，可采用曲面体层片。

口腔黏膜或牙龈结核累及颌骨者，表现为局部骨质破坏，可有细小死骨形成。经拔牙创感染者，可见拔牙创经久不愈，周围骨质密度降低，边缘不清。结核性颌骨骨髓炎以骨破坏为主，表现为颌骨内局限性密度减低区，边界不清（图6-6-1）；当病灶较大，累及骨密质刺激骨膜时，则可有骨膜性新骨形成（图6-6-2）。结核性骨髓炎发生于儿童者，可引起颌骨膨隆。成人骨质较致密，很少发生骨质膨隆。骨内较大的破坏灶会因血运障碍而有死骨形成，但死骨多细小；骨质破坏范围较大时可发生病理性骨折。结核性骨髓炎好发于下颌角，无病原牙，引起的骨质破坏常远离牙根，但病变

学习笔记

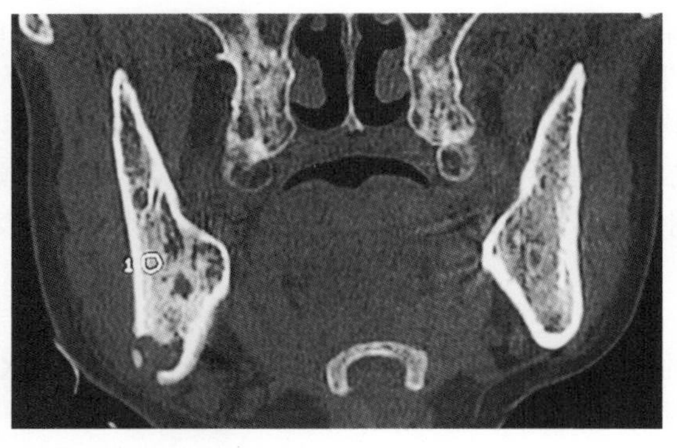

图 6-6-1　下颌骨结核
CT 冠状位图像显示右下颌骨体部骨质破坏，下颌缘骨密质亦破坏并可见小块死骨

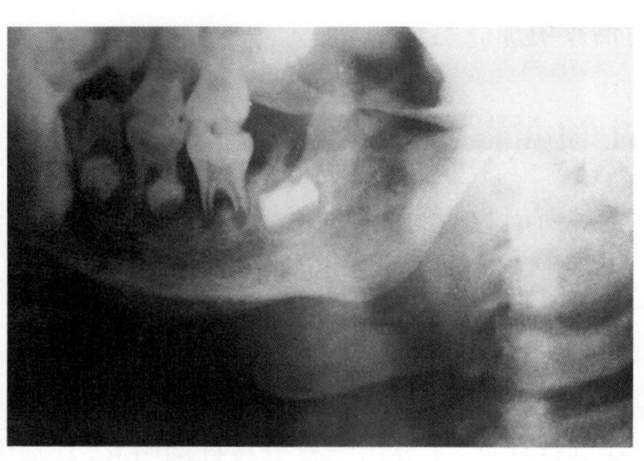

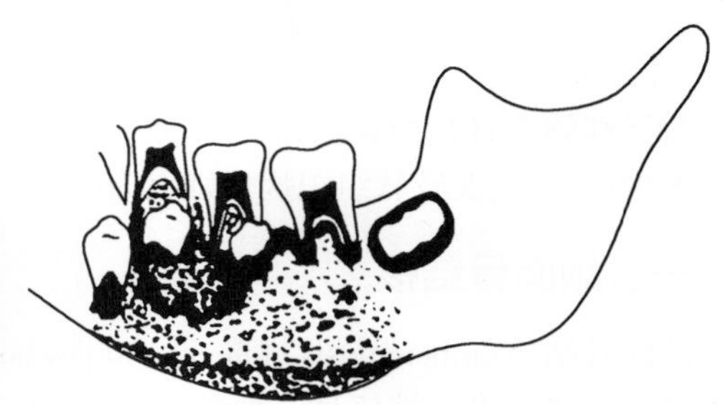

图 6-6-2　颌骨结核
下颌骨侧斜位片显示病变范围较大，局部有死骨形成，下颌缘处有骨膜成骨

学习笔记

较大时可波及牙胚，致牙胚的致密线条影消失，牙胚移位。

发生于颧颌缝处的结核病灶，多侵犯颧颌缝的下半部分。破坏区的界限一般尚清楚，周围无新生骨表现，中心可见有小死骨（图 6-6-3），或可见破坏区邻近骨质轻度膨胀。有时骨质破坏范围较大并伴有颧弓病理性折断。上颌窦一般不受影响，但较大的病灶亦可使上颌窦发生反应性炎症。

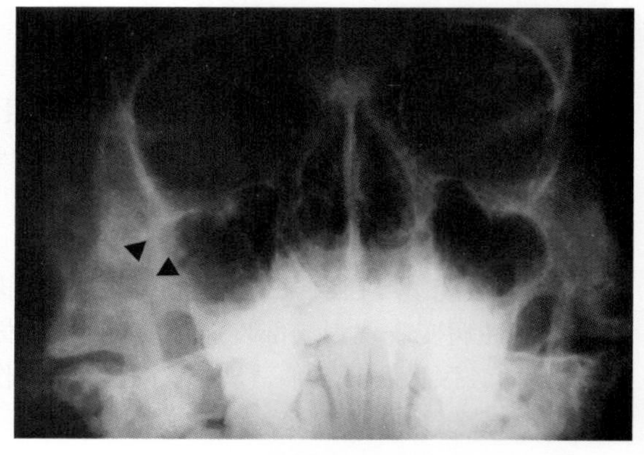

图 6-6-3　颧骨结核
华特位片显示右颧骨破坏（▲），边界不清，其内有死骨形成

二、颌骨放线菌性骨髓炎

颌骨放线菌性骨髓炎（actinomycotic osteomyelitis of jaws）是一种由放线菌引起的、以肉芽肿性和化脓性病变为特点的慢性颌骨骨髓炎。放线菌病多见于软组织，较少累及骨质。颌骨的损害多为软组织病变侵犯的结果。下颌骨较上颌骨多见。1891 年，J.Israel 分离出一种放线菌属的革兰阳性病原体，可引起人发生与牛放线菌病相似的病变。放线菌是一种厌氧菌，至少有三种放线菌与放线菌病有关：A.israelii 与人类放线菌病有关；A.bovis 可引起牛的放线菌病，偶尔与人放线菌病有关；A.baudetii 与猫、狗放线菌病有关。

【病因病理】 放线菌是一种内源性寄生菌，毒力较弱，存在于正常人龋洞、牙周袋、扁桃体窝等处，当机体抵抗力降低时，由于感染、创伤或外科手术破坏了正常口腔黏膜屏障，放线菌可侵入邻近组织。病菌进入骨内形成多数脓肿，相互间有管道相通。病变的特征是在脓液或肉芽组织中出现菌体及菌丝形成的黄色小颗粒，特称为“硫黄颗粒”。

【临床表现】 颌骨放线菌病分为急性和慢性两种，其中慢性者多见，其原因是放线菌繁殖缓慢，毒力较弱。多发生于青壮年男性，常见于下颌骨后部。临床主要表现为硬性软组织包块、多发窦道和不同程度开口受限。病变部位的软组织可呈弥漫性木板样硬度浸润块，进行性、缓慢增大，皮肤颜色为紫红色或暗红色，有时局部有波动感。炎性病灶软化形成脓肿，脓肿破溃形成数目不等的窦道，窦道深在，肉芽组织或排出的浆液性液体中含有黄色颗粒样物质，即“硫黄颗粒”。

【影像学表现】 检查方法：下颌骨病变采用曲面体层片；上颌骨病变采用片及华特位片。

颌骨病变的X线表现是骨质破坏及周围骨质呈反应性新骨增生。骨质破坏区表现为颌骨内大小不等的透影区，骨质增生区表现为骨质密度明显增高。病损多累及骨膜，并引起骨膜成骨而致骨膜明显增厚、颌骨膨隆畸形（图6-6-4）。单纯表现为骨膜成骨或病变部位的骨质疏松或较大的骨质破坏区者均很少见。

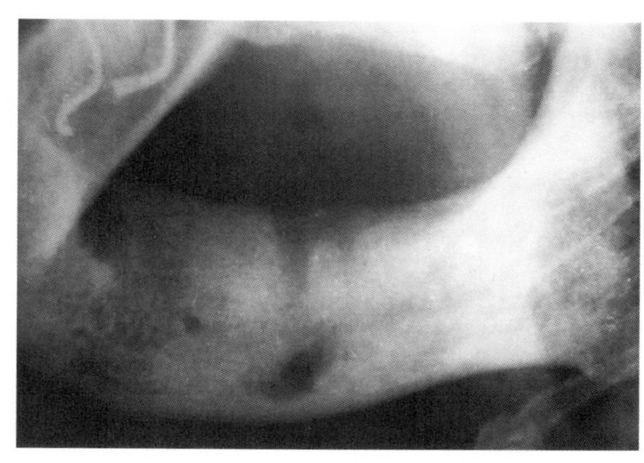

图6-6-4　颌骨放线菌病
下颌骨侧斜位片显示右下颌骨体部密度增高，但其内有局限性密度减低影像，体部稍有膨隆畸形

【鉴别诊断】 面颈部放线菌病常表现为硬性包块，有时需与腮腺炎、腮腺肿瘤、颈部淋巴结核和化脓性骨髓炎鉴别。腮腺炎和化脓性骨髓炎常规抗生素治疗有效，CT扫描有助于区分腺内、腺外病变，颈部淋巴结核影像学检查可见钙化。当临床和影像学表现不能确诊时，则需进行活检和细菌培养。

学习笔记

第七节　颌骨化学性坏死

某些化学物质或药物可引起化学性颌骨坏死（chemical osteonecrosis of jaws），如砷、磷、汞等化学物质和双膦酸盐类药物等。

一、双膦酸盐相关颌骨坏死

双膦酸盐相关颌骨坏死（bisphosphonate-related osteonecrosis of jaws）是与双膦酸盐治疗相关的一个重要并发症，其发生与双膦酸盐的种类、给药途径和用药时间有关，较大剂量静脉用药时患病率为1%~5%，而口服用药患病率为0.01%~0.1%。双膦酸盐静脉注射用于治疗溶骨性骨病变，如多发性骨髓瘤、乳腺癌、前列腺癌、肺癌及其他多种实体瘤的骨转移，可以减轻骨痛、降低发生病理性骨折的风险和恶性肿瘤诱发的高钙血症；而用于预防与骨质疏松症相关的并发症及治疗Paget病时则多为口服制剂。

【病因病理】 其确切机制尚不清楚，可能与此类药物具有强大的抑制破骨细胞活性以及影响骨血管生成的机制有关。双膦酸盐是内生性焦膦酸盐的同分异构体，可诱导破骨细胞凋亡，有效地抑制破骨细胞对骨的重吸收，从而抑制破骨细胞介导的骨转换和骨吸收。

【临床表现】 多发生于下颌骨，诱发因素包括拔牙、手术、活检和修复体压力过大等。美国口腔颌面外科医师协会（American Association of Oral and Maxillofacial Surgeons）制定的诊断标准是双膦酸盐用药史、没有头颈部放疗史和颌骨暴露时间超过8周。临床表现为病变区疼痛、软组织肿胀、牙松动、骨暴露和拔牙窝不愈；长期慢性骨感染可累及骨膜、形成死骨和瘘管。

【影像学表现】 根尖片、曲面体层片、CT和磁共振均有助于明确病变程度和范围、治疗方法选择和疗效监测。接受双膦酸盐治疗患者应采用曲面体层片监测牙及牙周组织状况，纵向观察并比较牙及牙周组织变化有助于诊断。

影像学表现无特异性，可分为双膦酸盐相关的骨改变和继发颌骨感染的影像学改变两类。与双膦酸盐相关的骨改变包括局部骨硬化、骨硬板和下颌管壁增厚以及骨密质沉积导致的颌骨膨隆。上述X线表现并不仅局限于有临床症状的区域，也可发生于没有死骨暴露的部位。病变可累

画廊：ER6-7-1 双磷酸盐相关的颌骨坏死

及多个象限。颌骨感染征象常与双膦酸盐骨坏死同时存在，表现为骨质破坏、死骨形成和骨膜成骨。CT 扫描则有助于显示死骨、口腔上颌窦瘘和骨膜成骨（图 6-7-1）。发生于上颌骨者曲面体层片可有上颌窦黏骨膜肥厚、黏膜骨化等表现，但有时不能发现死骨。

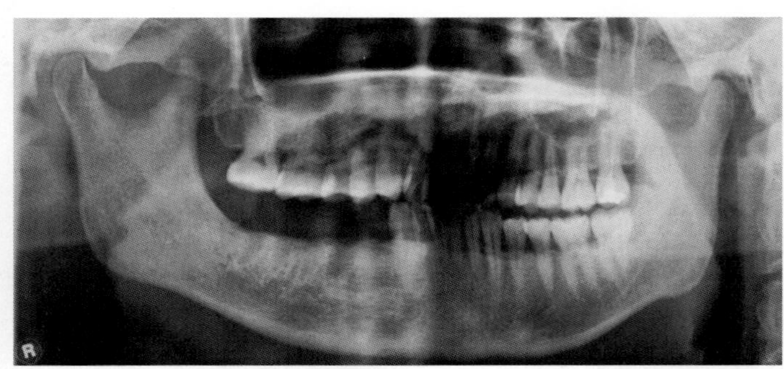

(1)

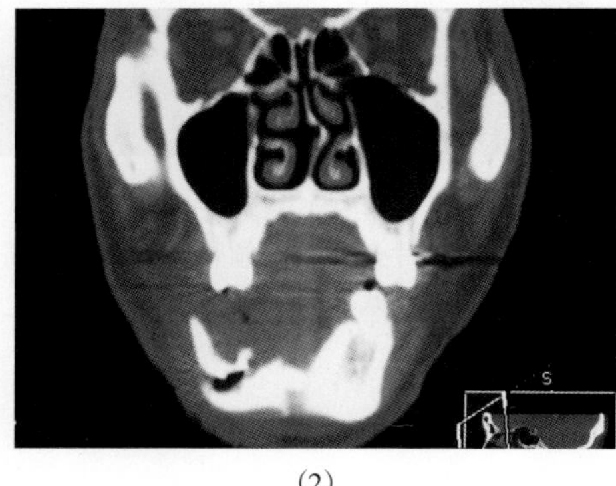

(2)

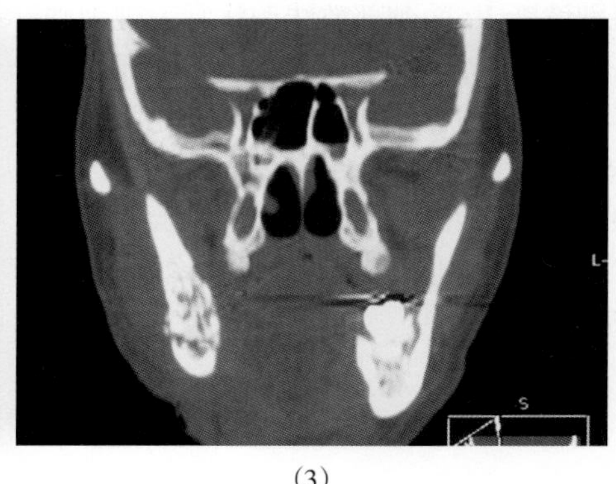

(3)

图 6-7-1　双膦酸盐颌骨坏死（肾癌术后，双膦酸盐药物治疗 1 年余；右下颌牙拔除后牙槽窝不愈合 3 个月）

(1) 曲面体层片显示右下颌前磨牙和磨牙缺失，骨硬板增厚及局部骨硬化　(2) 右下颌骨方块切除术后 4 个月，CT 冠状位图像显示右下颌骨体部病理性骨折　(3) 右下颌骨方块切除术后 4 个月，CT 冠状位图像显示右下颌骨骨质破坏、死骨形成及骨膜成骨；左下颌第三磨牙周围点状低密度影像

学习笔记

【鉴别诊断】 双膦酸盐相关颌骨坏死的 X 线表现无特异性，也可见于牙源性颌骨骨髓炎、放射性颌骨坏死、颌骨转移瘤及多发性骨髓瘤累及颌骨等病变，应注意询问病史。牙源性骨髓炎多有病原牙；颌骨转移瘤多表现溶骨性病变，为单发或多发穿凿样低密度影像。若颌骨转移瘤、多发性骨髓瘤与双膦酸盐颌骨坏死同时存在则难以诊断。

二、颌骨砷毒性坏死

自 1836 年 Spooner 提倡三氧化二砷为牙髓失活剂以来，三氧化二砷曾在临床上广泛应用，目前应用较少；但若使用不当，可引起不良后果，其中砷毒性骨坏死（arsenical osteonecrosis）就是较严重的并发症。

【病因病理】 三氧化二砷与软、硬组织接触后具有较强毒性，若封药时间过长或因邻面龋封药不严密、髓底穿通、经根尖孔或侧支根管导致的药物渗漏或直接与牙龈组织接触均可对牙周组织和牙槽骨造成损害，严重者可致骨组织坏死。

【临床表现】 患牙或邻牙松动、叩痛，局部牙龈红肿并与牙分离，牙槽骨暴露、疼痛、口臭。

【影像学表现】 可因骨坏死范围不同而 X 线表现不同。多为局部牙槽突破坏、密度减低，根尖周可见较大的密度减低区，周围界限清楚，可有死骨形成（图 6-7-2）。

画廊：ER6-7-2 颌骨砷毒性坏死

三、颌骨磷毒性坏死

黄磷用于工业、农业、医药以及国防等领域，慢性磷中毒可导致颌骨损害。

【病因病理】 长期接触磷蒸气，会引起慢性磷中毒。因为磷酸酐、亚磷酸酐和少量的磷化氢等化合物都要和水化合而产生新的化合物，所需的水除唾液供给外，要从它所接触的组织中夺取，因而破坏了该组织的正常生理状态。磷沉积于骨中，使生长发育阶段的骨松质显著增生。生长停止后，可使骨膜增生；受累骨可因此而减少钙盐吸收，变得脆弱。

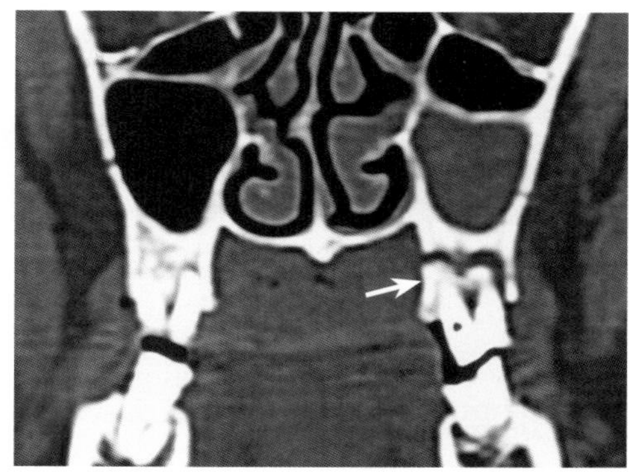

图 6-7-2 颌骨砷毒性坏死

CT 冠状位图像显示左上颌第二磨牙牙槽骨形成死骨，已分离；左侧上颌窦密度弥漫性增高，窦壁骨质连续

【临床表现】 因吸入磷雾溶解在唾液内，侵及口腔黏膜和牙龈使其暗红而无光泽，可有轻度充血和不同程度糜烂。牙周出血、溢脓，侵及牙槽骨使牙酸痛、叩痛、松动脱落，咀嚼无力及蒜样口臭等。此外，还可有记忆力减退、多梦失眠、疲倦和头晕等神经衰弱症状；咳嗽、咳痰、胸闷、声音嘶哑等呼吸道刺激症状；肝区不适、腹痛、嗳气等消化道症状。

【影像学表现】 可选择下颌骨侧斜位片或曲面体层片，可有不同的 X 线表现。双侧牙槽骨可有不同程度的增生、硬化。轻者仅牙槽突骨纹理增粗，骨髓腔变窄；重者整个牙槽突及部分下颌体骨质的骨纹理增粗紊乱，骨髓腔不清，甚至可呈毛玻璃状。凡牙槽突增生、硬化者，均伴有不同类型和不同程度的牙槽骨吸收，轻者仅牙槽突嵴顶轻度水平吸收；重者牙槽骨大部分或全部吸收破坏。在牙槽骨吸收或增生、硬化区域，骨硬板模糊不清或消失，牙周膜间隙增宽。颌骨病损的主要表现为骨质稀疏并呈虫蚀样外观，与正常骨无明显界限，其间可见砂粒状或条索状密度增高影（图 6-7-3）。

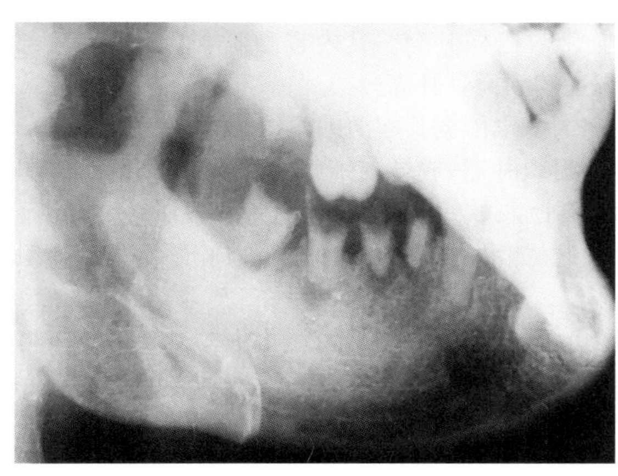

图 6-7-3 颌骨磷毒性坏死

下颌骨侧斜位片显示多数残根形成，牙槽骨吸收，根尖周骨质局限性密度减低，外围骨质明显增生

【鉴别诊断】

1. **慢性根尖周炎** 多为急性根尖周炎未能及时治愈转变而成，故多有急性根尖周炎病史，常为牙髓感染所致，X 线片见根尖周有大小不等的圆形或椭圆形密度减低区，边界可以清楚或不清楚。慢性磷中毒所致牙槽突的水平和纵向吸收同时进行，重者牙槽骨呈 U 形或 V 形骨吸收。

2. **牙周炎** 磷中毒除有牙周炎常见的牙槽骨吸收破坏外，常合并有牙槽骨增生、硬化，多两侧对称。另外，职业性磷密切接触史是其诊断的必要前提条件。

（赵燕平 吴运堂）

学习笔记

第七章 口腔颌面部囊肿、肿瘤和瘤样病变

提要:

本章应掌握牙源性角化囊肿、成釉细胞瘤、牙瘤、骨化纤维瘤、纤维结构不良、原发性骨内癌、骨肉瘤的影像表现特点；熟悉鼻腭管囊肿、含牙囊肿、牙源性黏液瘤/黏液纤维瘤、牙源性腺样瘤、软组织血管瘤或血管畸形、鳞状细胞癌（舌、牙龈和上颌窦）的影像表现特点；了解其他口腔颌面部囊肿、肿瘤和瘤样病变的影像表现特点。

文档：ER7-1-1 牙源性和颌面骨肿瘤 WHO 分类

学习笔记

根据起源不同，通常可将口腔颌面部囊肿、肿瘤和瘤样病变大致分为骨和软组织两类。随着人类对自身疾病认识的不断变化，对口腔颌面部囊肿、肿瘤和瘤样病变的分类也经历了数度更改和反复。以往一直以术语"牙源性肿瘤"（odontogenic tumours）出现的 WHO 分类，至 2017 年发表第 4 版时已被更改为"牙源性和颌面骨肿瘤"（odontogenic and maxillofacial bone tumours）分类。此分类主要有 13 类，包括：①牙源性癌；②牙源性癌肉瘤；③牙源性肉瘤；④良性牙源性上皮性肿瘤；⑤良性牙源性上皮和间充质混合性肿瘤；⑥良性牙源性间充质肿瘤；⑦感染源性牙源性囊肿；⑧牙源性和非牙源性发育性囊肿；⑨恶性颌面骨和软骨肿瘤；⑩良性颌面骨和软骨肿瘤；⑪纤维-骨和骨软骨性病变；⑫巨细胞病变和单纯性骨囊肿；⑬血液淋巴样肿瘤。其内容涵盖本章所述的大部分颌骨囊肿和肿瘤。这是根据 2017 年 WHO 的牙源性和颌面骨肿瘤分类。

口腔颌面部软组织囊肿、肿瘤和瘤样病变的命名大多也依据其起源的组织和器官。根据 2013 年 WHO 发表的软组织肿瘤分类，其主要类别有脂肪组织肿瘤、成纤维细胞性肿瘤、所谓纤维组织细胞性肿瘤、平滑肌肿瘤、血管周细胞性肿瘤、骨骼肌肿瘤、软组织脉管肿瘤、神经性肿瘤、分化不确定肿瘤和未分化/未分类肿瘤。此外，造血系统肿瘤（如淋巴瘤）也以出现于口腔颌面部软组织为主。

迄今，几乎所有影像学投照和成像方法（X 线、CBCT、CT、MRI、核素成像和超声）均可应用于口腔颌面部囊肿、肿瘤和瘤样病变检查。由于成像原理不同，各种影像检查方法所具有的优缺点亦各不相同，且其间常具有互补性。临床上，应根据患者病情选择一或数种检查方法以清晰完整地显示这些颌面骨和软组织病变的部位、大小、内部结构、边缘、范围及其与邻近组织的关系，并结合各种临床信息给出全面分析和诊断。

第一节 颌骨囊肿

和全身其他骨骼相比，颌骨囊肿明显多见且类型繁多。通常，颌骨囊肿有牙源性囊肿和非牙源性囊肿之分。前者主要包括感染性根尖周囊肿（详见第五章 牙及牙周疾病）、牙源性角化囊肿、含牙囊肿等；后者多为发育性囊肿，如鼻腭管囊肿。由于在组织学上难以和其他颌骨囊肿区分，以往曾被命名的发育性面裂囊肿，如球上颌囊肿（globulomaxillary cyst）和正中囊肿（median cyst）现在已很少被提及和诊断。此外，在病理诊断上，尚有部分颌骨囊肿由于各种原因而无法归类。目前，检查和诊断颌骨囊肿主要依靠 X 线（曲面体层片为主）、CBCT 和 CT 等影像学方法。X 线检查主要用于下颌骨囊肿的显示和诊断；CT 和 CBCT 则更适合于完整显示上颌骨囊肿。对于判断颌骨内占位性病变是否为囊性病变和显示囊肿的各方向膨胀而言，CT 检查不可或缺。采用平扫 CT 后仍不

能判断颌骨内占位性病变是否为囊肿者，可进一步采用增强 CT 或平扫 MRI 检查。由此可知，CT 和 MRI 检查有时对颌骨囊肿的诊断具有重要作用。此外，对于某些复发性颌骨囊肿或囊肿恶变者，CT 或 MRI 检查能提供更为可靠详实的诊断征象和信息。

一、含牙囊肿

含牙囊肿(dentigerous cyst)是一种囊壁附于未萌牙颈部并包绕其牙冠的牙源性囊肿，又称滤泡囊肿(follicular cyst)。含牙囊肿又是一种发育性囊肿，其成因可能与牙滤泡的缩余釉上皮和未萌牙的牙冠间出现异常液体集聚有关。在牙齿发育过程中，感染和外伤可能是含牙囊肿的诱发因素。萌出囊肿(eruption cyst)是一种位于软组织内的，且其覆盖于萌出牙表面的变异性含牙囊肿。含牙囊肿是较为常见的颌骨囊肿，可发生于任何年龄，但多见于 10~40 岁；男性多于女性。萌出囊肿少见，好发于儿童。

【病理和临床表现】 含牙囊肿内可含恒牙牙冠或额外牙。囊壁由衬以 2~4 层复层鳞状上皮(无角化和上皮钉突)和疏松纤维组织构成。临床上，含牙囊肿多表现为无痛性颌骨膨胀，病区常有缺牙。

【影像学表现】 含牙囊肿好发于下颌或上颌第三磨牙区和上颌前牙区。囊肿多呈类圆形，边界清晰，周围有光滑的骨密质线围绕。X 线和 CBCT 上，含牙囊肿有单囊(图 7-1-1)和多囊之分，但单囊者多见。病变为低密度 X 线透射表现，其内所含未萌牙常为额外牙或尚无牙根形成的恒牙牙冠。此未萌牙的牙冠多指向病变中心。含牙囊肿的囊壁常围绕于受累牙的冠根交界处(牙釉质 - 牙骨质连接线)。病变内的含牙数目多为单个(源于一个牙胚)，也可多个(源于多个牙胚)，但后者少见。CT 上，含牙囊肿的囊液 CT 值可为水或软组织密度，所含的牙为高密度表现。MRI 上，囊肿的囊液多呈 T_1WI 上的低或等信号和 T_2WI 上的均匀高信号，所含牙呈现为低信号。增强 CT 和 MRI 上，囊肿的囊液无强化表现，但囊壁可有强化。由于未萌出牙的整体运动，囊肿内所含的牙易被推移位，甚至翻转。含牙囊肿有推移和吸收邻牙的倾向。被推邻牙常向根尖方向移位：上颌者可移位至眼眶底部；下颌第三磨牙可被推移至下颌喙突和髁突或至下颌骨下缘。此外，正常牙滤泡间隙的大小约为 2~3mm；如果该间隙超过 5mm，则应考虑有含牙囊肿形成的可能。对不能确定者，可在 4~6 个月后行影像随访检查。若出现牙移位和颌骨膨大征象者，则可视为含牙囊肿形成。

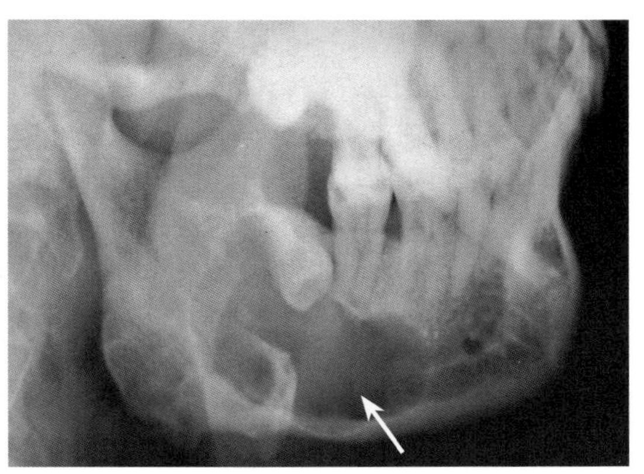

图 7-1-1 右下颌骨含牙囊肿

下颌骨侧斜位片显示右下颌骨体和升支区有单囊状低密度病变(箭头所示)，内含右下第三磨牙(牙冠朝向囊腔)

图片：ER7-1-2 矢状位增强 CT 示上颌骨含牙囊肿

学习笔记

图片：ER7-1-3 矢状位 T_2WI 示左下颌骨含牙囊肿

二、牙源性角化囊肿和基底细胞痣综合征

根据 2017 年 WHO 的牙源性和颌面骨肿瘤分类，牙源性角化囊肿(odontogenic keratocyst，OKC)重又被定义为是一种牙源性囊肿，而非牙源性肿瘤。该病变以具有不全角化的复层鳞状上皮衬里、潜在的侵袭性和浸润性生长为特征。牙源性角化囊肿可单发或多发。多发性牙源性角化囊肿常为基底细胞痣综合征(basal cell nevus syndrome)的表征之一。

(一) 牙源性角化囊肿

牙源性角化囊肿曾被命名为牙源性角化囊性瘤(keratocystic odontogenic tumour)和始基囊肿(primordial cyst)。该囊肿的发病年龄分布广泛，但有两个高峰期，即 10~29 岁和 50~70 岁。男性多于女性。多发性牙源性角化囊肿的平均发病年龄小于单发者。

【病理】 肉眼观察，牙源性角化囊肿为单囊或多囊改变，囊腔内含有黄白色角化物或干酪样物质。囊壁薄而易碎，常有塌陷和折叠。镜下见，牙源性角化囊肿的囊壁由薄而规则的、不全角化的复层鳞状上皮组成。该上皮层无上皮钉突。基底层界限清晰，常由排列成栅栏状的柱状或立方状细胞构成。牙源性角化囊肿有别于其他颌骨囊肿的特征之一是柱状基底细胞的细胞核常远离基底膜侧分布，并呈较深的嗜碱性染色。

【临床表现】 牙源性角化囊肿的早期可无症状。当病变进展到一定程度，患者可出现无痛性肿胀和面部大小不对称。部分患者可因牙萌出障碍而发现此病。伴有继发感染者尚可出现疼痛性肿胀。部分牙源性角化囊肿具有复发倾向，复发率在 5%~62%。

【影像学表现】 下颌骨牙源性角化囊肿较上颌骨者多见，主要发生于下颌后部和下颌支，且多位于下颌神经管上方。近半数下颌骨牙源性角化囊肿可向前伸至下颌体，向后伸至下颌支。上颌骨牙源性角化囊肿多见于上颌后部。复发性牙源性角化囊肿除有颌骨病损外，尚可累及颌骨周围软组织。颌骨牙源性角化囊肿多为类圆形表现，具有一般颌骨囊肿的特点。囊壁光滑，多为一条骨密质线包绕。影像学上，颌骨牙源性角化囊肿有单囊（图 7-1-2）和多囊（图 7-1-3）之分，前者较后者多见。多囊者约占所有牙源性角化囊肿的 2%~30%。病变内可含牙，但不多见。X 线和 CBCT 上，牙源性角化囊肿呈低密度 X 线透射表现。平扫 CT 上，囊肿的囊液 CT 值为水或软组织密度，部分牙源性角化囊肿内因有角化物堆积可致其 CT 值增高（可超过 200HU）（图 7-1-3）。MRI 上，牙源性角化囊肿多呈 T_1WI 上的低或等信号（部分可呈高信号）和 T_2WI 上的均匀高信号。增强 CT 和 MRI 上，囊肿内囊液或囊内容物无强化，囊壁可强化。本病的影像表现特点之一是病变沿下颌骨长轴生长。相较于其他颌骨囊肿和良性牙源性肿瘤而言，牙源性角化囊肿所致颌骨膨胀改变者并不多见。病变可致颌骨骨密质变薄或吸收。牙源性角化囊肿可推移邻牙或致病变内牙根吸收。下颌牙源性角化囊肿可压迫下颌神经管向下移位；上颌牙源性角化囊肿可侵犯或占据部分或整个上颌窦，甚至累及眼

画廊：ER7-1-4 左下颌骨牙源性角化囊肿

学习笔记

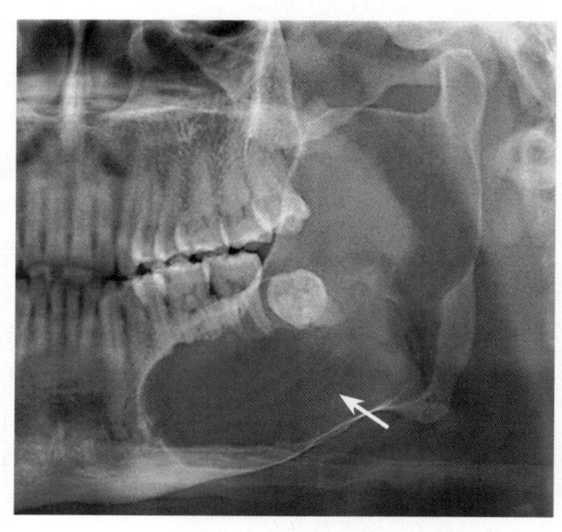

图 7-1-2　下颌骨牙源性角化囊肿
曲面体层片（局部）显示左下颌骨体、角和升支部有单囊状低密度影（箭头显示），内含牙，边界清晰

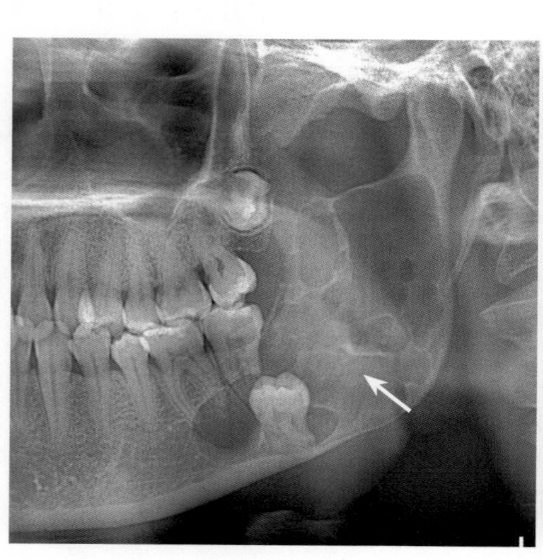

(1)

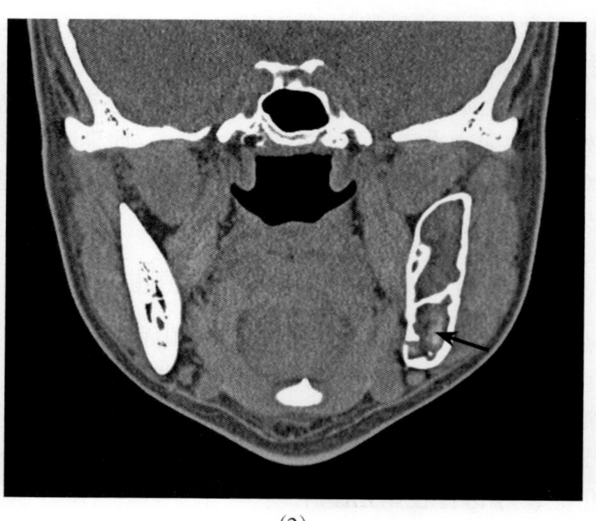

(2)

图 7-1-3　下颌骨牙源性角化囊肿
(1) 曲面体层片（局部）显示左下颌骨体、角和升支部有多囊状低密度影（箭头所示），边界清晰　(2) 冠状位 CT 骨窗显示左下颌骨病变呈多囊状，沿下颌骨长轴生长，膨胀不明显，边界清晰，病变内有高密度角化物（箭头所示）

眶底部。少数牙源性角化囊肿可累及颌骨周围软组织。

（二）基底细胞痣综合征

基底细胞痣综合征又称痣样基底细胞癌综合征（nevoid basal cell carcinoma syndrome）和 Gorlin 综合征（Gorlin syndrome）。该综合征具有常染色体显性遗传特征，且常出现在生命早期，发病年龄多在 5~30 岁。其主要特点为颌骨多发性牙源性角化囊肿和皮肤基底细胞痣或癌。此外，该综合征还可伴有其他异常，如全身骨骼系统异常、钙磷代谢异常、脑部结构异常和脑肿瘤等。全身骨骼的异常影像学表现除颌骨多发性牙源性角化囊肿［图 7-1-4（1）］外，还有肋骨异常（肋骨分叉、肋骨发育不全和肋骨融合）［图 7-1-4（2）］；脊柱异常（半椎畸形、脊柱弯曲、脊柱融合和椎体附件畸形）；多指（趾）、掌骨、颞骨和颞顶隆突变短；眶距增宽或变短；突颌畸形等。钙磷代谢的异常影像学表现主要包括生命早期出现脑镰、脑幕或其他脑膜钙化；蝶鞍韧带钙化。脑部结构异常主要有脑室大小不对称或异常扩大；脑萎缩；透明隔畸形和胼胝体发育不全。脑肿瘤主要有脑膜瘤或髓母细胞瘤。

画廊：ER7-1-5 蝶鞍韧带钙化

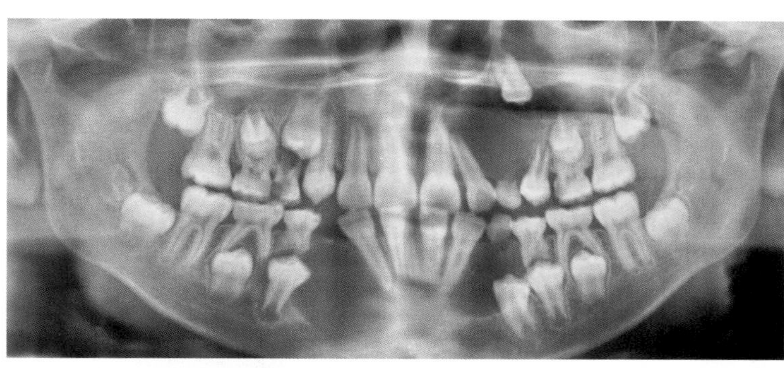

（1）

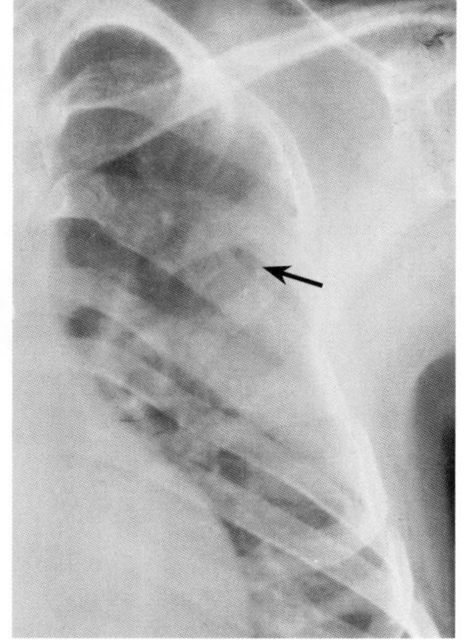

（2）

图 7-1-4　基底细胞痣综合征

（1）曲面体层片显示双侧下颌骨体和左上颌骨有多发囊性病变（牙源性角化囊肿）（2）胸部后前位片（局部）显示左侧第二前肋分叉畸形（箭头所示）

三、牙源性钙化囊肿

牙源性钙化囊肿（calcifying odontogenic cyst）是一种发育性牙源性囊肿，该疾病属于颌骨影细胞病变之一。曾被命名为牙源性钙化囊性瘤（calcifying cystic odontogenic tumour）、牙源性钙化影细胞囊肿（calcifying ghost cell odontogenic cyst）和 Gorlin 囊肿。牙源性钙化囊肿的发病年龄广泛，平均发病年龄约为 30 岁。伴有牙瘤者，发病年龄多在 20 岁以内。无明显性别差异。

【病理和临床表现】 牙源性钙化囊肿为囊性肿物，囊壁较厚韧、表面光滑。其囊壁主要由两种成分构成，即成釉细胞瘤纤维样上皮衬里和可发生钙化的影细胞群。牙源性钙化囊肿有骨内型和骨外型之分；后者少见（约 10%）。临床上，患者多无症状或仅表现为无痛性肿胀，病变界限清晰。

【影像学表现】 上、下颌骨牙源性钙化囊肿的发生率大致相等。前牙区（切牙 - 尖牙区）好发。病变多呈类圆形，内可含牙，边缘清晰。X 线和 CBCT 上，牙源性钙化囊肿多呈单囊状 X 线透射区。CT 上，该囊肿的囊内容物多与水液 CT 值相同，分布均匀；囊壁为软组织密度，部分可见特征性钙化征象（图 7-1-5）。MRI 上，囊肿的内容物多呈 T_1WI 上的低信号和 T_2WI 上的均匀高信号，囊壁为等信号。牙源性钙化囊肿常致邻牙移位和病变内牙根吸收。部分囊肿可呈膨胀性改变。

图片：ER7-1-6 横断位 T_2WI 示右上颌骨牙源性钙化囊肿

四、鼻腭管囊肿

鼻腭管囊肿（nasopalatine duct cyst or nasopalatine canal cyst）是一种起源于上颌鼻腭管（切牙管）

学习笔记

内残余上皮的发育性囊肿。该囊肿又称切牙管囊肿(incisive canal cyst)和鼻腭囊肿(nasopalatine cyst)。鼻腭管囊肿是非牙源性囊肿中最常见者,约占所有颌骨囊肿的10%。该囊肿的发病年龄多在40~60岁,男女比例为3∶1。

【病理和临床表现】 鼻腭管囊肿的上皮衬里可以是复层鳞状上皮、假复层纤毛柱状上皮,或两者兼备。临床上,位置浅表的鼻腭管囊肿多表现为腭乳头区有边界清晰的无痛性微小隆起,蓝色,触有波动感。位置深在者则较难被发现。

【影像学表现】 多数鼻腭管囊肿位于上颌中线和左、右中切牙牙根之间或后方(鼻腭管或切牙管内)。鼻腭管囊肿多呈单囊类圆形,病变直径可较大(超过2cm)。X线咬合片和CBCT上,该囊肿可呈心形X线透射区(图7-1-6)。病变边界清晰,周围有骨密质线围绕。CT上,囊肿的CT值多与水液相等或相近,但也可为软组织密度。MRI上,囊内液体在T_1WI和T_2WI上可分别呈低等信号和均匀高信号,也可都表现为高信号。多数鼻腭囊肿可致两侧上颌中切牙分离和移位,但牙周围的骨硬板和牙周膜连续性仍存在。CBCT或CT骨窗上,鼻腭管的异常增大(直径超过1cm)或消失(在病变区及周围骨组织内)可作为诊断本病的直接和间接依据。

ER7-1-7

图片:ER7-1-7 横断位CT骨窗示鼻腭管囊肿

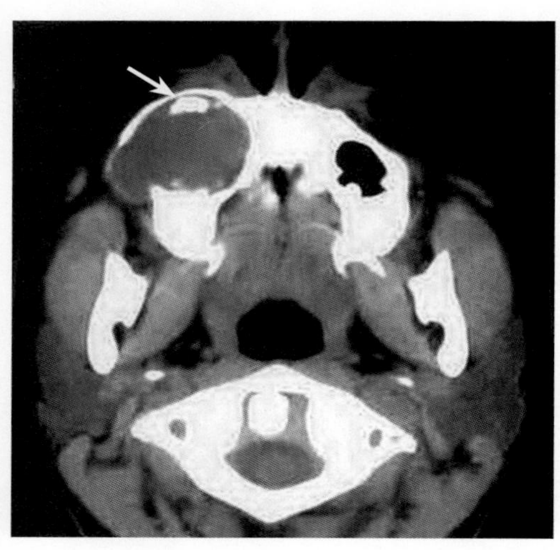

图7-1-5　上颌骨牙源性钙化囊肿

横断位(轴位)平扫CT显示右上颌骨内有类圆形囊性病变,囊壁上有钙化显示(箭头所示),边界清晰

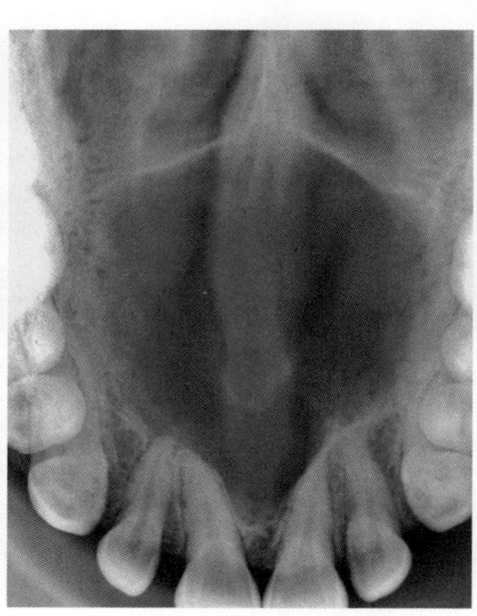

图7-1-6　鼻腭管囊肿

上颌前部咬合片显示鼻腭管囊性病变呈"心形",两中切牙牙根被推移位

学习笔记

第二节　颌面颈部软组织囊肿

发生于颌面颈部软组织的囊肿主要有皮样囊肿、表皮样囊肿、鳃裂囊肿、甲状舌管囊肿、畸胎样囊肿、舌下腺囊肿、胸腺囊肿、滑膜囊肿和腱鞘囊肿等。本节主要叙述前4种病变。超声、CT和MRI均可作为颌面颈部软组织囊肿的影像检查方法。对位于颌面颈部浅表部位的软组织囊肿,超声应作为首选检查方法。CT和MRI检查更适合于位置深在和范围较大的软组织囊肿。某些发育性软组织囊肿如果以瘘或窦的形式出现,还可采用瘘管或窦道X线造影检查。

一、皮样囊肿

皮样囊肿(dermoid cyst)为起源于胚胎期发育性上皮剩余的囊性病变。发生于口底的皮样囊肿多为第一和第二鳃弓处外胚层结构陷入所致。口腔颌面颈部皮样囊肿较为少见。该囊肿的发病年龄多在20~30岁,无明显性别差异。

【病理和临床表现】 皮样囊肿的囊壁较厚,内含皮肤及其附件。肉眼剖面观示囊肿内含干酪样物质,可呈棕褐色、黄色或白色;也可含血液或慢性出血产物。皮样囊肿内衬角化鳞状上皮,且

含有皮肤结构，包括皮脂腺、发囊、血管、汗腺和脂质。临床上，皮样囊肿多表现为口腔颌面部皮下或黏膜下无痛性缓慢生长的肿物，触之有弹性和面团感。位于口底的皮样囊肿可向口腔内生长，压迫气道，进而影响语言、进食和呼吸功能。伴有感染者，病变可突然增大。

【影像学表现】 皮样囊肿好发于口腔颌面部的中线区。口底是口腔颌面部皮样囊肿的最常发生部位。通常以下颌舌骨肌为界分口底区囊肿为口内型（舌下区）和口外型（颏下和下颌下区）。皮样囊肿多呈单囊类圆形，边缘光滑。超声上，该囊肿多呈混合回声表现。病灶内有散在分布且强弱不一的光点。CT 上，皮样囊肿的 CT 值因其内部结构不同而异：或为脂肪密度表现；或为水液密度改变；少数可见钙化；部分可有脂 - 液平面形成。MRI 上，皮样囊肿的信号表现亦随其内容物而异。如其内含脂肪，则在 T_1WI 和 T_2WI 上均呈高信号；如其内含水液，则在 T_1WI 上呈低或中等信号，在 T_2WI 上呈高信号（图 7-2-1）。部分皮样囊肿在 CT 和 MRI 上可表现为特征性的“大理石袋”征（图 7-2-1）。增强 CT 和 MRI 上，囊肿的内容物无强化表现；囊壁可有强化。口底皮样囊肿可压迫其周围肌肉组织，或压迫口咽腔致气道狭小。

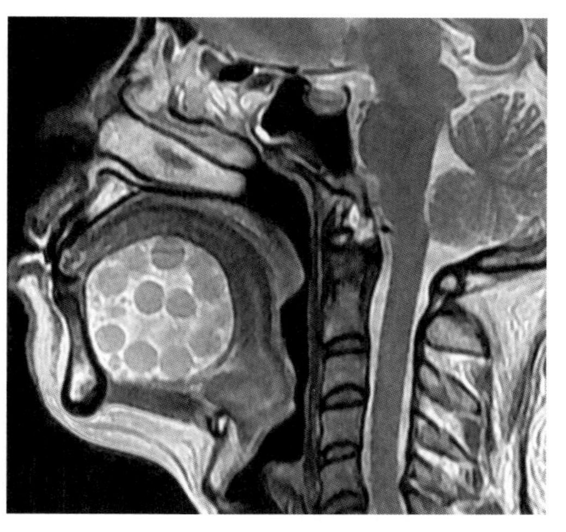

图 7-2-1　口底皮样囊肿
矢状位 T_2WI 显示口底正中有类圆形异常高信号病变，呈大理石袋样表现，边界清晰

ER7-2-1
图片：ER7-2-1
B 超声像图示右侧颈部皮样囊肿

ER7-2-2
画廊：ER7-2-2
口底皮样囊肿

二、表皮样囊肿

表皮样囊肿（epidermoid cyst）亦为一种起源于胚胎期发育性上皮剩余的囊肿性病变。表皮样囊肿来源于胚胎的外胚层。本病多见于儿童青少年和年轻成人。无明显性别差异。

【病理和临床表现】 表皮样囊肿具有一般囊肿特点，囊液或透明而黏稠，或含干酪样黄白色物质，囊壁薄而光滑。该囊肿内衬复层鳞状上皮，纤维囊壁内无皮肤附属器结构。临床上，表皮样囊肿多为质地柔软、生长缓慢的无痛性软组织肿块。遇继发感染时，病变可突然增大并出现疼痛。

ER7-2-3
画廊：ER7-2-3
左髁突外侧表皮样囊肿

学习笔记

【影像学表现】 表皮样囊肿多发生于口腔颌面颈部的侧面。该囊肿好发于面颊和腮腺皮下组织内，亦可见于口底。囊肿多呈单囊类圆形，边界清晰。超声上，表皮样囊肿多为无回声或低回声表现（图 7-2-2）。部分囊肿内的细胞碎片可造成“假实性”回声表现。CT 上，表皮样囊肿多呈水液密度。MRI 上，该囊肿多呈 T_1WI 上的低信号和 T_2WI 上的均匀高信号。增强 CT 和 MRI 上，囊肿的囊液无强化，囊壁可有强化。

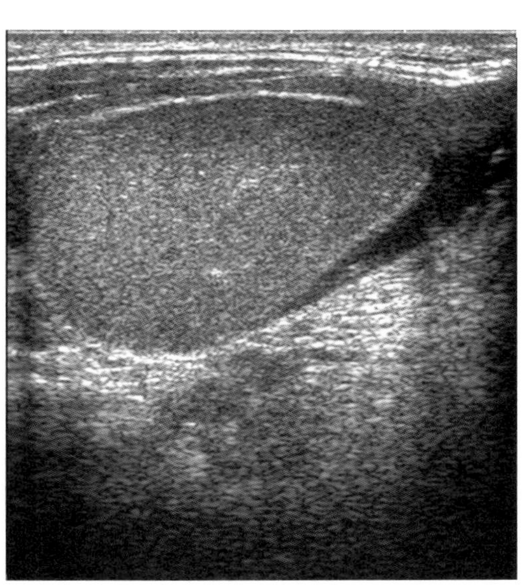

图 7-2-2　下颌下区表皮样囊肿
B 超声像图显示下颌下间隙区有类圆形低回声病变，边界清晰

三、鳃裂囊肿

鳃裂囊肿（branchial cleft cyst）是一种发生于颌面颈部的先天性发育性囊肿。一般认为该囊肿的发生和胚胎期鳃器或咽囊的上皮残余有关。根据发生部位的不同，通常可将鳃裂囊肿分为四种：位于下颌角之上及腮腺外耳道周围者为第一鳃裂囊肿；位于肩胛舌骨肌以上者为第二鳃裂囊肿；位于颈下部者为第三和第四鳃裂囊肿。鳃裂囊肿可发生于任何年龄，但以 20~50 岁者多见。无明显性别差异。第二鳃裂囊肿最为常见；其次为第一鳃裂囊肿；第三和第四鳃裂囊肿罕见。鳃裂囊肿破溃后可形成鳃裂瘘，且多为有外口无内口的不完全性瘘。完全

性瘘则兼具内外口。通常，第三和第四鳃裂异常多以瘘或窦的形式出现，且多见于成人。

【病理和临床表现】 鳃裂囊肿为囊性肿物，内含清亮液体。囊肿壁的外层为纤维组织；内层为无角化的扁平或柱状鳞状上皮。临床上，鳃裂囊肿常表现为颈部无痛性肿块，质地柔软。该囊肿易继发感染，并出现反复肿大和发热症状。鳃裂瘘形成后，可见瘘口处有液体溢出。

【影像学表现】 第一鳃裂囊肿多位于腮腺内和外耳道周围；第二鳃裂囊肿多位于下颌下腺的后外侧、颈动脉间隙的外侧和胸锁乳突肌的前内方。如有第二鳃裂瘘形成，则其多分布于颈内和颈外动脉之间至咽扁桃体处。第三鳃裂囊肿主要位于颈后间隙和胸锁乳突肌前缘。第四鳃裂囊肿可见于左侧梨状窝至甲状腺的任何部位，但常见于甲状腺左叶或附着于甲状软骨表面。鳃裂囊肿多呈单囊类圆形，少数为多囊结构。囊肿边界清晰。超声上，囊肿多呈无回声液性暗区，其边缘可为实性低回声表现。CT 上，囊肿的囊液的 CT 值等于或近于水液密度（图 7-2-3）。MRI 上，该囊肿多表现为 T_1WI 上的低信号和 T_2WI 上的均匀高信号。增强 CT 和 MRI 上，囊肿的囊液无强化，囊壁可强化。遇有继发感染时，囊壁可增厚且有明显强化。鳃裂囊肿其对邻近组织的影响因其部位不同而异。第一鳃裂囊肿多紧邻外耳道或黏附于腮腺内的面神经周围。第二鳃裂囊肿可与颈内静脉粘连，也可推移颈鞘血管向后外移位。

图片：ER7-2-4 B 超声像图示右侧颈部鳃裂囊肿

画廊：ER7-2-5 左侧颈部鳃裂囊肿

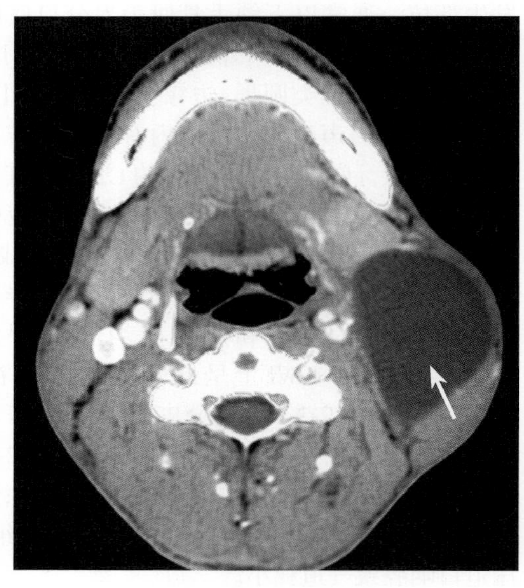

图 7-2-3　颈部第二鳃裂囊肿

横断位增强 CT 显示左颈上部（下颌下腺后外方，胸锁乳突肌肌内前方）有囊性病变，内无强化（箭头所示），边界清晰

学习笔记

四、甲状舌管囊肿

甲状舌管囊肿（thyroglossal duct cyst）起源于舌根盲孔（foramen cecum of tongue base）和甲状腺床（thyroid bed）之间的甲状舌管残余（remnant of thyroglossal duct）。甲状舌管囊肿是最为常见的先天性颈部异常。和鳃裂囊肿相比，甲状舌管囊肿的发生率为其 3 倍。甲状舌管囊肿多见于 10 岁以下儿童；部分可见于成人。无明显性别差异。

【病理和临床表现】 甲状舌管囊肿表现为光滑的囊腔状结构，可有伴行于舌骨或舌盲孔的管道。该囊肿的上皮衬里为鳞状上皮细胞或呼吸道上皮细胞，且有分泌活性。囊壁内可见少量甲状腺组织和胶体沉积。临床上，甲状舌管囊肿多表现为颈部柔软的无痛性肿物。该肿物可因上呼吸道感染或外伤而反复肿大。若病变位于舌骨附近，则肿物可随舌的运动而移动。约有 1% 甲状舌管囊肿可转变为癌（多为甲状腺乳头状癌）。

【影像学表现】 甲状舌管囊肿可分布于自舌盲孔至甲状腺床之间的任何区域，其中 25% 位于舌骨上区；50% 位于舌骨区；25% 位于舌骨下区。舌骨上区和舌骨区的甲状舌管囊肿大多在颈中线附近，而舌骨下者多位于颈侧区。甲状舌管囊肿多呈类圆形，边缘光滑，囊壁薄而均匀。超声上，该囊肿多为无回声或低回声表现。儿童多呈“假实性”回声表现。CT 上，甲状舌管囊肿的 CT 值多等于水液或软组织密度（图 7-2-4）。MRI 上，该囊肿多表现为 T_1WI 上的低信号（少数为高信号）和 T_2WI 上的均匀高信号。增强 CT 和 MRI 上，除囊壁有强化外，囊内容物

画廊：ER7-2-6 颈前甲状舌管囊肿

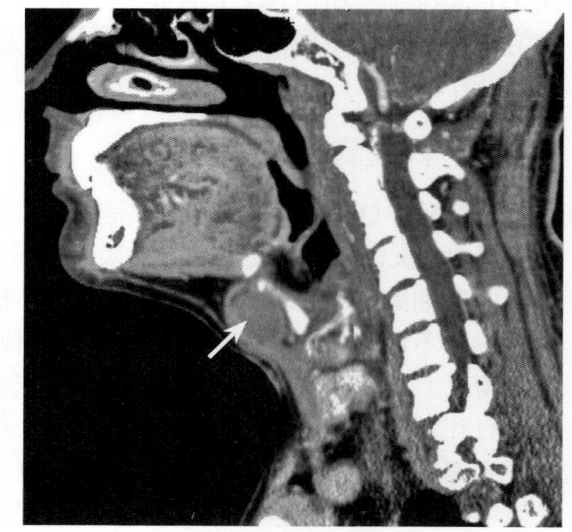

图 7-2-4　颈上部甲状舌管囊肿

重建矢状位增强 CT 显示舌骨体前方有类圆形囊状病变（箭头），内无强化，边界清晰

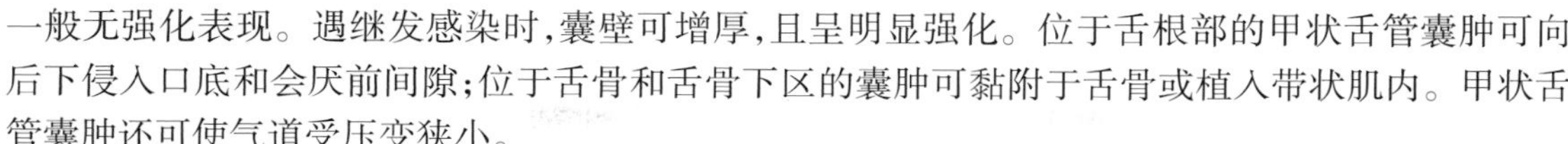

一般无强化表现。遇继发感染时，囊壁可增厚，且呈明显强化。位于舌根部的甲状舌管囊肿可向后下侵入口底和会厌前间隙；位于舌骨和舌骨下区的囊肿可黏附于舌骨或植入带状肌内。甲状舌管囊肿还可使气道受压变狭小。

第三节　颌骨良性肿瘤或瘤样病变

颌骨良性肿瘤和瘤样病变有牙源性和非牙源性之分。在颌骨肿瘤中，良性者占大多数，且以良性牙源性肿瘤为主。良性牙源性肿瘤种类繁多，主要有以下 3 类：牙源性上皮性肿瘤（以成釉细胞瘤为主）、牙源性上皮与间充质混合性肿瘤（以牙瘤为主）和牙源性间充质肿瘤（以牙骨质 - 骨化纤维瘤和黏液纤维瘤为主）。颌骨良性非牙源性肿瘤和瘤样病变主要包括：纤维结构不良、骨和软骨肿瘤、巨细胞病变和颌骨中心性血管瘤等。颌骨良性肿瘤和瘤样病变的影像学检查方法主要有：X 线（曲面体层为主）、CBCT、CT 和 MRI。其中，对上颌骨肿瘤的检查应以 CT 和 CBCT 为主；对下颌骨肿瘤的影像学检查应 X 线和 CT 检查并重。条件允许时，不应忽视 MRI 检查。对于准确判断颌骨良性肿瘤的内部结构（单囊或多囊；囊性或实性）和其对邻近组织侵犯，增强 CT 或平扫 MRI 检查有时不可或缺。

一、成釉细胞瘤

成釉细胞瘤（ameloblastoma）是一种常见的牙源性上皮性肿瘤。根据 2017 年 WHO 的牙源性和颌面骨肿瘤分类，成釉细胞瘤有以下 4 型，即普通成釉细胞瘤（conventional ameloblastoma）、单囊型（unicystic type）、骨外 / 外周型（extraosseous/peripheral type）和转移性成釉细胞瘤（metastasizing ameloblastoma）；后 2 种类型罕见。普通成釉细胞瘤的发病年龄范围广，但多见于 30~60 岁，20 岁以下者少见。单囊型成釉细胞瘤的发病年龄小于其他类型成釉细胞瘤，含未萌牙者平均发病年龄为 16 岁；不含未萌牙者平均发病年龄为 35 岁。无明显性别差异。

【病理】 普通成釉细胞瘤是一种发生于颌骨内，以渐进性和膨胀性生长为特点的牙源性上皮性肿瘤。肿瘤具有局部侵袭性，若治疗不当可致局部复发。普通成釉细胞瘤又称经典骨内成釉细胞瘤（classical intraosseous ameloblastoma）和实体 / 多囊成釉细胞瘤（solid/multicystic ameloblastoma），为成釉细胞瘤中最常见者。病理上，肿瘤由实性和囊性部分组成，有完整或不完整包膜。此型成釉细胞瘤有 2 种基本的组织学类型，即滤泡型和丛状型。其他少见组织学类型者包括棘皮瘤型、颗粒型、基底细胞样型和促结缔组织增生型。单囊型成釉细胞瘤以单腔内衬成釉细胞样上皮为特点。骨外 / 外周型成釉细胞瘤是一种发生于牙龈软组织或无齿牙槽区的成釉细胞瘤。转移性成釉细胞瘤指原发于颌骨且已发生转移（多见于肺、淋巴结和骨），而组织学上仍为良性表现的成釉细胞瘤。

【临床表现】 成釉细胞瘤或无症状，或表现为无痛性颌骨肿胀、牙松动移位、咬合不正、感觉异常、疼痛和扪之有乒乓球感。

【影像学表现】 下颌骨成釉细胞瘤较上颌骨者多见。下颌骨成釉细胞瘤多位于下颌后部或下颌升支（约占 80%），其次为下颌前部和上颌后部。颌骨成釉细胞瘤多呈类圆形，边界清晰；少数可呈不规则形，边界模糊；部分成釉细胞瘤可呈分叶状。X 线和 CBCT 上，成釉细胞瘤有多囊（图 7-3-1）和单囊（图 7-3-2）之分。以往所谓“蜂窝型”或“皂泡状”实为一种特殊多囊结构。多囊者其囊的大小可相差悬殊。大多数颌骨成釉细胞瘤呈多囊或单囊低密度 X 线透射表现。CT 和 MRI 上，除可见成釉细胞瘤呈多囊和单囊表现外，尚可辨别其为实性、囊性或囊实性。CT 上，肿瘤囊性部分的 CT 值多等于或近于水液；实性部分为软组织密度（图 7-3-1）。MRI 上，成釉细胞瘤多呈 T_1WI 上的低等信号（部分可呈高信号）和 T_2WI 上的不均匀高信号（图 7-3-3）。增强 CT 和 MRI 上，肿瘤的实性部分和囊隔多呈强化表现，囊性部分则无强化。CT 和 MRI 上还可显示成釉细胞瘤的囊壁，或薄或厚。厚壁者可有壁结节形成。通常，MRI 或增强 CT 上所示的实性或囊实性成釉细胞瘤多与病理上的实体 / 多囊成釉细胞瘤相对应；而囊性成釉细胞瘤多与病理上的单囊型成釉细胞瘤相对应。成釉细胞瘤多局限于骨内，但可致颌骨骨密质变薄或消失。少数成釉细胞瘤可通过吸收的颌

学习笔记

画廊：ER7-3-1 下颌骨成釉细胞瘤

图片：ER7-3-2 冠状位增强 T_1WI 示左侧下颌骨成釉细胞瘤内有壁结节（箭头）

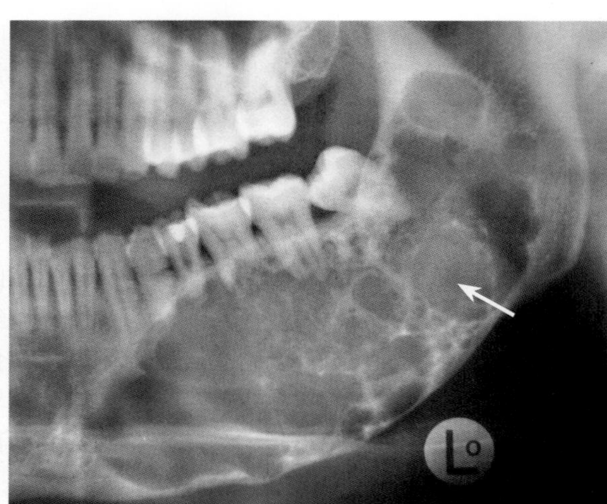

(1)

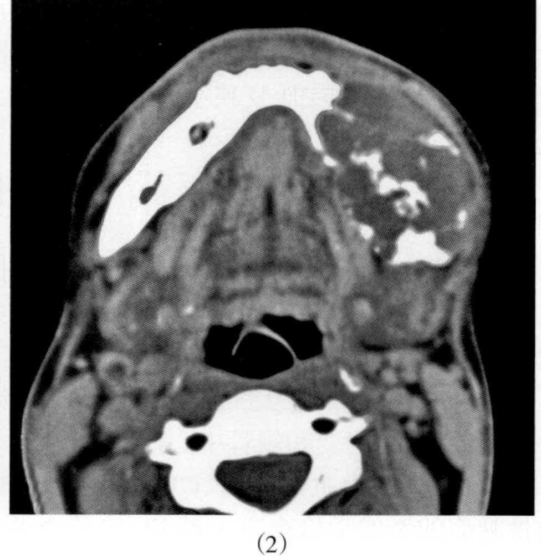

(2)

图 7-3-1 下颌骨成釉细胞瘤

(1)曲面体层片(局部)显示左下颌体有多囊状病变(箭头所示),各囊大小悬殊,局部呈蜂窝状,牙根呈锯齿状吸收 (2)横断位平扫 CT 显示左下颌骨多囊病变为软组织密度,囊隔为骨性结构,部分颌骨骨密质吸收,边界清晰

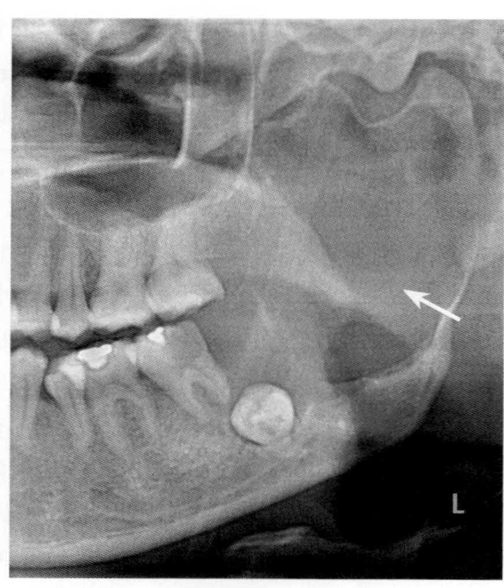

图 7-3-2 下颌骨成釉细胞瘤

曲面体层片(局部)显示左下颌支区有单囊低密度病变(箭头所示),边界清晰

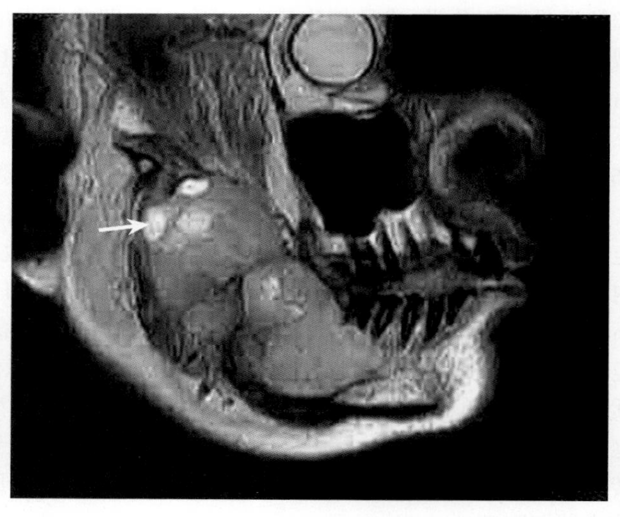

图 7-3-3 下颌骨成釉细胞瘤

矢状位 T_2WI 显示右下颌骨体多囊病变呈不均匀高信号表现,病变以实性结构为主,局部可见多个小囊变区(箭头所示),边界清晰

学习笔记

图片:ER7-3-3 冠状位增强 T_1WI 示右上颌骨成釉复发侵入颅内

骨骨密质侵入周围软组织,表现为软组织肿大或肿块形成。极少数成釉细胞瘤(尤其是上颌骨或复发性成釉细胞瘤)还可破坏颅底、侵入颅内。

除上述影像学表现外,颌骨成釉细胞瘤尚有以下影像表现特点:①颌骨膨胀,以唇颊侧为主;②牙根呈锯齿状吸收;③肿瘤可致牙根间的牙槽骨吸收;④肿瘤边缘可有骨硬化增生;⑤瘤区内可有缺牙或牙移位;⑥瘤内可含牙(多见于单囊型成釉细胞瘤);⑦钙化或骨化较为少见(除外促结缔组织增生型成釉细胞瘤)。

二、牙源性钙化上皮瘤

牙源性钙化上皮瘤(calcifying epithelial odontogenic tumour)是一种良性上皮性牙源性肿瘤,且以分泌一种易于钙化的淀粉样蛋白为特点。该肿瘤由 Pindborg 首先报道,故又名 Pindborg 瘤

(Pindborg tumour)。牙源性钙化上皮瘤罕见。该肿瘤的发病年龄在 20~60 岁，平均年龄约 40 岁。无明显性别差异。

【病理和临床表现】 牙源性钙化上皮瘤为实性结构，肿瘤内有不同程度的钙化，包膜不完整或无包膜。具有局部侵袭性。临床上，本病多表现为无痛性肿物，约半数患者有患区缺牙表现。由于该肿瘤具有局部侵袭性，故手术不彻底者易复发。

【影像学表现】 下颌骨牙源性钙化上皮瘤较上颌者多见。颌骨后部的前磨牙和磨牙区为该肿瘤好发部位。多数牙源性钙化上皮瘤呈类圆形改变。边界清晰者较不清晰者多见。X 线和 CBCT 上，牙源性钙化上皮瘤虽有单囊和多囊之分，但前者远多于后者。该肿瘤多呈混合低密度表现(图 7-3-4)。肿瘤内可见钙化，且常含未萌牙；钙化常位于未萌牙附近。CT 上，该肿瘤多呈混合密度(软组织和钙化混合)表现。除少数肿瘤可穿破骨密质侵犯至骨外，多数牙源性钙化上皮瘤局限于骨内生长。

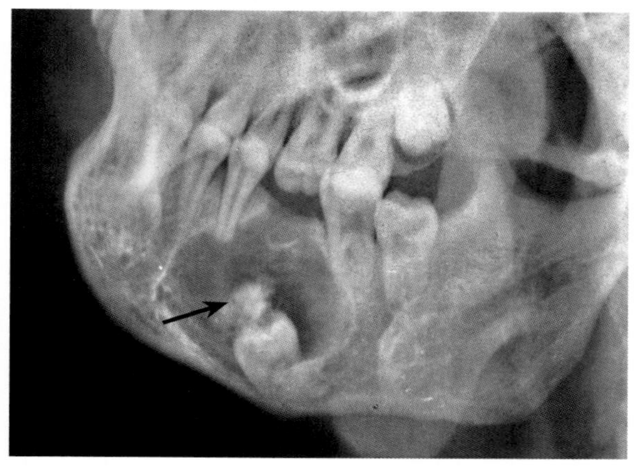

图 7-3-4　下颌骨牙源性钙化上皮瘤

下颌骨侧斜位片显示左下颌骨体有类圆形低密度病变，内含牙一枚，其牙冠周围可见钙化(箭头所示)

图片：ER7-3-4 冠状位 CT 骨窗示右上颌骨牙源性钙化上皮瘤

三、牙源性腺样瘤

学习笔记

牙源性腺样瘤(adenomatoid odontogenic tumour)是一种良性上皮性肿瘤，以牙源性上皮组织构成管样间隙为特点。过去曾误认其为成釉细胞瘤，称为腺样成釉细胞瘤(adenoid ameloblastoma)。本病少见。近 90% 患者的发病年龄小于 30 岁。牙源性腺样瘤多见于女性，男女发病比例约为 1∶2。通常可将牙源性腺样瘤分为以下 3 类，即滤泡型(follicular type)、滤泡外型(extrafollicular type)和外周型(peripheral type)。滤泡型指发生于骨内且与未萌牙(尤其是尖牙)关系密切者(约占 3/4)；滤泡外型指发生于骨内但不含牙者。

【病理和临床表现】 多数牙源性腺样瘤外形较小，包膜完整，病变切面多呈囊性和实性混合。囊性区可含牙。肿瘤的实性结节由不同形态的牙源性上皮细胞所构成，该结节可形成管样间隙结构，内有钙化灶。临床上，本病多表现为无痛性颌骨膨胀，患区可有乳牙滞留。

【影像学表现】 牙源性腺样瘤好发于颌骨前部。上颌骨多见，其与下颌发生之比约为 2∶1。约 60% 的牙源性腺样瘤含有未萌尖牙。滤泡型者多见于上颌骨；滤泡外型者多见于下颌骨。牙源性腺样瘤多呈类圆形，边界清晰，多有骨密质线围绕。X 线和 CBCT 上，牙源性腺样瘤以单囊低密度或混合低密度表现为主，瘤内有钙化，亦可含牙(多为尖牙)(图 7-3-5)。CT 上，肿瘤多为囊实性表现，瘤内可含牙，并有点状或斑片状钙化。MRI 上，肿瘤在 T_1WI 上呈低或等信号；在 T_2WI 上呈不均匀高信号。增强 CT 和 MRI 上，病变实性部分可有强化。直径较大的牙源性腺样瘤可致邻牙移位。瘤内牙根吸收罕见。受累颌骨可呈膨胀性改变，但无骨外侵犯。

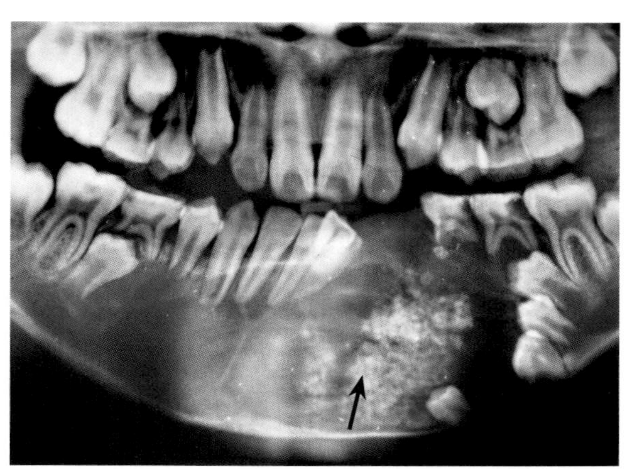

图 7-3-5　下颌骨牙源性腺样瘤

曲面体层片(局部)显示下颌骨前部有多囊混合密度病变，内有未萌牙和钙化(箭头所示)，边界清晰

图片：ER7-3-5 重建矢状位 CT 示右上颌骨牙源性腺样瘤

四、成釉细胞纤维瘤

成釉细胞纤维瘤（ameloblastic fibroma）是一种罕见的、不含牙体硬组织，且由牙源性上皮和类似于牙乳头的牙源性间充质所组成的良性肿瘤。该肿瘤的平均发病年龄为15岁，无明显性别差异。

【病理和临床表现】 成釉细胞纤维瘤为实性结构，有光滑包膜。肿瘤的间充质成分由类牙乳头和丰富的黏液样细胞构成。肿瘤的上皮成分与成釉细胞瘤相似。本病多表现为无痛性面部肿胀，偶有咬合疼痛和牙齿移位。该肿瘤可有复发，亦可发展为成釉细胞纤维肉瘤。

【影像学表现】 成釉细胞纤维瘤好发于下颌骨后部。肿瘤多呈类圆形，边界清晰。少数为不规则，边界模糊。X线和CBCT上，肿瘤多表现为单囊或多囊低密度X线透射区（图7-3-6）。CT上，肿瘤为实性软组织密度表现，内可含牙（多为恒磨牙）。成釉细胞纤维瘤可致颌骨膨胀，但少有骨外侵犯。邻牙可有轻度移位。牙根吸收少见。

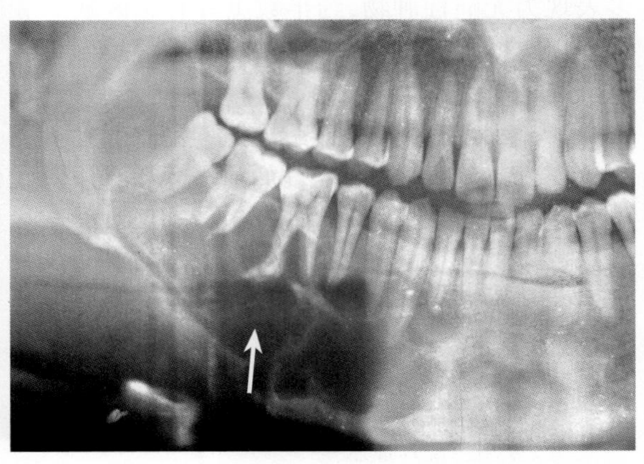

图 7-3-6 下颌骨成釉细胞纤维瘤
曲面体层片（局部）显示右下颌骨体有多囊低密度病变（箭头所示），内无牙根吸收，边界清晰

五、牙瘤

学习笔记

牙瘤（odontoma）是一种成牙组织发育畸形或错构瘤（hamartomas），而非真性肿瘤。该病变有2种亚型，即混合性牙瘤（complex odontoma）和组合性牙瘤（compound odontoma）。本病成因不明，可能和牙胚基因突变有关。牙瘤是常见的牙源性肿瘤之一。该病多出现在20岁以内，无明显性别差异。部分牙瘤还可伴发其他牙源性囊肿或肿瘤。

【病理和临床表现】 混合性牙瘤为实性病变，由牙釉质、牙本质、牙骨质和牙髓混合而成。组合性牙瘤由数量不等、大小不一的牙样结构或牙样小体组成。牙瘤边缘多有包膜样组织围绕。临床上，牙瘤多无症状，常在X线检查中被偶尔发现。部分患者可见牙错位、牙阻生、缺牙、畸形和邻牙失活等。

【影像学表现】 组合性牙瘤好发于上颌前部承牙区。混合性牙瘤多发生于下颌后部承牙区，其次为上颌前部。牙瘤多呈类圆形改变，边界清晰，有低密度条带状包膜围绕。部分组合性牙瘤可呈不规则形，或分布散在，无包膜可见。X线、CBCT和CT上，混合性牙瘤为不均匀高密度团块表现(图7-3-7)；组合性牙瘤由数目不等、大小不一、排列杂乱的牙样结构所组成(图7-3-8)。MRI上，牙瘤中的硬组织呈低信号表现。较大的牙瘤能使颌骨膨胀。由于牙瘤能干扰正常牙的发育和萌出，故近70%的牙瘤可伴有牙阻生、牙错位、牙发育不全和牙畸形等异常。

六、牙本质生成性影细胞瘤

牙本质生成性影细胞瘤（dentinogenic ghost cell tumor）是一种良性且具有局部侵袭性的牙源性肿瘤。和牙源性钙化囊肿一样，本病亦为一种影细胞病变，并曾被命名为牙源性钙化囊肿的肿瘤型或实体型。该肿瘤罕见，主要见于60~70岁。男性多于女性（约2∶1）。

【病理和临床表现】 牙本质生成性影细胞瘤为实性或囊实性肿物，内有钙化，包膜完整或不完整。肿瘤以成熟结缔组织间质中含有成釉细胞瘤样上皮岛、异常角化所形成的影细胞和发育不良的牙本质形成为特点。临床上，约半数患者有患区疼痛，颌骨渐进性肿胀和缺牙。因本病具有侵袭性，故治疗不彻底者易复发。

【影像学表现】 牙本质生成性影细胞瘤多见于颌骨尖牙至第一磨牙区。病变多呈类圆形，边界清晰。X线和CBCT上，约3/4肿瘤呈单囊混合密度表现（图7-3-9）。CT上，肿瘤多以囊实性改

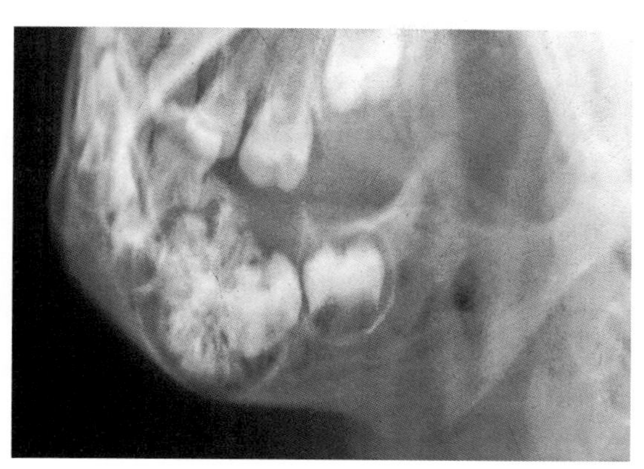
图 7-3-7　下颌骨混合性牙瘤
下颌骨侧斜位片显示左下颌骨体有类圆形高密度病变，边界清晰，周围可见低密度包膜

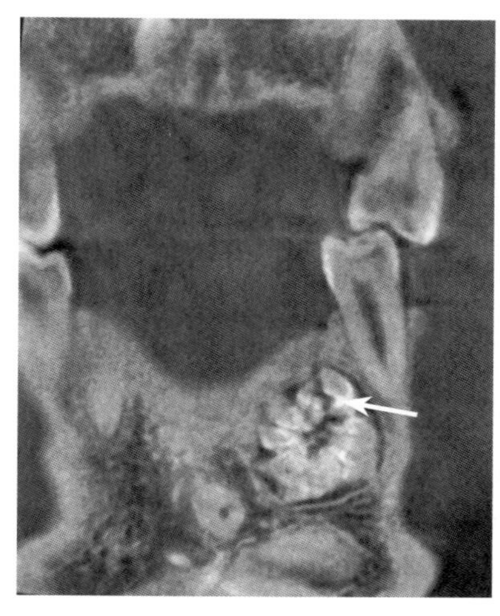
图 7-3-8　左下颌骨组合性牙瘤
冠状位 CBCT 显示左下颌骨前部有高密度病变，内由多个小牙构成（箭头所示），边界清晰

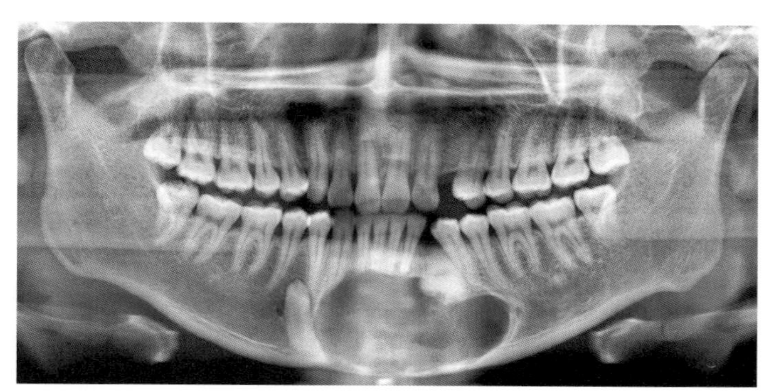
图 7-3-9　下颌骨牙本质生成性影细胞瘤
曲面体层片显示下颌骨前部有单囊状混合密度病变，边界清晰。左下颌尖牙移位于右侧下颌前磨牙区

学习笔记

变为主，实性部分为软组织密度，其间可有点或片状高密度钙化影。病变可致牙根吸收和颌骨骨密质吸收。部分复发性肿瘤还可侵犯周围软组织，并侵犯颅底或颅内。

七、牙源性纤维瘤

牙源性纤维瘤（odontogenic fibroma）是一种以成熟纤维间质内含有数量不等的非活动性牙源性上皮为特点的良性肿瘤。本病罕见。该肿瘤有骨内型和外周型之分。颌骨牙源性纤维瘤可发生于任何年龄，无明显性别差异。

【病理和临床表现】 病变为实性，境界清晰，有包膜。镜下见，肿瘤主要由成熟的纤维结缔组织组成，其间含有不活跃的牙源性上皮剩余条索或不规则上皮岛。病变内可有灶性钙化。临床上，肿瘤小者多无症状。肿瘤大者多表现为渐进性无痛性肿胀。患区可出现牙松动和牙移位。

【影像学表现】 牙源性纤维瘤主要发生于颌骨前部至第一磨牙区。上、下颌骨发生率大致相等。肿瘤多呈单囊类圆形，边界清晰。部分直径较大的肿瘤可呈多囊状。X 线和 CBCT 上，肿瘤以低密度 X 线透射表现为主（图 7-3-10），偶有点状高密度钙化影，部分可含牙。CT 上，该肿瘤多为软组织密度表现；增强后，病变可有强化。位于肿瘤内的牙根可有吸收。部分有牙缺失或牙移位。颌骨可呈膨胀性改变。部分骨密质可被破坏吸收。

图片：ER7-3-6 横断位 CT 示左下颌骨牙源性纤维瘤

八、牙源性黏液瘤 / 黏液纤维瘤

牙源性黏液瘤（odontogenic myxoma）是一种良性牙源性肿瘤，以星形或梭形细胞分布于丰富的黏液样细胞外基质为特点。如肿瘤中富含胶原组织者，则可称为牙源性黏液纤维瘤（odontogenic myxofibroma）。在牙源性肿瘤中，该肿瘤并不少见。牙源性黏液瘤的发病年龄多在20~40岁。女性多于男性（约2∶1）。肿瘤有较强的局部浸润性。

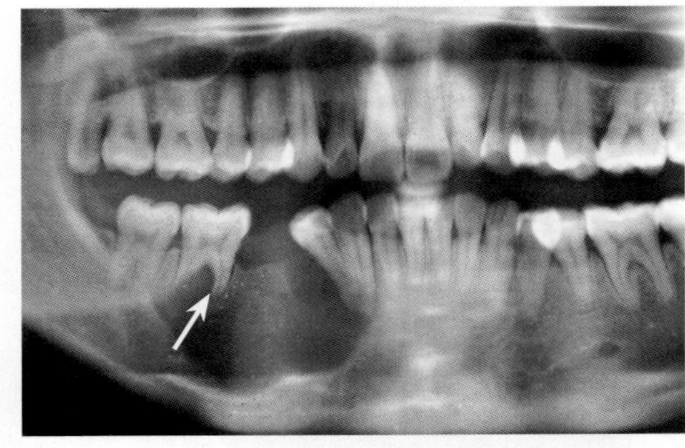

图 7-3-10 下颌骨牙源性纤维瘤

曲面体层片（局部）显示右下颌骨体有单囊低密度病变，边界清晰，右下颌第一磨牙牙根变细，并有吸收（箭头所示）

【病理】 肉眼观察，牙源性黏液瘤为胶冻状，有透明黏液样外观，包膜不完整或无包膜。该肿瘤主要由细胞较为疏松的黏液性结缔组织构成。肿瘤细胞以不规则排列的星形、梭形和圆形细胞伴有较长的胞质突起为特点。部分肿瘤内可见牙源性上皮。

【临床表现】 病变早期多无症状。肿瘤增大后可致颌骨无痛性肿胀和面部畸形。病区可见牙松动、脱落或移位。上颌骨肿瘤还可致鼻腔阻塞。因该肿瘤具有局部浸润性，故易术后复发。

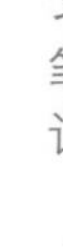

学习笔记

【影像学表现】 牙源性黏液瘤多发生于下颌骨（约占2/3），且磨牙区好发。该肿瘤多呈类圆形改变，边界清晰，但少有骨密质线围绕。肿瘤有单囊和多囊（图 7-3-11）之分，但后者多见。X线和CBCT上，病变呈低密度X线透射表现。多囊者的囊隔常为细直线状，并可排列成“网拍状”或“火焰状”，部分可呈“皂泡状”或“蜂房状”。CT上，病变常为软组织和水液密度混合表现。MRI上，该肿瘤在T_1WI上呈低或等信号；在T_2WI上呈不均匀高信号。增强CT和MRI上，病变可呈渐进性强化。局限于骨内的牙源性黏液瘤有沿颌骨长轴生长的特点。部分牙源性黏液瘤可穿破颌骨骨密质侵犯周围软组织。瘤内可有牙根吸收，少数还可含牙。邻牙可被推移位。

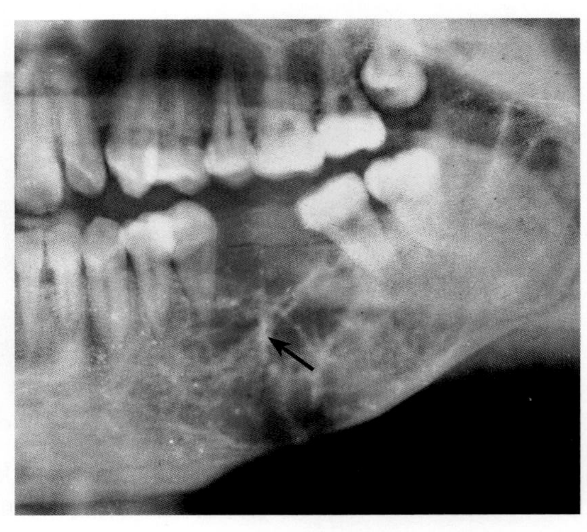

图 7-3-11 下颌骨牙源性黏液瘤

曲面体层片（局部）显示左下颌骨体有多囊状病变，其内囊隔多呈直线状，排列紊乱，似“火焰状”（箭头所示）

画廊：ER7-3-7 左下颌骨牙源性黏液瘤

九、成牙骨质细胞瘤

成牙骨质细胞瘤（cementoblastoma）是一种与牙根关系密切，主要由牙骨质样组织构成的良性牙源性间充质肿瘤。本病又名良性成牙骨质细胞瘤（benign cementoblastoma）和真性牙骨质瘤（true cementoma）。该肿瘤少见。平均发病年龄为20岁。男性患者较女性多见。

【病理和临床表现】 肉眼观察，成牙骨质细胞瘤为一实性团块。病变附着于一个或多个牙的牙根，可见包膜。镜下见，该肿瘤由致密的无细胞牙骨质样物质和纤维间质所构成。肿瘤与受累牙的牙根相互融合。临床上，成牙骨质细胞瘤多无症状。受累牙偶有疼痛，但牙髓活力正常。

图片：ER7-3-8 冠状位CT示右下颌骨成牙骨质细胞瘤

【影像学表现】 该肿瘤多发生于下颌骨，与前磨牙和第一磨牙的关系尤为密切。X线、CBCT和CT上，成牙骨质细胞瘤多呈类圆形混合高密度表现（图 7-3-12）。边界清晰，有低密度包膜围绕。肿瘤多与受累牙的牙根融合。牙根可吸收。肿瘤较大者可下压下颌神经管。

十、骨化纤维瘤

骨化纤维瘤（ossifying fibroma）是一种可累及颌骨与颅面骨的纤维骨性良性肿瘤。临床病理上，该肿瘤有3种类型，即牙骨质-骨化纤维瘤（cemento-ossifying fibroma）、青少年小梁状骨化纤维瘤（juvenile trabecular ossifying fibroma）和青少年沙瘤样骨化纤维瘤（juvenile psammomaatoid ossifying fibroma）。牙骨质-骨化纤维瘤属于牙源性间充质肿瘤，又称牙骨质化纤维瘤（cementifying fibroma）。在颌骨肿瘤中，此型肿瘤并不少见（为3型中最常见者）。该肿瘤主要起源于牙周膜，多见于30~40岁女性。青少年小梁状骨化纤维瘤和青少年沙瘤样骨化纤维瘤均罕见。前者主要累及儿童和青少年；后者发病的平均年龄在20~30岁。两者均无明显性别差异。

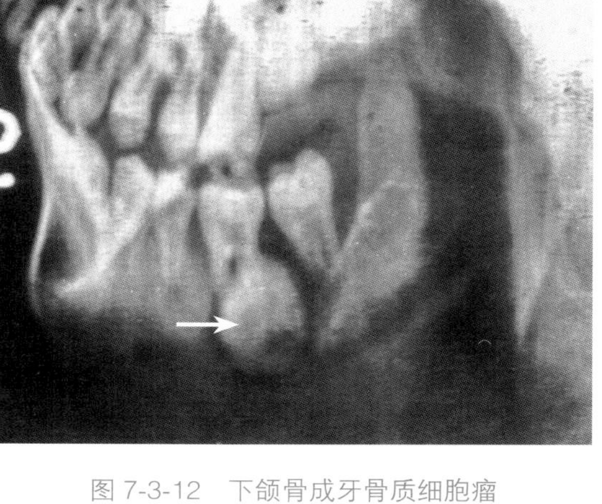

图7-3-12　下颌骨成牙骨质细胞瘤

下颌骨侧斜位片显示左下颌骨体有团块状高密度病变（箭头所示），部分与左下颌第一磨牙远中根融合，边界清晰

【病理】 骨化纤维瘤为实性硬组织团块，边界清晰，可见包膜。镜下见，该肿瘤的软组织成分主要是细胞丰富的纤维组织，但分布差异较大，或为细胞排列密集区，或为无细胞区。肿瘤的矿化部分主要由编织骨、层板骨和类似于牙骨质的沉积物组成。

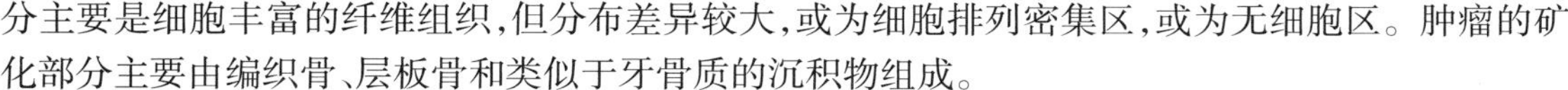

【临床表现】 本病主要表现为生长缓慢的无痛性质硬肿块，可出现牙移位和面部不对称畸形。牙骨质-骨化纤维瘤术后复发者少见，但青少年骨化纤维瘤易术后复发。

【影像学表现】 牙骨质-骨化纤维瘤只发生于颌骨承牙区，下颌后部（前磨牙和磨牙区）为其最常见发病部位。青少年小梁状骨化纤维瘤好发于上颌骨；青少年沙瘤样骨化纤维瘤可出现于颌骨，但更好发于额骨和筛骨。肿瘤多为类圆形，亦可呈不规则形，边界清晰。X线、CBCT和CT上，牙骨质-骨化纤维瘤常呈混合性密度改变（图7-3-13）。低密度X线透射区多与瘤内纤维成分相对应；高密度X线阻射区多与瘤内矿化成分相对应。根据瘤内纤维和矿化成分的多少，部分病变以低密度X线透射改变为主，类似于骨囊肿；部分则以高密度X线阻射改变为主。MRI上，肿瘤多在T_1WI上呈低或中等信号；在T_2WI上呈不均匀高信号。增强CT和MRI上，肿瘤可呈强化表现。骨化纤维瘤可致颌骨膨胀、牙移位和下颌神经管移位。上颌骨者可使上颌窦腔变小或消失。受累牙

学习笔记

图片：ER7-3-9 矢状位CBCT示右下颌骨牙骨质骨化纤维瘤

画廊：ER7-3-10 左下颌骨牙骨质-骨化纤维瘤

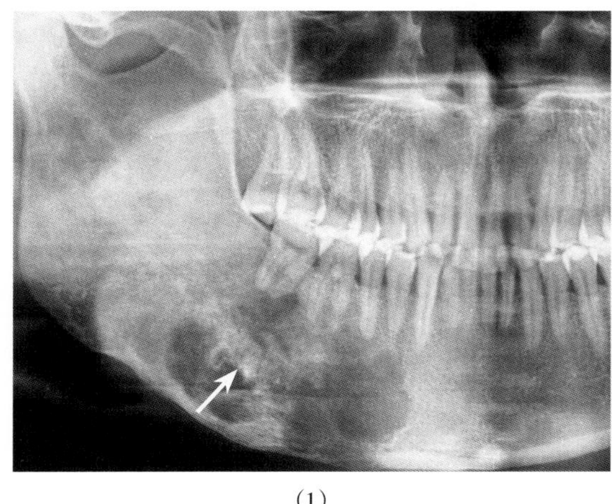

(1)

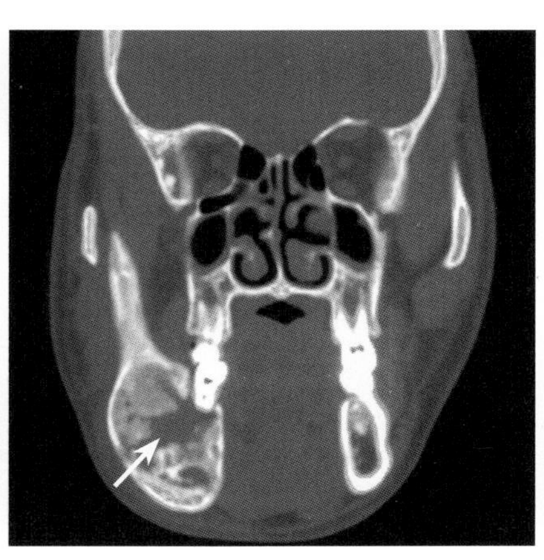

(2)

图7-3-13　下颌骨牙骨质-骨化纤维瘤

曲面体层片（局部）(1)和冠状位CT骨窗(2)显示右下颌骨体病变呈混合密度改变（箭头所示），边界清晰

的骨硬板可消失，牙根可吸收。

十一、纤维结构不良

纤维结构不良（fibrous dysplasia）是一种骨异常，表现为正常骨组织为排列紊乱和矿化不当的幼稚骨和纤维组织所取代和扭曲。在中文术语中，本病又名骨纤维异常增殖症和骨纤维结构不良。本病有单骨和多骨之分。累及相邻多个颅颌面骨者被约定为单骨纤维结构不良，亦称颅面纤维结构不良（craniofacial fibrous dysplasia）。多骨纤维结构不良可以是 McCune-Albright 综合征的表征之一，此综合征的其他表征为内分泌异常（如性早熟）和皮肤咖啡牛奶斑。发生于颅颌面骨的纤维结构不良并不少见。单骨纤维结构不良较多骨者多见（约为 6~10 倍），无明显性别差异。多骨者多见于女性。纤维结构不良主要见于青少年和青年人，病程较长。多数病变可在发育结束后停止生长。

【病理】 病变剖面为实性，质地韧或硬。镜下见，纤维结构不良由纤维和骨组织组成。其中，纤维组织主要由成纤维细胞构成；骨组织由不规则形骨小梁构成。

【临床表现】 纤维结构不良主要表现为面部无痛性肿胀和不对称畸形。上、下颌骨同时受累者可出现牙移位、牙松动和咬合紊乱。累及鼻窦者可致鼻塞和突眼；累及颞骨者可致听力丧失。此外，纤维结构不良易继发感染，其临床表现与骨髓炎相似，可有发热、局部肿痛和张口受限。

【影像学表现】 全面观察和诊断颅颌面部纤维结构不良应以 CT 或 CBCT 检查为主。上颌纤维结构不良明显多于下颌，且以单侧颌骨受累为主。病变主要位于颌骨后部。除颌骨外，该病变累及的颅面骨，依次为颧骨、蝶骨、额骨和颞骨。受累颌骨外形轮廓多呈异常增大。病变与正常骨的分界多模糊不清。X 线、CBCT 和 CT 上，病变区正常骨小梁结构消失，为异常组织密度或信号所取代。其表现类型有 3 种：①病变以低密度 X 线透射改变或溶骨破坏为主（图 7-3-14），在 X 线和 CBCT 上，此表现可与骨囊肿类似，此型多见于病变早期；②病变以高密度 X 线阻射改变为主（图 7-3-15），且多呈磨砂玻璃样或橘皮样改变，此型多见于病变中期；③病变为混合密度改变（图 7-3-16），部分可表现为磨砂玻璃基质内或周围有低密度小囊状影，此型多见于病变晚期，且为 3 型中最常见者。MRI 上，纤维结构不良在 T_1WI 上多呈低或中等信号；在 T_2WI 上多呈不均匀等或高信号。增强 MRI 上，病变可呈强化表现。纤维结构不良多局限于颌骨内生长，几乎无骨外侵犯。下颌骨病变可致下颌神经管移位、骨硬板吸收和牙周膜变窄或消失。上颌骨病变可压窦腔变小或消失。伴有继发感染者可致颌骨周围软组织肿大，且可有骨膜反应形成，与颌骨骨髓炎相似。

学习笔记

图片：ER7-3-11 冠状位 CT 示右下颌骨纤维结构不良

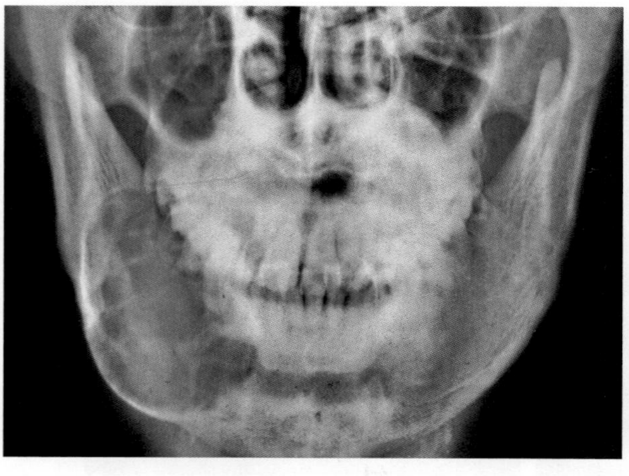
图 7-3-14　下颌骨纤维结构不良
下颌骨后前位片显示右下颌骨体和升支部有类圆形低密度病变，边界清晰

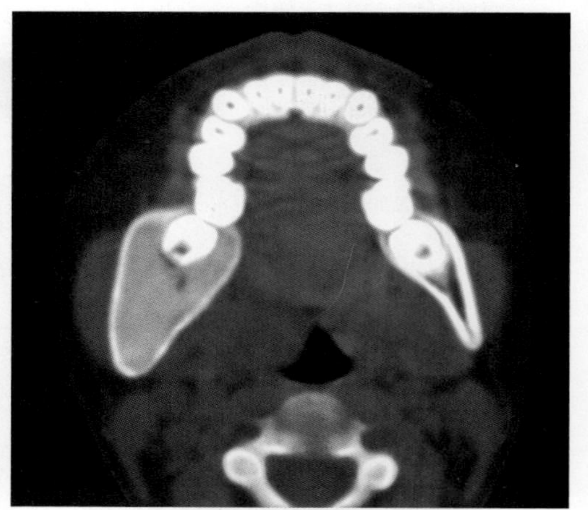
图 7-3-15　下颌骨纤维结构不良
横断位 CT 骨窗显示右下颌骨升支部均匀高密度病变呈磨砂玻璃样改变，与下颌骨骨密质分界清晰

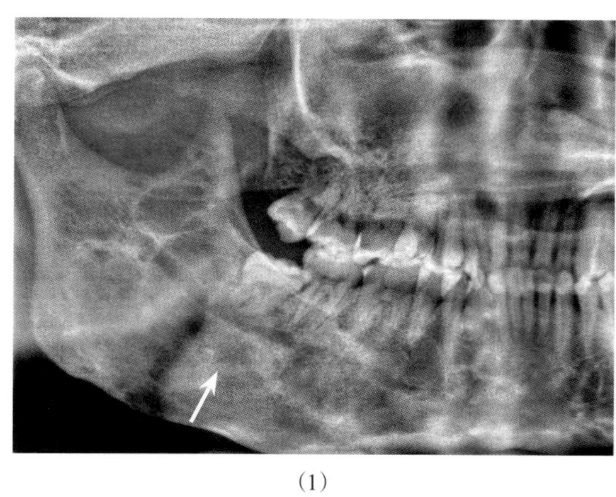

(1)

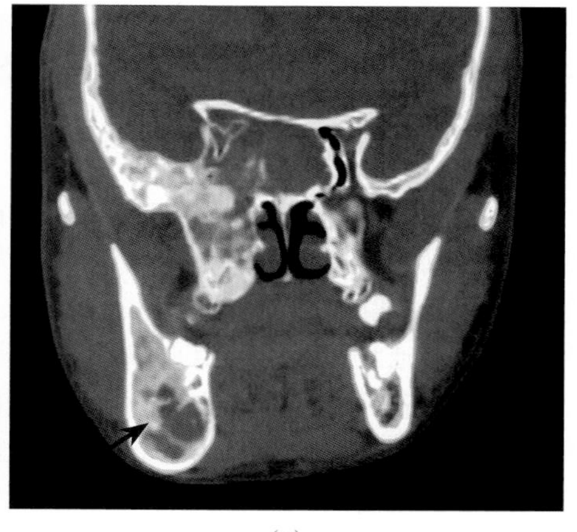

(2)

图 7-3-16　颅颌面骨纤维结构不良

(1)曲面体层片(局部)显示右侧上、下颌骨后部膨大,病变呈混合密度改变(箭头所示),部分边界不清晰　(2)冠状位 CT 骨窗显示右下颌骨病变呈混合密度改变(箭头所示),右侧蝶骨翼突和部分颞骨膨大,其内亦有混合密度病变

十二、牙骨质 - 骨结构不良

牙骨质 - 骨结构不良(cemento-osseous dysplasia,COD)是一种发生于颌骨承牙区的非肿瘤性纤维 - 骨病变。此疾病又称骨结构不良(osseous dysplasia)、牙骨质结构不良(cemental dysplasia)和牙骨质瘤(cementoma)。牙骨质 - 骨结构不良可能是最为常见的颌骨良性纤维 - 骨病变。基于病变的发生部位,可分为以下 3 类,即根尖周牙骨质 - 骨结构不良(periapical COD)、局灶性牙骨质 - 骨结构不良(focal COD)和繁茂性牙骨质 - 骨结构不良(florid COD)。前两种病变可参见第五章第三节。繁茂性牙骨质 - 骨结构不良好发于中年人,黑人和亚洲女性多见。

【病理】 繁茂性牙骨质 - 骨结构不良多为细胞较少的硬化团块,主要由纤维细胞基质组成,内含类骨质、骨和牙骨质样物体。部分病变内可有囊变(可演变为单纯性骨囊肿)。

【临床表现】 本病多无症状,常在检查中被偶然发现。受累牙之牙髓活力正常。病变区可有缺牙。因缺乏血供,繁茂性牙骨质 - 骨结构不良易继发感染,可出现面部反复肿胀和疼痛。本病为良性病变,无严重不良预后。

【影像学表现】 繁茂性牙骨质 - 骨结构不良常为多发表现,可同时累及上、下颌骨(多象限)。病变主要发生于颌骨后部。单发病灶常见于下颌骨,病灶多位于下颌神经管的上方。本病多为不规则形肿块表现,边缘或清晰,或模糊,多无包膜。X 线、CBCT 和 CT 上,病变多呈混合高密度改变(图 7-3-17)。

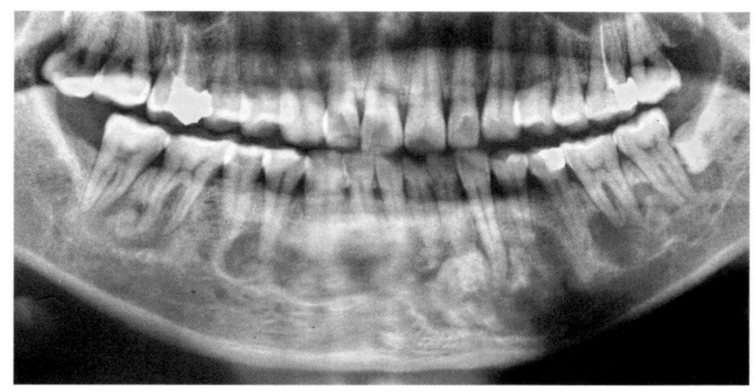

图 7-3-17　下颌骨繁茂性牙骨质 - 骨结构不良

曲面体层片(局部)显示两侧下颌牙的根方多发病变呈混合密度改变,边界清晰

学习笔记

部分病变内可出现低密度囊变灶。繁茂性牙骨质-骨结构不良常与单牙或多牙牙根关系密切，两者间多无清晰分界。下颌骨者可致下颌神经管移位；上颌者可突入上颌窦内。

十三、中心性巨细胞肉芽肿

中心性巨细胞肉芽肿（central giant cell granuloma）是一种范围局限，良性但有侵袭性的溶骨性病变。病变以血管基质内有破骨型巨细胞为特点。本病为巨细胞病变（giant cell lesions）之一，曾被命名为修复性巨细胞肉芽肿（reparative giant cell granuloma）。本病好发于女性，发病年龄多小于30岁。颌骨中心性巨细胞肉芽肿属少见疾病。多为单发。

【病理和临床表现】 肉眼观察，病变剖面呈红褐色出血表现，可有囊变。镜下见，病变主要由成纤维细胞或肌成纤维细胞组成，破骨型巨细胞常见于出血区，呈均匀或簇样分布。临床上，本病多表现为生长缓慢的颌面部无痛性肿大。约30%为侵袭性临床进程，可出现疼痛或感觉异常、牙吸收或牙移位、缺牙和颌骨外软组织侵犯。

【影像学表现】 中心性巨细胞肉芽肿主要累及下颌骨。病变主要位于下颌第一磨牙之前，并可跨越下颌骨中线。上颌者多位于尖牙区。中心性巨细胞肉芽肿多呈类圆形，少数为不规则形。边缘多清晰，少有硬化。X线和CBCT上，颌骨中心性巨细胞肉芽肿有单囊和多囊之分。病变为低密度X线透射改变（图7-3-18）。多囊者囊隔纤细，可垂直于病变边缘。CT上，病变为软组织密度，钙化少见。MRI上，中心性巨细胞肉芽肿在T_1WI和T_2WI上多呈低等信号。增强CT和MRI上，病变强化明显。颌骨中心性巨细胞肉芽肿常可推牙齿移位，牙根吸收相对少见。具有侵袭特点者可穿破颌骨骨密质，侵犯周围软组织。

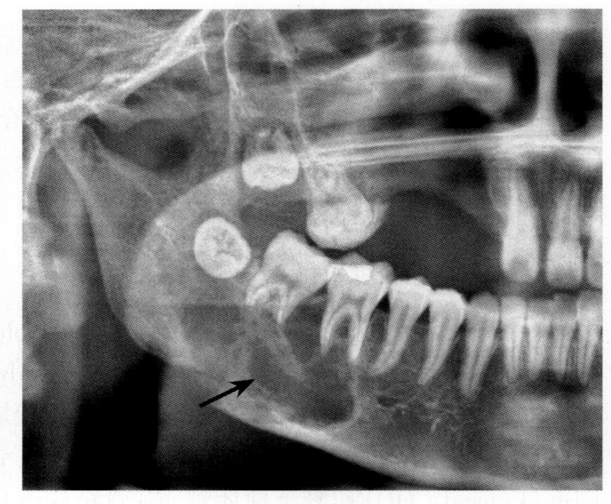

图7-3-18　下颌骨中心性巨细胞肉芽肿
下颌曲面体层片（局部）显示右下颌骨体有多囊低密度病变（箭头所示），边界清晰，右下颌第二磨牙牙根吸收

ER7-3-12
图片：ER7-3-12 横断位增强CT示左上颌骨巨细胞肉芽肿

学习笔记

十四、动脉瘤样骨囊肿

动脉瘤样骨囊肿（aneurysmal bone cyst）是一种囊性膨胀性溶骨性病变，以囊腔内充盈血液和纤维囊隔中含有破骨型巨细胞为特点。本病累及颌骨者少见。大多数患者的发病年龄在30岁以内。发生于颌骨者无明显性别差异。颌骨动脉瘤样骨囊肿可与其他骨病变（如纤维结构不良、血管瘤、巨细胞肉芽肿和骨肉瘤等）并存。

【病理和临床表现】 肉眼观察，本病多为多囊性肿物，内含不凝固血液，边界清晰，囊壁外为反应性骨壳。镜下见，囊隔中含有成纤维组织、破骨型巨细胞、反应性骨或不规则性类骨质。临床上，患者可出现面部肿大，疼痛或麻木。病变可致咬合紊乱、牙移位和松动，但牙髓活力存在。上颌骨病变累及眼眶者可引起突眼和复视。

【影像学表现】 下颌骨动脉瘤样骨囊肿较上颌骨者多见，且好发于颌骨后部。大多数病变呈类圆形膨胀性改变，常有清晰边缘。本病有单囊和多囊之分，多囊者略多见。X线和CBCT上，颌骨动脉瘤样骨囊肿为低密度X线透射表现（图7-3-19）。CT上，病变囊内容物的CT值或等于水液；或为软组织密度。MRI上，病变多表现为T_1WI上的低或中等信号（少数为高信号）和T_2WI上的高信号。部分病变以在CT和MRI上显示液-液平面征（和囊液中血细胞沉淀有关）为特点。增强CT和MRI上，病变的囊隔可强化。颌骨动脉瘤样骨囊肿多可致牙移位和牙根吸收。部分上颌骨病变可侵入鼻腔和眼眶。

ER7-3-13
图片：ER7-3-13 横断位增强CT示左下颌骨动脉瘤样骨囊肿有液-液平面形成

十五、单纯性骨囊肿

单纯性骨囊肿（simple bone cyst）是一种缺乏上皮衬里的骨腔，又称为创伤性骨囊肿（traumatic

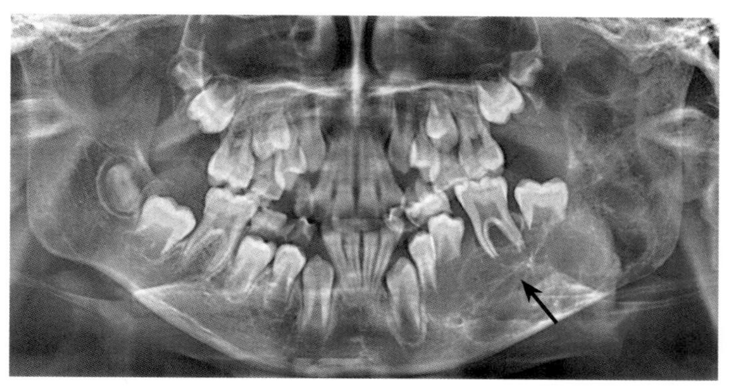

图 7-3-19　左下颌骨动脉瘤样骨囊肿

曲面体层片显示左下颌骨体和升支部有多囊低密度病变(箭头所示),边界部分清晰

bone cyst)、出血性骨囊肿(hemorrhagic bone cyst)和孤立性骨囊肿(solitary bong cyst)。颌骨单纯性骨囊肿罕见。发病年龄多在20岁以内,无明显性别差异。约1/3与繁茂性牙骨质-骨结构不良伴发。部分病变有自愈倾向。

【病理和临床表现】 本病为单囊性肿物,囊壁光滑,由纤维结缔组织组成,无上皮衬里。临床上,患者多无症状,常在无意中发现。偶有触痛。病变区牙为活髓牙。

【影像学表现】 颌骨单纯性骨囊肿多发生于下颌骨,上颌骨者罕见。病变多呈类圆形,其近牙槽侧边缘多呈扇形或弧线状硬化表现。X线和CBCT上,病变多为单囊低密度X线透射区(图7-3-20),多囊者少见。CT上,病变的CT值多介于水和软组织之间。平扫T_1WI上,病变或为低信号,或为高信号;T_2WI上病变多呈高信号。增强CT和MRI上,病变的囊壁可有强化。颌骨单纯性骨囊肿多与牙无关。病变多局限于骨内,有沿颌骨长轴生长的特点。颌骨膨胀者少见。

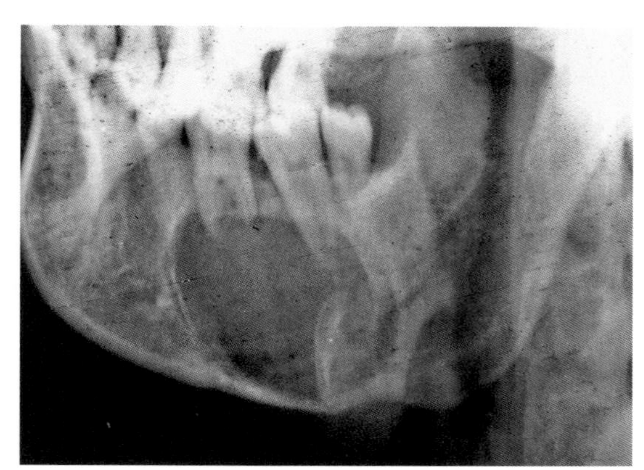

图 7-3-20　左下颌骨单纯性骨囊肿

下颌骨斜侧位片显示左下颌骨体后部病变呈单囊低密度改变,边界清晰

学习笔记

十六、骨软骨瘤

骨软骨瘤(osteochondroma)是一种骨表面有软骨帽样突起并与骨髓组织相连的良性肿瘤,又称外生骨疣(exostosis)。以单发为主,多发者系一种罕见的常染色体显性遗传性疾病。骨软骨瘤是全身骨骼系统中最为常见的骨肿瘤,但发生于颌骨者相对少见。颌骨骨软骨瘤的发病年龄多在40~50岁(晚于全身其他骨骼),女性较男性多见。

【病理和临床表现】 肉眼观察,骨软骨瘤一般由基底部和冠部组成。基底部与正常骨相连;冠部为软骨层。肿瘤可呈不规则形、球形或菜花状。异常隆起之表面被覆有软骨帽。镜下见,骨软骨瘤由外向内依次为软骨膜(perichondrium)、软骨帽和骨组织。临床上,病变累及下颌骨冠突和髁突者多可有张口受限、肿胀和疼痛。

【影像学表现】 颌骨骨软骨瘤好发于下颌髁突(详见第十一章)和喙突。肿瘤可呈不规则形、球形、分叶状或菜花状,边界清晰。X线、CBCT和CT上,病变多为混合密度或高密度改变(图7-3-21),主要由骨应力线排列紊乱的骨松质组成。MRI上,病变在T_1WI和T_2WI上多呈低高混合信号。骨软骨瘤多向外生长,并可压迫或推移邻近软组织。

十七、骨瘤

骨瘤(osteoma)是一种由成熟骨组织构成的良性肿瘤,几乎仅累及颅颌面骨。骨瘤少见,可发生于任何年龄,但多见于30~50岁,男性较女性多见。骨瘤有单发和多发之分。多发性骨瘤可以是Gardner综合征(家族性腺瘤样息肉病)的表征之一。

图片:ER7-3-14 冠状位CT骨窗示左下颌支骨瘤(骨密质i型)

【病理和临床表现】 骨瘤为边界清晰的硬性肿块。镜下见,骨瘤以致密性骨伴少量纤维血管间质为特点。根据骨瘤的构成成分,可将其分为3型:①骨密质型;②骨松质型;③混合型。临床上,鼻窦内骨瘤多无症状。颌骨骨瘤可致面部畸形。

【影像学表现】 下颌骨骨瘤多见,且好发于下颌角、下颌髁突和喙突。病变多呈类圆形,可为分叶状,边界清晰。X线、CBCT和CT上,骨密质型骨瘤为均匀高密度改变;骨松质型骨瘤主要由网状骨小梁和低密度骨髓腔所构成(图7-3-22)。颌骨骨瘤多向外突出生长,可推移周围软组织。

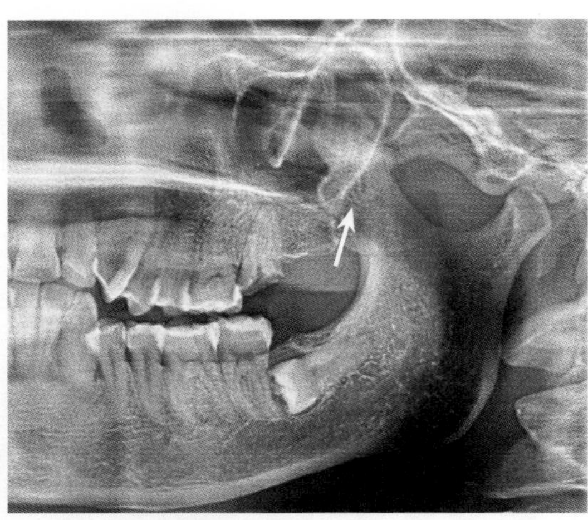

图7-3-21　左下颌骨喙突骨软骨瘤

曲面体层片(局部)显示左下颌骨喙突外形增大,其前缘向外呈半圆形突出(箭头所示),界限清晰

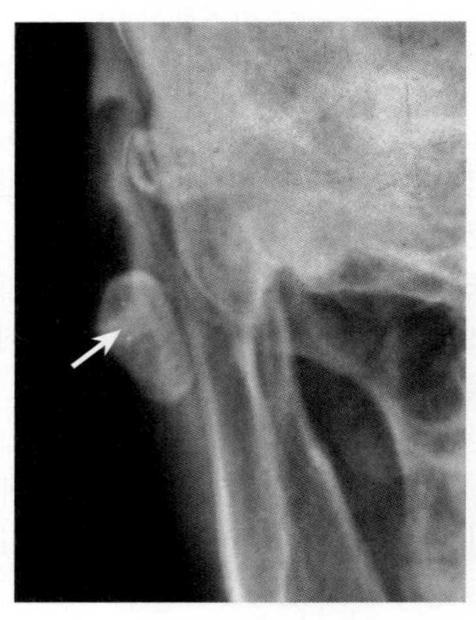

图7-3-22　右下颌骨骨瘤(骨松质型)

下颌骨正位片(局部)显示右下颌升支外侧有圆形骨隆起(箭头所示),界限清晰

学习笔记

十八、颌骨中心性血管瘤

颌骨中心性血管瘤(central haemangioma of jaws)实为一组累及颌骨的血管畸形性病变。在各类颌面部脉管畸形中,颌骨中心性血管瘤约占10%,属少见病变。颌骨中心性血管瘤有低流速(静脉畸形为主)和高流速(动静脉畸形为主)之分,而低流速和高流速颌骨中心性血管瘤的区分对临床治疗非常关键。颌骨中心性血管瘤多见于青年人,无明显性别差异。

图片:ER7-3-15 下颌曲面体层示右下颌骨动静脉畸形(下颌神经管增粗)

【病理和临床表现】 低流速血管畸形多表现为骨小梁间有异常扩张的薄壁静脉腔;高流速血管畸形多内含小动脉腔。临床上,患者多表现为面部无痛性肿大;有时可见牙龈红肿和缓慢渗血或出血。急性出血主要见于儿童的乳恒牙交替期,或拔牙后,或误手术后。此外,颌骨中心性血管瘤可以是Gorham-Stout综合征或大块骨质溶解症(massive osteolysis)的表征之一。

图片:ER7-3-16 横断位CT示左下颌骨中心性血管瘤

【影像学表现】 下颌骨中心性血管瘤较上颌骨者多见。病变多发生于颌骨后部。下颌骨动静脉畸形主要位于下颌神经管内。颌骨中心性血管瘤或呈类圆形,或为不规则形。边界模糊不清者多见。X线和CBCT上,病变为低密度X线透射改变,并有单囊和多囊之分。多囊病变较多见,可表现为“蜂窝状”或“皂泡状”[图7-3-23(1)]。下颌骨动静脉畸形可致下颌神经管不均匀增粗。平扫CT上,病变多为单囊或多囊状软组织密度影。部分病变内可见轮辐状、日光状和针样结构自骨髓腔经骨密质向外伸展至周围软组织。MRI上,低流速病变多表现为T_1WI上的等信号和T_2WI上的高信号;高流速病变多表现为低信号或无信号区。增强CT和MRI上,低流速病变多呈渐进性强化;高流速者则快速强化[图7-3-23(2)],且几乎与周围血管密度或信号一致。DSA上,高流速病

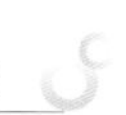

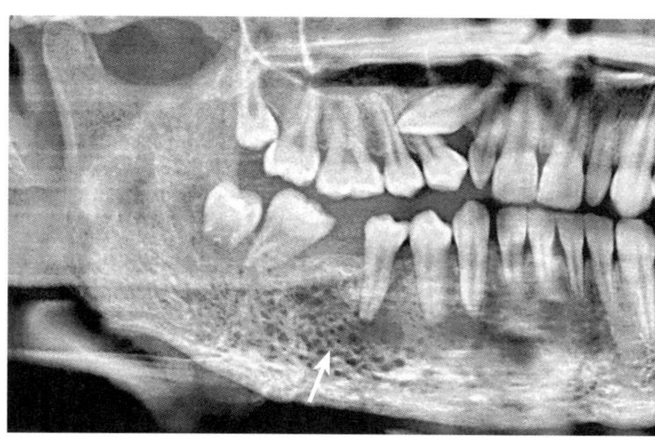
(1)

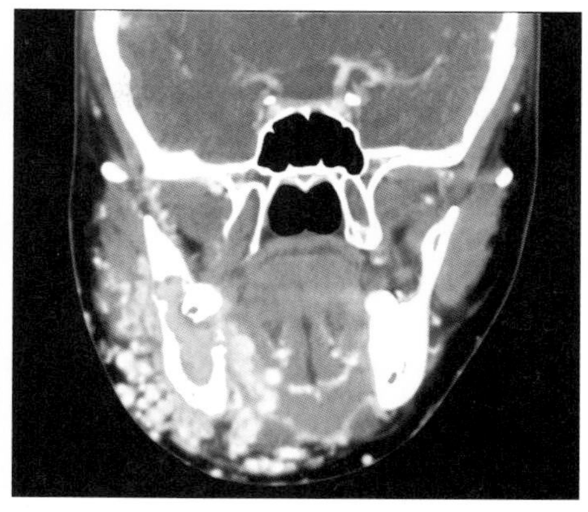
(2)

图 7-3-23　下颌骨及周围软组织动静脉畸形

(1)曲面体层片(局部)显示右下颌骨体和角部有多囊蜂窝状低密度病变(箭头所示),边界不清　(2)冠状位增强 CT 显示右下颌骨病变明显强化,下颌骨骨密质局部破坏吸收,周围软组织肿大,内有异常迂曲扩张的血管

画廊:ER7-3-17 右下颌骨静脉畸形

变在动脉期有明显染色,可呈团块状。颌骨中心性血管瘤可致牙根吸收和牙移位。病变还可影响牙萌出和骨骼生长。颌骨中心性血管瘤合并有软组织血管畸形者并不少见[图 7-3-23(2)]。

前述的常见颌骨良性病变的影像表现鉴别诊断见表 7-3-1。

学习笔记

表 7-3-1　部分颌骨囊肿和囊性良性肿瘤的影像鉴别诊断

病名	常见部位	单 / 多囊	囊 / 实性	颌骨膨胀	病变内钙化	牙变化
根尖周囊肿	依病原牙所在位置而定	单囊为主	囊性	轻或不明显	无	有病原牙,多为残根或残冠
含牙囊肿	下颌骨后部和上颌骨前部	单囊为主	囊性	有,骨密质变薄	无	含牙,牙冠朝向囊腔
牙源性角化囊肿	下颌骨体和升支部,部分为多发	单囊多见,多囊者分房大小差异不大	囊性	不明显,多沿下颌骨长轴生长	无,但可含高密度角化物	可含牙,牙根可吸收
牙源性钙化囊肿	颌骨前部	单囊为主	囊性	有	囊壁钙化	可含牙
鼻腭囊肿	上颌前部	单囊	囊性	有	无	上中切牙被推移位
成釉细胞瘤(多囊 / 实体型)	下颌骨后部和升支	多囊为主,分房大小差异明显,可呈蜂窝状	囊实性或实性	明显,多向颊舌侧	少见	牙根多为锯齿状吸收
成釉细胞瘤(单囊型)	下颌骨后部和升支	单囊	囊性	明显,多向颊舌侧	无	可含牙,有牙根吸收
牙源性腺样瘤	颌骨前部(上颌多见)	单囊为主	囊实性	不明显	有,多呈点状或斑片状	常含未萌尖牙,有牙根吸收
牙源性黏液瘤	下颌骨后部	多囊为主,多为直线状骨性囊隔,排列呈火焰状或网状	囊性为主	明显	无	邻牙可移位,牙根可吸收

续表

病名	常见部位	单／多囊	囊／实性	颌骨膨胀	病变内钙化	牙变化
牙本质生成性影细胞瘤	颌骨尖牙至第一磨牙	单囊为主	囊实性	有，局部骨密质可有吸收	有	可有牙根吸收
中心性巨细胞肉芽肿	颌骨后部	单囊或多囊	实性为主，局部可有囊变	有	少见	牙可移位或脱落，部分有牙根吸收
中心性血管瘤	颌骨后部	多囊为主，可呈蜂窝状或皂泡状	囊性，但增强后可有明显强化	不明显，可穿破骨密质	无	牙可移位或脱落，部分有牙根吸收

第四节　颌骨恶性肿瘤

整体而言，颌骨恶性肿瘤较颌骨良性肿瘤和瘤样病变少见。颌骨恶性肿瘤亦有牙源性和非牙源性（主要为骨／软骨源性）之分，且后者较前者多见。牙源性恶性肿瘤主要有起源于上皮组织的原发性骨内癌和成釉细胞癌。在骨／软骨源性恶性肿瘤中，骨肉瘤最为多见。X 线、CBCT、CT 和 MRI 均可用于颌骨恶性肿瘤的检查。对于颌面部恶性肿瘤，无论起源于骨内或骨外，CT 和 MRI 检查不可或缺，其在完整显示肿瘤内部信息和对邻近结构侵犯方面均明显优于 X 线和 CBCT 检查。

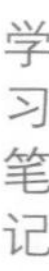

学习笔记

一、成釉细胞癌

成釉细胞癌（ameloblastic carcinoma）是一种原发的牙源性上皮性恶性肿瘤，是成釉细胞瘤的恶性类型。较为罕见，中年人好发，无明显性别差异。国内资料显示，成釉细胞癌约占所有成釉细胞瘤的 2%。

【病理和临床表现】 成釉细胞癌具有成釉细胞瘤的组织学特点，但细胞具有恶性特征。该肿瘤以原发为主；部分可继发于成釉细胞瘤。临床上，成釉细胞癌主要表现为无痛性或疼痛性面部肿胀。病区内可见牙移位、松动和脱落。对本病治疗以手术切除为主。肿瘤可有复发和转移。肺为主要转移器官；局部淋巴结转移则少见。

【影像学表现】 成釉细胞癌好发于下颌骨（约占 2/3）后部（前磨牙和磨牙区）。影像学上，原发性成釉细胞癌多为不规则形，边界模糊；继发于成釉细胞瘤者则形态规则，边界清晰。X 线和 CBCT 上，成釉细胞癌表现低密度 X 线透射区（图 7-4-1），继发性者有单囊和多囊之分。CT 上，成釉细胞癌有实性和囊实性之分。实性部分为软组织密度；囊性部分 CT 值近于或等于水液。增强 CT 上，肿瘤实性部分可呈强化表现。成釉细胞癌可穿破颌骨骨密质侵犯周围软组织，甚至可累及上颌窦、眼眶和颅底。

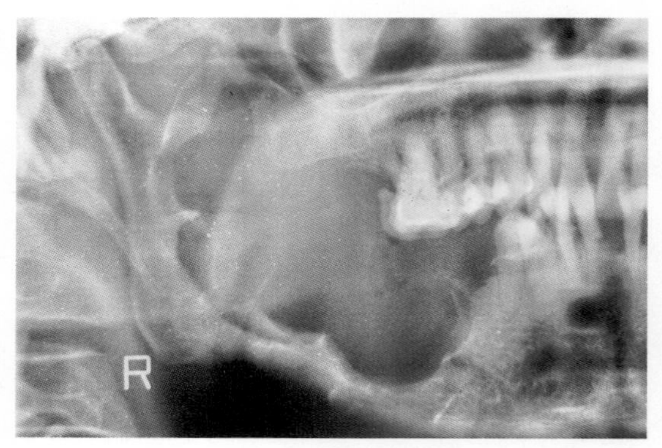

图 7-4-1　右下颌骨成釉细胞癌

曲面体层片（局部）显示右下颌骨体和升支部有低密度病变，下颌支前缘骨密质和后牙牙槽骨消失，病变下缘呈分叶状，界限清晰

ER7-4-1

画廊：ER7-4-1 右上颌骨成釉细胞癌

二、原发性骨内癌

原发性骨内癌（primary intraosseous carcinoma）是一种位于颌骨中心，且不能归为其他类型的癌。一般认为原发性骨内癌起源于牙源性上皮组织，但也可起源于牙源性囊肿或其他良性病变。本病曾被命名为原发性骨内鳞状细胞癌（primary intraosseous squamous cell carcinoma）。原发性骨

内癌多见于成年人，平均发病年龄为 55~60 岁；男性多于女性。本病少见。因颌骨内有牙源性上皮组织，故可视其为全身唯一能发生原发性癌的骨骼。

【病理和临床表现】 肉眼观察，肿瘤为实性，外形不规则，边界模糊。镜下见，病变内含有肿瘤性鳞状上皮岛，具有鳞状细胞癌特征。确定原发性骨内癌的过程应属于排除性诊断。应根据组织学、影像学和临床信息除外以下情况：口腔黏膜鳞状细胞癌的颌骨侵犯；转移性癌；特殊类型的恶性牙源性肿瘤；上颌窦与鼻腔黏膜癌和骨内唾液腺肿瘤。临床上，多数患者可无任何症状；部分患者可在病变早期出现下唇麻木或疼痛。晚期患者可发生病理性骨折和张口受限。本病预后相对较差。

【影像学表现】 原发性骨内癌多发生于下颌骨，且好发于下颌磨牙区；上颌骨者少见。该肿瘤多为不规则形，边缘模糊，可呈虫蚀状。继发于颌骨牙源性囊肿者可呈类圆形，边界清晰。X 线和 CBCT 上，原发性骨内癌为低密度 X 线透射区（图 7-4-2）。CT 上，病变实性部分为软组织密度，增强 CT 上，其实性部分可有强化。原发性骨内癌可破坏牙槽骨导致牙“漂浮”征出现。病变亦可破坏下颌神经管和颌骨骨密质并侵犯周围组织结构，如上颌窦、鼻腔、眼眶、肌肉和软组织间隙等。部分病变可伴发病理性骨折。

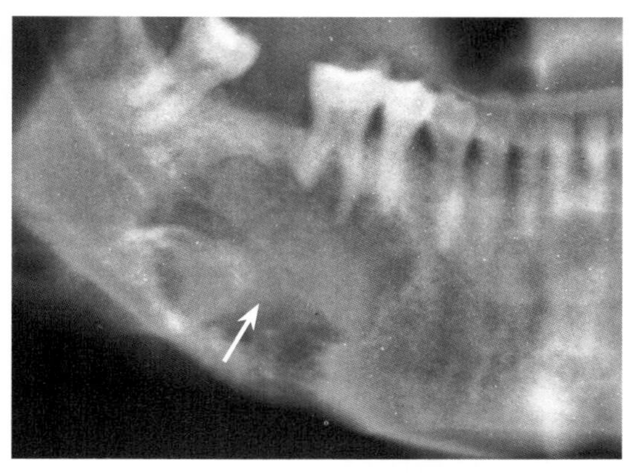

图 7-4-2 下颌骨原发性骨内癌（鳞状细胞癌）
曲面体层片（局部）显示右下颌骨低密度溶骨病变（箭头所示），边界模糊，病变局限于下颌骨内

图片：ER7-4-2 横断位增强 CT 示左下颌骨原发性骨内癌

三、骨肉瘤

骨肉瘤（osteosarcoma）是指一组肿瘤细胞能直接产生骨和骨样基质的恶性肿瘤，其类型繁多。颌骨骨肉瘤中以普通骨肉瘤（conventional osteosarcoma）最为多见，该型骨肉瘤是一种兼具侵袭性的高等级恶性肿瘤。颌骨骨肉瘤少见，约占所有骨肉瘤的 6%~10%。但在颌骨恶性肿瘤中，骨肉瘤较为常见。骨肉瘤病因不明，但部分可继发于放射治疗后。颌骨骨肉瘤的好发年龄在 30~40 岁（晚于全身其他骨骼）。颌骨骨肉瘤男性较女性多见。

图片：ER7-4-3 下颌骨正位示左下颌骨骨肉瘤（溶骨为主）

【病理】 肉眼观察，骨肉瘤为实性肉质或质硬肿块。肿瘤主要由瘤细胞和骨样基质构成。根据肿瘤基质不同，普通骨肉瘤可分为 3 型，即成骨性、成软骨性和成纤维性。其中较多见者为成骨性骨肉瘤。

画廊：ER7-4-4 颌骨骨肉瘤

【临床表现】 颌骨骨肉瘤早期可出现无痛性或疼痛性面部肿胀。病变迅速增大后，常伴有牙松动、牙移位、面部肿大畸形、溃疡和出血等。部分患者可发生感觉异常（麻木）和张口受限等。骨肉瘤一般通过血行扩散，以肺转移最为常见。整体而言，颌骨骨肉瘤的复发率较高，而转移发生率较低。

画廊：ER7-4-5 左下颌骨骨肉瘤

【影像学表现】 颌骨骨肉瘤多见于下颌骨，且好发于颌骨后部。病变多呈不规则形，部分为类圆形。X 线和 CBCT 上所示骨肉瘤的边缘多模糊不清，可呈虫蚀状。CT 和 MRI 上所示肿瘤边缘可部分模糊部分清晰。X 线和 CBCT 上，骨肉瘤表现类型有 3 种：①低密度 X 线透射改变；②高密度 X 线阻射改变（图 7-4-3）；③混合密度改变。病变内的高密度改变多为肿瘤骨所致，可呈日光状、针状、颗粒状、棉絮状（图 7-4-3）、蜂窝状和束状。CT 上，颌骨骨肉瘤多呈混合密度改变。主要由软组织肿块和肿瘤骨混合而成（图 7-4-4）。部分病变以成骨为主；部分以软组织肿块为主。MRI 上，骨肉瘤在 T_1WI 上多呈低中等信号；在 T_2WI 上呈混合高信号。增强 CT 和 MRI 上，骨肉瘤的软组织部分多呈强化表现（图 7-4-4）。部分骨肉瘤内部可出现坏死，其在增强后无强化表现。骨肉瘤多可穿破颌骨骨密质侵犯周围软组织（图 7-4-4）。病变所及颌骨边缘可见 Codman 三角状骨膜反应形成。骨肉瘤累及牙和牙周组织者，可致牙根变细、牙周膜增宽和牙槽骨吸收，并出现牙“漂浮”征。病变还可溶解下颌神经管，致其残存或消失。因此，颌骨骨肉瘤的影像表现以骨质破坏、肿瘤骨形成、骨膜反应出现和侵犯周围软组织并形成肿块为特点。

图片：ER7-4-6 横断位 CT 骨窗示右下颌骨骨肉瘤内有 Codman 三角骨膜反应形成（箭头）

学习笔记

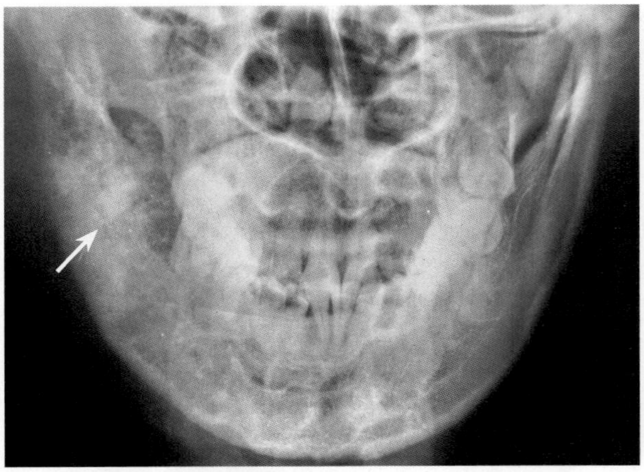

图 7-4-3　右下颌骨骨肉瘤

下颌骨正位片显示右下颌骨升支部高密度病变呈絮团状改变（箭头所示），界限模糊

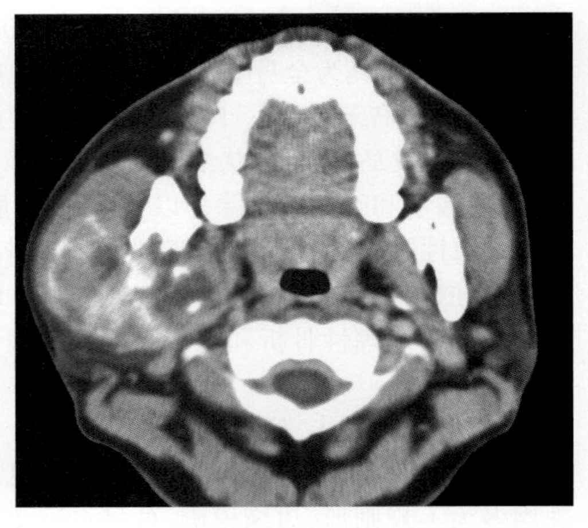

图 7-4-4　右下颌骨骨肉瘤

横断位增强 CT 显示右下颌升支区肿块性病变呈不均匀强化改变，其内不规则形高密度瘤骨突入周围软组织，边界不清

四、软骨肉瘤

软骨肉瘤（chondrosarcoma）是一种能产生软骨基质的恶性肿瘤，且多为低等级恶性肿瘤。根据肿瘤的形成过程，可分其为原发性和继发性。本病少见。颌骨软骨肉瘤可发生于任何年龄，但中老年男性略多见。

【病理和临床表现】 肉眼观察，软骨肉瘤为实性分叶状。镜下见，肿瘤多由大小不等、形态不规则的软骨小叶组成。圆形或卵圆形肿瘤细胞位于软骨基质窝中；软骨基质可黏液样变。临床上，软骨肉瘤常表现为疼痛性面部肿胀。上颌骨软骨肉瘤可致鼻塞或鼻出血。部分患者可出现感觉异常（麻木）和张口受限。

【影像学表现】 上、下颌骨均可发生软骨肉瘤，但上颌骨软骨肉瘤较下颌者略多见。上颌者好发于前部；下颌者多见于下颌喙突、髁突和体部。软骨肉瘤多呈分叶状，表现为类圆形或不规则形。X 线和 CBCT 上，病变在颌骨内的边缘多模糊不清；CT 和 MRI 上，其整体边缘多清晰光滑。X 线和 CBCT 上，颌骨软骨肉瘤多为混合密度表现（图 7-4-5），其高密度区可呈点状或斑片状。CT 上，软骨肉瘤成分复杂，多由水液（与软骨基质黏液样变有关）、软组织和钙化的软骨基质混合而成（图 7-4-6）。MRI 上，软骨肉瘤在 T_1WI 上呈低等信号；在 T_2WI 上多呈不均匀高信号。增强 CT 和

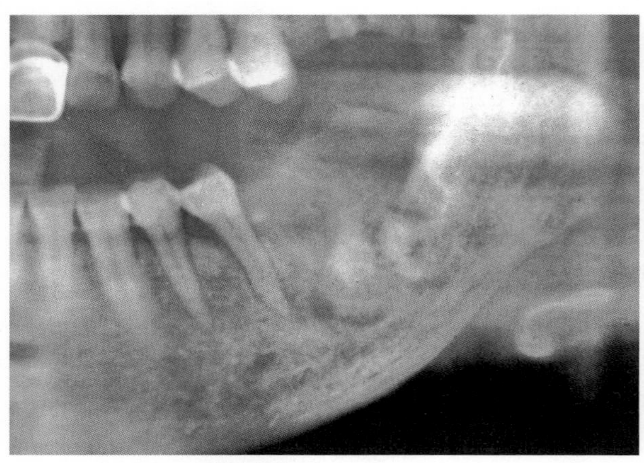

图 7-4-5　左下颌骨软骨肉瘤

曲面体层片（局部）显示左下颌骨体骨质破坏，病变内有斑片状高密度影，边界不清，牙龈区有软组织肿块形成

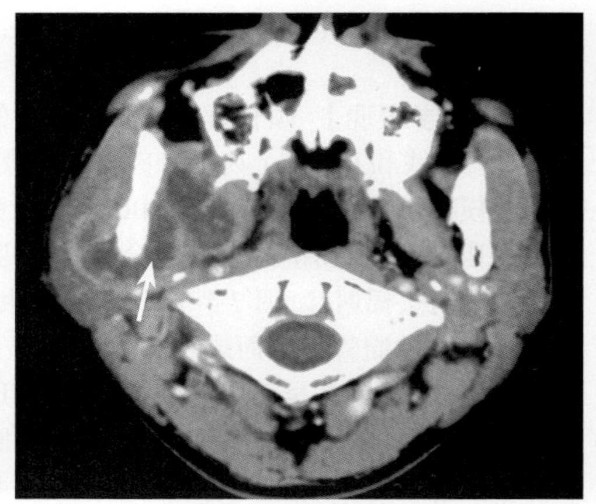

图 7-4-6　右下颌骨软骨肉瘤

横断位增强 CT 显示右下颌支周围有混合密度之软组织肿块形成（箭头所示），边界部分清晰

MRI 上，病变的软组织部分多呈强化表现；而不强化区多与软骨基质黏液样变和矿化区相对应。软骨肉瘤除可致牙周膜增宽、牙根吸收和下颌神经管破坏外，还可穿破颌骨骨密质侵犯骨外软组织，并形成软组织肿块(图 7-4-6)。

五、尤因肉瘤

尤因肉瘤(Ewing sarcoma)是一种小圆形细胞肉瘤，具有特定分子表现和不同程度的神经外胚层分化；该肿瘤属原始神经外胚层肿瘤(primitive neuroectodermal tumour)之一。本病在全身骨原发性恶性肿瘤中约占 6%~8%。颌骨尤因肉瘤罕见。尤因肉瘤的发病高峰在 10~20 岁，男性多于女性。

【病理和临床表现】 肉眼观察，肿瘤为实性，其内常有出血和坏死。镜下见，肿瘤细胞形态较单一，多呈小圆形，核分裂活动明显，凝固性坏死较常见。临床上，颌骨尤因肉瘤患者多表现为面部疼痛性肿块，可出现发热、贫血、白细胞增多和血沉加快等。患区可见牙松动、脱落和移位。患者可有张口受限和感觉异常；部分患者可伴发全身和颈淋巴结转移。

【影像学表现】 尤因肉瘤多发生于颌骨后部，下颌者较上颌者多见。肿瘤可呈类圆形或不规则形。X 线和 CBCT 上，病变的颌骨内边界多模糊不清，常呈虫蚀状或鼠咬状。CT 和 MRI 上，肿瘤整体边界可光滑清晰。X 线和 CBCT 上，尤因肉瘤多呈低密度 X 线透射改变(图 7-4-7)，部分病变可呈多囊状。CT 上，肿瘤呈软组织密度。MRI 上，病变在 T_1WI 上呈等信号，在 T_2WI 上多呈不均匀高信号。增强 CT 和 MRI 上，其多表现为不均匀强化。肿瘤可破坏牙槽骨和下颌神经管，并可刺激骨膜反应呈现为“葱皮”样或袖口样(Codman 三角)改变。病变可穿破颌骨骨密质侵犯骨外软组织，并形成软组织肿块。

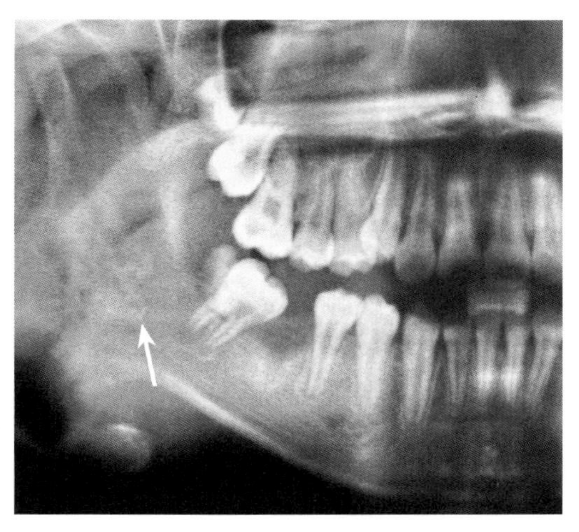

图 7-4-7　右下颌骨尤因肉瘤
曲面体层片(局部)显示右下颌骨体、角和升支区骨质破坏呈混合密度改变(箭头所示)，边界模糊

画廊：ER7-4-7 右下颌骨尤因肉瘤

学习笔记

六、骨孤立性浆细胞瘤

骨孤立性浆细胞瘤(solitary plasmacytoma of bone)是一种累及单骨的局灶性单克隆浆细胞增生，大多起源于骨髓，又称为骨髓瘤(myeloma)。浆细胞瘤有单发(孤立性)和多发两种表现类型。由于累及颌面骨的浆细胞瘤者常为单发表现，故在第 4 版 WHO 的牙源性和颌面骨肿瘤分类中仅叙述了骨孤立性浆细胞瘤。浆细胞瘤好发于脊椎骨，颌骨受累者少见。该肿瘤的发病年龄多在 50~70 岁，男性较女性多见。

【病理和临床表现】 肿瘤多为实性质脆肿物。镜下见，浆细胞瘤主要由分化程度不同的圆形或卵圆形浆细胞组成。分化好的肿瘤细胞排列紧密，呈片状分布，细胞间质少；分化差者可显示明显的细胞异型，浆细胞特征难以辨认。临床上，颌骨孤立性浆细胞瘤主要表现为病变区疼痛，并可有牙松动、局部出血和感觉异常。近半数患者的尿液中可检测出泡沫状 Bence-Jones 蛋白。

【影像学表现】 下颌骨孤立性浆细胞瘤较上颌者多见。颌骨后部(如下颌体、角和支)是本病的好发部位。颌骨孤立性浆细胞瘤可呈圆形，边缘多模糊不清。X 线和 CBCT 上，肿瘤呈低密度 X 线透射改变[图 7-4-8(1)]。CT 上，该肿瘤为软组织密度。MRI 上，病变可表现为 T_1WI 上的低等信号和 T_2WI 上的高信号。增强 CT 和 MRI 上，病变多呈均匀强化表现[图 7-4-8(2)]。肿瘤可破坏病变区的牙体牙周组织，导致牙根吸收、牙周骨硬板和牙槽骨消失。下颌神经管也可因病变的破坏而消失。浆细胞瘤常累及颌骨骨密质，但几乎没有骨膜反应。肿瘤可致病理性骨折。

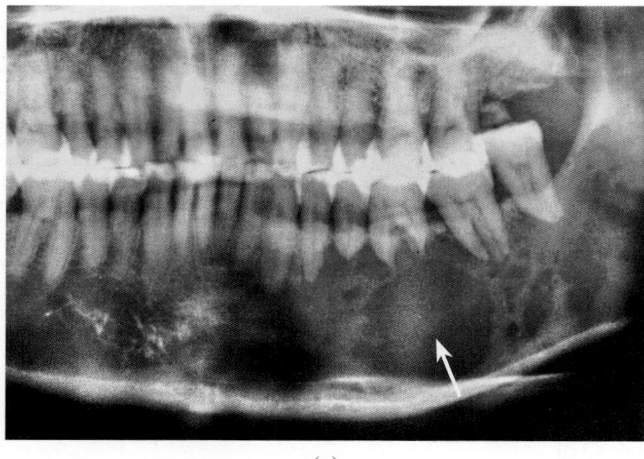

(1)

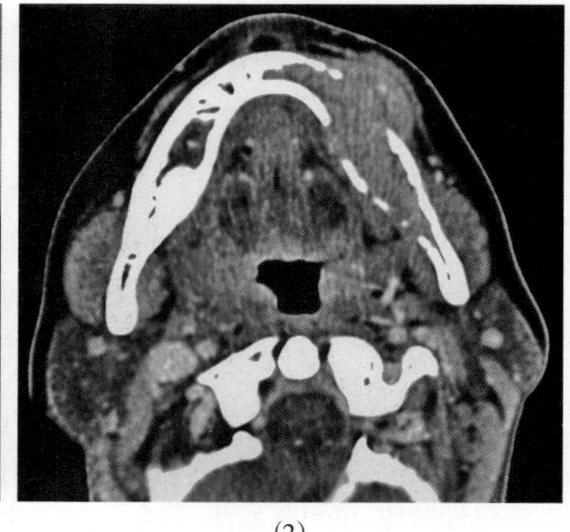

(2)

图 7-4-8　下颌骨孤立性浆细胞瘤

(1)曲面体层片(局部)显示左下颌骨体病变呈低密度改变(箭头所示),边界模糊　(2)横断位增强 CT 显示左下颌骨体骨质破坏,内有软组织肿块性形成,病变破坏内外侧下颌骨骨密质,并突入面颊部

七、颌骨转移性肿瘤

颌骨转移性肿瘤(metastatic tumor of jaws)指发生于全身其他组织器官的恶性肿瘤在颌骨内建立起新的病灶;其转移途径主要通过血液循环。肿瘤的原发部位多源于锁骨以下的组织器官,最常见者为乳腺,其次为肺和前列腺。儿童发生颌骨转移性肿瘤者少见。颌骨转移性肿瘤罕见。好发年龄在 50~70 岁,好发性别多与转移性肿瘤原发部位有关。除一般影像学检查外,骨扫描(scintigraphy)、PET 和 PET/CT 对骨转移性肿瘤的诊断十分重要(可同时明确肿瘤的原发部位及在其他部位的转移状况)。

学习笔记

【病理和临床表现】 不同病理类型的转移瘤有不同的特征,肿瘤多为实性肿块表现。绝大多数颌骨转移性肿瘤与其原发肿瘤有相似病理表现。临床上,患者常见的主诉和体征有牙痛(类似于牙髓炎或牙周炎)、下唇麻木、病变区出血和病理性骨折。

【影像学表现】 下颌骨转移性肿瘤较上颌骨者多见。肿瘤好发于颌骨后部,其次为上颌窦、硬腭前部和下颌髁突。颌骨转移性肿瘤可呈类圆形或不规则形。病变边界或清晰,或模糊。边界模糊者多呈虫蚀状。X 线和 CBCT 上,颌骨转移性肿瘤的骨破坏形式有 3 种,即溶骨性、成骨性和混合性。多数颌骨转移性肿瘤呈低密度 X 线透射改变。前列腺癌和部分乳腺癌可表现为高密度成骨改变,其成骨形态多为斑片状或团块状。CT 上,颌骨转移性肿瘤或表现为单纯软组织肿块;或为伴有异常成骨的软组织肿块(图 7-4-9)。MRI 上,颌骨转移性肿瘤多在 T_1WI 上呈低等信号;在 T_2WI 上呈混合高信号。骨扫描、PET 或 PET/CT 示肿瘤转移处有异常浓聚。累及牙及其支持组织者,可出现牙周膜增宽、骨硬板消失、牙"漂浮"、牙囊破坏和牙吸收等征象。肿瘤穿破颌骨骨密质者可形成骨外侵犯。病变可累及肌肉组织和软组织间隙,也可侵入上颌窦、鼻腔和眼眶。

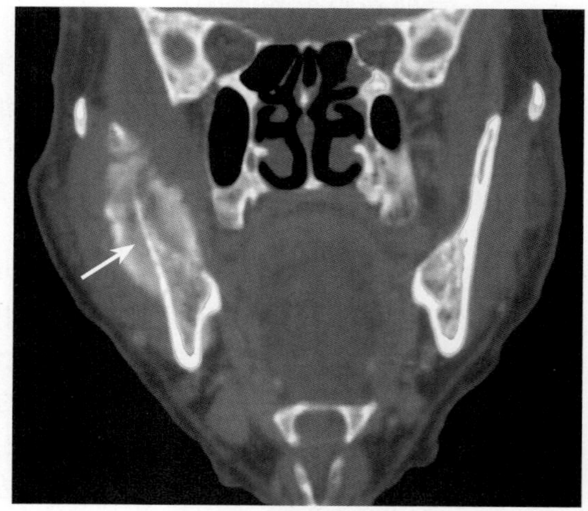

图 7-4-9　右下颌骨转移性肿瘤(前列腺腺癌转移)

冠状位 CT 骨窗显示右侧下颌骨升支病变呈不规则形高密度成骨改变(箭头所示),界限不清

图片:ER7-4-8 骨扫描示颌骨转移性癌(肺腺癌转移)

第五节　颌面颈部软组织良性肿瘤和瘤样病变

在颌面颈部软组织良性肿瘤和瘤样病变中，较为常见者有脉管瘤或脉管畸形、神经组织肿瘤和脂肪组织肿瘤等。脉管瘤或脉管畸形主要包括静脉血管瘤或静脉畸形、动静脉畸形或动静脉血管瘤以及淋巴管瘤或淋巴管畸形。神经组织肿瘤中主要有神经鞘瘤和神经纤维瘤。对颌面颈部软组织良性肿瘤或瘤样病变的影像学检查多以超声、CT 和 MRI 为主。超声主要适合于浅表部位的软组织病变的检查；CT 和 MRI 则浅深皆宜，且更适合于多发性和范围较大的病变的完整显示。因成像原理不同，超声、CT 和 MRI 在显示软组织肿瘤和瘤样病变方面各具特色，且优缺点具有互补性。

一、静脉血管瘤或静脉畸形

静脉血管瘤（venous heamangioma）是一种由大小不同之静脉（常含厚肌层壁）组成的良性病变。临床和病理特征提示本病属血管畸形，而非真性肿瘤，故又称静脉畸形（venous malformation）。本病曾被命名为“海绵状血管瘤（cavernous haemangioma）”。本病可发生于任何年龄，但儿童和青少年相对多见，无明显性别差异。血管瘤或血管畸形是口腔颌面部最为常见的良性肿瘤样病变（约占全身血管瘤或血管畸形的 60% 以上），其中又以静脉血管瘤较为多见。

【病理和临床表现】 静脉畸形主要由扩张的厚壁血管腔组成，其内充满血液，并常含有静脉石。临床上，静脉畸形有单发和多发之分。病变或为孤立性肿块，或为弥漫状分布。部位表浅者多质地柔软、按压可变形、无搏动和杂音。低头试验可见病变膨出变大。病变区肤色或正常，或可表现为浅蓝到深紫色。病变周围皮肤可有毛细血管扩张、静脉曲张或瘀斑。静脉畸形属于低流速（low flow）病变。

图片：ER7-5-1 B 超声像图示右侧下颌下区静脉畸形

图片：ER7-5-2 横断位增强 CT 示右下颌下区静脉血管畸形有静脉石（箭头）

学习笔记

【影像学表现】 静脉畸形可发生于颌面颈部的任何部位，分布广泛，可单发亦可多发。单发病变多呈类圆形，边界清晰，甚至可见包膜；多发病变可呈规则形或不规则形，边界或清晰，或模糊不清。超声上，病变常为混合不均匀低回声表现。若其内有静脉石，则可出现强光团影。约半数病变在低头试验的超声检查中呈逐渐膨大表现。CT 上，静脉畸形多为软组织密度改变，内部可现高密度静脉石。MRI 上，静脉畸形多表现为 T_1WI 上的低等信号[（图 7-5-1（1）]和 T_2WI 上的高信号[（图 7-5-1（2）]。若病变内有静脉石形成，则其在 T_2WI 上为类圆形低信号表现[（图 7-5-1（2）]。增强 CT 和 MRI 上，静

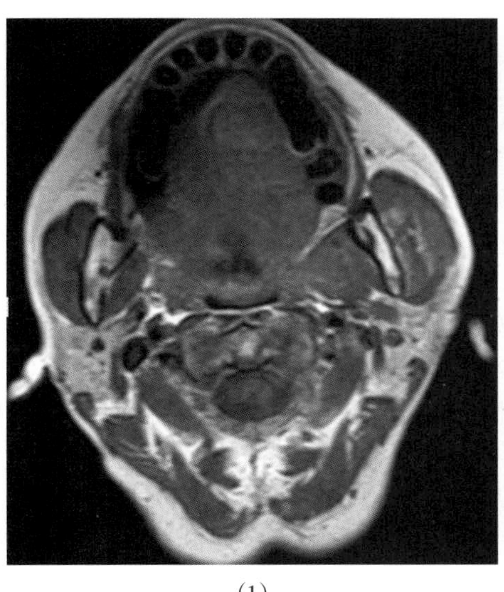

（1）

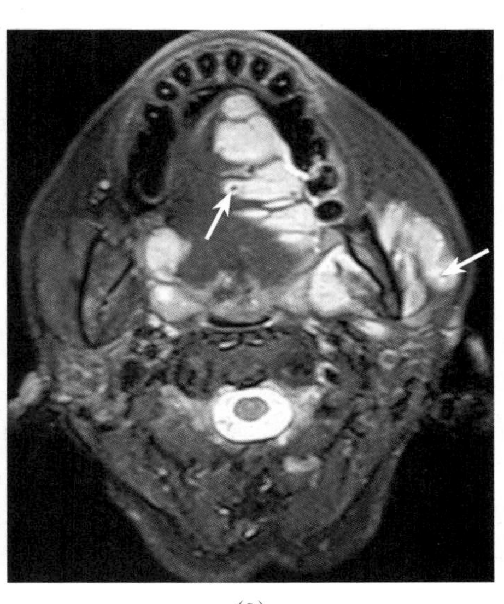

（2）

图 7-5-1　颌面部多发性静脉畸形

（1）横断位 T_1WI 显示左侧咬肌和翼内肌肿大，呈等信号改变　（2）横断位 T_2WI 显示左侧舌体、咬肌、翼内肌和右侧口咽侧壁分别有异常高信号病变，部分呈多囊状，其内含有点状低信号静脉石（箭头所示），界限清晰

脉畸形多呈渐进性强化表现。静脉畸形可推移、挤压其周围血管、肌肉和软组织间隙；有时可偶见颌面骨肥大和变形。

二、动静脉畸形或血管瘤

动静脉畸形或血管瘤（arteriovenous malformation/ haemangioma）是一种以出现动静脉分流为特点的良性血管性病损；亦是一种血管畸形而非真性肿瘤。与静脉畸形相比，本病少见。动静脉畸形好发于儿童和青少年，无明显性别差异。头颈部是该病变的好发部位。

【病理和临床表现】 病变内含大小不等之扩张血管，界限不清。镜下见，病变以含有众多静脉和动脉为特点，前者多于后者。因病变内动脉血不能通过毛细血管贯注于静脉，故可致静脉动脉化。临床上，本病主要表现为病区有与脉搏同步的异常搏动，听诊有吹风样杂音。病变区皮肤多有红热，局部可有溃疡和出血。本病为高流速（high flow）病变。

图片：ER7-5-3 横断位 T_1WI 示右腮腺和多间隙动静脉畸形（箭头）

图片：ER7-5-4 DSA 头颅侧位示腮腺和多间隙动静脉畸形

【影像学表现】 头颈部软组织动静脉畸形好发于面颊部、腮腺与颌面深部间隙。形态多不规则，部分病变呈弥漫状，界限不清。超声上，动静脉畸形主要表现为多囊状暗区，其内可见稀疏光点流动，搏动明显。彩色多普勒血流成像显示病变内血流信号丰富，有囊状或管状之动脉血流动。平扫 CT 上，病变为软组织密度改变。增强 CT 上，病变内可见杂乱分布的迂曲扩张血管（包括供血动脉和回流静脉）几乎与正常动脉同步强化（图 7-5-2）。MRI 上，信号流空（signal void）是动静脉畸形的特征。异常扩张为匍匐状、管状或囊状的血管几乎在所有 MRI 序列上均呈低信号。部分区域可为血块或血栓占据。DSA 上，病变多呈肿块状异常染色，并能清晰显示其供养动脉和回流静脉。本病常伴有颌骨（尤其是下颌骨）动静脉畸形。

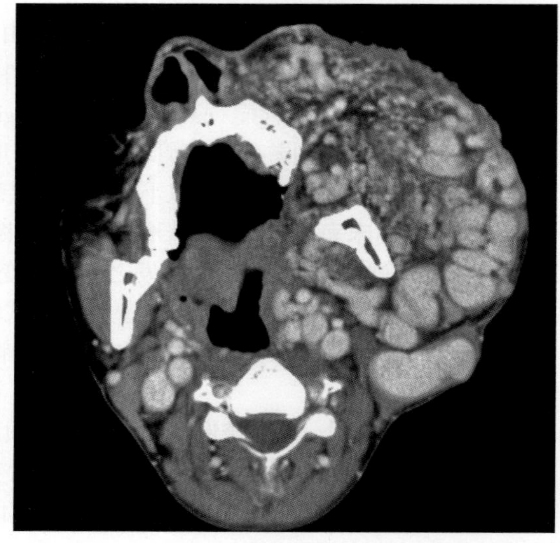

图 7-5-2 左颌面部动静脉畸形

横断位增强 CT 显示左侧颌面部软组织明显肿大，内有大小不一之异常扩张血管，且与正常颈动脉同步强化，病变弥散状分布，部分界限模糊

学习笔记

三、淋巴管瘤或淋巴管畸形

淋巴管瘤（lymphangioma）是一种淋巴管先天畸形型病变，又称囊性水瘤（cystic hygroma）和淋巴管畸形（lymphatic malformation）。本病有毛细管型、海绵型和囊型之分（后两者多见）。淋巴管瘤或淋巴管畸形可发生于任何年龄，但婴幼儿更多见（大多在 2 岁内被发现），甚至有在胎儿期显示该病变者。本病无明显性别差异。与血管畸形相比，淋巴管畸形较为少见。与血管畸形并存者是为淋巴血管瘤或淋巴血管畸形。

【病理和临床表现】 淋巴管瘤或淋巴管畸形的剖面由扩张呈多囊状或海绵状的淋巴管构成；囊内含有水或乳性液体。镜下见，病变以含有大小不等、薄壁扩张的淋巴管为特征。临床上，淋巴管瘤多表现为无痛性肿物，质地柔软，触有波动感。如病变内有出血或继发感染，则可压迫周围组织。

【影像学表现】 淋巴管瘤或淋巴管畸形多位于头颈部皮肤和皮下组织，偶见于口腔。儿童囊性水瘤最常见于颈后间隙；成人囊性水瘤可见于舌下间隙、下颌下间隙和腮腺间隙。海绵状淋巴管瘤多见于舌和口腔黏膜。淋巴管瘤以单发为主，少数可多发。囊性水瘤多呈类圆形，边界清晰，可见包膜。海绵状淋巴管瘤或术后复发的淋巴管瘤可呈不规则形，边界不清。超声上，囊性水瘤多为多囊状无回声改变；海绵状淋巴管瘤多为多囊状混合性高回声。CT 上，病变 CT 值多与水液相近或相等(图 7-5-3)。囊性水瘤多为大囊，囊腔数量少；海绵状淋巴管畸形多为小囊，囊腔数量多。MRI 上，病变亦多呈多囊改变；少数为单囊。病变在 T_1WI 上多呈低等信号，少数为高信号（多与病变内出血或液体内富含蛋白相对应)；在 T_2WI 上多呈均匀高信号或出现液 - 液平面征象(病变内有出血)。增强 CT 和 MRI 上，淋巴管瘤内部无强化(图 7-5-3)，但其纤维囊隔或包膜可出现“环形或弧形”强化。颈部淋巴管瘤可推移或压迫与之相邻的血管和肌肉组织。

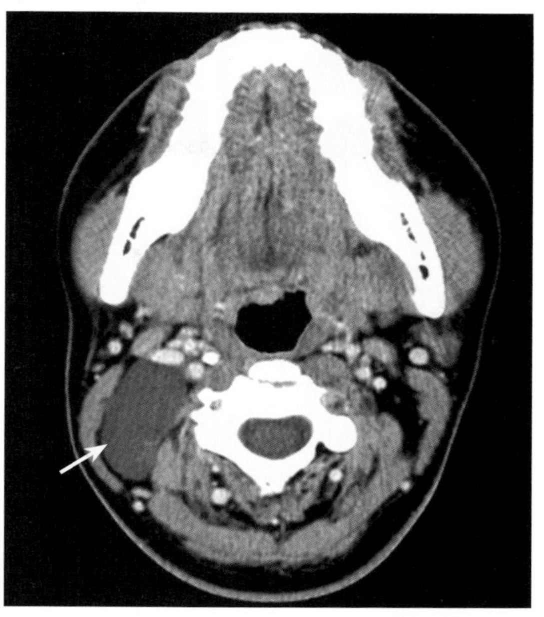

图 7-5-3　右颈部淋巴管畸形

横断位增强 CT 显示右侧颈后三角区有类圆形单囊状肿块影，病变呈水液密度(箭头所示)，无强化，边界清晰

画廊：ER7-5-5 左颈部淋巴管畸形

四、神经鞘瘤

神经鞘瘤(neurilemmoma)是一种起源于神经鞘膜的良性肿瘤。因其来源于施万(Schwann)细胞，故又称施万细胞瘤(Schwannoma)。颌面颈部神经鞘瘤可见于任何年龄，但好发于 20~50 岁成年人，无明显性别差异。

【病理和临床表现】 神经鞘瘤多为实性类圆形肿块，可呈分叶状，边界清晰，有包膜。瘤内可有囊变和出血。镜下见，肿瘤主要由施万细胞和周围胶原基质组成。临床上，较小的神经鞘瘤常无症状，肿瘤较大者压迫相应神经可出现感觉异常和疼痛。部分神经鞘瘤的临床表现与其所在部位有关，如位于咽旁间隙的神经鞘瘤可致咽腔缩小和呼吸困难。

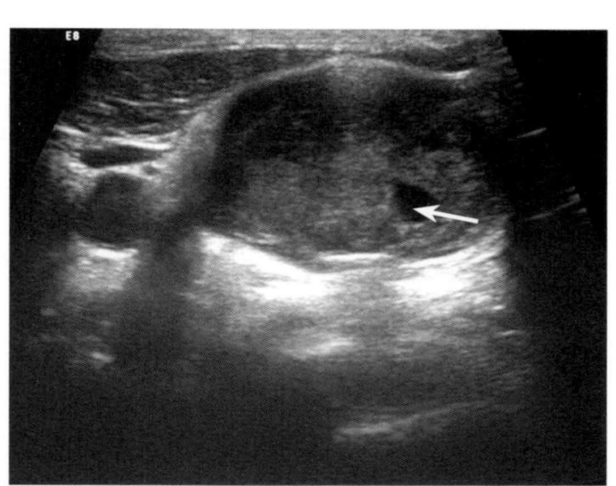

图 7-5-4　左颈部神经鞘瘤

B 超声像图显示左颈部类圆形病变呈实性低回声表现，局部有无回声区(箭头所示)，边界清晰，有包膜反射光带

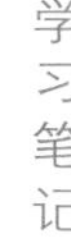

学习笔记

【影像学表现】 口腔颌面颈部的神经鞘瘤与脑神经中的三叉神经、面神经、舌咽神经、迷走神经、副神经和舌下神经的走行分布密切相关。周围神经和交感神经的分布区域也可发生神经鞘瘤；头颈部神经鞘瘤的好发部位为颈动脉间隙和咽旁间隙。神经鞘瘤多呈类圆形或梭形，边界清晰，可见包膜。超声上，神经鞘瘤多为不均匀低回声肿块，偶见无回声区(图 7-5-4)。部分肿瘤有后方回声增强。CT 上，神经鞘瘤多呈软组织密度[图 7-5-5(1)]。瘤内有囊变时，其 CT 值可为水液。MRI 上，神经鞘瘤多表现为 T_1WI 上的低或等信号[图 7-5-5(2)]和 T_2WI 上的不均匀高信号[图 7-5-5(3)]。瘤内有出血者，其在 T_1WI 上可呈高信号。增强 CT 和 MRI 上，神经鞘瘤多表现为渐进性不均匀强化[图 7-5-5(4)]，瘤内囊变区可无强化。不同部位的神经鞘瘤对其邻近组织的影响亦不尽相同。颌面颈部神经鞘瘤可影响的邻近结构有：颈鞘(血管移位)、颅底(受压变薄或移位)、咽腔(狭小)、下颌骨(受压)和颈椎(椎间孔增大)。

五、神经纤维瘤和神经纤维瘤病

神经纤维瘤(neurofibroma)是一种良性周围神经鞘肿瘤。该肿瘤有单发和多发之分。多发者又称神经纤维瘤病(neurofibromatosis，NF)或 von Recklinghausen 病。根据临床和遗传学表现，可将神经纤维瘤病分为 NF-1 型(von Recklinghausen 病或周围型 NF)和 NF-2 型(双侧听神经瘤或中心型 NF)，且前者较后者多见。神经纤维瘤约占所有头颈部良性软组织肿瘤的 5%，但较神经鞘瘤少见。神经纤维瘤几乎可累及任何种族、年龄和性别。

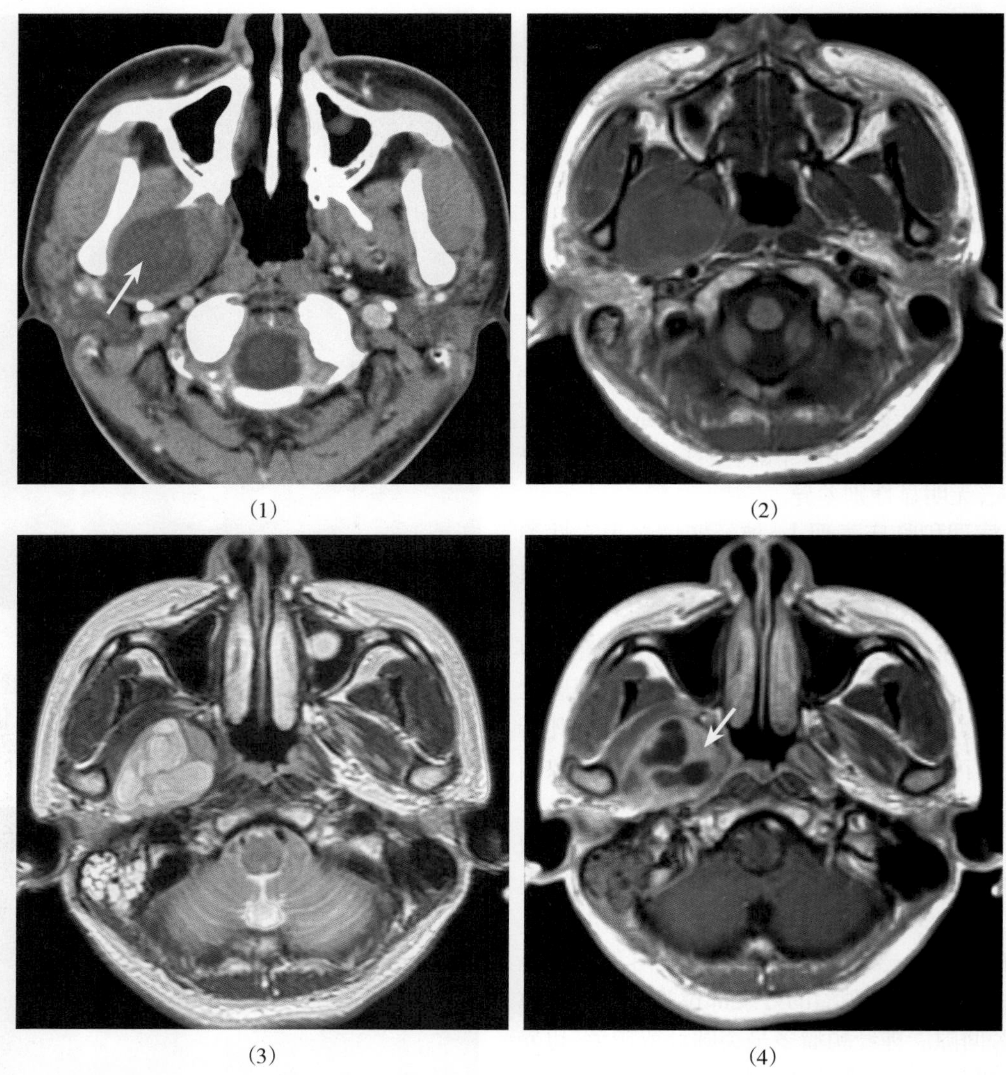

图 7-5-5 咽旁间隙神经鞘瘤

(1)横断位增强 CT 显示右咽旁间隙内有类圆形软组织肿块(箭头所示),边界清晰 (2)横断位 T_1WI 显示病变呈中等信号 (3)横断位 T_2WI 显示病变呈不均匀高信号 (4)横断位增强 T_1WI 显示病变实性部分呈强化变现(箭头所示),囊变部分无强化

【病理和临床表现】 孤立性神经纤维瘤多为实性肿块,瘤内可见钙化或骨化,囊变区少见,有时可见出血。部分可见包膜。多发性神经纤维瘤病以弥漫性分布为特点,肿瘤多无清晰边界。镜下见,神经纤维瘤主要由梭形细胞和胶原纤维基质组成。肿瘤中心区细胞丰富而非纤维基质稀疏;周围区则反之。此特点对理解 CT 和 MRI 上出现的"靶征"甚为关键。临床上,孤立性神经纤维瘤多表现为缓慢生长的无痛性肿块或结节状皮肤病损。神经纤维瘤病多呈弥漫性分布,常伴有颌面颈部体表的畸形性损害。神经纤维瘤病的临床特征之一是皮肤上出现大小不一的棕色咖啡斑。本病为常染色体显性遗传。

【影像学表现】 神经纤维瘤和神经纤维瘤病多位于浅表皮肤或皮下组织,深部者少见。对口腔颌面颈部而言,神经纤维瘤主要沿三叉神经和面神经分布,可累及眼、舌、腭和面颈部软组织间隙,也可侵犯唾液腺和甲状腺。部分神经纤维瘤病可累及颅颌面骨。孤立性神经纤维瘤多呈圆形或梭形,界限清晰。弥漫性神经纤维瘤多呈不规则形,串珠或竹节状,边界模糊。超声上,肿瘤多呈低回声表现。CT 上,神经纤维瘤多呈不均匀软组织密度(CT 值偏低)(图 7-5-6)。MRI 上,神经纤维瘤多表现为 T_1WI 上呈低等信号或略高信号和 T_2WI 上的不均匀高信号。部分病变可在 T_2WI 上

学习笔记

表现为病变中央区的低信号和病变周边区的高信号，可视为“靶征”。增强 CT 和 MRI 上，神经纤维瘤或无强化，或有不均匀强化。部分病变可表现为形同于“靶征”的局灶性强化。约 40% 的神经纤维瘤病患者可伴有颅颌面骨结构异常，主要表现为骨外形变小、增大或局部缺损，部分还可伴有眼眶、脊柱和脑畸形。

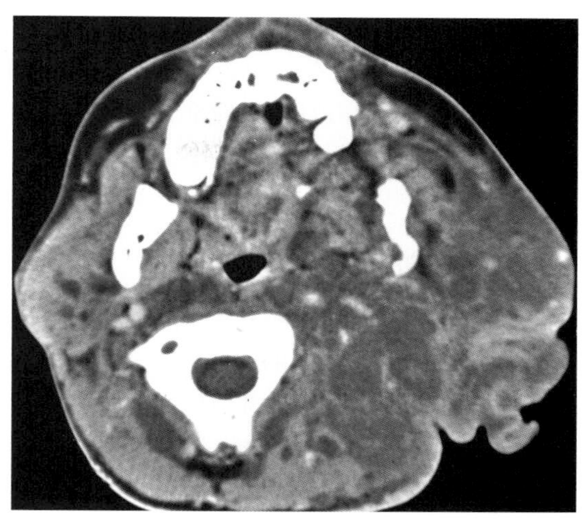

图 7-5-6　颌面部神经纤维瘤病

横断位增强 CT 显示左颌面颈部软组织内有弥漫多发块状低密度病变(强化不明显)，边界部分清晰，部分模糊。病变包绕左侧颈鞘

画廊：ER7-5-6 左面部神经纤维瘤

六、颈动脉体瘤

颈动脉体瘤(carotid body tumors)是一种起源于颈总动脉分叉的动脉体副神经节细胞的神经内分泌肿瘤，又称化学感受器瘤(chemodectoma)和球瘤(glomus tumor)。本病为副神经节瘤(paraganglion tumor)之一。根据 WHO 对头颈部副神经节瘤的最新分类，分为以下 4 种，即颈动脉体瘤、咽副神经节瘤、中耳副神经节瘤和迷走副神经瘤。颈动脉体瘤是其中最多见者，副神经节瘤属少见肿瘤。肿瘤好发于 40~60 岁成人，女性多见。根据颈动脉体瘤的生物学行为，可分其为非侵袭型(良性肿瘤)、局部侵袭型和转移型(恶性肿瘤)。

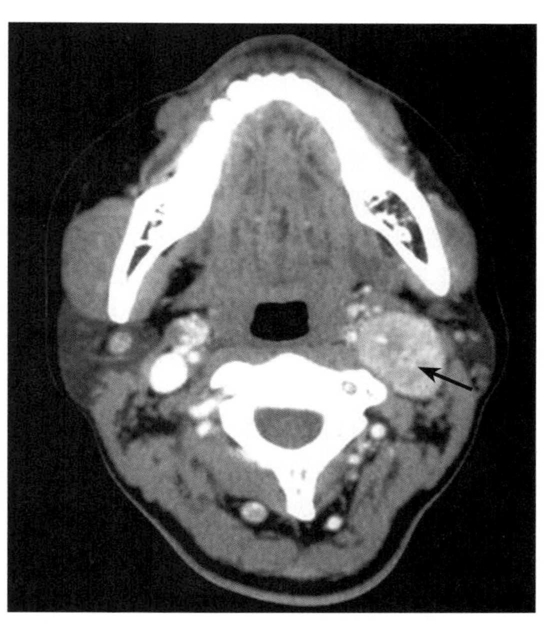

图 7-5-7　左颈动脉体瘤

横断位增强 CT 显示左侧颈鞘后有类圆形明显均匀强化病变(箭头所示)，边界清晰。左颈鞘内血管被推向前移位

图片：ER7-5-7 B 超声像图示左侧颈动脉体瘤

画廊：ER7-5-8 左颈上部颈动脉体瘤

学习笔记

【病理和临床表现】 颈动脉体瘤为实性肿物，多质韧而有弹性，边界清晰，有薄层纤维包膜。镜下见，颈动脉体瘤内血管丰富。肿瘤由主细胞和支持细胞组成。临床上，颈动脉体瘤主要表现为无痛性肿块，其表面可触及颤动，并可听及震颤音。患者可偶有疼痛、声音嘶哑、吞咽困难、Horner 综合征和头痛。

【影像学表现】 颈动脉体瘤位于颈总动脉分叉处(相当于舌骨大角水平)。病变可于双侧颈部发生，但罕见。颈动脉体瘤多呈类圆形肿块，边缘清晰，可见包膜。超声上，颈动脉体瘤多表现为实性不均匀低回声，其内可有较强中等回声光点和丰富血流信号。平扫 CT 上，颈动脉体瘤为软组织密度。增强 CT 上，肿瘤多呈明显均匀或不均匀强化(图 7-5-7)。MRI 上，颈动脉体瘤在 T_1WI 呈等信号；在 T_2WI 上呈均匀或不均匀高信号，此不均匀高信号者多表现为“椒盐”征(“salt and pepper” appearance)。增强 MRI 上，病变内部强化明显，亦可呈“椒盐”征。DSA 上，可见病变在动脉期即有对比剂染色。颈动脉体瘤对颈鞘内血管的影响方式包括分别推颈内动脉和颈外动脉向前内和前外移位。移位的血管多位于肿瘤边缘；部分亦可位于瘤内。

第六节　颌面颈部软组织恶性肿瘤

口腔颌面部软组织恶性肿瘤以上皮组织癌和淋巴瘤为主。上皮组织癌中以鳞状细胞癌最为常见(约占恶性肿瘤的 80% 以上)，腺源性上皮组织癌次之，低分化和未分化癌则相对少见。间叶组织肉瘤则更为少见。对口腔颌面颈部软组织恶性肿瘤的影像学检查多以 CT 和 MRI 为主，采用 CT 和 MRI 检查后仍有疑问者可选择 PET 或 PET/CT 检查。CT 和 MRI 检查的主要目的是：①明确肿瘤的位置、大小和范围；②对部分恶性肿瘤的类型给出辅助诊断；③明确肿瘤与邻近组织结构（如血管、神经、肌肉、颌面骨、软组织间隙、颅底和颅内）的关系，其中尤以明确肿瘤与颈鞘内血管、颌面骨、颅底和颅内的关系最为重要；④辅助明确恶性肿瘤是否伴有颈部淋巴结转移或远处转移。

一、鳞状细胞癌

口腔颌面部软组织鳞状细胞癌（squamous cell carcinoma）是一种起源于口腔颌面部黏膜组织，具有不同鳞状分化程度的侵袭性上皮性恶性肿瘤。该恶性肿瘤多发生于 40~60 岁成年人，男性多于女性。鳞状细胞癌好发部位依次为舌、牙龈、颊、唇和口底。

【病理】 肉眼观察，鳞状细胞癌多呈黏膜扁平斑块或结节，部分为息肉状或菜花状隆起。病变内为实性，局部可有坏死。镜下见，肿瘤主要表现为鳞状上皮增生。癌细胞呈团块或条索状排列者为癌巢。癌巢中出现层状角化物者为癌珠。

【临床表现】 口腔颌面部软组织鳞状细胞癌的早期表现多为溃疡，以后病变向深层组织浸润，形成质硬、压痛和界限不清的肿块。鳞状细胞癌可以是外生型表现，表面呈菜花状。溃烂坏死者可伴有恶臭。不同部位的鳞状细胞癌所对应的临床表现与其侵犯的组织密切相关。舌和口底区者常可使舌体运动受限；牙龈、颊和腭部者常有颌骨骨质破坏吸收；颊和腭部者可侵犯颌面深部结构，累及咀嚼肌群，致张口受限等。口腔颌面部鳞状细胞癌还可向颈淋巴结转移，以舌和口咽者最为多见。晚期鳞状细胞癌还可经血液循环向远处组织器官转移。

【影像学表现】 不同部位的鳞状细胞癌，其 CT 和 MRI 表现亦各有异同。通常，口腔黏膜的早期溃疡型鳞状细胞癌在没有侵犯深部组织或无软组织肿块形成时，影像学检查可为阴性结果。有时，冠状面 CT 和 MRI 成像对腭和舌鳞状细胞癌的显示至为重要。

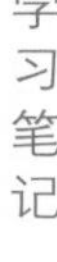
学习笔记

1. 舌和口底区鳞状细胞癌 舌和口底区肿瘤以鳞状细胞癌为主；病变多能通过临床检查予以发现和诊断。影像学检查的目的在于明确肿瘤范围和分期。对发生于舌后 1/3 或舌根的鳞状细胞癌，因临床检查的直观性较差，CT 和 MRI 检查至为重要。

CT 上，舌和口底区鳞状细胞癌多呈不规则形软组织增厚或肿块形成。肿块状鳞状细胞癌因在平扫 CT 上和周围舌肌组织的密度相等而难以清晰显示。增强 CT 上，病变多有程度不等的强化表现［图 7-6-1（1）］。平扫 MR 上，舌和口底区鳞状细胞癌在 T_1WI 上多呈等信号［图 7-6-1（2）］；在 T_2WI 上多呈混合高信号［图 7-6-1（3）］。增强 MRI 上，病变多呈不均匀强化表现［图 7-6-1（4）］。起源于舌和口底的鳞状细胞癌可相互侵犯。口底肿瘤可直接占据舌下间隙，向上侵犯舌体，向后侵犯舌根和下颌下间隙，向两侧侵犯下颌骨；舌体部肿瘤可向下扩散至口底，向上累及软腭和口咽侧壁；向两侧侵犯下颌骨；舌后 1/3 和舌根部肿瘤可向后下方侵犯会厌。

ER7-6-1
图片：ER7-6-1 横断位增强 CT 示右下牙龈鳞状细胞癌

2. 牙龈鳞状细胞癌 牙龈癌多为分化程度较高的鳞状细胞癌，且早期多表现溃疡，并向牙槽骨侵犯；X 线和 CBCT 上，早期病变可致牙槽突吸收。病变进展后，可见颌骨呈扇形溶骨状破坏（图 7-6-2）。边缘可整齐，也可凹凸不平，部分还可表现为骨硬化增生。CT 上，牙龈癌为软组织密度改变。MRI 上，牙龈癌多表现 T_1WI 上的等信号和 T_2WI 上的高信号。增强 CT 和 MRI 上，病变可呈强化表现。下颌牙龈癌可侵及口底和颊间隙，上颌牙龈癌可侵犯腭和上颌窦。

ER7-6-2
画廊：ER7-6-2 右软腭鳞状细胞癌

3. 腭鳞状细胞癌 多数腭部鳞状细胞癌可通过临床检查予以发现，影像学检查的目的在于显示病变大小和范围。CT 上，腭鳞状细胞癌通常表现为软组织局部增厚或肿块形成（图 7-6-3）。MRI 上，病变多表现为 T_1WI 上的等信号和 T_2WI 上的混合高信号。增强 CT 或 MRI 上，病变可有强化。腭鳞状细胞癌可向后外累及咽旁间隙；向上破坏腭骨水平板，侵入鼻腔、上颌窦和颌面深部间隙（翼腭间隙和颞下间隙）；向下可累及舌体和舌根部。

ER7-6-3
图片：ER7-6-3 横断位 T_1WI 示左颊黏膜鳞状细胞癌（箭头）

4. 颊黏膜鳞状细胞癌 颊部鳞状细胞癌多分化程度中等的恶性肿瘤。CT 上，颊鳞状细胞癌多为不规则形软组织肿块表现（图 7-6-4）。MRI 上，病变在 T_1WI 上呈等信号，在 T_2WI 上呈混合高信号，边缘不规则。病变可向内侵入颞下间隙，也可破坏上颌结节和下颌骨前缘。咬肌和翼内肌常可受累。

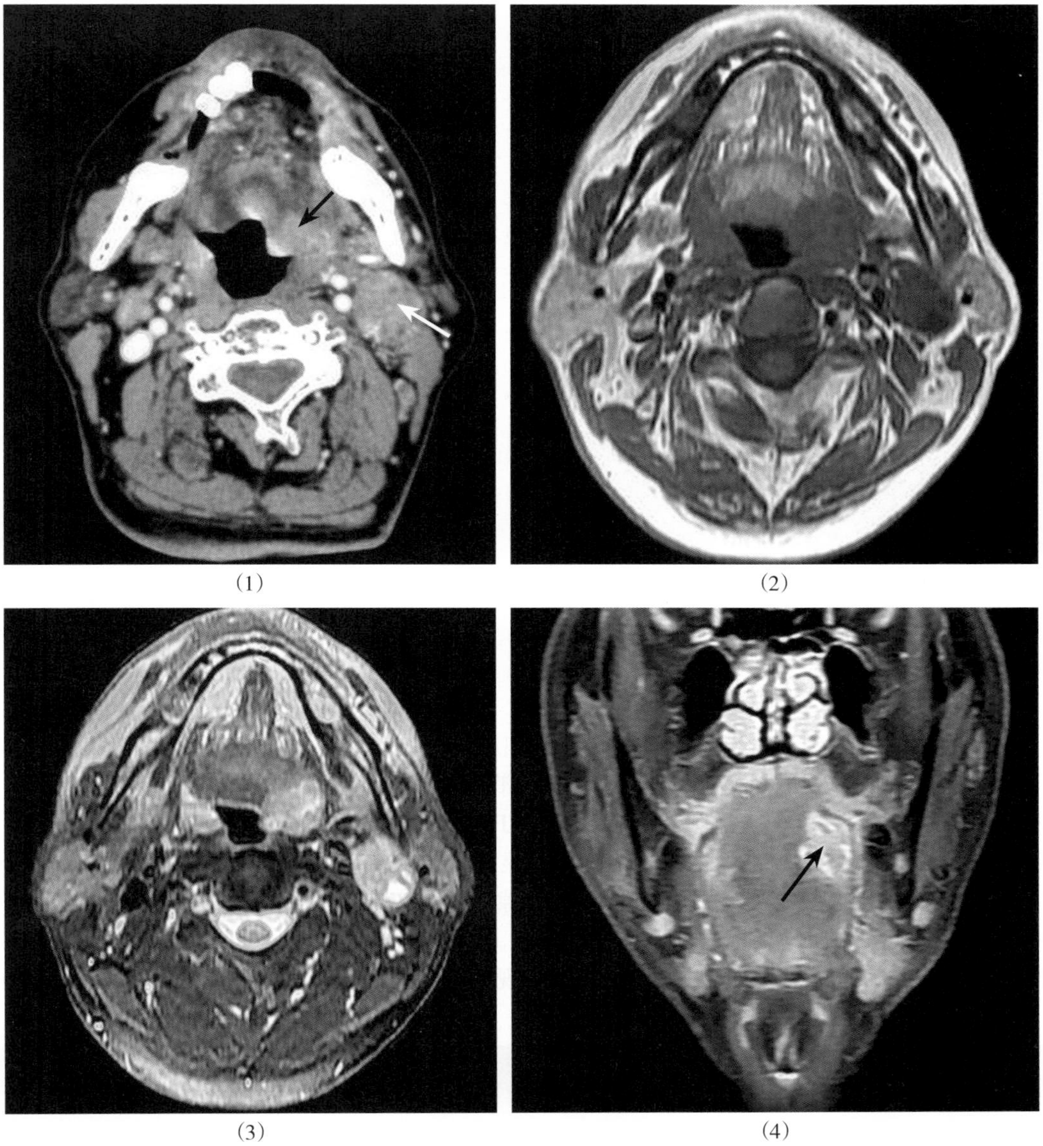

(1)　　(2)

(3)　　(4)

图 7-6-1　舌和口咽侧壁鳞状细胞癌，伴左颈部淋巴结转移

(1)横断位增强 CT 显示左舌后缘和口咽侧壁有强化的软组织肿块形成(黑箭头所示)，界限不清，左颈Ⅱ区淋巴结转移性病变以实性改变为主(白箭头所示)，边界清晰　(2)横断位 T_1WI 显示左舌和左颈淋巴结转移性病变均呈等信号　(3)横断位 T_2WI 显示左舌和左颈淋巴结转移性病变均呈高信号　(4)冠状位增强压脂 T_1WI 显示左舌病变强化明显(箭头所示)，边缘不光滑

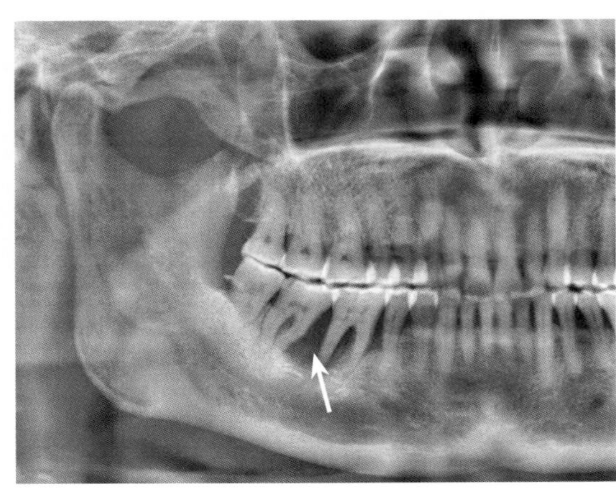

图 7-6-2　右下颌磨牙区牙龈鳞状细胞癌

曲面体层片(局部)显示右下颌磨牙区牙槽破坏吸收呈扇形(箭头所示)，边界清晰，周围有骨质增生

学习笔记

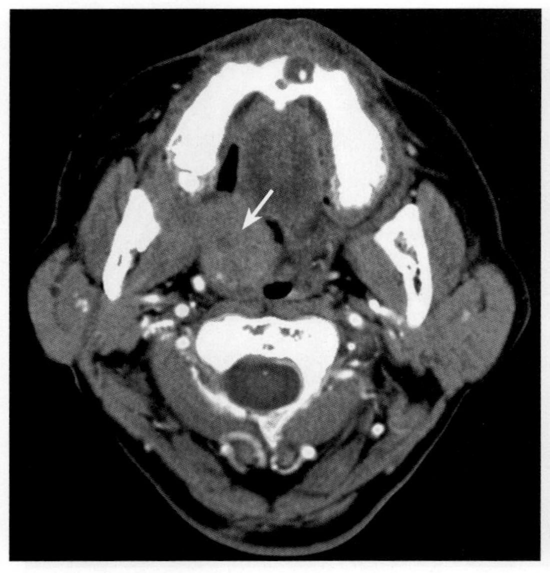

图 7-6-3　软腭鳞状细胞癌

横断位增强 CT 显示右侧软腭区有软组织肿块形成(箭头所示),密度均匀,边界清晰

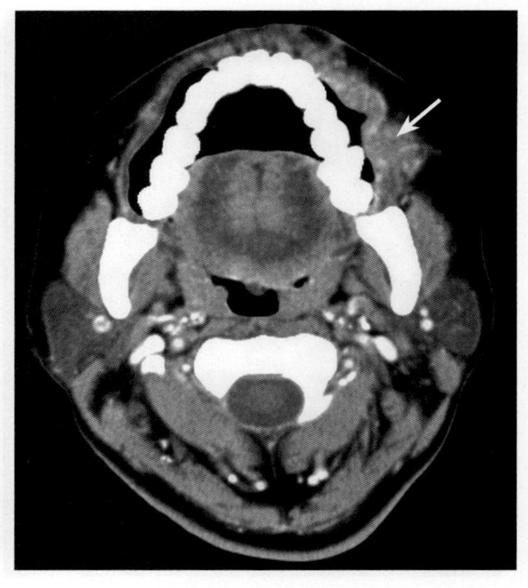

图 7-6-4　左颊黏膜鳞状细胞癌

横断位增强 CT 显示左侧颊间隙有软组织肿块形成(箭头所示),边缘欠光滑

5. 上颌窦鳞状细胞癌　上颌窦是鼻窦鳞状细胞癌最好发的部位。CT 上,上颌窦癌多为窦腔内实性软组织肿块表现,窦壁多有破坏吸收,甚至消失。MRI 上,上颌窦癌在 T_1WI 多呈等信号;在 T_2WI 上多为不均匀高信号[图 7-6-5(1)]。增强 CT 和 MRI 上,病变的实质部分可呈强化表现;坏死部分可无强化[图 7-6-5(2)]。CT 和 MRI 均能显示上颌窦鳞状细胞癌对邻近组织的侵犯:向内可侵犯鼻腔;向外、向后可侵犯颞下间隙、翼腭间隙和蝶骨翼突的内板或外板;向上可侵犯眼眶和中颅窝底;向下可侵入口腔;向前可累及眶下间隙。上颌窦的含气空间可因病变占据而明显变小或消失。由于窦腔内空气和窦壁均为极低信号表现,其间没有良好的信号对比,故与 CT 相比,MRI

学习笔记

画廊:ER7-6-4 左上颌窦鳞状细胞癌

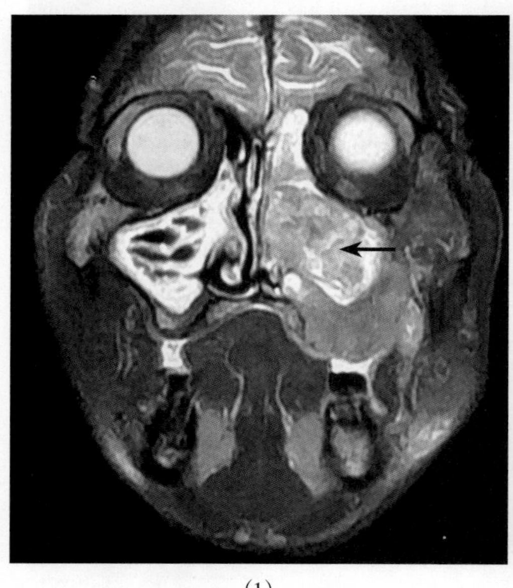

(1)

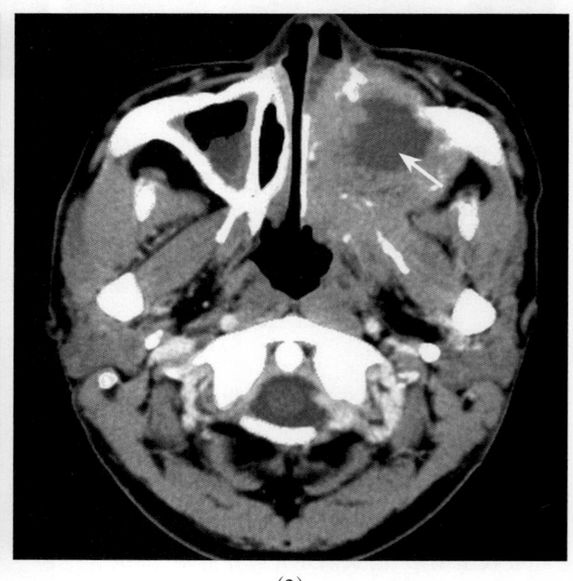

(2)

图 7-6-5　左上颌窦鳞状细胞癌

(1)冠状位 T_2WI 显示左侧上颌窦和筛窦内有不均匀高信号肿块形成(箭头所示),右上颌窦为炎性病变　(2)横断位增强 CT 显示左上颌窦内有软组织肿块形成,病变密度不均匀(箭头所示),左上颌窦前、后、内、外壁均有破坏吸收,肿瘤向内和前突入鼻腔和眶下间隙,向后外侵入翼腭窝和颞下间隙

难以显示病变破坏窦壁的情况。

二、淋巴瘤

淋巴瘤(lymphoma)是指发生于淋巴结和结外淋巴组织的淋巴网状系统肿瘤。该肿瘤的主要类型有2种,即霍奇金病(Hodgkin disease)和非霍奇金淋巴瘤(non-Hodgkin lymphoma);前者在头颈部的发病率明显低于后者。头颈部淋巴瘤的发病率仅次于鳞状细胞癌,为第二常见恶性肿瘤。淋巴瘤可发生于任何年龄,但以青壮年多见。基于淋巴瘤是否累及淋巴结,可分为结内型淋巴瘤(nodal lymphoma)和结外型淋巴瘤(extranodal lymphoma)。霍奇金病以结内型表现为主;非霍奇金淋巴瘤则于结内和结外均可发生。颌面部结外型非霍奇金淋巴瘤的好发部位依次为:Waldeyer环(由鼻咽和口咽黏膜淋巴组织构成)、唾液腺、牙龈、腭、颊、面侧深区和颌骨等。

【病理】 霍奇金病多为淋巴结实性增大表现,有包膜。病变以含肿瘤性大细胞——霍奇金细胞和Reed-Sternberg细胞为特点。非霍奇金淋巴瘤可被分为多种亚型,如B淋巴细胞系和T淋巴细胞系等。

【临床表现】 结内型淋巴瘤主要表现为多发性颈部淋巴结肿大。结外型淋巴瘤因发病部位不同而呈多样性,如溃疡、肿块、局部疼痛、出血、面颈肿胀和功能障碍等。晚期者可有发热、全身乏力、消瘦、贫血、盗汗,肝、脾大等。淋巴瘤的扩散以淋巴链为主。

【影像学表现】 口腔颌面颈部淋巴瘤有以下2种形态表现,即实性肿块和黏膜增厚;前者多见。黏膜异常增厚主要见于Waldeyer环区淋巴瘤(图7-6-6)。结内型淋巴瘤可相互融合而呈分叶状。病变边缘或清晰(多为结内型淋巴瘤,且无结外侵犯者)或模糊(多为结外型淋巴瘤)。结内型淋巴瘤常呈多发表现,且其多发灶大小不一。超声上,淋巴瘤多呈不均匀低回声表现。部分病变内可见点状或树枝状高回声区;部分可见液性暗区。CT上,淋巴瘤多为均匀软组织密度(图7-6-6)。MRI上,淋巴瘤多表现为T_1WI上的低或等信号[图7-6-7(1)]和T_2WI上的均匀高信号[图7-6-7(2)]。增强CT和MRI上,病变多为均匀强化表现[图7-6-7(3)],少数可无明显强化,但少有液化坏死灶显现。颌面颈部淋巴瘤对其周围结构的侵犯依其所在位置而定。位于颈内淋巴链的淋巴瘤多可推移或包绕颈鞘血管;位于鼻腔和鼻窦的淋巴瘤可破坏吸收窦壁;位于颌面颈软组织间隙的淋巴瘤可侵犯颅底和颈椎椎体,也可破坏颌骨和颧骨。此外,发生于Waldeyer环的淋巴瘤尚可侵犯咽旁间隙、咽后间隙以及口底诸间隙。

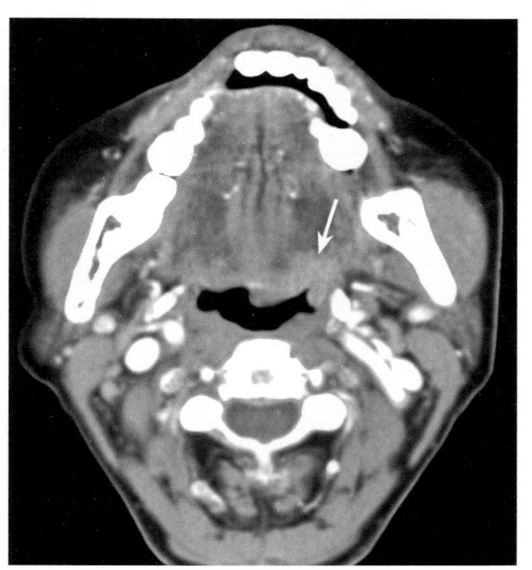

图7-6-6　左口咽侧壁非霍奇金淋巴瘤
横断位增强CT显示左侧舌后缘和口咽侧壁黏膜明显增厚(箭头所示),边缘不光滑

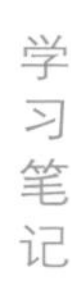

图片:ER7-6-5 B超声像图示右侧下颌下区淋巴瘤

三、颈淋巴结转移性肿瘤

颈淋巴结转移性肿瘤(metastatic tumor of cervical lymph node)指发生于全身其他组织器官的恶性肿瘤转移至颈淋巴结;其原发部位大多来源于头颈部。部分颈淋巴结转移性肿瘤甚至无原发灶可寻。从病理类型上看,颈淋巴结转移性肿瘤主要源于头颈部鳞状细胞癌。恶性黑色素瘤、唾液腺上皮癌、甲状腺癌和间叶组织肉瘤虽也可发生颈淋巴结转移,但较为少见。鼻咽癌所致者约占85%,其他部位恶性肿瘤所致者不足10%。颈淋巴结转移性肿瘤多见于男性,发病年龄多大于40岁。

【病理】 病变可为实性,亦可有液化坏死。如有包膜外侵犯,则可见其周围脂肪和肌肉组织受累,或见其与血管组织粘连。镜下见,淋巴结转移性肿瘤多从淋巴结被膜下窦(subcapsular sinus)

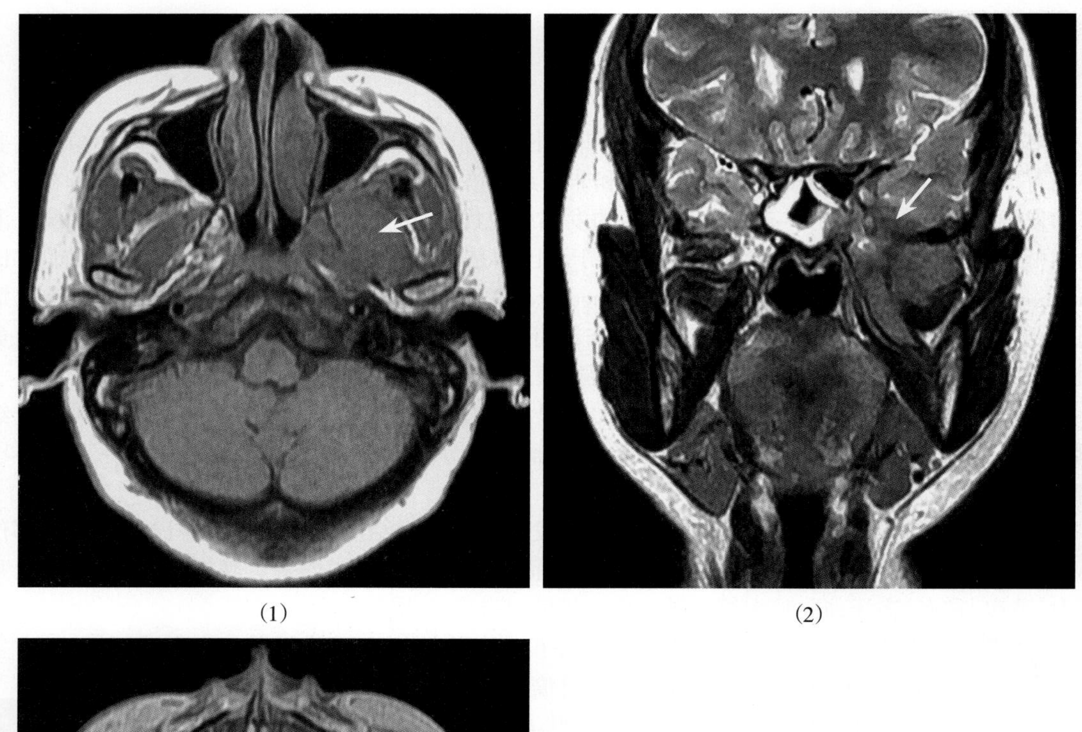

(1)　(2)　(3)

图 7-6-7　咀嚼肌间隙非霍奇金淋巴瘤
(1)横断位 T_1WI 显示左咀嚼肌间隙(颞下间隙为主)有等信号病变形成(箭头所示),与翼外肌分界不清　(2)冠状位 T_2WI 显示病变呈略高信号,边界模糊;病变侵犯左侧颅底和颅内(箭头所示)　(3)横断位增强 T_1WI 显示病变呈均匀强化表现[与(1)相比]

学习笔记

开始,继而扩散至整个淋巴结。鳞状细胞癌所致转移性淋巴结内,可见有角化物位于癌细胞中。

【临床表现】 颈淋巴结转移性肿瘤的主要表现为颈部无痛性、不活动性、质地较硬肿块,边界不清。多数患者有原发性恶性肿瘤病史可寻。一般而言,颈淋巴结转移性肿瘤的预后不佳。双侧颈淋巴结转移性肿瘤和伴有淋巴结包膜外侵犯者的预后更差。

【影像学表现】 口腔颌面部恶性肿瘤所致的颈淋巴结转移性肿瘤常发生于颈二腹肌组淋巴结(位于颈静脉前、外、后区的淋巴结,相当于颈Ⅱ区淋巴结)。转移性淋巴结多为圆形表现(不同于正常颈淋巴结的椭圆或扁豆形态)。多个转移性淋巴结可相互融合而呈分叶状。如肿瘤无包膜外侵犯,则边界清晰;有包膜侵犯者,则边缘模糊。通常,颈二腹肌组和下颌下组(与颈Ⅰb 区相对应)淋巴结的最大直径超过 1.5cm,其他部位者超过 1cm 即可视为淋巴结异常。超声上,颈淋巴结转移性肿瘤多为光点分布均匀的低回声区,有时可见液性暗区(图 7-6-8)。病变淋巴结的淋巴门结构多模糊不清。病变边缘可有点或条状血流信号。CT 上,颈淋巴结转移性肿瘤多为软组织密度表现。MRI 上,病变在 T_1WI 上为等信号;在 T_2WI 上为高信号。增强 CT 和 MRI 上,病变常有 2 种表现:①均匀强化;②病变边缘呈环形强化,中心无强化(图 7-6-9)。PET 或 PET/CT 上可见转移性淋

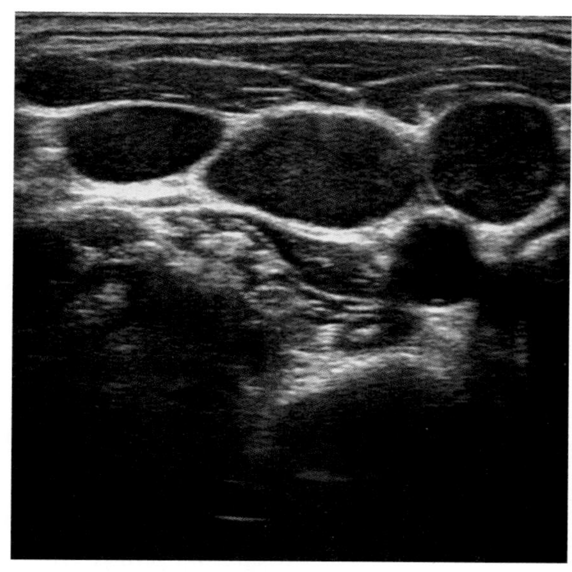

图 7-6-8　颈部转移性淋巴结

B 超声像图显示左颈部有多个类圆形低回声病灶，边界清晰

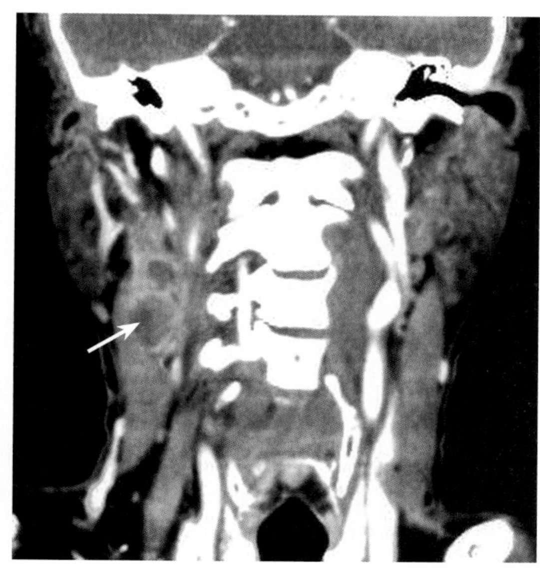

图 7-6-9　右颈Ⅱ区淋巴结转移

冠状位增强 CT 显示右颈部有多个类圆形软组织肿块，呈中央低密度和边缘环形强化表现（箭头所示）

巴结有异常浓聚表现。颈淋巴结转移性肿瘤可直接侵犯颈鞘内血管（颈总和颈内动脉、颈内静脉）和Ⅸ~Ⅻ脑神经，少数还可侵犯颈椎和颅底。判断诸恶性肿瘤（多为颈淋巴结转移型肿瘤和淋巴瘤）侵犯颈鞘内血管的征象包括：①病变与血管之间的脂肪带消失；②颈动脉和颈内静脉受压变形，或颈内静脉节段性消失；③病变包绕颈鞘血管超过 180°或 270°；④血管边缘模糊。总之，判断颈淋巴结转移性肿瘤的影像学依据主要有 2 点：①颈淋巴结增大；②颈淋巴结中心有液化坏死，边缘呈环形强化。

（余　强）

学习笔记

第八章 颌面骨骨折

>> 提要:

通过本章学习要求掌握骨折 X 线片观察要点、骨性愈合时间、上下颌骨骨折类型及好发部位等。熟悉颌面骨骨折基本 X 线表现;了解 X 线异物定位及髁突骨折分类。

颌面部为人体表面的显露部位,无论平时和战时其损伤均较常见。X 线和 CT 检查对于诊断骨损伤具有重要意义,它能准确提示骨折的存在、骨折部位、性质、程度等,还可观察其愈合,指导临床及时处理。

第一节 概 论

学习笔记

一、骨折的基本 X 线表现

1. **骨折线** 是贯穿骨密质与骨松质的透射线,呈线状或锯齿状,宽度不一。
2. **异常致密线** 骨折两断端相重叠时可见似线条状高密度影,多见于嵌入性骨折。
3. **骨小梁扭曲紊乱** 见于骨松质、牙槽骨骨折。
4. **游离碎骨片** 多见于粉碎性骨折。
5. **压缩变形** 如髁突骨折常表现有髁突变形,上颌骨颧骨骨折,可引起上颌窦变形及积液。
6. **骨缝分离** 常见为骨缝裂开,如颧额缝、颧颌缝等。

二、骨折 X 线片观察要点

1. **骨折的部位数目** 骨折线的具体部位,是单发或多发。要注意颌骨的特殊解剖形态,如下颌骨的外形为 U 形结构,受外伤时可发生直接骨折或间接骨折。直接骨折是在外力撞击的部位发生折裂,而间接骨折是发生于非直接致伤部位的骨折,可有两种 X 线表现:一种是外力直接作用于下颌骨某部位时,该部位未发生折裂,而对侧下颌骨角区、升支或髁突发生间接骨折;另一种是外力直接作用部位的骨折,其可与对侧某部位同时发生骨折而致多发性骨折。因此,在读片时必须注意每一个部位,以免漏诊。

2. **骨折的类型** 分为完全性和不完全性骨折;线性骨折、粉碎性、嵌入性和凹陷性骨折;以及青枝骨折等。嵌入性骨折显示异常致密线影不佳时,应注意观察骨密质是否连续、流畅;还应注意是否伴骨段缺损、游离骨片及异物存留。火器贯通伤时,入口处有的表现为不很大的洞形损伤,而出口处常为粉碎性骨折。颌骨火器伤多造成骨缺损,其伤害程度与火器种类、距离有密切关系。有骨组织缺损而致面部畸形者,需仔细研读 X 线片,精确估计骨缺损的范围和量,以决定植骨大小。火器伤还可致颌面骨及软组织内广泛散在子弹或其他异物存留(图 8-1-1)。

3. **骨折的移位** 骨折断端移位见于完全性骨折。影响骨折段移位的因素较多,如骨折的部位、类型、损伤力量的大小、方向和肌的牵引力等。对于颌面骨骨损伤,亦与骨折段上有无牙存在有关,若无牙缺失,骨折段移位可至上、下牙接触为止,否则移位更明显。骨折移位可直接影响咬合、咀嚼、吞咽和语言等功能。

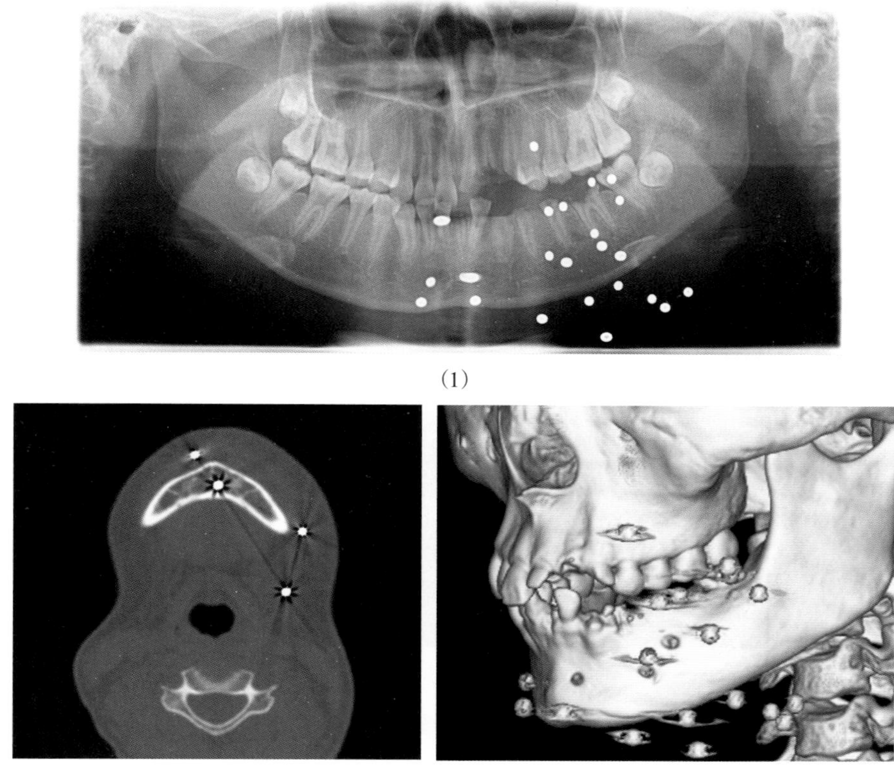

(1)

(2)　　(3)

图 8-1-1　颌面部火器伤金属异物存留

曲面体层片显示颌面部散在 20 余枚圆形直径约 4mm 大小子弹存留(1);螺旋 CT 横断位(轴位)(2)及三维重建片(3)显示颌面部软组织及下颌骨内散在子弹存留

学习笔记

4. 骨折线与牙的关系　应注意观察牙是否在骨折线上;有无牙折或病变牙;混合牙列期应注意骨折线与牙胚的关系以及骨折段上的牙是否存在等。

5. 骨折线与营养管及正常骨缝影像的区别　骨折线是骨密质和骨松质断裂而显示不整齐、密度减低的条状阴影,呈直线状、锯齿状或不规则状,骨密质和骨小梁终止于骨折线的边缘而失去连续性,新鲜骨折线边缘清晰而锐利。正常骨缝和营养管有恒定的位置和走行方向,显示为均匀的线状低密度影,正常骨缝邻接端无错位,衔接紧密。

三、骨折的愈合

骨折的愈合是一个连续发展的过程。基本过程是先形成肉芽组织,再由成骨细胞在肉芽组织内产生新骨,依靠骨痂使骨折端连接并固定。

动画:ER8-1-1
骨折愈合过程

骨折后,最初骨髓腔、骨密质、骨膜及周围软组织血管破裂出血而形成血肿,出血通常 4~5 小时即可凝固。以后血肿周围新的毛细血管和成骨细胞开始长入血肿内,使血肿机化。此时骨折断端附近的骨外膜深层及骨内膜产生大量的成骨细胞,散布于两断端间的肉芽组织中,机化的血块逐渐变为骨样组织,再钙化形成骨痂,这一过程为骨痂形成期。此时骨小梁无一定方向,结构不规则。骨样组织不断有钙盐沉积,使基质发生钙化,逐渐变为坚实致密的骨组织。

骨折愈合在 X 线及 CT 影像上最重要的表现是骨折线的变化。早期骨折断端有轻微吸收,保持有不整齐的外缘,这是愈合过程中的正常现象。随着治疗过程的进展,先是骨折线更清晰再逐渐模糊、密度增高、类骨质形成,为骨质在正常愈合中。愈合过程中形成的骨痂没有清晰的骨结构,骨小梁排列紊乱,经过不断地塑形调整,出现正常结构,骨折线也逐渐完全融合、消失(图 8-1-2)。骨折固定的稳定性直接关系到骨折愈合的好坏,稳定的骨折固定使骨断端在持续压力下紧密接触,可以加速骨折愈合,而不稳定的骨折固定产生的离散力可以造成骨折延迟愈合或不愈合。

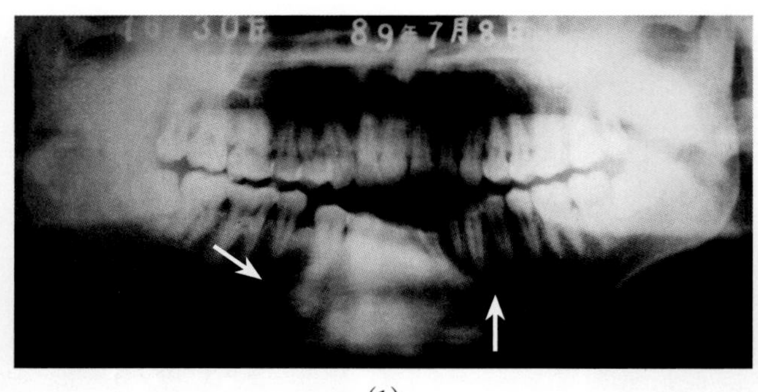

(1)

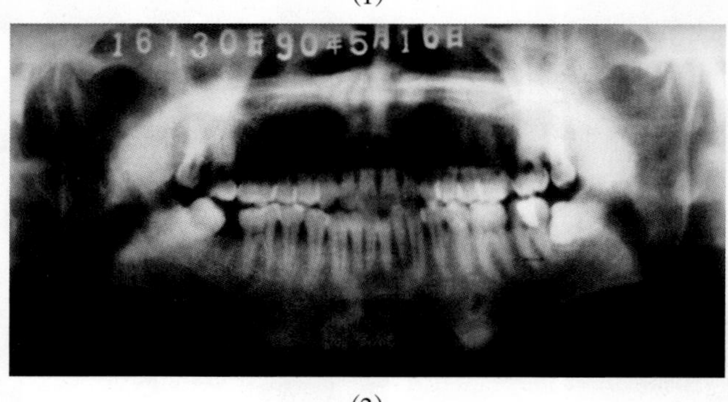

(2)

图 8-1-2　下颌骨多发骨折

(1)曲面体层片显示下颌骨颏部斜行骨折，前牙显示开（箭头所示）(2)同一患者治疗后 10 个月拍曲面体层片，显示骨折断端已骨性愈合，对位对线好

学习笔记

骨折愈合不良的 X 线及 CT 影像表现是骨痂出现延迟、稀少或不出现，骨折线消失迟缓或长期存在；不愈合的 X 线及 CT 影像表现是骨折断端变圆、变宽、边缘光整，断端间有明显裂隙，以下颌骨多见(图 8-1-3)。局部感染、固定不良、患者不合作以及不能维持必要的固定时间等均可为骨折不愈原因。

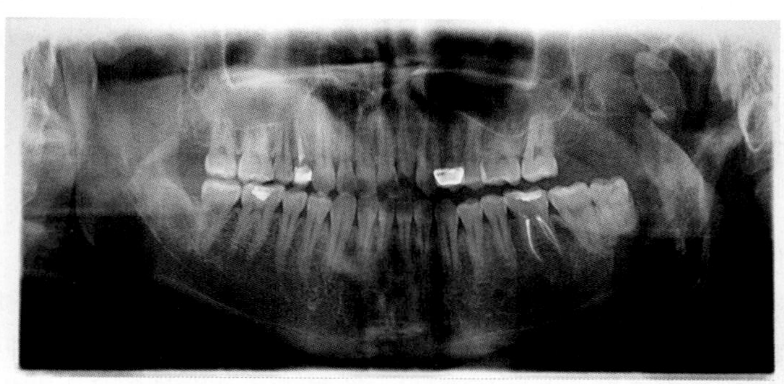

图 8-1-3　下颌骨骨折愈合不良

曲面体层片显示左侧下颌角至喙突区陈旧性粉碎性骨折，骨折断端变圆钝、裂隙增大

骨折愈合在 X 线片显示的时间取决于多种因素，如年龄、营养、健康状况、骨折的性质、程度及临床治疗情况等。颌面骨骨折 1~2 个月后，临床上已明显愈合，但由于此时是未钙化的骨样组织，X 线片上并不能显示骨性愈合。一般在 3~6 个月方可见骨性愈合 X 线征象，儿童则可在 2 个月或更短时间内即可显示。

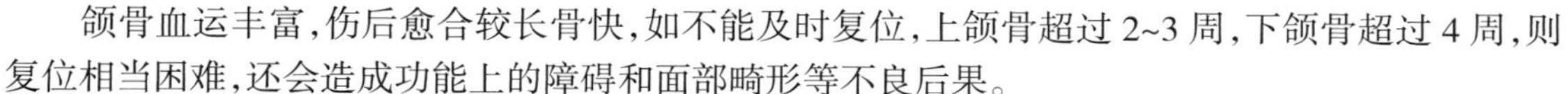

颌骨血运丰富，伤后愈合较长骨快，如不能及时复位，上颌骨超过 2~3 周，下颌骨超过 4 周，则复位相当困难，还会造成功能上的障碍和面部畸形等不良后果。

[附] X 线异物定位

在颌面骨外伤中，无论是骨组织还是软组织内常发生异物存留，为了明确金属异物或其他密度较高异物存在与否及确切位置，常需要用 X 线和 CT 检查进行异物定位，以协助临床手术。

常规投照局部标准正位片和侧位片，即可确定异物的方位。阅读正位片可明确异物上下内外或颊舌侧方位及其周围的骨性标志，阅读侧位片可明确异物上下前后位置及与周围骨性标志的关系。

根据 X 线平片初步确定的异物深度，亦可在术前局麻下刺入一细长注射针头，再摄局部标准正位和侧位片（图 8-1-4）；或于透视下矫正针尖位置，使针尖接近或触及异物，并将针头固定，此时能达到比较满意的定位效果。CBCT 和螺旋 CT 的应用使颌面部异物的定位更为精确，其可从轴位、冠状、矢状三维层面上准确地对高密度异物进行立体定位（图 8-1-5），而对部分等密度异物，增强 CT 扫描可以明确异物位置与血管间的关系。

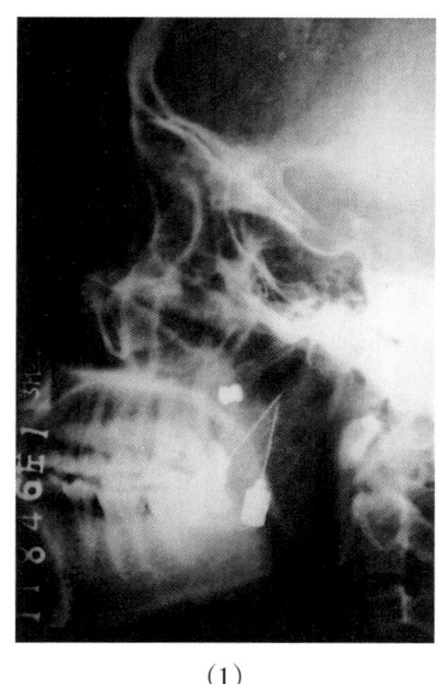

(1)

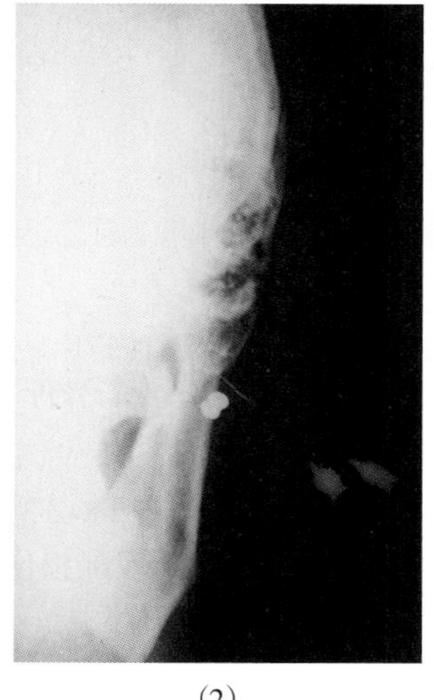

(2)

图 8-1-4　颌面异物定位

(1) 颌面侧位片显示下颌升支上方相当于喙突处一枚汽枪弹存留，离定位针头约 1cm　(2) 颌面正位片显示左升支上方骨密质外、相当于髁突颈部下方一枚汽枪弹存留，定位针头已靠近异物

学习笔记

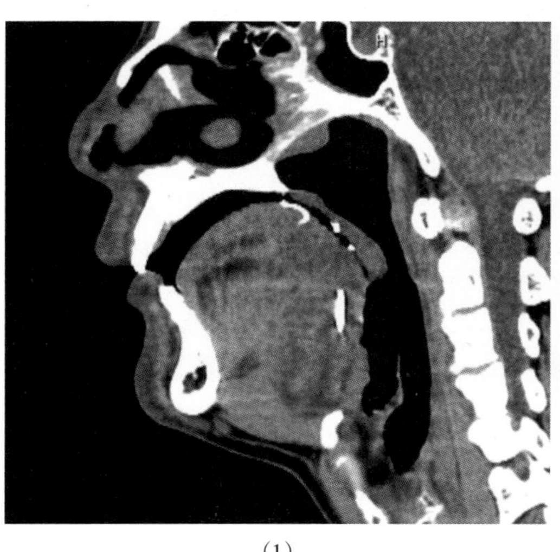

(1)

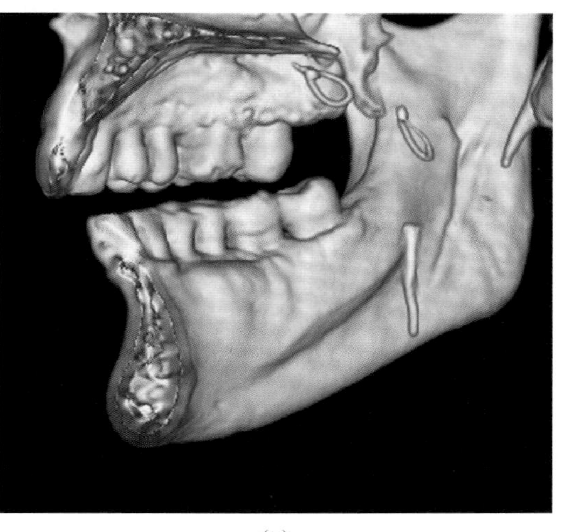

(2)

图 8-1-5　颌面异物定位

螺旋 CT 扫描矢状像 (1) 及三维重建 (2) 显示舌背中央定位用两根环形金属丝及舌根部长条形异物

第二节　牙槽突骨折

牙槽突骨折(Alveolar fracture)多发生于颌骨前部。可单发,也可与上、下颌骨或其他部位的骨折同时存在,常伴有唇部损伤,牙龈发红、肿胀、撕裂、淤血及疼痛等,并常有牙折、牙松动、牙脱位、牙嵌入等表现。

【影像学表现】 牙槽突骨折以根尖片(图 8-2-1)、𬌗片最常应用(图 8-2-2)。骨折线多为横行、斜行或纵行,其表现为不规则、不整齐的密度减低的线条状影。常伴有牙损伤。

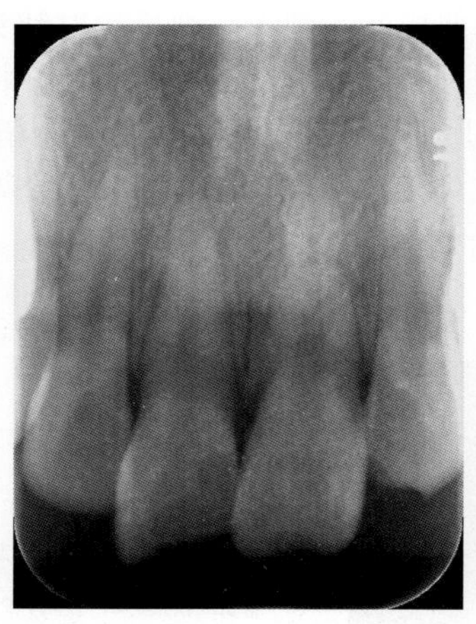

图 8-2-1　牙槽突骨折
根尖片显示 11 冠折,21 牙根形态模糊,21 根尖区牙槽突骨折

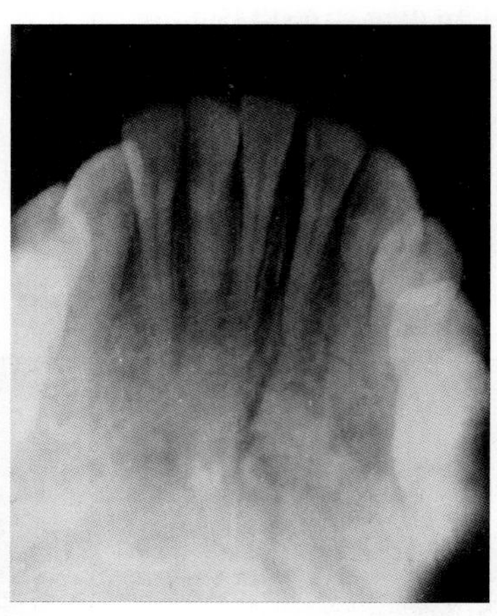

图 8-2-2　牙槽突骨折
下颌前部𬌗片显示左下颌切牙间牙槽骨纵行骨折

学习笔记

CBCT 对牙槽突骨折及伴发牙列缺损显示效果更佳(图 8-2-3),可三维显示骨折部位、移位情况及与牙列的关系;螺旋 CT 薄层扫描亦可显示牙槽突骨折及牙损伤,但电离辐射相对较大。

画廊:ER8-2-1 牙槽突骨折伴牙外伤

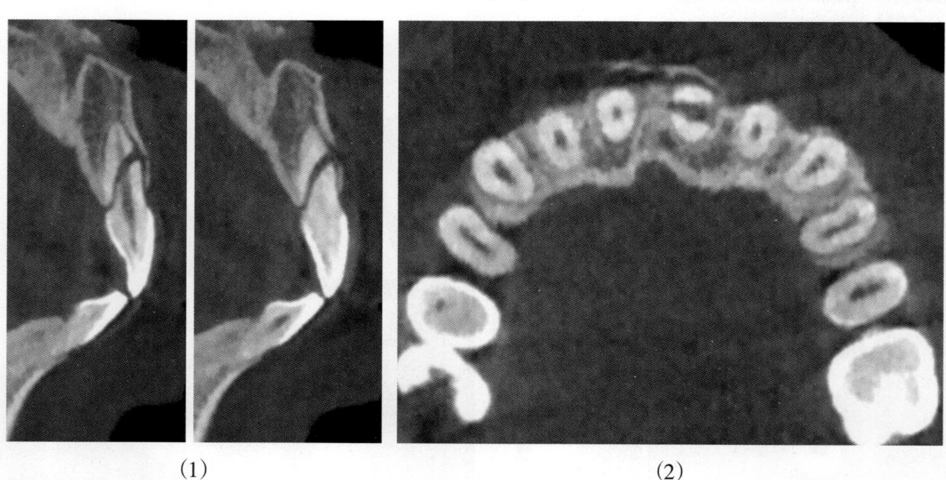

(1)　(2)

图 8-2-3　牙槽突骨折伴牙外伤
(1) CBCT 矢状位显示 21 根尖 1/3 折断,21 唇侧牙槽突骨折　(2) CBCT 轴位显示 11—21 区牙槽突唇向移位、分离,伴有 21 根折

第三节　下颌骨骨折

下颌骨位置较为突出，是颌面损伤的好发部位，在颌面部骨折中，文献报道下颌骨骨折(mandibular fracture)占 45%~79%，也有统计为面中部骨折的 2 倍。骨折发生于颏部、体部最多，其次为下颌角区及髁突。

【临床表现】 局部软组织肿胀，疼痛，皮下出血形成瘀斑，可有皮肤撕裂；可出现咀嚼和吞咽困难、咬合错乱、开口受限、流涎及语言障碍等；骨折断端因咀嚼肌的牵拉发生错位而产生面部畸形；伴有下牙槽神经损伤时，可发生同侧下唇麻木。

【影像学表现】 曲面体层、CBCT 和螺旋 CT 检查是诊断下颌骨骨折的主要影像学检查方法。曲面体层是下颌骨多发性骨折较常用检查方法，可诊断出绝大多数的下颌骨骨折；但对于部分显示模糊及骨折移位不明显的下颌骨髁突骨折，CBCT 及螺旋 CT 扫描检查显示下颌骨骨折更为理想。

1. 颏部骨折(fracture of chin) 发生于正中联合部，常表现为下颌骨颏部骨质不连续，见单发或多发骨折线。单发时骨折断端移位不明显或无移位；如为双骨折或粉碎性骨折，骨折段因附着于颏棘的肌牵引向后下移位或由于颌舌骨肌牵引向中线移位，而显示下牙弓变窄[图 8-3-1(1)]。正中颏部骨折可伴一侧或双侧髁突的间接骨折[图 8-3-1(2)]。

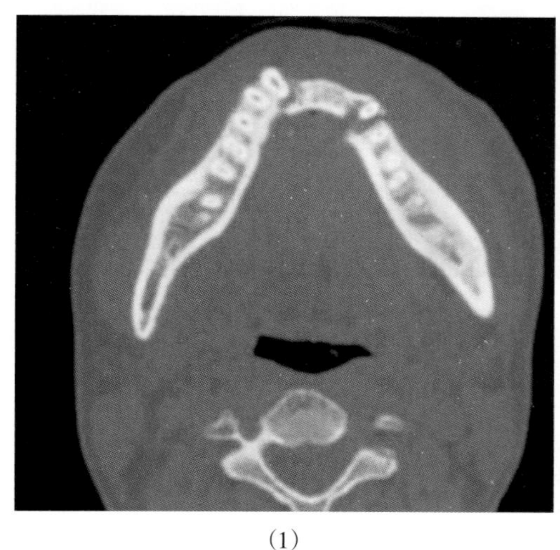

(1)

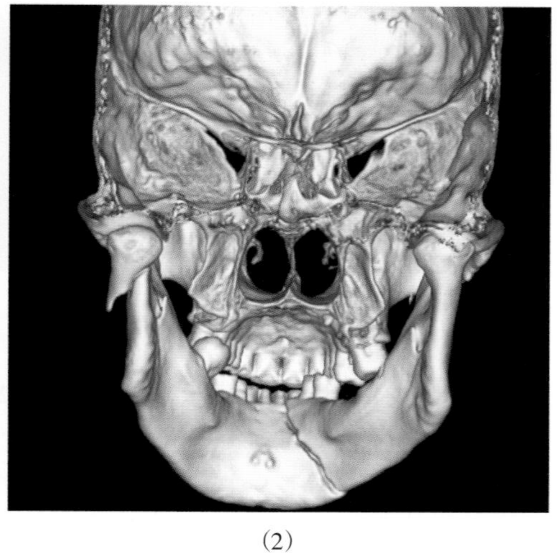

(2)

图 8-3-1　下颌骨颏部骨折

(1)螺旋 CT 横断位显示下颌骨颏部正中双骨折、下牙弓狭窄　(2)螺旋 CT 三维重建显示颏部斜行骨折，伴左侧髁突骨质断裂

2. 颏孔区骨折(fracture of mental foramen area) 发生在下颌骨体部前磨牙区。单发性骨折多见，骨折线可为纵行或斜行，也可为粉碎性骨折。骨折分为长、短骨折段。长骨折段主要受双侧降颌肌群牵引向下内移位，短骨折段主要受升颌肌群牵引向上前方并稍偏内侧移位，前牙可出现开殆。一侧颏孔区骨折常伴有对侧下颌角区、升支或髁突的间接骨折(图 8-3-2)，故需仔细检查，以免漏诊。

3. 下颌角区骨折(fracture of mandibular angle) 多发生在下颌骨体部第三磨牙的远中侧，可为间接骨折，也可由直接暴力所致。有报道第三磨牙特别是阻生第三磨牙存在一种楔状作用，而成为下颌角区发生骨折的因素之一(图 8-3-3)。骨折线一般由前斜向后下至下颌角，或由后上至前下方。骨折线位于一侧下颌角时，因骨折线两侧均有咬肌、翼内肌附着，骨折段可不发生移位；若骨折线发生在咬肌、翼内肌附着之前，其骨折段移位同颏孔区骨折。

4. 髁突骨折(condylar fracture) 是指从下颌乙状切迹水平向后至下颌升支后缘以上任何部位

学习笔记

画廊：ER8-3-1 左侧下颌角区骨折

图 8-3-2　下颌骨多发骨折

曲面体层片显示下颌骨右侧颏孔区斜行骨折，伴左侧髁突颈部间接骨折

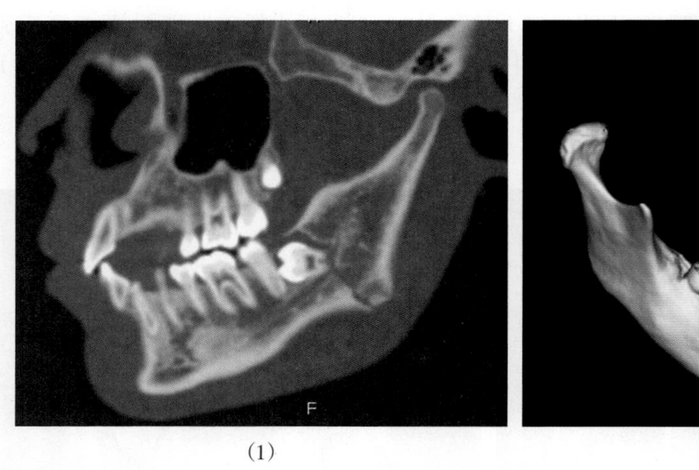

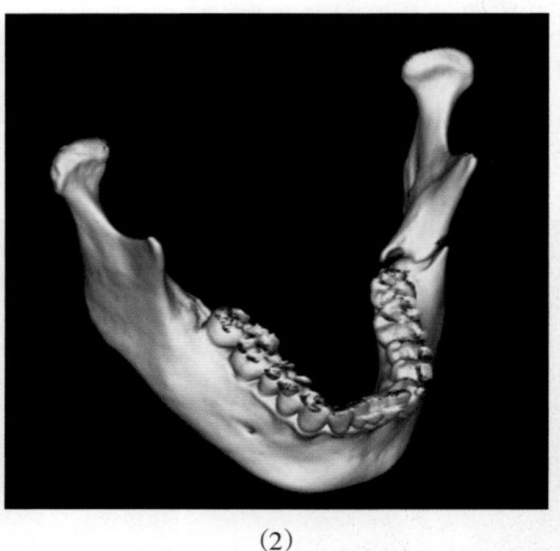

(1)　　　　(2)

图 8-3-3　下颌骨骨折

螺旋 CT 矢状位(1)及下颌骨三维重建(2)显示左下颌角区骨折，38 位于骨折线上

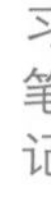

的骨折，多发生在髁突颈部；为下颌骨骨折的好发部位，在下颌骨骨折中占有很大比例，并且对颌、咬合功能及儿童的面部生长发育影响较大，存在发生真性颞下颌关节强直的潜在危险。髁突骨折常为正中联合部、颏孔区遭受直接暴力时发生的间接骨折。直接骨折仅见于火器伤或来自侧方的暴力。骨折可为一侧髁突，也可双侧同时发生。双侧髁突骨折伴移位时，下颌升支被拉向上方，后牙早接触，前牙呈开殆状态。国内有作者将髁突骨折分为如下四类：

文本：ER8-3-2 髁突骨折分类

(1) 一般规律类：指折断后髁突仍位于关节窝内，骨折断端有移位或无移位，无移位者愈合快；有移位者折断块前下呈重叠移位(图 8-3-2)。此类骨折若骨折线位于髁突颈部下方亦称低位骨折或髁突基部骨折。一般经过塑形可恢复正常解剖形态。

(2) 髁突内弯移位类：发生于髁突颈部，有资料称中位骨折。髁突骨折后内弯移位，断端成角畸形(图 8-3-4)。研究资料表明，儿童经过数年，可见其逐渐变直，而在成人则不易变直，甚至永远保留这种畸形。

(3) 前脱帽类：髁突头部一小部分骨折，有资料称高位骨折，或囊内骨折。折断小骨块多被翼外肌牵拉向前上内移位(图 8-3-5)。据资料观察经过数年后儿童的骨块吸收，髁突重建；成人则见小骨折段移位近者，错位愈合致髁突畸形，移位远者，游离骨块吸收甚慢。

(4) 髁突骨折伴前脱臼类：多发生于髁突颈部。骨折后髁突脱位至关节结节下方或前上方(图 8-3-6)。骨折断端高时，即骨断端较短，处于前脱位状态可以回至关节窝内，反之则不易回至关节窝内。

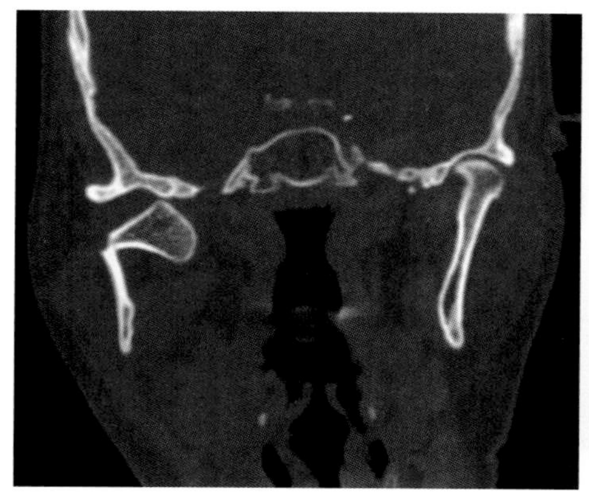

图 8-3-4　右侧髁突骨折
螺旋 CT 冠状位显示右侧髁突内弯移位、断端成角畸形

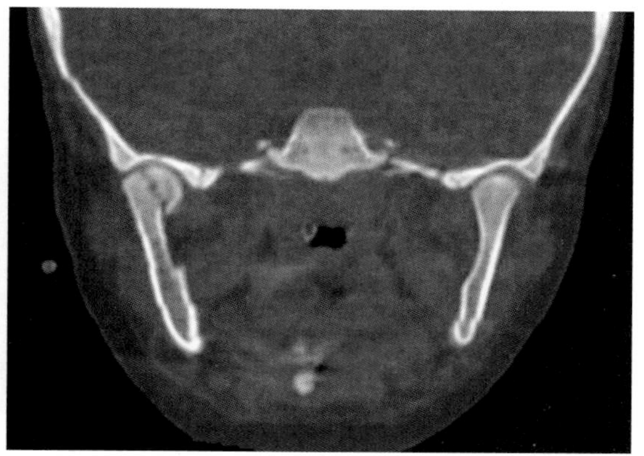

图 8-3-5　髁突骨折
螺旋 CT 冠状位显示右侧髁突头部一小部分骨折，小骨折片向前上移位

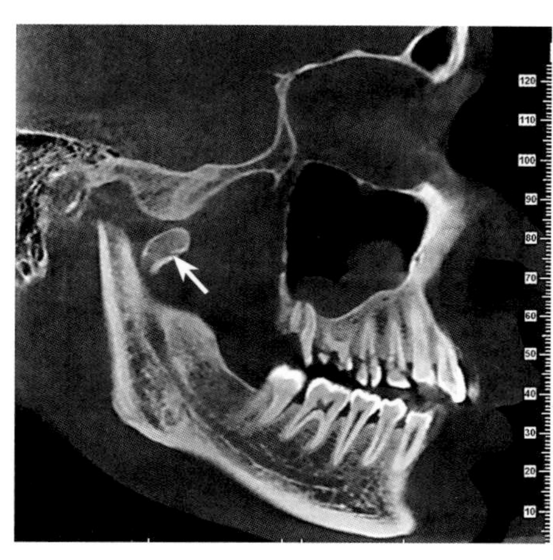

图 8-3-6　髁突骨折
CBCT 矢状位显示右侧髁突骨折，骨折片脱位于关节结节下方（箭头所示）

学习笔记

下颌骨髁突嵌入颅中窝极为罕见（图 8-3-7），在颏部严重创伤时或可发生，且临床易误诊为髁突骨折，应引起注意。

儿童髁突骨折可表现为“青枝”骨折（图 8-3-8），应作两侧对比观察，以免漏诊而延误治疗。

画廊：ER8-3-3 左侧髁突青枝骨折

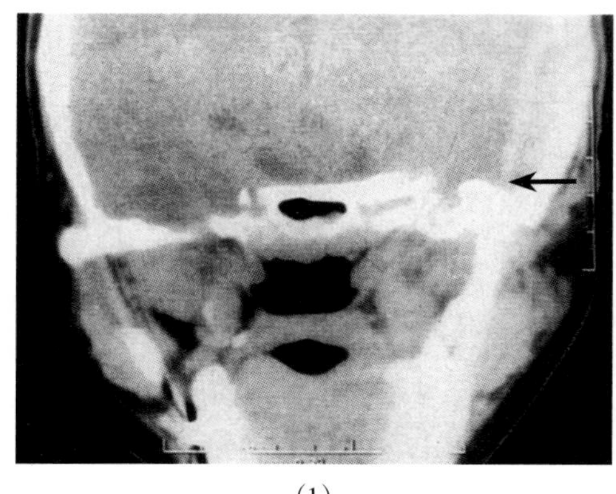

（1）

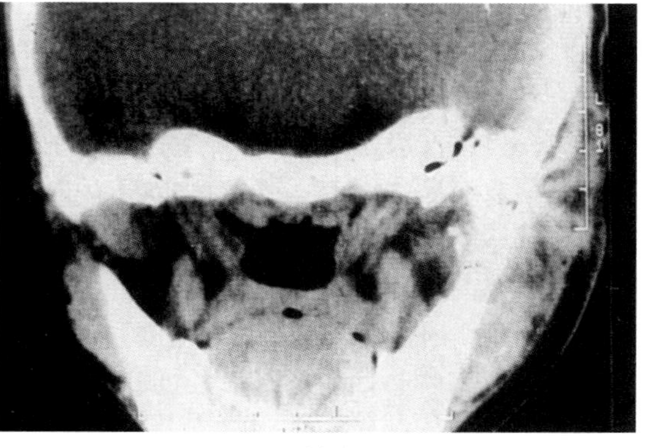

（2）

图 8-3-7　左髁突嵌入中颅窝底
（1）螺旋 CT 冠状位图像显示左髁突脱位至颅中窝底（箭头所示）（2）同一患者左髁突手术复位回至关节窝

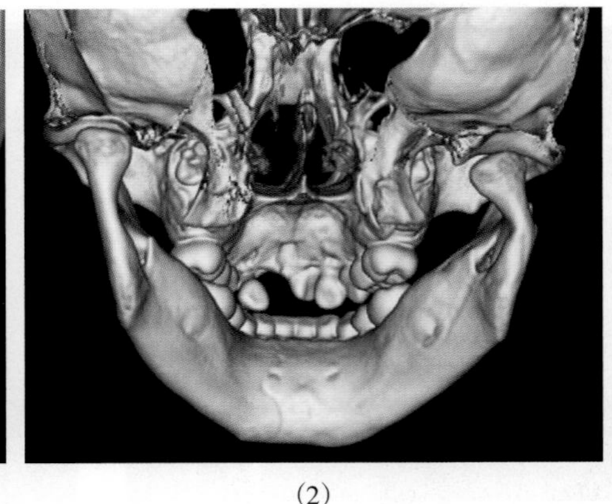

(1)　　(2)

图 8-3-8　儿童髁突青枝骨折

螺旋 CT 冠状位(1)及三维重建后面观(2)显示右侧髁突颈部骨质不完全断裂

第四节　上颌骨骨折

视频：ER8-4-1 颅脑外伤的 CT 表现

学习笔记

面中部骨骼的解剖结构、功能复杂，形态不规则，上连颅底，下邻口腔。当受到损伤时，直接影响其结构的完整和正常排列，而这些结构又是维持人体正常面形和行使正常功能的基础。

上颌骨为面中部最大的骨骼，其骨折较下颌骨骨折发生率低，根据国内资料统计，占颌面骨损伤的 15.2%，约为下颌骨骨折的 1/3，但其损伤后情况较为严重复杂，并常伴有不同程度的其他部位损伤，特别是颅脑损伤。

【临床表现】 上颌骨骨折(fracture of maxilla)有鼻腔出血，下睑肿胀，淤血，出现“眼镜征”。眼球突出或向下移位时出现复视、视力障碍；骨折移位较下颌骨骨折对面形的影响更为明显，表现有面中部凹陷，面形变长，左右面部不对称，常有咬合错乱。损伤眶下神经时，可伴同侧上唇、鼻翼、眶下部的麻木。腭部骨折出现黏膜肿胀、出血。伴有颅底骨折时，可见有口腔、耳及鼻出血或脑脊液鼻漏等。颅脑损伤引起脑水肿、出血，导致颅内压力变化，常见有头痛、呕吐、昏迷以及神经功能障碍等。

上颌骨骨折容易发生在骨质结构薄弱的部位，如牙槽突、上颌窦、骨缝等。由于上颌骨四周由颅骨中的额骨、筛骨、蝶骨及面部颧骨、鼻骨、泪骨、犁骨等比较薄弱的骨骼所支撑着，遭受暴力时可波及邻骨，发生上述诸骨的骨折，甚至可伤及颅脑及颅底。伴有颅脑、颅底损伤或出现全身危及生命体征时，应延期进行影像学检查。

【影像学表现】 CBCT 及螺旋 CT 三维重建图像立体地显示上颌骨复杂的解剖结构，可整体观察上颌骨的情况及其与下颌骨的关系，观察骨折线的走行及骨折块的移位情况，是目前较常用的检查方法，尤其是针对上颌骨复杂骨折，CT 检查应为首选。发生颅底骨折时，CT 检查不仅能直接显示颅底骨折线及骨折移位，还能显示颅内出血、积气以及积气对脑组织的压迫情况；疑有颅底骨折时，应视病情轻重，选择恰当的时间或待病情稳定后再进行影像学检查。

上颌骨骨折可以是单侧或双侧，或只是累及上颌骨的某一部分，或是整个上颌骨。骨折段可向各个方向移位。由于上颌骨大部分为表情肌附着，骨折后移位较下颌骨轻，常受外力方向及骨重力影响而移位。单侧上颌骨骨折一般向后内或后外移位，双侧上颌骨骨折可因其本身重量向后下移位；嵌入骨折向后内移位；上颌骨骨折仅仅是裂缝骨折时，则不发生移位。上颌骨因其解剖结构重叠、复杂，故应熟悉解剖，避免混淆和遗漏。

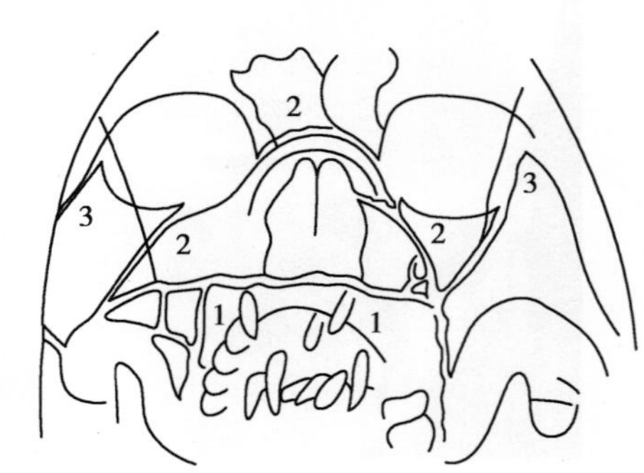

图 8-4-1　上颌骨骨折

1. LeFort Ⅰ型骨折线　2. LeFort Ⅱ型骨折线　3. LeFort Ⅲ型骨折线

上颌骨骨折按其好发部位，X 线分为 3 型(图 8-4-1，图 8-4-2)：

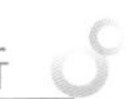

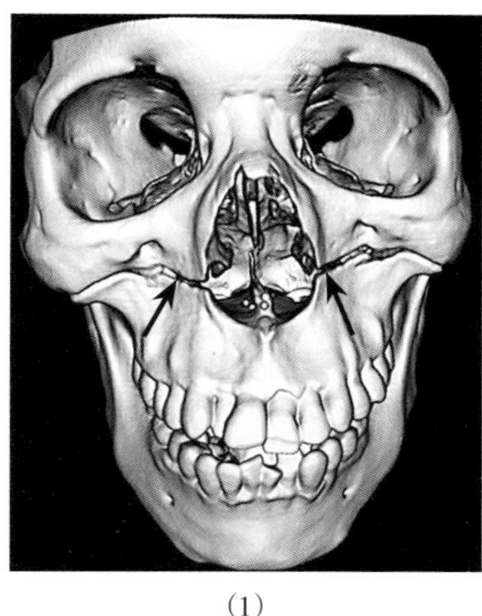

(1)

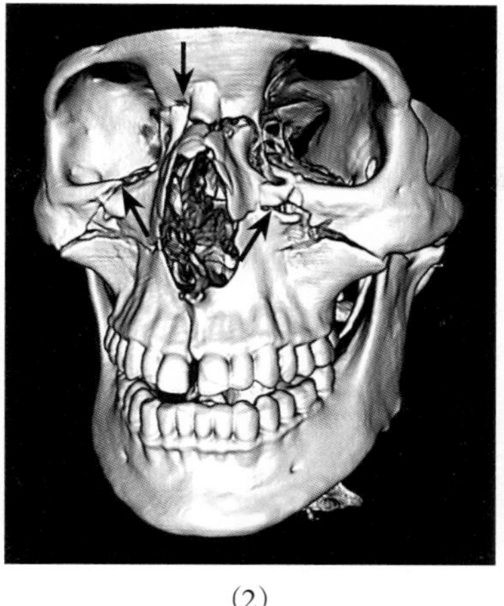

(2)

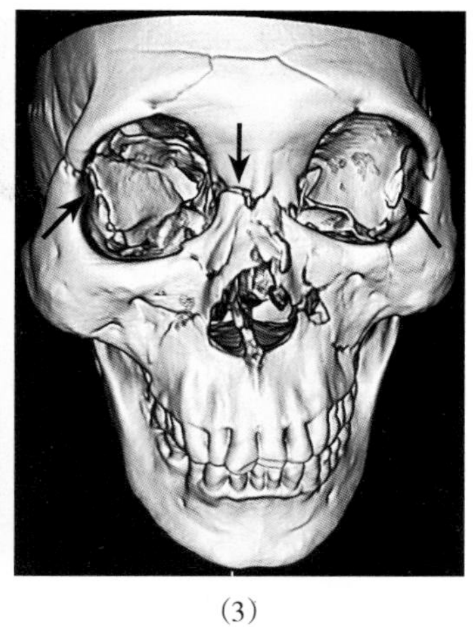

(3)

图 8-4-2　上颌骨骨折

(1)示上颌骨 Le Fort Ⅰ型骨折(箭头所示)　(2)示上颌骨 Le Fort Ⅱ型骨折(箭头所示)　(3)示上颌骨 Le Fort Ⅲ型骨折(箭头所示)

1. Le Fort Ⅰ型骨折　骨折线从梨状孔下部,经牙槽突基底部,向后至上颌结节呈水平延伸至翼突,为一条密度减低不整齐的裂隙(图 8-4-3),并可伴有牙损伤。此型骨折发生于上颌骨下部,为上颌骨低位骨折。

画廊:ER8-4-2 上颌骨低位骨折

2. Le Fort Ⅱ型骨折　骨折线横过鼻背,通过眶内下、眶底、经眶下缘、颧骨下方向后达翼突。还可波及颧骨、鼻骨和泪骨等相邻诸骨,甚至波及颅底。此型骨折为上颌骨中位骨折(图 8-4-4)。

学习笔记

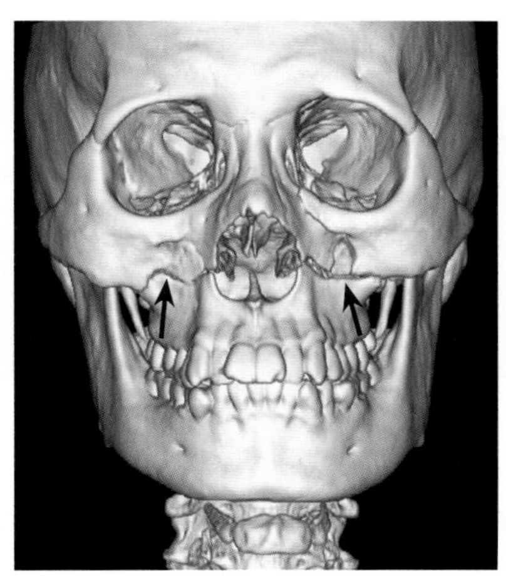

图 8-4-3　双侧上颌骨骨折

螺旋 CT 三维重建显示双侧上颌骨自梨状孔经牙槽突基底部骨质断裂(箭头所示),水平向后延至上颌结节区

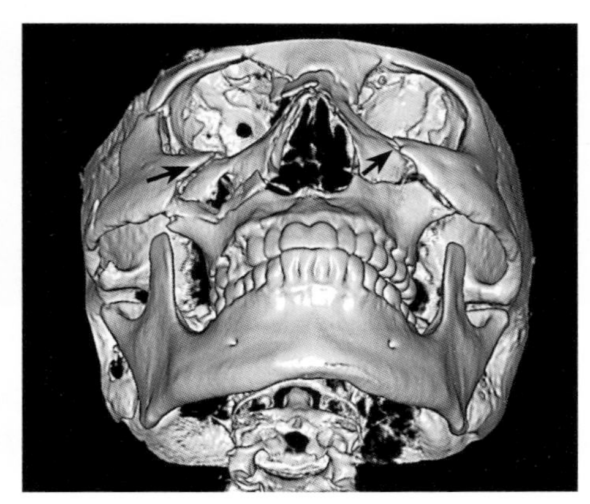

图 8-4-4　上颌骨 Le Fort Ⅱ型骨折(箭头)

CBCT 三维重建显示双侧上颌骨通过眶内下、经眶下缘、颧骨下方骨折(箭头所示)

3. Le Fort Ⅲ型骨折　骨折线横过鼻背、眶部、经颧骨上方达翼突。常伴有颅脑损伤及颅底骨折。还可致颅颌面骨分离。当此型骨折累及蝶骨翼突时,由于其位置隐蔽,常规 X 线片不能显示,CT 能显示良好(图 8-4-5)。

上颌骨骨折还可有以下 X 线表现:骨折波及上颌窦时,窦腔密度增高,其原因为上颌窦黏膜肿胀及窦内出血,有的患者坐位投照时可见窦腔内液平面。此改变要区别上颌窦炎症及窦腔内息肉,一般结合临床不难鉴别。骨折移位可致上颌窦腔变形;左右眼眶大小不对称,眶下缘不在同一水平面。火器伤所致的粉碎性骨折,呈多数骨折线及碎骨片,甚至骨缺损,并有弹片及其他异物存留。

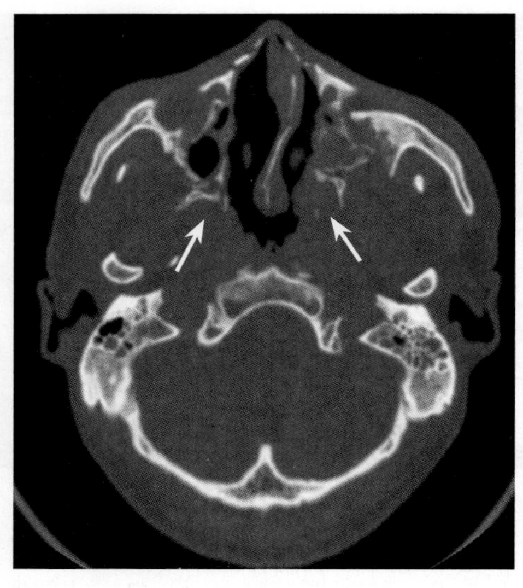

图 8-4-5　双侧上颌窦及翼突骨折
螺旋 CT 横断位像显示双侧上颌窦各壁骨折，窦腔变小，双侧翼突亦骨折（箭头所示）

上颌骨骨折有时并非绝对按上述Ⅰ、Ⅱ、Ⅲ型骨折线折断，而呈现一种非典型性骨折或粉碎性骨折，特别是在颅颌面损伤中，面中部多骨联合骨折较多（图 8-4-6），在骨折治疗方面亦具有其复杂性。

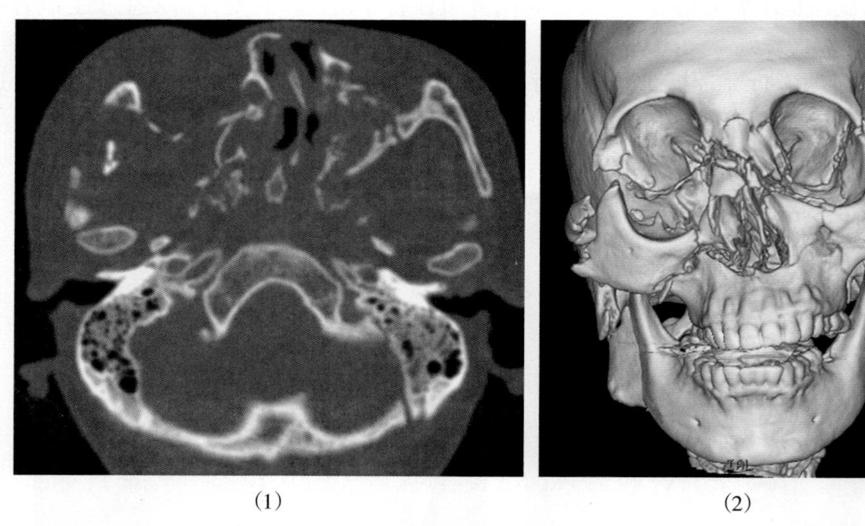

（1）　　　　（2）

图 8-4-6　面中份骨折
螺旋 CT 横断位（1）及三维重建（2）显示颌面部复杂骨折，其中右侧颧额缝分离、眼眶变形、眶下缘不在同一水平面

学习笔记

第五节　颧骨、颧弓骨折

文本：ER8-5-1 颧骨颧弓骨折分类

颧骨是构成面中的主要支架骨之一，且最为突出，容易受损伤发生骨折，据资料统计约占面部损伤的 19%~25%。颧骨参与上颌窦、眶外壁的构成，有报道眶 - 上颌 - 颧骨（orbital maxillary zygoma，OMZ）复合骨折在临床上并非少见。颧骨骨折分单纯性颧骨骨折、颧骨与颧弓骨折以及上颌骨与颧骨联合骨折、颧骨多发性骨折等。

【临床表现】　颧骨、颧弓骨折（fracture of zygoma and zygomatic arch）除局部肿胀、疼痛外，可表现不同程度的面部畸形。OMZ 骨折有颧区肿胀、皮下淤血、颊部变平坦、眼球移位（内陷或突出）、复视及张口困难等。

【影像学表现】　常规 X 线检查能显示颧骨、颧弓骨折，但在观察骨折的全面性和完整性方面有时存在不足。CBCT及螺旋CT检查是比较全面显示颧骨、颧弓骨折的影像学方法。三维重建的CBCT及螺旋CT检查能立体地显示骨折的类型、移位的程度及颧弓与喙突的关系(图8-5-1)。

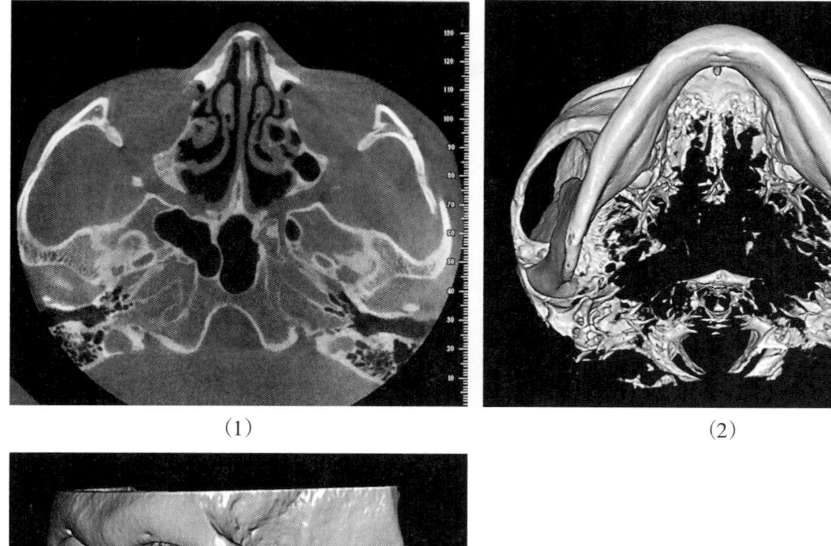

(1)　　(2)

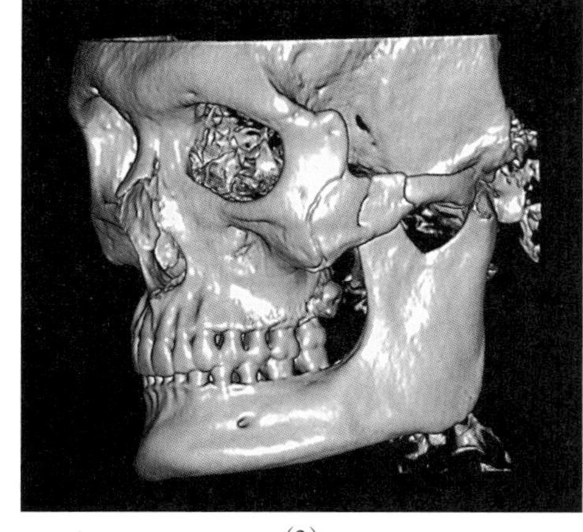

(3)

图8-5-1　左颧骨、颧弓骨折
(1)口腔颌面CBCT轴位显示左颧骨、颧弓骨折　(2)和(3)同一患者三维重建图像

学习笔记

可将颧骨骨折分为3型：

Ⅰ型：无移位骨折　仅表现单线骨折或骨缝处裂开。

Ⅱ型：颧弓骨折　可表现为单线骨折、双线骨折、M形骨折(图8-5-2)。

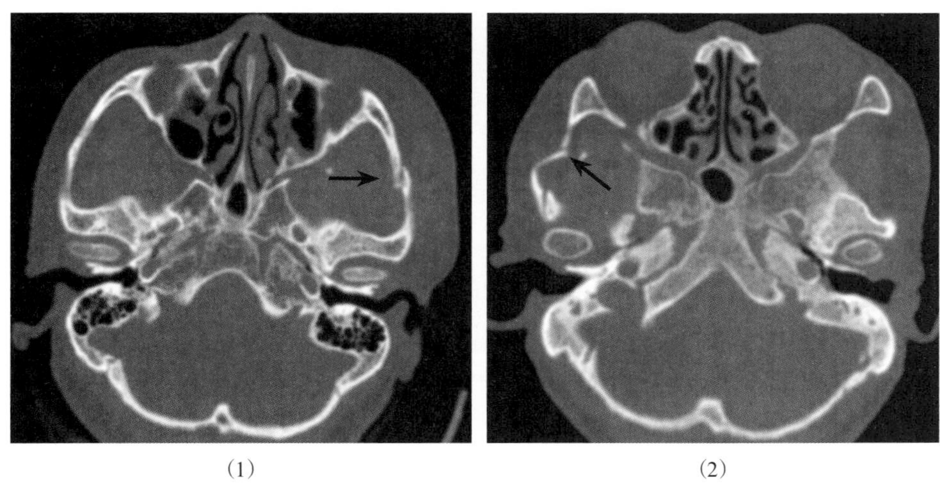

(1)　　(2)

图8-5-2　颧弓骨折
(1)螺旋CT横断位显示左侧颧弓单线重叠骨折(箭头所示)　(2)螺旋CT横断位像显示右侧颧弓M形骨折(箭头所示)

Ⅲ型：复杂型骨折　表现有颧骨内陷，内外旋转移位或 OMZ 骨折，显示有眶下缘，颧额突移位、一侧或两侧的 Le Fort Ⅱ、Ⅲ型骨折。CT 三维重建可以立体地显示颧骨、颧弓复合体骨折情况，对骨折部位、骨折块移位的诊断具有明显优势，能较清晰、完整地显示面部颧骨、颧弓骨折形态和骨折线走向（图 8-5-3）。

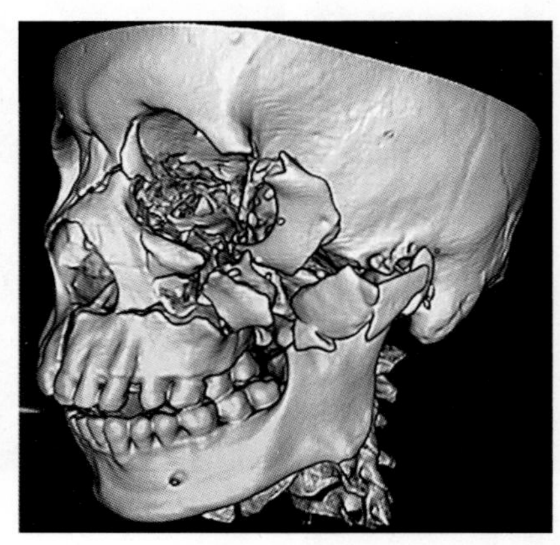

图 8-5-3　OMZ 骨折
螺旋 CT 三维重建显示左颧骨、颧弓粉碎性骨折伴左上颌骨骨折

第六节　鼻骨骨折

鼻骨为成对的菲薄长方形骨片，位于颜面之中央而突出，受外伤易发生骨折。

【临床表现】 鼻骨骨折（nasal fracture）临床表现有鼻背部肿胀，出血，鼻部弯曲，塌陷（鞍鼻畸形）；伴有额骨或颅前窝骨折时，可发生脑脊液鼻漏。

【影像学表现】 由于鼻骨解剖结构及周围结构的特殊性，常规 X 线检查可导致部分鼻骨骨折漏诊，CBCT 及螺旋 CT 多平面重组技术有助于明确鼻骨骨折及移位情况。

鼻骨骨折可单独发生于一侧、双侧或面中部骨折同时发生。骨折线常为线形（图 8-6-1）、塌陷或粉碎性骨折。鼻骨骨折应注意与鼻额缝区别，勿将其误为骨折线。鼻骨骨折一般愈合较快。

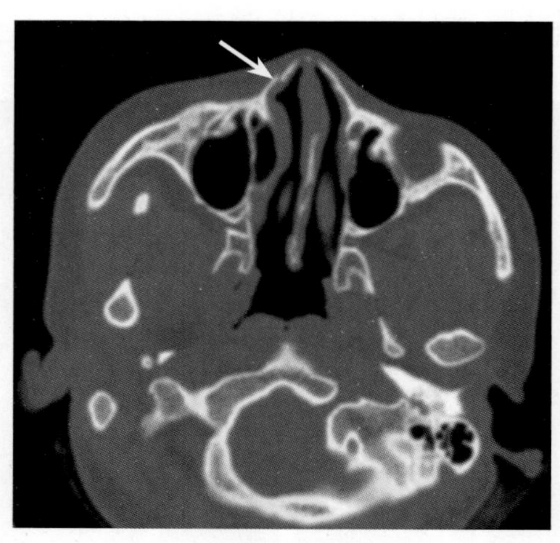

图 8-6-1　右侧鼻骨骨折
螺旋 CT 横断位显示右侧鼻骨横行骨折（箭头所示），断端向内移位

（程　勇　魏民宪）

学习笔记

第九章 系统病在口腔及颅、颌面骨的表现

>> 提要：

诸多系统病在口腔、颅及颌面骨均有其特征性表现。通过本章学习，要求熟悉朗格汉斯细胞组织细胞增生症颅骨、颌骨改变的X线表现，了解甲状旁腺功能亢进症、糖尿病、佝偻病和骨软化症、白血病可能出现的颌骨病变的X线征象。

诸多系统病在口腔、颅、颌面骨均有其特征性表现，本章将重点介绍甲状旁腺功能亢进症、糖尿病、佝偻病和骨软化症、白血病及朗格汉斯细胞组织细胞增生症、骨纤维异常增殖症、白血病及糖尿病等在口腔、颌面骨及（或）颅骨的临床及影像学表现。

第一节 朗格汉斯细胞组织细胞增生症

学习笔记

朗格汉斯细胞组织细胞增生症（Langerhans cell histiocytosis）又称组织细胞增生症X或单核-吞噬细胞增生症，包括嗜酸性肉芽肿（eosinophilic granuloma）、汉-许-克病（Hand-Schüller-Christian disease）和莱特勒-西韦病（Letterer-Siwe disease）。WHO将其定义为交界性肿瘤。

【临床表现】

1. 嗜酸性肉芽肿 又称为局限性朗格汉斯细胞组织细胞增生症，可发生于任何年龄，但以5~10岁男性儿童最为多见。为组织细胞增生症预后最好的一种。病变多发生于骨内，但软组织亦可发生。颅骨最常受累，其次为颌骨、肋骨、脊柱、锁骨、骨盆及股骨等。可以单骨一处发病，也可以多骨多处发病。内脏器官很少受累。单骨单发病变可以发展为多骨多处受累。亦有患者可发展累及内脏器官而转化为慢性弥漫性朗格汉斯细胞组织细胞增生症。有作者认为，如病变保持单骨单发12个月以上，则一般不再发生其他病变。

骨嗜酸性肉芽肿一般无全身症状。病变多发时，可有低热、食欲缺乏及体重减轻等。颅骨有病损时，局部可扪及波动感，并可见有软组织肿块。颌骨受累时，受累部位常发生肿胀、疼痛。牙槽骨受累时，常可见牙龈肿胀、溃疡、牙槽骨骨质缺损、牙齿松动、脱落，合并感染时可有牙龈出血等。

2. 汉-许-克病 又称为慢性弥漫性朗格汉斯细胞组织细胞增生症，主要发生于2~6岁儿童，少数发生于青壮年。男性多于女性。本病为全身性疾病，除可累及骨骼外，常可累及肝、脾、肺等内脏器官及皮肤和淋巴结等，其典型表现为颅骨缺损、尿崩症及突眼征，即所谓“三联症”。但临床上表现为三者皆存在者仅占本病的10%左右。

骨骼受累与嗜酸性肉芽肿相似，亦以扁平骨最易发生。颅骨为最好发部位，其次为颌骨、盆骨、肋骨及脊柱等，长骨亦可受累。

本病一般发病缓慢，在朗格汉斯细胞组织细胞增生症中预后中等，少数患者可以急性恶化而发展为莱特勒-西韦病。颅骨受损时，局部出现软组织肿块，可扪及骨质缺损边缘及波动。颌骨受损时，可于局部出现肿块、牙松动、牙龈肿胀、溃疡等。部分患者可出现肝、脾、淋巴结肿大及皮疹。

3. 莱特勒-西韦病 又称为急性弥漫性朗格汉斯细胞组织细胞增生症，主要发生于2岁以下

的婴幼儿，男性较多。本病发病急剧，病势凶险，为朗格汉斯细胞组织细胞增生症中预后最坏的一种。可以广泛地累及内脏器官如肝、脾、肺以及骨骼、黏膜、皮肤和淋巴结。

患儿一般均有严重的全身症状。多有持续发热，早期出现皮疹，可持续发展，也可间歇性出现。约半数患儿由于感染及肺间质性浸润而致咳嗽、气急。常有明显的肝脾及淋巴结肿大。有的患儿可有骨质破坏。口腔临床表现主要为牙龈广泛肿胀、乳牙松动、出现“漂浮征”等。由于此病全身症状严重，很少首先到口腔医院就诊。

【影像学表现】 朗格汉斯细胞组织细胞增生症主要X线表现是骨骼系统的损害，颅骨为最好发生病理损害的部位，其次为颌骨等。部分患者可累及股骨等长骨。汉-许-克病和莱特勒-西韦病常累及肺。

1. 颅骨改变 局限性、弥漫性朗格汉斯细胞组织细胞增生症均可引起颅骨损害，多表现为穿凿样骨质缺损（图9-1-1），可以单发，亦可多发。最常累及额骨，其次为顶骨及枕骨。颅骨病变常由板障开始，逐渐造成内、外板破坏。多数小的病损可以增大、融合成较大的不规则骨缺损区，呈“地图样”破坏改变（图9-1-2）。颅骨病变一般无骨硬化，有的患者可出现轻度硬化边缘。在汉-许-克病患者尚常可见眶骨破坏（图9-1-3），可为单侧眶骨破坏，亦可为双侧眶骨均受累，眼眶扩大。少数汉-许-克病患者可有蝶鞍破坏。

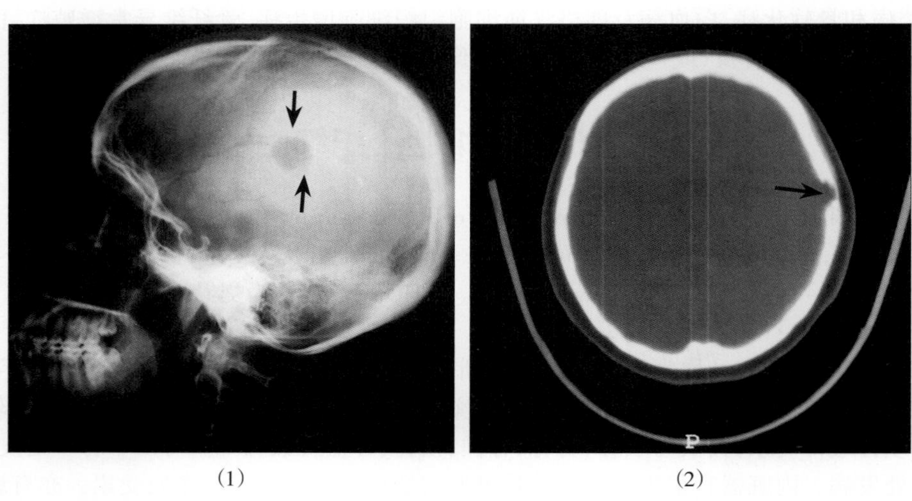

（1）　　（2）

图9-1-1　汉-许-克病

头颅侧位片CT片显示颅骨穿凿样破坏（箭头所示）

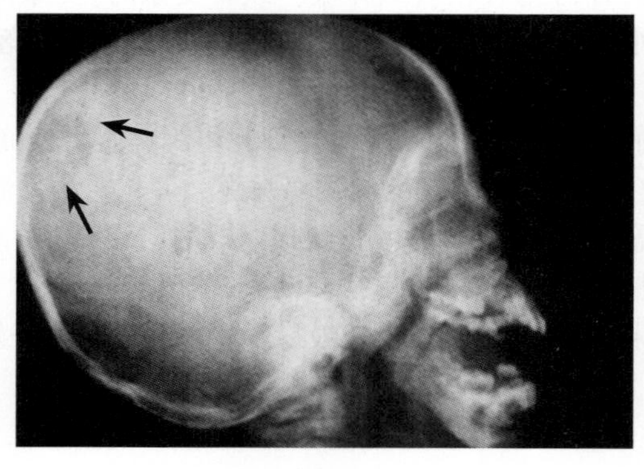

图9-1-2　莱特勒-西韦病

头颅侧位片显示额骨及顶骨两处破坏，顶骨部破坏呈“地图样”改变（箭头所示）

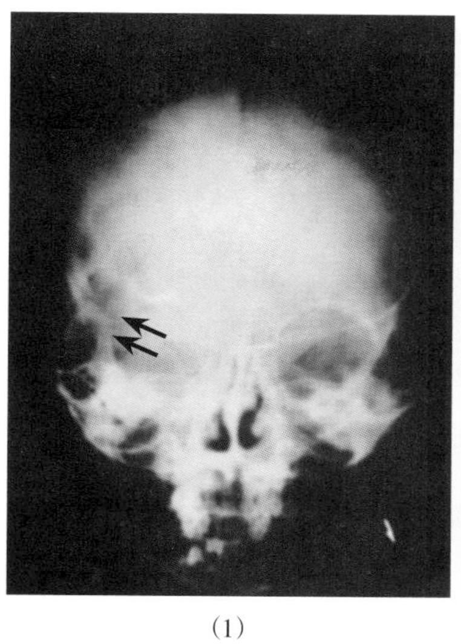

(1)

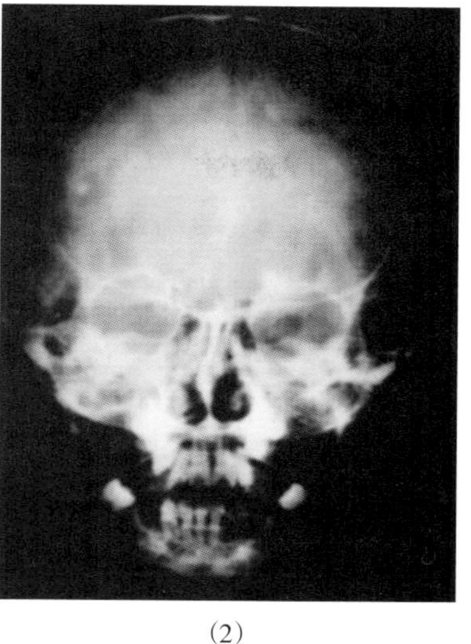

(2)

图 9-1-3 汉 - 许 - 克病

(1)头颅正位片显示右眶骨外上缘骨质破坏(箭头所示)及双侧下颌骨吸收、破坏 (2)同一患者放疗后8年复查时,头颅正位片显示眶骨外上缘骨质破坏已修复

2. 颌骨改变 颌骨病损以下颌骨多见。可以单发于颌骨,也可伴有颅骨损害。颌骨病变X线表现可分为牙槽突型及颌骨体型两类。牙槽突型病变在局限性或弥漫性患者均较多见,但在弥漫性患者中更为常见。颌骨体型病变则在局限性患者中较为多见,而在弥漫性患者相对较少。这一分型对于临床诊断及治疗有一定参考价值。

牙槽突型病变从牙槽突开始,沿牙槽突破坏骨质(图9-1-4),类似牙周病样骨质吸收改变。骨质破坏可以仅累及个别部位,也可上、下颌牙槽突均受累。其中破坏严重者,牙完全埋没于软组织中,可明显移位,呈现“漂浮征”(图9-1-5)。有的患者由于骨质破坏广泛、边缘模糊、界限不清,颇似恶性肿瘤的颌骨破坏改变。

学习笔记

画廊:ER9-1-1 朗格汉斯细胞组织细胞增生症

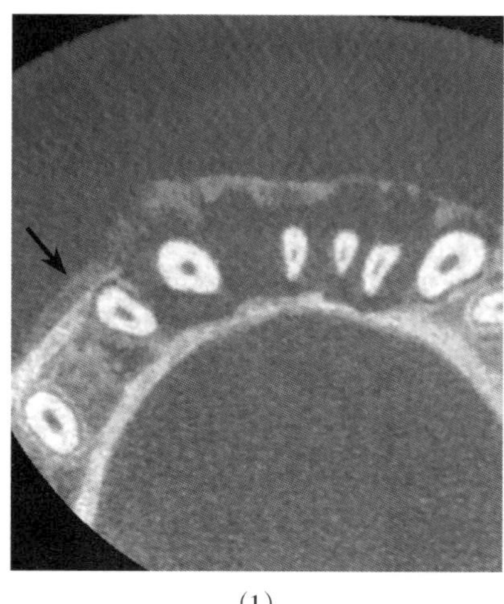

(1)

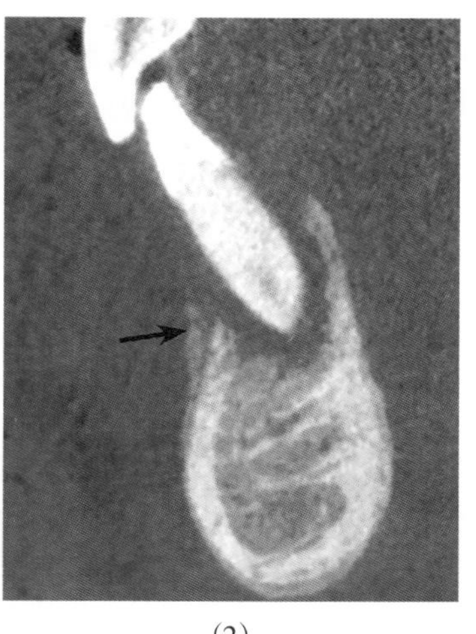

(2)

图 9-1-4 朗格汉斯细胞组织细胞增生症牙槽突型病变

(1)和(2)CBCT横断位及矢状位显示下颌前牙区牙槽突受累破坏,受累牙呈漂浮状,牙槽突唇侧可见骨膜成骨(箭头所示)

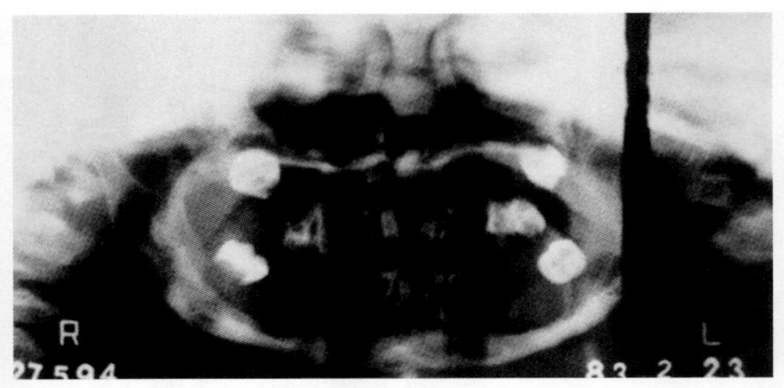

图 9-1-5　朗格汉斯细胞组织细胞增生症(汉 - 许 - 克病)牙槽突型病变

曲面体层片显示上、下颌骨牙槽突广泛受累,牙埋没于病变软组织中,呈漂浮状

颌骨体型病变开始于下颌体内,可以向上发展累及牙槽突骨质,破坏严重时,亦可使牙呈现“漂浮征”;病变亦可向下或向后发展,破坏下颌骨下缘或升支后缘骨质。此型亦以溶骨破坏为主,有的患者在病变区内有残存骨隔。可以有颌骨膨胀、骨膜反应及密质骨断裂。有的患者颌骨破坏广泛,似溶骨性骨肉瘤改变;有的患者病变发生于下颌角及升支部,表现为溶骨破坏伴大量骨质增生,类似慢性边缘性骨髓炎样改变(图 9-1-6);有的患者病变为圆形或卵圆形,类似囊肿样改变(图 9-1-7)。

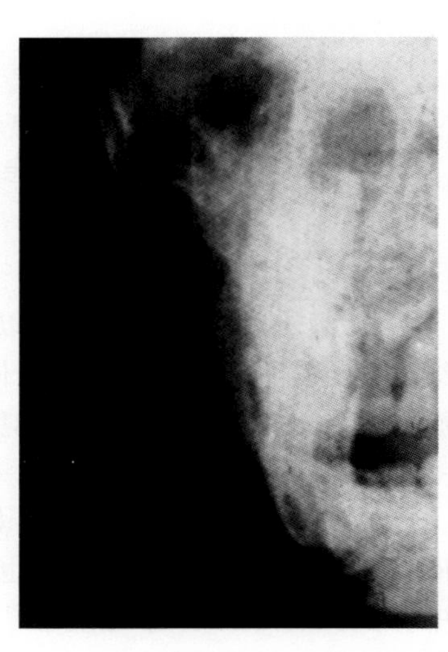

图 9-1-6 朗格汉斯细胞组织细胞增生症(汉 - 许 - 克病)颌骨体型病变

下颌骨后 - 前位片显示下颌角及升支部骨质破坏及骨膜成骨,类似边缘性骨髓炎

根据对朗格汉斯细胞组织细胞增生症患者追踪观察资料,在骨病损边缘从无硬化发展为出现硬化,从清晰锐利变得模糊不清,或骨病损内从无骨小梁结构发展为出现骨小梁结构时,均提示骨病变最终将会愈合。

3. 肺部改变　汉 - 许 - 克病和莱特勒 - 西韦病常存在肺部损害。汉 - 许 - 克病致肺门及肺间质性浸润,可发生纤维化。胸片常可见肺纹理粗乱,有纤细的条索状阴影由肺门向周围放射(图 9-1-8),肺门影可有增宽。在莱特勒 - 西韦病,由于组织细胞呈结节状浸润,肺部可出现粟粒状阴影,颇似粟粒性肺结核。少数患儿肺泡纤维断裂,可形成肺大疱,甚至气胸。往往合并呼吸

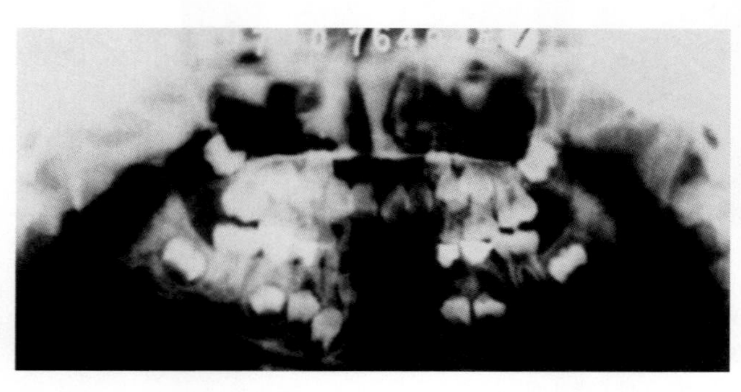

图 9-1-7　曲面体层片显示有下颌升支近圆形破坏,边缘硬化,类似颌骨囊肿,属颌骨体型病变

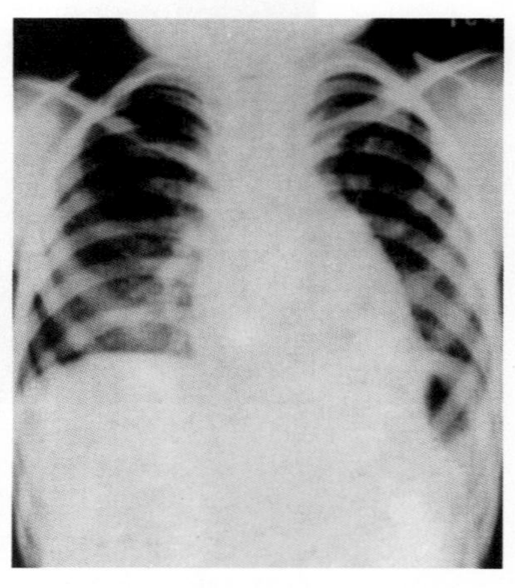

图 9-1-8　胸片显示双肺间质性浸润改变,肺纹理粗乱

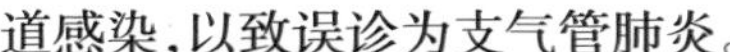

道感染，以致误诊为支气管肺炎。

【鉴别诊断】 朗格汉斯细胞组织细胞增生症除典型患者可根据临床表现及X线表现诊断外，无特异性临床、X线及生化检验诊断指征，最后均需经病理或骨髓细胞学检查确定诊断。在X线诊断上，应注意与骨髓瘤、骨纤维异常增殖症、颌骨囊肿、骨髓炎、牙周炎骨质破坏及颌骨恶性肿瘤进行鉴别，并密切结合临床及其他检查资料作出诊断。

第二节　甲状旁腺功能亢进症

甲状旁腺功能亢进症是甲状旁腺激素分泌过多引起的、以高血钙和低血磷为特征性表现的一组症候群，可分为原发性、继发性、三发性和假性四种。原发性甲状旁腺功能亢进症是甲状旁腺的肥大、腺瘤引起的甲状旁腺激素的自主分泌过多；继发性甲状旁腺功能亢进症是低血钙引起的甲状旁腺激素代偿性分泌增多，见于维生素D的饮食摄取不足、吸收不良、肝肾代谢缺陷等；三发性甲状旁腺功能亢进症指在继发性甲旁亢的基础上，由于甲状旁腺受到持久性刺激，过度甲状旁腺增生转变成能自主分泌PTH的腺瘤，可造成骨吸收和高钙血症；假性甲状旁腺功能亢进症是恶性肿瘤患者的甲状旁腺激素合成过多造成的。

【临床表现】

甲状旁腺功能亢进症女性患者较多，30~69岁发生较多，临床表现如肾结石、消化性溃疡、精神障碍、骨及关节疼痛等，多与高钙血症有关，可出现牙松动和移位等。

【影像学表现】 甲状旁腺功能亢进症患者约有20%可出现放射学表现，骨的脱矿表现可造成颌骨整体骨质密度减低，牙的影像突出，骨硬板消失，牙根变尖(图9-2-1)；颅骨骨皮质变薄，下颌骨和上颌窦的骨壁影像变薄，骨小梁变细，模糊，呈磨玻璃样(图9-2-2)。约10%的病例可出现棕色瘤，颌面骨多见，尤其多见于病史较长的患者，表现为骨边缘或中心部位的低密度改变，可有单骨多发的表现，病变边界可清楚，或不清楚，骨皮质可有膨胀。

应结合全身临床表现、实验室检查及影像学检查进行诊断，棕色瘤的组织病理学表现和巨细胞肉芽肿相似，因此，应当注意两者的鉴别。此外，单发的棕色瘤应与动脉瘤样骨囊肿等鉴别，详细了解病史对鉴别诊断有重要意义。

学习笔记

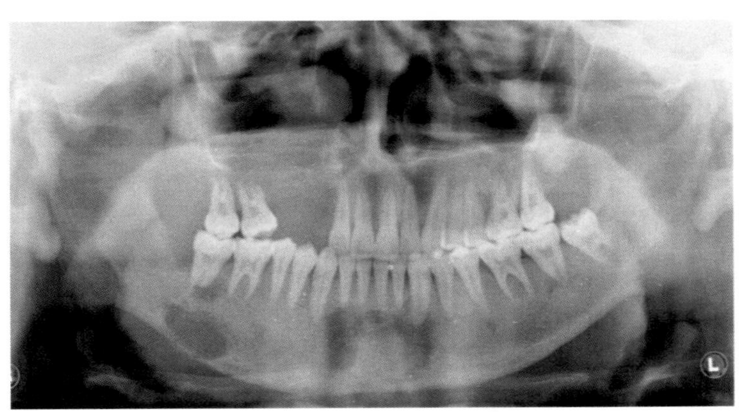

图9-2-1　甲状旁腺功能亢进症

曲面体层片显示双侧上、下颌骨正常骨小梁结构消失，牙槽骨骨硬板消失，部分牙根变细，右下颌体可见不规则骨密度减低区(右上颌骨病变术后8年)

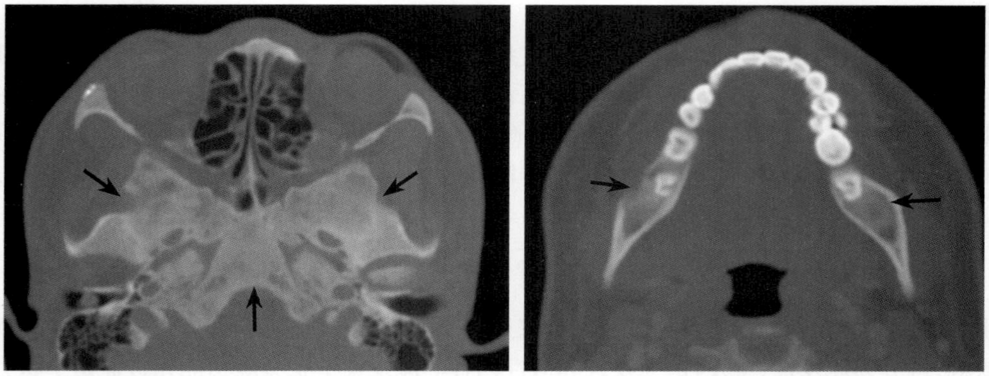

(1)　　(2)

图 9-2-2　甲状旁腺功能亢进症

(1)螺旋 CT 横断面显示双侧蝶骨及枕骨正常骨小梁变细，模糊（箭头所示）（2）螺旋 CT 横断面显示双侧下颌骨磨牙区至磨牙后区正常骨小梁结构消失（箭头所示）

第三节　糖　尿　病

糖尿病（diabetes）是因胰岛素不足所引起的以糖代谢紊乱、血糖增高为主的慢性疾病。未经控制的糖尿病可有牙周炎、舌肿大及腮腺无痛性、弥漫性肿胀等。

【影像学表现】 对于未控制的糖尿病患者，牙周炎有很高的发病率，常可见牙槽骨吸收（图 9-3-1）。而对于未能控制的青年糖尿病患者，有时可见牙槽骨破坏甚快，可累及全部牙或个别牙牙槽骨，破坏明显，牙残存于软组织中。此外，严重糖尿病患者，可有骨质疏松，以躯干骨为主，其真正原因尚不清楚。

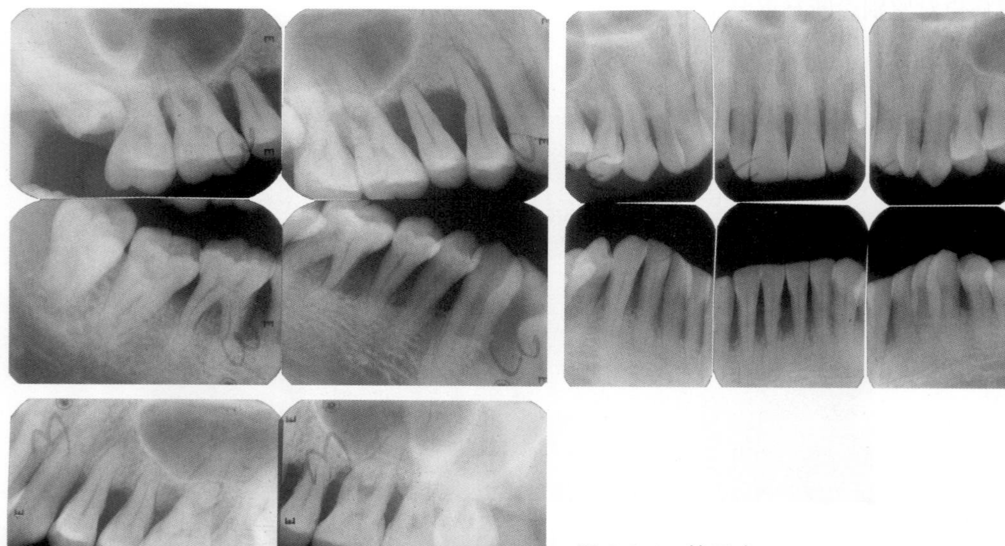

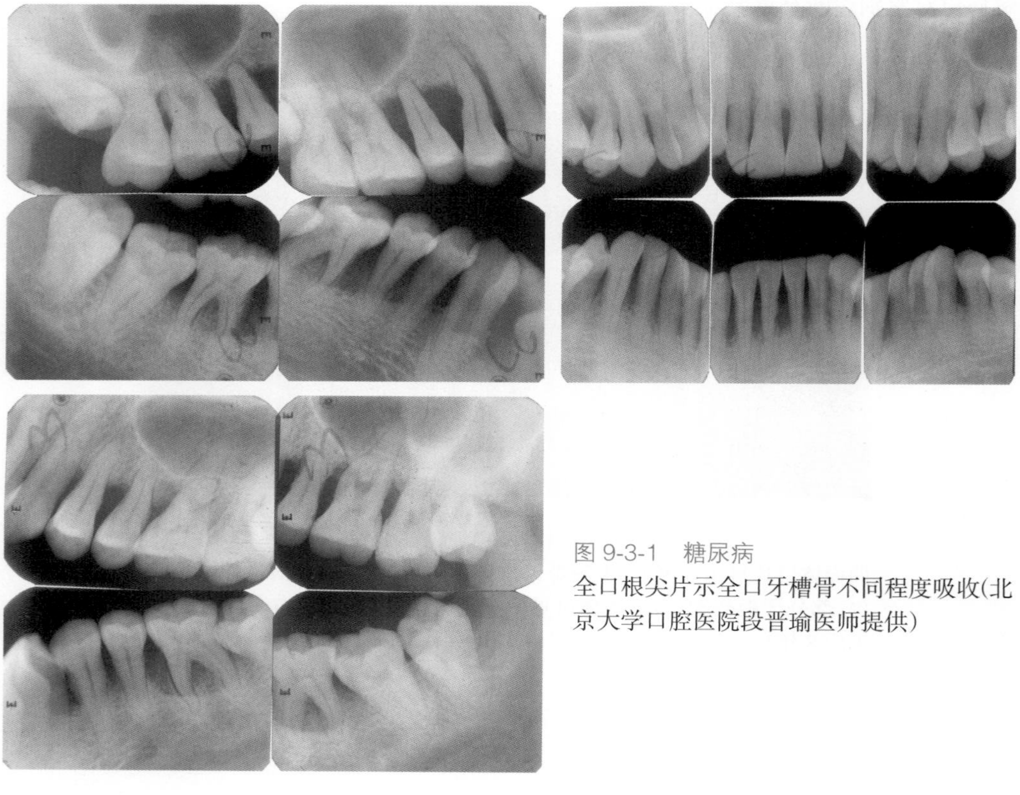

图 9-3-1　糖尿病

全口根尖片示全口牙槽骨不同程度吸收（北京大学口腔医院段晋瑜医师提供）

第四节　佝偻病和骨软化症

维生素 D 缺乏引起钙磷代谢紊乱，骨样组织钙化不良，导致骨骼生长障碍，在儿童时即骨骺尚未联合以前发病的称佝偻病（rickets），在骨骺板已闭的成人中则发生骨钙化障碍，引起骨软化症（osteomalacia）。

【临床表现】

佝偻病患儿不满 6 个月大时可出现躁动、抽搐和痉挛等表现，之后可出现腕关节和踝关节肿胀、颅骨软化、囟门关闭延迟、前额突起、身材矮小、鸡胸畸形、串珠肋等表现，牙发育迟缓、萌出迟缓，颌骨软化导致牙齿移位、咬合紊乱，牙釉质和牙本质发育异常，呈灰黄色。

骨软化症见于成年人，女性患者多见骨盆畸形、骨软化、变形，可有骨痛和肌无力表现，有特殊的鸭步跛行步态，可发生青枝骨折，牙的畸形较少见，可发生严重的牙周炎。

【影像学表现】 佝偻病的颌骨改变常发生于肋骨和长骨改变之后，颌骨骨密质结构变薄，甚至消失，如下颌骨下缘、下颌管骨壁、牙囊的白线样结构、骨硬板等，颌骨的骨小梁数目减少，密度减低，形态变细，导致颌骨密度减低，牙好像失去了骨支持。牙釉质发育不全，牙本质变薄，乳牙髓腔变大，牙周间隙变窄。牙萌出迟缓。

骨软化症的假性骨折很少发生在颌骨，颌骨也较少发生改变，但是有时曲面体层可见颌骨密度减低，根尖片可见骨小梁粗糙。牙发育已在骨软化症发生之前完成，因此，牙形态不受影响。

长期的骨软化症可造成骨硬板变薄。有时需要与甲状旁腺功能亢进症鉴别，结合临床表现有助于鉴别诊断。

第五节　白　血　病

白血病（leukemia）特征为进行性、过度生成白细胞，并通常以不成熟的白细胞形式出现于循环血液中。由于白细胞或其前期细胞以不协调的、独立的方式进行增殖，特别是由于该病常可导致死亡，一般将白血病认为是一种造血系统的真性恶性肿瘤。

【临床表现】 白血病分为急性和慢性两类。急性白血病又分为急性成淋巴细胞性白血病和急性非成淋巴细胞性白血病。慢性白血病又分为慢性粒细胞性白血病和慢性淋巴性白血病。急性成淋巴细胞性白血病主要见于儿童，特别是 3~5 岁儿童，也可发生于青少年，较少见于成人。急性非成淋巴细胞性白血病可发生于任何年龄，而且是成年人中最常见的急性白血病。慢性粒细胞性白血病可发生于任何年龄；最常见于 45 岁左右的成年人，而 10 岁以下者少见，无明显性别差异。慢性淋巴性白血病为一种老年性病，约 75% 的病例在诊断时的年龄平均为 60 岁。男性约为女性的 2~3 倍。白血病时骨骼受累的临床及 X 线表现，成人一般均少于儿童。

有作者报道，约 38% 的急性白血病患者存在特殊的口腔表征，而约 4% 的患者在诊断为白血病时即存在明显的口腔改变。最常见的口腔表现为自发性出血或瘀斑，其次为黏膜溃疡或牙龈普遍增生。此外，尚可有牙龈坏死及牙痛、牙松动等。急性白血病比慢性白血病口腔表征明显。急性非成淋巴细胞性白血病最常见的口腔表现为渗出、瘀斑及血肿。此外，尚可存在牙龈增生、发红及疼痛。

【影像学表现】 慢性白血病的骨与关节的改变比急性白血病少而且轻。有作者报道，儿童白血病病例中约 50%~70% 可发现骨受累 X 线征，而成人病例仅为 10%。这些骨损害并不表明转移，而是骨髓成分肿瘤性生长所致的原发性骨损害。急性白血病 X 线改变包括：①骨量减少、骨质疏松。②在儿童白血病患者，可见对称性干骺端带状透亮区，最常见于骨生长迅速的部位，如股骨远中、胫骨近中等。③溶骨性破坏：长骨和扁平骨均可见到单发或多发的透射性病损。颅骨受累较少，但可表现为骨破坏。由于颅内压增高，在婴幼儿可见颅缝增宽或分离。在年长患者则很少见到颅缝分离或增宽。儿童颅骨破坏可表现为圆形、卵圆形、大小不等、边缘模糊的密度减低区。④骨膜炎：伴随溶骨破坏，可出现骨膜反应，长骨多见。⑤骨硬化：较少见。如若存在，则在长骨干骺端表

学习笔记

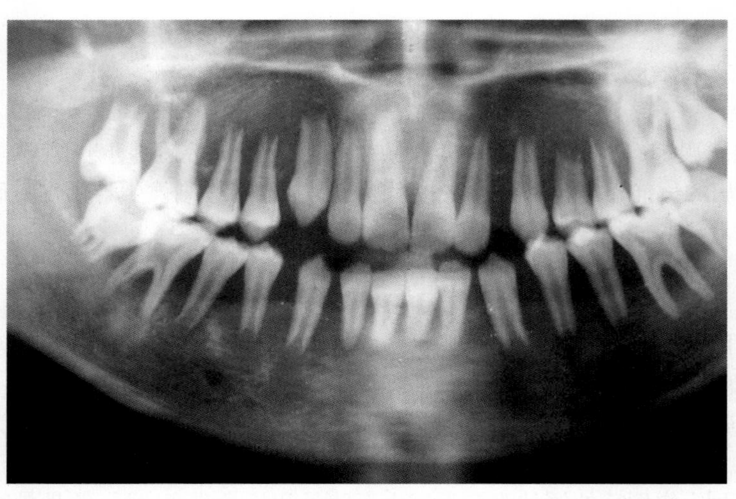

图 9-5-1　急性粒细胞白血病颌骨受累

曲面体层片(局部)显示 17—27、36—47 对应颌骨骨质破坏,骨密度减低,边界不清,双下颌骨下缘骨皮质变薄、密度减低;全口牙槽骨吸收,骨硬板消失,14 与 13、22 与 23、32-34、42—44 牙间隙增宽(上海交通大学口腔医学院余强医师提供)

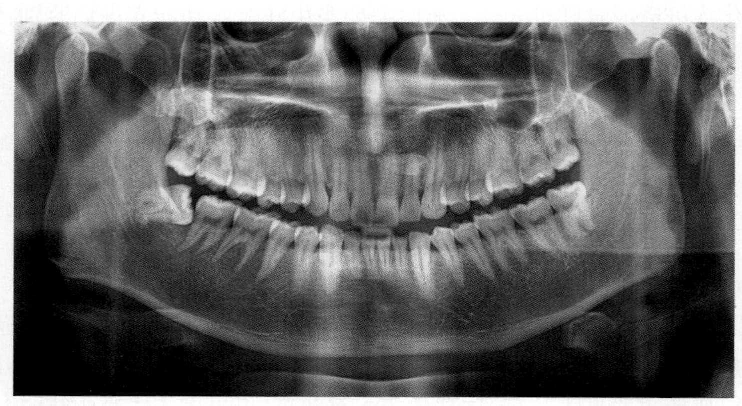

图 9-5-2　白血病

曲面体层片显示右下颌体骨小梁显紊乱,骨质较对侧稀疏,右下颌管不清晰,44—47 骨硬板模糊,46 根尖周膜增宽,45—47 牙根吸收(四川大学华西口腔医院刘媛媛医师提供)

现明显。

颌骨常无 X 线改变。当颌骨受累时,可表现为均匀一致的骨质疏松并导致骨密度减低和骨硬板消失(图 9-5-1,图 9-5-2)。此外,尚可见牙周炎样的牙槽骨丧失。简单的拔牙可导致广泛的骨髓炎。未萌出牙的牙囊壁丧失,类似甲状旁腺功能亢进样的改变。有作者报道,可见牙囊和骨硬板破坏,牙移位及牙槽骨密度的改变。牙囊破坏为最常见表现。在儿童急性白血病缓解期,牙槽骨破坏的 X 线表现和临床表现之间有高度相关关系。也有作者报道在儿童急性成淋巴细胞性白血病,出现磨牙区的不规则透影区,骨硬板消失,磨牙根吸收呈铅笔尖样改变,并存在牙移位。

第六节　血　友　病

血友病是一组先天性遗传性凝血因子缺乏而导致凝血功能障碍的出血性疾病,是一种性染色体隐性遗传性疾病,仅见于男性,而具有致病基因的女性临床上无症状。根据缺乏凝血因子的种类可分为血友病 A 和血友病 B，其中血友病 A 为经典的血友病，又称遗传性因子Ⅷ缺乏症，临床上最常见，约占血友病的 85%；血友病 B 又称为遗传性因子Ⅸ缺乏症。

【临床表现】 血友病 A 和血友病 B 从临床表现上难以区分，主要是反复发生的异常出血，常见的出血部位有关节、肌肉、皮肤、消化道、泌尿系统等，多为缓慢而持续的渗血。出血可为轻微外伤、小手术及静脉穿刺等诱发，也可以是自发性出血；拔牙可成为患者出血诱因。因子Ⅷ或因子Ⅸ抗原及活性测定是诊断血友病的可靠依据。

重型血友病可引起血友病假性肿瘤，是指在血友病基础上由于骨和周围肌肉反复出血形成的瘤样物，好发于下肢长骨如股骨、胫骨，也可见于髂骨、跟骨、尺骨、桡骨等。下颌骨的血友病假瘤 1968 年由 Lazrovits 和 Griem 首次报道，临床很少见，可表现为牙龈出血、缓慢生长的颌骨肿块、牙移位等。

【影像学表现】 多发生在下颌骨，也有发生于上颌骨者，表现为颌骨的低密度影像，颌骨可膨隆，其中可见细分隔，骨密质可不连续，局部可见软组织肿块，有时可见骨膜成骨表现，病变区的牙可移位，或失去骨支持。结合临床的出血表现有助于和其他颌骨肿瘤鉴别。

（张祖燕　马绪臣）

学习笔记

第十章 唾液腺疾病

提要：

本章将介绍常见唾液腺疾病诊断中检查方法的选择和主要的影像学表现。需要强调的是，唾液腺疾病的影像学检查应当以患者的临床病史和检查所见为基础，并应综合其他相关诊断信息，如唾液流率、免疫学检查、细针吸活检等，才能作出准确的诊断。通过本章学习应掌握唾液腺结石病、唾液腺瘘、唾液腺炎症、唾液腺良性肥大及舍格伦综合征的 X 线表现，熟悉唾液腺良、恶性肿瘤的影像学特点。

第一节 唾液腺发育异常

学习笔记

一、唾液腺先天缺失和发育不全

唾液腺先天缺失或发育不全(aplasia)极为罕见，原因不明，有些患者有家族发病史，推测与遗传有关。任何唾液腺均可发生，可单侧亦可双侧；可单独发生，也可伴有头颈部的其他异常，如鳃弓综合征，泪器异常，泪腺、泪点、泪囊等缺失，先天性牙缺失，过小牙及骨畸形等；或可为综合征表现的一部分，如眼-耳-牙-指综合征。外胚叶发育不全患者也可有腮腺和下颌下腺缺失或发育不全。多个腺体先天缺失或严重发育不全时，可出现口干症状，并可见猛性龋、念珠菌感染、咽喉炎等表现。

【影像学表现】 放射性核素检查一次成像可显示多个腺体，唾液腺缺失的表现为正常唾液腺区无放射性浓聚现象，或仅有少量放射性分布，影像模糊不清。但核医学检查只能显示没有放射性核素浓聚，无法鉴别其他疾病造成的腺体摄取功能丧失，如干燥综合征等。CT 检查可见腺体缺失(图 10-1-1)。唾液腺造影检查时可见导管口未发育或插管不能进入。

唾液腺的先天缺失应注意和舍格伦综合征等疾病鉴别，这些疾病可表现为腺体的摄取和分泌功能完全丧失。结合临床表现及多种影像学检查有助于鉴别诊断。

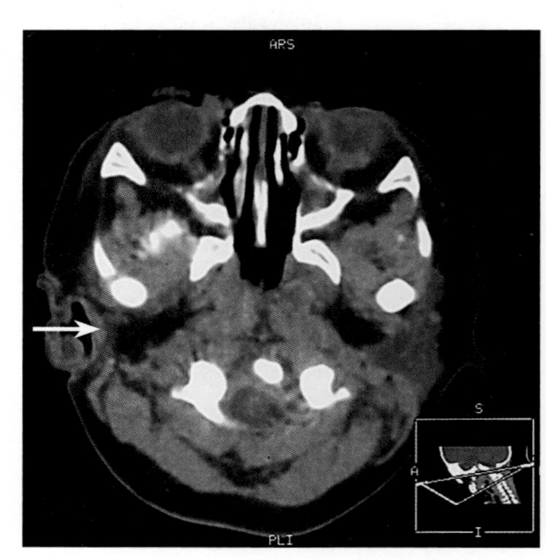

图 10-1-1 右腮腺先天缺失
轴位 CT 软组织窗可见右侧腮腺缺失(箭头所示)，临床可见附耳畸形

二、迷走唾液腺和异位唾液腺

迷走唾液腺(aberrant salivary gland)指唾液腺的部分始基异位于正常情况下不含唾液腺组织的部位，而正常唾液腺可存在。迷走唾液腺无导管系统，可形成唾液腺瘘，进食时可见分泌物流出。唾液腺的胚胎发育与第一、第二鳃弓之间有密切关系，因而迷走唾液腺最常见于颈侧、咽部及中耳，也可见于颌骨体内。在下颌骨体内偶见唾液腺组织，通常穿过舌侧密质骨，以蒂与正常

下颌下腺或舌下腺相连，称为静止性骨腔或 Stafne 骨腔。

腮腺及下颌下腺均可发生异位（ectopia），单侧或双侧发生，腮腺常沿咬肌前缘或下缘异位，下颌下腺可异位至扁桃体窝、颌舌骨肌之上、舌下间隙，有的与舌下腺融合。

迷走唾液腺临床上多无症状。腮腺异位至耳前区及颞部，可凸起如肿块，进食时可有发胀感。

【影像学表现】 静止性骨腔 X 线表现为卵圆形密度减低区，曲面体层片可见病变通常位于下颌管与下颌下缘之间、下颌角的前方；CT 检查可见下颌骨舌侧皮质骨缺损；下颌下腺造影有时可见部分腺体位于此密度减低区中。舌下腺陷入少见，可发生于下颌舌侧前段，表现为境界不清的密度减低区，位于下颌中切牙及第一前磨牙之间。

对于唾液腺异位病变，唾液腺造影时造影剂如可注入，则可见唾液腺异位患部明显凸起，X 线表现为发育不全的唾液腺；CT 检查可见异位腺体呈软组织密度，正常解剖部位腺体缺失（图 10-1-2）；核医学检查时见异位腺体放射性核素浓聚，则可证实。

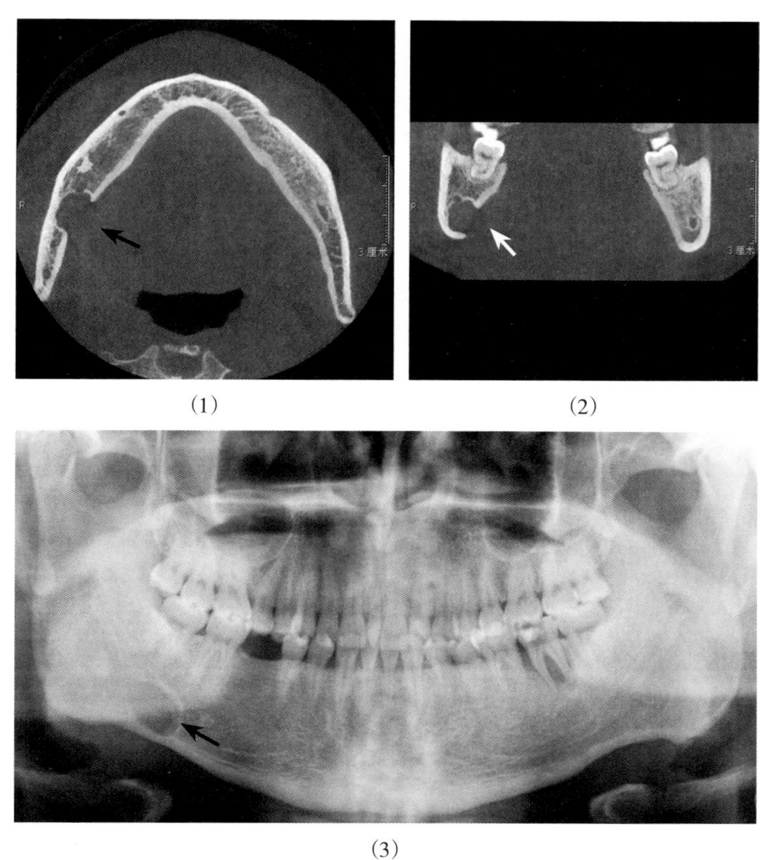

(1)　　(2)

(3)

10-1-2　静止性骨腔

(1) 和 (2) 螺旋 CT 横断面及冠状面显示右下颌骨密度减低区（如箭头所示），边界清楚，骨白线包绕，位于右下颌管下方，舌侧骨质缺损　(3) 曲面体层片显示右下颌角前方骨密度减低区（如箭头所示），位于右下颌管下方，边界清楚，骨白线包绕

唾液腺异位者可发生肿瘤等病变，应注意鉴别。

三、导管异常

唾液腺导管发育异常中导管缺失或导管闭锁非常罕见，临床可有潴留囊肿表现。其他导管发育异常可有导管扩张及开口位置异常等。先天性唾液腺导管扩张（congenital sialectasis）包括主导管扩张及末梢导管扩张，常因继发感染而就诊。

学习笔记

第二节　唾液腺结石病

唾液腺导管或腺体内形成钙化性团块而引起的一系列病征称为唾液腺结石病（sialolithiasis）。唾液腺结石的形成是一个复杂的过程，可能与唾液内电解质平衡失调、炎症、唾液淤滞、唾液 pH 改变等因素有关。有些伴发全身其他器官发生结石者可能与全身代谢有关。唾液腺结石的典型结构是：中心为高度矿化的球状核，周围为无机物与有机物交替排列的层状结构。外表面主要为有机物。唾液腺结石常伴有导管及腺体的逆行性感染，可导致腺体萎缩。

【临床表现】 唾液腺结石病以下颌下腺最多见，约占 80%~90%，这与下颌下腺的解剖特点及分泌物性质有关，其次为腮腺，而舌下腺及小唾液腺结石较少见；导管被唾液腺结石阻塞的腺体在进食时肿胀、疼痛，进食后不久肿胀及疼痛可消失，临床症状与结石大小无关；导管口黏膜可红肿，挤压腺体可有少许脓性分泌物溢出；唾液腺结石处压痛，可触及硬结及炎性浸润。

图片：ER10-2-1 下颌下腺导管后段结石

图片：ER10-2-2 下颌下腺导管多发结石

【影像学表现】 阳性结石用 X 线平片即可检出。怀疑下颌下腺结石在导管前段者，用下颌横断片检查（图 10-2-1），投照时 X 线方向应与下前牙的长轴平行，避免导管口处的结石与颌骨影像重叠；并应采用软组织条件投照，以能显示舌的影像为标准，以避免遗漏钙化较差的结石；胶片应充分向后放置，以免遗漏导管后段的结石。怀疑下颌下腺唾液腺结石在导管后段或腺体内者，用下颌下腺侧位片检查，投照时应使患者将头部稍前伸，以避免唾液腺结石与下颌骨重叠（图 10-2-2）。腮腺导管前段结石可用口内含片检查，在腮腺导管口处放置一口腔科胶片，胶片贴于被投照侧口内颊部，自口外用软组织条件垂直投照。腮腺导管后部结石可用鼓颊后前位片检查，口腔充分鼓气使颊部向外膨出，形成良好的空气与软组织的密度对比，用后前位投照。锥形束 CT 和 CT 检查也可用于检查唾液腺导管结石（图 10-2-3）。阳性结石呈圆形、卵圆形或柱状高密度影像，大小可为数毫米至 2 厘米不等，沿导管走行方向及位置排列，有些可见层状结构。多数患者为单个结石，约有 25% 的患者可见导管的多发结石。

学习笔记

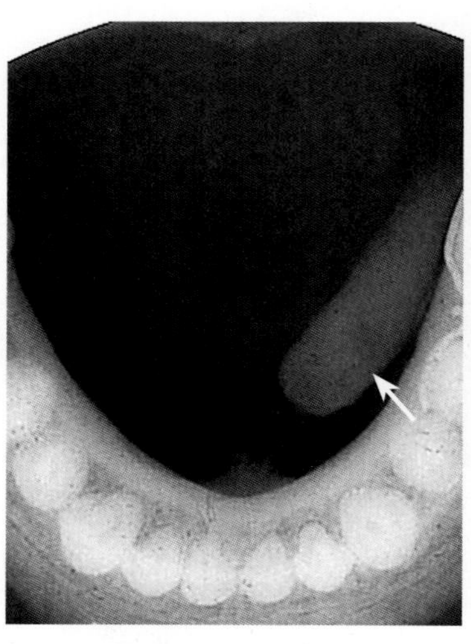

图 10-2-1　左下颌下腺导管结石

下颌横断殆片显示左侧下颌下腺导管前段结石，呈柱状高密度影，沿下颌下腺导管走行方向排列（箭头所示）

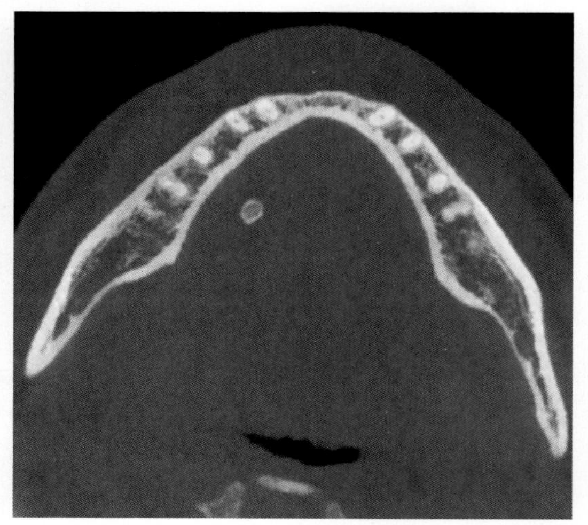

图 10-2-2　右下颌下腺导管结石

CBCT 轴位显示右下颌下腺导管走行区可见一高密度影

约有 10%~20% 的导管结石不阻射 X 线，称为阴性结石。阴性结石在 X 线平片上不能显示，需用唾液腺造影术检查。造影时应使用水溶性造影剂，以避免使用油性造影剂时将结石推向导管远端。阴性结石在造影片上显示为圆形或卵圆形充盈缺损，其远心段可见导管扩张；唾液腺结石完全阻塞导管时，可见注入的造影剂影像突然中断，或末端呈分叉状。唾液腺内镜可直接看到导管内的结石，并可发现纤维样物质、黏液栓、息肉等放射学检查不易发现的导管阻塞因素。

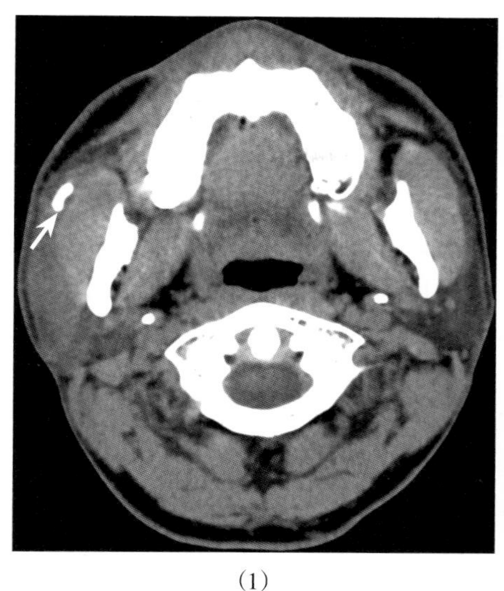

(1)

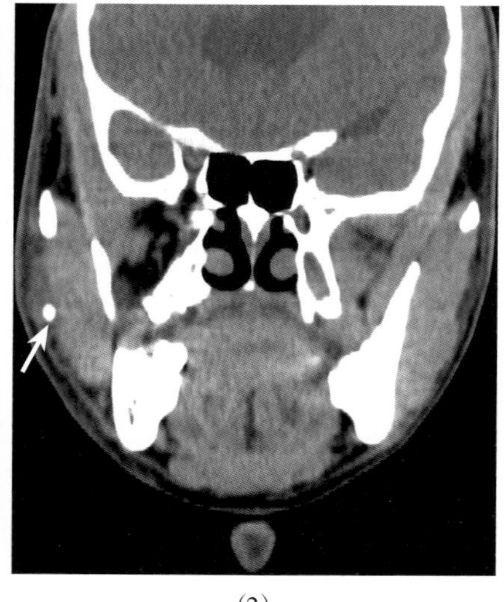

(2)

图 10-2-3　右腮腺导管结石

(1)和(2)螺旋 CT 横断面及冠状面显示右腮腺导管走行区可见一枚高密度影(箭头所示),右腮腺腺体肿胀,密度增高

下颌下区的钙化淋巴结和静脉石有时易与下颌下腺导管唾液腺结石混淆,淋巴结钙化多呈不规则的点状聚集,并常是多发的,可以出现在下颌下腺导管走行区以外的部位。对于阴性结石,造影检查时,造影剂注入过程中应注意防止气泡混入,以免与阴性唾液腺结石混淆。重复唾液腺造影或采用唾液腺造影数字减影技术可区别阴性唾液腺结石和导管内的气泡。唾液腺内镜可直视下检查管腔内情况,是检查唾液腺导管结石的可靠方法。

学习笔记

第三节　唾液腺瘘

唾液腺瘘(salivary fistula),分为获得性和先天性两种,获得性唾液腺瘘多发生在腮腺,可因外伤、感染或不正确的手术切口而形成。腺体或导管损伤后,唾液由创口外流,影响创口愈合,形成瘘管。外唾液腺瘘唾液经瘘口流至面颊部;内唾液腺瘘的唾液流入口腔,对患者影响不大。文献中有报告外伤后唾液腺瘘造成鼻瘘的,可能与上颌骨折,腮腺唾液腺瘘进入上颌窦有关。

【临床表现】 根据发生的部位,可分为腺瘘和管瘘,腺瘘为发生在腺体的唾液腺瘘,在腮腺区皮肤上可以见到很小的点状瘘孔,并有少量透明液体从瘘孔流出。管瘘是发生在主导管的唾液腺瘘,可有透明或混浊的唾液外流至面颊部。进食时分泌物排出量增多,瘘口周围皮肤可因唾液激惹出现轻度炎症或湿疹样皮损。

【影像学表现】 唾液腺瘘的明确诊断需进行唾液腺造影,可鉴别腺瘘及管瘘,并观察瘘口与自然导管口及腺门的关系,对于估计预后和决定治疗方法有重要意义。造影时应使用油性造影剂以便于操作,可经口内正常导管口注入造影剂,在导管口闭塞时也可经瘘口注入造影剂。腺瘘在造影图像上显示导管系统完整,造影剂自腺体部外漏,有时瘘口小,并不能显示,结合临床亦不难诊断为腺瘘;管瘘则表现为造影剂自主导管破损处外漏,瘘口狭窄或继发感染时可见其远心段导管扩张(图 10-3-1)。

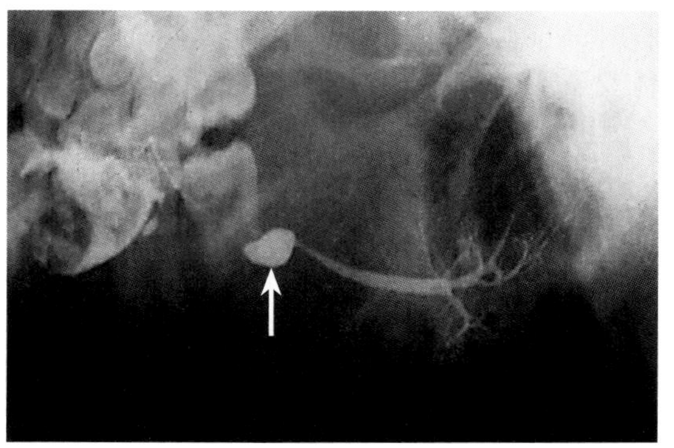

图 10-3-1　右腮腺导管瘘

患者右侧颊部刺伤后半个月,有清凉液体自右颊部流出。右腮腺造影显示右腮腺导管中段造影剂漏出(箭头所示)

第四节　唾液腺炎症

一、慢性复发性腮腺炎

慢性复发性腮腺炎(chronic recurrent parotitis)可发生于儿童或成人,多自儿童期发病,到青春期后仍未痊愈,则成为成人复发性腮腺炎。关于其病因尚有争论,一般认为与儿童免疫系统发育不成熟,免疫功能低下,易发生逆行性感染有关。有些患儿有家族性发病史。曾有人认为先天性唾液腺发育异常为其潜在的发病因素。

【临床表现】 儿童复发性腮腺炎发病年龄平均 3~5 岁,最小可仅几个月,男性稍多;腮腺反复肿胀,不适,可突然发生或逐渐肿起,腮腺肿胀程度一般不及流行性腮腺炎重,皮肤潮红,体温升高。发作期数天至数周,间隔期数周、数月不等,有些可间隔 1~2 年。随年龄增长,间隔期变长,到成年期即不再发作。少数患者可继续发展到成人期,成为成人复发性腮腺炎,但发作次数逐渐减少,直至临床痊愈。

图片:ER10-4-1 儿童复发性腮腺炎

【影像学表现】 主导管一般无异常改变或可轻度扩张不整;分支导管因尚未发育成熟,显示稀少;末梢导管扩张呈点状、球状,少数甚至可呈腔状(图 10-4-1),副腺体也可受累;排空功能迟缓。随着年龄增长,临床发作次数减少,末梢导管扩张数目也逐渐减少,直至完全消失。造影表现完全恢复正常一般在临床痊愈之后若干年。下颌下腺未见明显影像学异常。

成人复发性腮腺炎应与舍格伦综合征继发感染相鉴别,舍格伦综合征多见于中老年女性,多无幼年发病史,常有口、眼干燥或其他自身免疫病表现。

图 10-4-1　儿童复发性腮腺炎

患儿男,8 岁,自 2 岁起左腮腺反复肿胀,造影检查见左腮腺末梢导管扩张呈点状、球状和腔状

学习笔记

二、慢性阻塞性唾液腺炎

慢性阻塞性唾液腺炎(chronic obstructive sialadenitis)可发生于腮腺或下颌下腺,下颌下腺发生者多与唾液腺结石并存。慢性阻塞性唾液腺炎多由导管口狭窄、导管前段狭窄、唾液腺结石、异物、瘢痕或肿瘤压迫等阻塞性因素引起。大部分是由局部因素引起的病变,少数患者伴有泌尿系统或胆道结石,可能与全身代谢有关。

【临床表现】 临床上的典型症状是进食时腺体肿胀,有些患者每次进食时都肿胀,有些患者发病时症状较轻,不易察觉。急性发作时发病快,局部肿胀明显,消失也快,常有脓性分泌;慢性过程时可自觉口内有咸味分泌物。检查时可见腺体肿大,有些可触及粗硬的导管呈索条状,挤压腺体及导管时,可有脓性或黏稠、混浊的含胶冻样物分泌。

图片:ER10-4-2 慢性阻塞性腮腺炎

【影像学表现】

1. 唾液腺造影表现 唾液腺造影是阻塞性唾液腺炎的主要检查方法,其表现是导管系统的扩张不整,首先表现为主导管扩张,或导管扩张与狭窄相交替,呈腊肠状;逐渐波及分支导管,甚至出现末梢导管扩张征象(图 10-4-2)。下颌下腺小叶内导管短而粗,不易出现末梢导管扩张征象。唾液腺内镜可见管腔内絮状渗出物,导管壁出血、糜烂等表现。

图片:ER10-4-3 慢性阻塞性下颌下腺炎

2. B 超表现 唾液腺的急性炎症期可见腺体增大,内部回声不均匀,脓肿形成时表现为液性暗区。慢性炎症时腺体可增大,晚期可缩小呈结节状,边界不清,内部回声粗糙,有时可探及扩张的主导管呈管道样液性暗区。

3. CT 及 MRI 表现 唾液腺炎症在 CT 片上可见腺体增大,密度增高,强化明显;伴有蜂窝织炎时,可见皮下脂肪层呈条纹状、颈阔肌增厚等;脓肿形成时可见低密度区,周围可见边缘强化;有时可见导管结石影像。在 MRI 检查中,T_1WI 可见腺体增大,信号减低;T_2WI 呈低或高信号,与水肿

等情况有关。增强 T_1WI 可见腺体整体强化，脓肿形成时可仅有边缘强化表现。磁共振水成像（MR sialography）采用特殊的成像程序，不需要注入造影剂即可显示导管系统，对于造影插管困难的患者有助于诊断。

成人复发性腮腺炎临床表现为腮腺反复肿胀，导管口也可以有脓性或混浊分泌，唾液腺造影表现为末梢导管扩张，有时需要与慢性阻塞性腮腺炎进行鉴别。但成人复发性腮腺炎有幼年发病史，追踪观察可发现发作期逐渐变短，间隔期延长，唾液腺造影的末梢导管扩张数目逐渐变少，虽然主导管可伴有炎症而扩张，但其他分支导管一般无异常改变。慢性阻塞性腮腺炎多表现为进食时腮腺肿胀，唾液腺造影以导管系统的扩张为主，"点扩"一般出现在主导管、叶间导管和小叶间导管扩张之后。

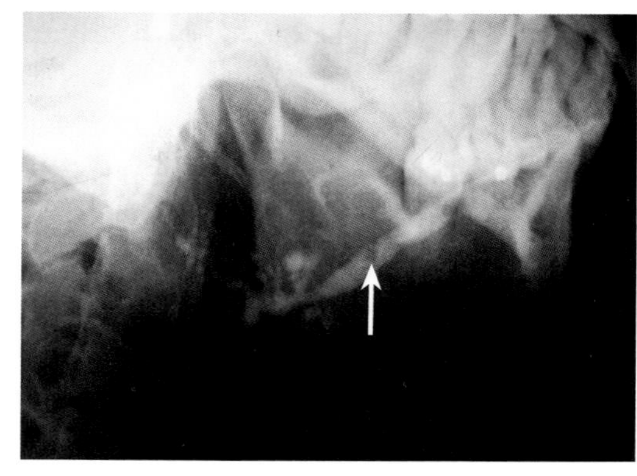

图 10-4-2 左侧慢性阻塞性腮腺炎

患者女，51 岁，左腮腺反复肿胀 5 年，与进食有关。造影检查见左腮腺主导管扩张，粗细不均，导管内可见充盈缺损（箭头所示）；分支导管扩张，末梢导管呈点状

腮腺内非特异性淋巴结炎临床表现可与慢性阻塞性腮腺炎相似，应注意鉴别。腮腺内含有多个淋巴结，腮腺内淋巴结炎可引起腮腺区红肿、疼痛，并可破坏淋巴结包膜，侵及周围腺体和导管。超声表现为椭圆形低回声表现，边界清楚。

三、唾液腺结核

唾液腺结核为结核杆菌感染所致，多有家族或个人结核病史。一般认为其传播途径为淋巴源、管源及血源，其中大部分是淋巴源性传播。腮腺结核的组织学表现包括炎症及干酪样坏死，病变初期腺泡间有孤立的结核结节，以上皮样细胞为主，周围有淋巴细胞；中期小叶中腺泡大多消失，为结核病变取代；后期小叶外形已不能辨认，有干酪样坏死，有些可液化形成脓肿。

【临床表现】 唾液腺结核发生在腮腺者较多见，下颌下腺次之，舌下腺和小唾液腺很少见。临床上分为慢性包块型和急性炎症型，极少数病例可伴有面瘫表现。

【影像学表现】

1. 唾液腺造影表现 当病变局限在唾液腺淋巴结内时，唾液腺造影呈良性占位性表现，分支导管移位，腺泡充盈缺损等；当病变组织分解，形成空洞，淋巴结包膜破溃，波及腺实质时，可见团块状造影剂外溢等恶性肿瘤表现。

2. B 超表现 病变局限在淋巴结内时，显示为边界清楚的低回声区，早期内部回声为不均匀的暗淡光点，血流较多；晚期由于发生干酪样坏死，呈边界不清楚的液性暗区，伴有强回声光团，液性暗区中无彩色血流显示。病变突破淋巴结包膜时呈边界不清、形态不规则的低回声区，外形呈结节状。

第五节 唾液腺肿瘤

为了防止肿瘤包膜破裂而造成种植性扩散，唾液腺肿瘤的检查一般禁忌做组织学活检。因此影像学检查对于唾液腺疾病的诊断具有重要意义。唾液腺造影术是最早的影像学检查方法之一，在 CT、超声及核医学检查技术出现之前，唾液腺造影是能够较好地显示唾液腺导管及腺实质的唯一的影像学检查手段。随着影像学检查技术的不断发展，CT、超声及磁共振成像等新型检查方法在唾液腺肿瘤诊断方面已逐渐取代了传统的唾液腺造影。

【临床表现】 临床上良性肿瘤多表现为生长缓慢的无痛性肿块，与皮肤或周围组织无粘连。腮腺深叶肿瘤可有咽部异物感，由于位置关系，其活动度较受限。而恶性肿瘤生长较快，有疼痛、麻木等症状，质地较硬，常与周围组织粘连，可有开口受限、皮肤破溃及面神经或舌神经瘫痪等表现。

【影像学表现】

1. B 超表现 唾液腺肿瘤中腮腺肿瘤约占 80%，其中主要发生在浅叶，适合进行 B 超检查，因

学习笔记

图片：ER10-5-1 左腮腺多形性腺瘤

此，在确定唾液腺占位性病变方面，B 超检查应推荐为首选的检查方法。与唾液腺肿瘤性质密切相关的 B 超表现有肿瘤形态、边界回声及内部回声，其中肿瘤的边界回声清楚与否和肿瘤包膜的完整性及肿瘤对周围组织有无侵犯有关，是判断肿瘤性质的重要标志；肿瘤的内部回声在一定程度上反映肿瘤的内部结构。典型的良性肿瘤表现多呈圆形或类圆形，边界清楚光滑，内部回声均匀（图 10-5-1）。这与肿瘤细胞排列致密，均匀，间质少，少有出血及坏死等组织病理学特点有关。典型的恶性肿瘤表现呈形态不规则，边界不清楚，内部回声高度不均匀，可见多数簇状强回声或靶状回声，有时可见声影（图 10-5-2）。有些肿瘤的超声声像图表现既有良性肿瘤表现，也有恶性肿瘤表现，多见于具有侵袭性的良性肿瘤和一些低度恶性肿瘤。Warthin 瘤的肿瘤内部低回声区被线状强回声分隔成网格状，这与肿瘤多数小囊腔中有上皮乳头突入的组织病理学特点有关，具有一定特征性。

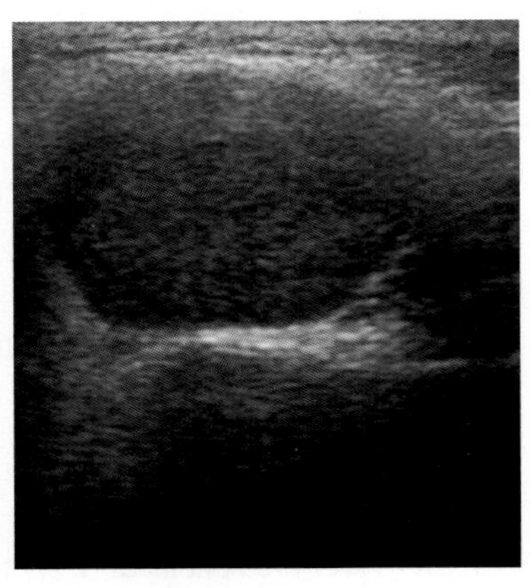
图 10-5-1　腮腺良性肿瘤声像图表现截图
超声声像图显示左腮腺区基底细胞腺瘤呈类椭圆形低回声区，边界清楚，内部回声均匀，后方回声增强

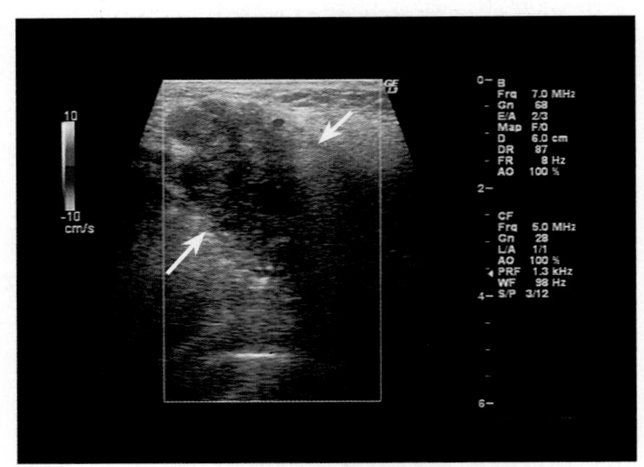
图 10-5-2　下颌下腺恶性肿瘤声像图表现
左下颌下腺内可见不规则形低回声区，病变边界不清楚（箭头所示），内部回声不均匀，后方回声衰减

学习笔记

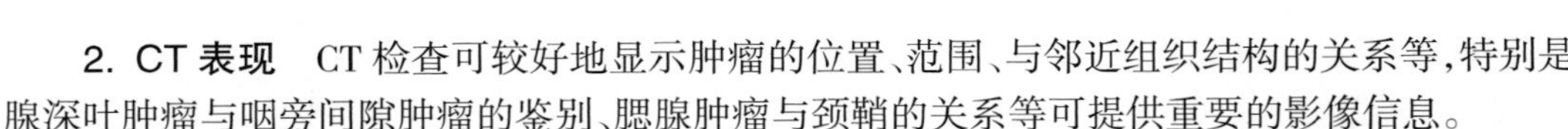

2. CT 表现　CT 检查可较好地显示肿瘤的位置、范围、与邻近组织结构的关系等，特别是对腮腺深叶肿瘤与咽旁间隙肿瘤的鉴别、腮腺肿瘤与颈鞘的关系等可提供重要的影像信息。

图片：ER10-5-2 腮腺多形性腺瘤

（1）良性肿瘤：典型的良性肿瘤多呈圆形或类圆形，界限清楚，边缘光滑，密度均匀一致（图 10-5-3），平扫 CT 值多为 30~45Hu，静脉增强时，肿瘤密度增高，可达 60Hu 以上；皮下脂肪层及腮腺咬肌筋膜等组织平面存在，咬肌、翼内肌、胸锁乳突肌及二腹肌后腹等邻近结构清晰可见。脂肪瘤的密度与咽旁间隙相近，CT 值可低达 −100Hu，边界清晰，根据 CT 表现可明确诊断。

（2）恶性肿瘤：典型的恶性肿瘤形态不规则，界限不清楚，内部密度不均匀（图 10-5-4），皮下脂肪及腮腺咬肌筋膜平面消失，咬肌、翼内肌、胸锁乳突肌等周围肌肉受累时，则层次消失或模糊不清，有些还可以看到颞骨岩部或乳突的骨质破坏。

图片：ER10-5-3 腮腺黏液表皮样癌

（3）低度恶性肿瘤或具有侵蚀性的良性肿瘤：低度恶性肿瘤或部分具有局部侵蚀性的良性肿瘤如多形性腺瘤等表现为界限清楚，但边缘不规则，呈分叶状，内部密度均匀或不均匀。

（4）肿瘤的定位：腮腺深叶肿瘤和咽部肿瘤的鉴别是 CT 检查的一个优点，腮腺深叶肿瘤时，由咽旁间隙所形成的透明带位于肿瘤与咽缩肌之间，而在咽旁肿瘤时，咽旁间隙透明带位于肿瘤与腮腺深叶之间。这对于临床上选择手术入路具有非常重要的意义。

（5）肿瘤与颈鞘的关系：腮腺深叶肿瘤突向咽旁间隙时，距颈内动、静脉较近，术前常需要了解肿瘤与颈鞘的关系，为手术适应证的选择和手术方案的确定提供依据。采用多层动态增强扫描，显示腮腺深叶肿瘤与颈鞘有以下 4 种位置关系：①血管与肿瘤之间有腮腺组织或脂肪间隙相隔，提示颈鞘未受侵犯；②血管位置及形态正常，但与肿瘤紧邻；③血管被肿瘤推挤移位；④血管受压出现弧形压迹，伴有或不伴有血管移位。

3. 磁共振成像表现　磁共振检查用于唾液腺肿瘤的诊断具有以下优点：①无射线辐射损害；②多参数成像，软组织对比度明显高于 CT；③基于高软组织对比度及血液的流空效应，MRI 不用造

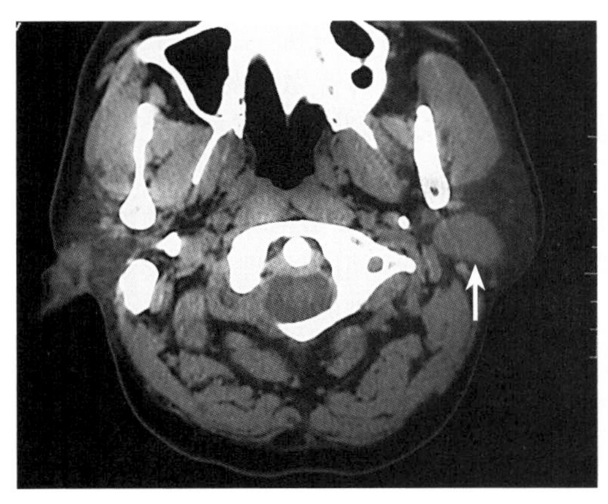

图 10-5-3　左腮腺沃辛瘤

轴位 CT 软组织窗显示左腮腺肿瘤呈类，边界清楚，密度均匀（箭头所示）

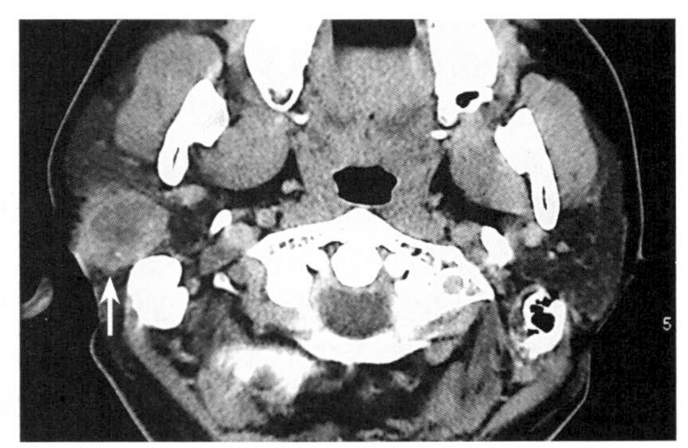

图 10-5-4　右腮腺恶性多形性腺瘤

轴位 CT 软组织窗显示右腮腺肿瘤边界不清楚（箭头所示），肿瘤内部密度不均匀

影剂即可清晰显示大血管结构，特殊情况可使用造影剂进行增强扫描；④适用于病变范围广、位置深在的肿瘤。

磁共振成像多用于观察肿瘤的范围、肿瘤与腮腺和周围其他解剖结构的关系。磁共振成像对唾液腺肿瘤定性诊断的特异性较低，组织病理学类型不同的肿瘤可表现相同的信号特征，而组织病理学相同的肿瘤磁共振表现可不同。因此，仅凭肿瘤的信号强度判断肿瘤性质是不准确的。理论上，细胞致密的肿瘤，细胞胞质少，在 T_1WI 和 T_2WI 表现为低信号；而大细胞肿瘤含水量相对较多，T_2WI 像信号增高。腮腺常见的良性肿瘤如多形性腺瘤和沃辛瘤磁共振表现为 T_1WI 低信号、T_2WI 高信号（图 10-5-5）。

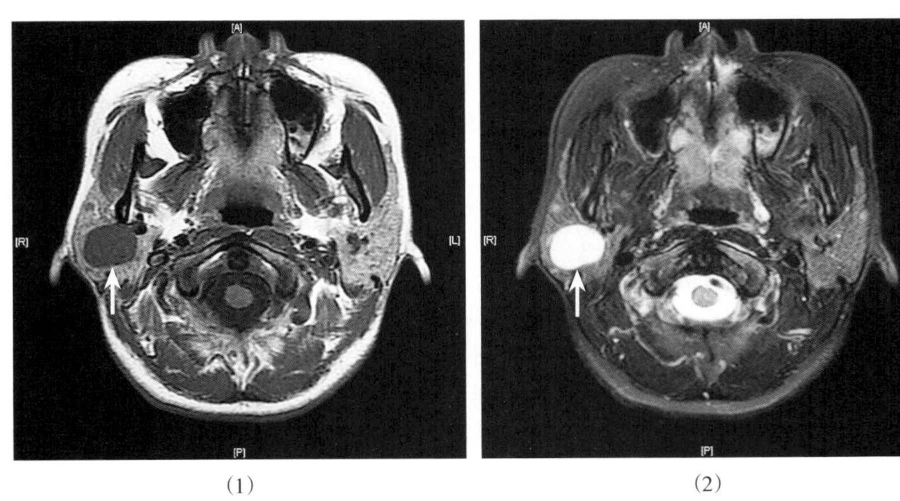

(1)　　(2)

图 10-5-5　右腮腺多形性腺瘤

(1) T_1WI 可见右腮腺肿瘤呈低信号，边界清楚，肿瘤内部信号强度均匀（箭头所示）(2) T_2WI 可见肿瘤呈高信号（箭头所示）

第六节　舍格伦综合征

瑞典眼科医师 Sjögren 在 1933 年报道了 19 例干燥性角结膜炎、伴有口干症的病例，其中 13 例伴有多发性关节炎，后来的研究者称为舍格伦综合征（Sjögren's syndrome）。舍格伦综合征是一种以外分泌腺损害为主的慢性、系统性自身免疫病，在自身免疫病中仅次于类风湿关节炎，发病率位

学习笔记

于第二位。可分为原发性舍格伦综合征及继发性舍格伦综合征，仅有口干症及眼干症者为原发性舍格伦综合征，又称为干燥综合征；口干症和（或）眼干伴有结缔组织病者为继发性舍格伦综合征，常见的结缔组织病有类风湿关节炎、系统性红斑狼疮、硬皮病和多发性肌炎等。舍格伦综合征的镜下表现主要是淋巴细胞和组织细胞浸润，病变从小叶中心开始，腺泡破坏、消失。为淋巴细胞取代，可形成淋巴滤泡。腺小叶轮廓仍保留，病变区无纤维组织修复反应。舍格伦综合征的诊断主要基于患者口、眼干燥的主观症状、口干和眼干的临床检查、血清学检查和组织病理学检查。影像学检查是舍格伦综合征诊断的重要依据。

【临床表现】 舍格伦综合征多见于中老年女性，男女之比约为 1∶10。临床表现主要有口干、眼干及唾液腺肿大。患者口干，影响进食、吞咽及语言功能；检查可见舌背丝状乳头萎缩，舌面光滑，可有舌裂；患者常伴有白色念珠菌感染及多发龋。眼干可造成患者畏光、眼摩擦感、砂砾感等症状。唾液腺可反复肿胀或呈弥漫性肿大，有时可及包块。黏膜相关淋巴组织结外边缘区 B 细胞淋巴瘤（extranodal marginal zone B cell lymphoma of mucosa-associated lymphoid tissue，MALT lymphoma）是一种结外淋巴瘤，舍格伦综合征患者发生 MALT 淋巴瘤的危险性增加，MALT 淋巴瘤有惰性的临床过程，缓慢扩散。

【影像学表现】 对于舍格伦综合征患者的唾液腺受累情况的判定，主要根据唾液流率检查、影像学检查和唇腺或大唾液腺活检，其中影像学检查方法主要有造影检查和放射性核素检查。

1. 唾液腺造影 唾液腺造影是舍格伦综合征诊断的重要检查方法，其唾液腺造影表现分为以下 4 型：

（1）腺体形态正常，排空功能迟缓：功能正常的腮腺，在正常的腺泡充盈状态下，经酸刺激 5 分钟后，适量碘水造影剂应能够完全排空。舍格伦综合征患者可出现排空功能迟缓的表现。但对于患者唾液腺功能的准确评价，应采用核医学检查方法。

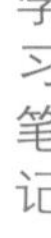
学习笔记

（2）唾液腺末梢导管扩张：是舍格伦综合征较典型的造影表现，其典型所见为主导管无改变，腺内分支导管变细、稀少或不显影。末梢导管扩张可分为 4 期：①点状期：末梢导管呈弥漫、散在的点状扩张，直径小于 1mm；②球状期：在较重的病例，末梢导管扩张呈球状，直径 1~2mm；③腔状期：更严重的病例显示为末梢导管球状扩张影像融合，呈大小不等、分布不均的腔状，直径大于 2mm（图 10-6-1）；④破坏期：在病变晚期，周围的导管及腺泡被破坏，不能显示，造影剂进入腺体分隔和包膜下。

ER10-6-1
图片：ER10-6-1
舍格伦综合征

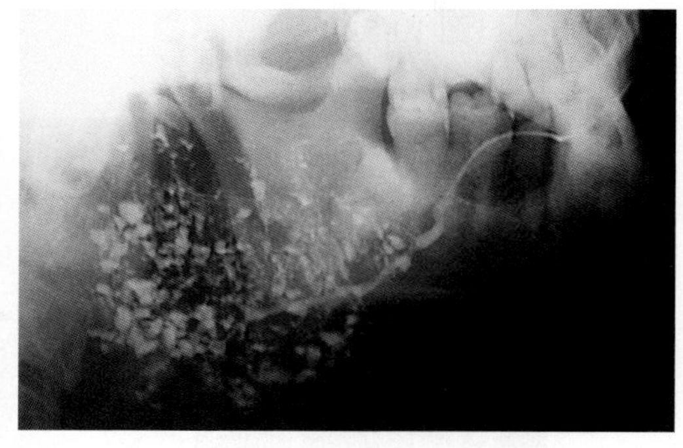
图 10-6-1　舍格伦综合征
左侧腮腺造影显示部分主导管扩张，末梢导管呈点状、球状和腔状扩张

除末梢导管扩张外，还可以看到由逆行感染引起的主导管扩张，呈腊肠状；或主导管边缘不整齐，局部增宽，呈羽毛状、花边状、葱皮状，这是由于导管上皮完整性丧失，管周结缔组织变性、断裂，造影剂外渗所造成的，具有特征性。有些患者可伴有腺泡充盈缺损现象，边缘不整齐，周围分支导管无移位现象，其形成原因可能为腺内导管上皮或肌上皮增生，导致小导管阻塞，造影剂不能注入，腺泡无法充盈。

（3）向心性萎缩：在唾液腺造影片上显示为仅有主导管和某些叶间导管显影，周缘腺体组织不显示，说明腺体萎缩变小，称为向心性萎缩。这种情况多为晚期病变，腺体组织大部分被破坏，代以淋巴组织；有些腺内导管完全被阻塞，造影剂无法注入。

（4）肿瘤样改变：舍格伦综合征在唾液腺造影片上可表现为肿瘤样改变，这是由于局部腺小叶受侵，融合，形成包块；其中腺体已大部分被破坏，代之以淋巴组织，形成一无包膜包绕的包块。在造影片上表现为腺泡充盈缺损，周围的分支导管可有移位。

2. 放射性核素检查 舍格伦综合征患者早期可表现为唾液腺分泌功能下降，摄取功能正常；晚期则摄取及分泌功能均下降。

3. CT 及 MRI 表现 舍格伦综合征患者在 CT 和 MRI 片上表现为腺体增大，T_1WI 可见腺体中不均匀的低信号点状、球状或腔状区域，T_2WI 则为高信号表现，晚期则表现为多发囊状表现，称为蜂窝状。磁共振水成像具有不需要注入造影剂即可显示导管系统的优点，可用于舍格伦综合征检查。

【鉴别诊断】 舍格伦综合征的唾液腺造影表现应与以下疾病鉴别：

1. 唾液腺肿瘤 有些舍格伦综合征患者临床上表现为局部肿块，唾液腺造影呈肿瘤样表现，不易与唾液腺肿瘤区别。但舍格伦综合征唾液腺造影有末梢导管扩张表现，而且其他唾液腺腺体可有相应表现，可资鉴别。

2. 成人复发性腮腺炎 唾液腺造影表现为末梢导管扩张，排空功能延缓，继发感染后可有主导管扩张呈腊肠样改变，这些都与舍格伦综合征相似。但成人复发性腮腺炎有自幼发病史，挤压腺体可有较多的唾液分泌；而舍格伦综合征一般无唾液分泌，或唾液分泌很少。成人复发性腮腺炎的主导管可扩张，但没有边缘毛糙如羽毛状、花边状甚至葱皮状表现。追踪观察成人复发性腮腺炎的末梢导管扩张数目逐渐减少，直至痊愈，这些都与舍格伦综合征不同。

3. 唾液腺良性肥大 可表现为腮腺肿大，也可出现口干症状，腮腺造影可有末梢导管扩张表现。但口干表现及造影剂排空迟缓一般不及舍格伦综合征严重，结合临床情况及血清学检查可协助鉴别。

第七节　唾液腺良性肥大

【概述】 唾液腺良性肥大以唾液腺非肿瘤性、非炎症性、慢性、无痛性肿大为特点，常见于腮腺，下颌下腺也可以发生。多数患者与全身系统病有关，如高血压、糖尿病、内分泌失调等；有些与营养不良、肝硬化、慢性乙醇中毒及服用某些药物有关。其基本病理变化是腺泡明显增大，约为正常的2~3 倍；腺泡细胞融合，界限不清，腺泡腔消失，细胞核被挤压至基底部；细胞质呈蜂窝状或颗粒状，腺泡细胞顶端的分泌颗粒消失；间质结缔组织水肿或玻璃样变，有的腺泡消失为脂肪组织所代替。

【临床表现】 临床表现为唾液腺弥散性肿大，多为双腮腺肿大，可伴有双下颌下腺肿大，或单纯下颌下腺肿大，质地柔软，继发感染时局部可肿胀或变硬，似肿物，有时也可以出现口干症状。

【影像学表现】 唾液腺造影表现形态多正常，体积明显增大，这与腺泡本身增大有关(图 10-7-1)。部分患者可伴有主导管扩张及末梢导管扩张等继发感染表现。排空功能迟缓，与腺泡的退行性改变有关，但程度一般不及舍格伦综合征患者重。结合临床情况及血清学检查可协助鉴别。

B 超声像图上，唾液腺良性肥大表现为腺体增大，内部回声可增强。

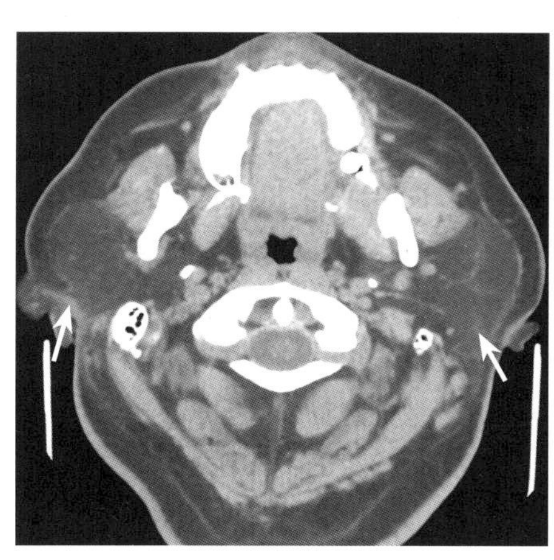

(1)

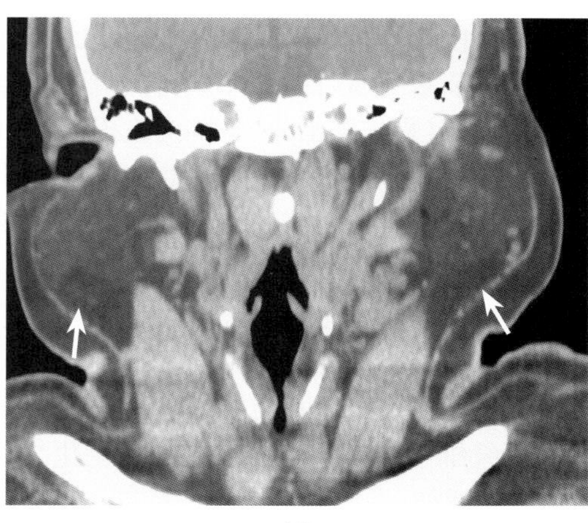

(2)

图 10-7-1　腮腺良性肥大

(1)和(2)螺旋 CT 横断面及冠状面显示双腮腺外形增大(箭头所示)，腺体密度均匀

(张祖燕)

学习笔记

第十一章 颞下颌关节疾病

提要：

颞下颌关节疾病为口腔医学临床常见疾病，医学影像学在多种颞下颌关节疾病诊断中具有重要价值。通过本章学习，需掌握颞下颌关节紊乱病、颞下颌关节强直及颞下颌关节脱位的影像学诊断；应熟悉、了解需与颞下颌关节紊乱病鉴别的相关疾病的影像学特点，如类风湿关节炎累及颞下颌关节、创伤性关节炎、化脓性关节炎、关节囊肿及肿瘤等。在颞下颌关节紊乱病影像学诊断内容学习中，须重点掌握骨关节病、关节盘前移位及关节盘穿孔的影像学诊断。

学习笔记

颞下颌关节疾病在临床上相当常见，主要包括颞下颌关节紊乱病（temporomandibular disorders）、类风湿关节炎（rheumatoid arthritis）、感染性关节炎（infectional arthritis）、创伤性关节炎（traumatic arthritis）、颞下颌关节强直（ankylosis）、颞下颌关节脱位（dislocation of temporomandibular joint）及颞下颌关节囊肿、肿瘤等。本章将主要对颞下颌关节紊乱病的诊断和鉴别诊断、颞下颌关节强直及关节脱位等予以阐述。

第一节 颞下颌关节紊乱病

颞下颌关节紊乱病曾用颞下颌关节紊乱综合征等名称，为颞下颌关节最常见的疾病。其中部分患者病程迁延、反复发作、经久不愈，严重影响患者的咀嚼功能。

【病因病理】 颞下颌关节紊乱病病因尚未完全清楚。多年来一直认为精神因素与心理因素为本病两个主要致病因素。但一直存在严重分歧。此外，本病的发生、发展亦与免疫学因素、两侧关节发育不对称和关节囊薄弱等解剖学因素、偏咀嚼习惯、夜磨牙以及其他不良口腔习惯有关。

在颞下颌关节紊乱病后期，多出现髁突骨质改变及关节盘穿孔等退行性变化。主要病理改变为髁突骨活力降低（骨细胞消失、骨陷窝空虚、骨纹理粗糙及骨微裂）；髁突密质骨板可有不均匀增厚、增生、骨小梁变粗、髓腔变狭窄等；也可表现为密质骨板断裂，髁突骨面吸收、凹凸不平及关节组织长入骨质缺损处等。髁突骨密质出现小的裂隙时，滑液可进入，并逐渐扩大，形成囊样改变。关节覆盖软骨组织常可见松解、断裂，并可出现水平及垂直裂隙。

关节盘穿孔、破裂及病程迁延、经久不愈的各种关节盘移位病例，关节盘病理改变亦为退行性变。主要表现为关节盘胶原纤维断裂、玻璃样变性、钙化、盘中、后带软骨细胞明显增多、变大、可成双或单个分布。在手术证实为靠近盘后带的双板区穿孔病例，可观察到新生血管长入关节盘后带致密的胶原纤维中。盘穿孔前改变病理变化与盘穿孔者基本相同，唯无血管长入后带，且双板区部位有纤维化增加、局部血管减少等特点。

电镜观察可见髁突软骨细胞和成纤维细胞的变性改变，软骨基质钙化及“蚓状小体”形成。“蚓状小体”结构是一种压力性弹力组织变性，与颞下颌关节面过度负荷有关，可以促进髁突表面软骨覆盖组织的松解和断裂。关节盘穿孔及病程迁延的关节盘移位病例，其关节盘电镜观察改变主要为关节盘部分区域胶原原纤维走行紊乱、扭曲、不规则的增粗及断裂，纤维细胞变性，胶原原纤维钙化及蚓状小体形成等退行性变化。

【诊断分类】 颞下颌关节紊乱病包括多种疾病状态，目前尚无国际统一分类标准。20 世纪 90 年代初期由 Dworkin 等提出的颞下颌关节紊乱病研究诊断标准目前已逐渐为多个国家接受。该分类对颞下颌关节紊乱病从躯体疾病和疼痛、精神心理状况两个方面进行评估，即采用“双轴诊断”方法。本章仅介绍 2005 年由马绪臣、张震康参考 Dworkin 的双轴诊断标准，结合我国研究和临床实践提出的改良双轴诊断分类中有关躯体疾病的诊断分类标准：

第Ⅰ类：咀嚼肌紊乱疾病，包括：肌筋膜痛，肌痉挛，肌纤维变性挛缩及未分类的局限性肌痛等。

第Ⅱ类：结构紊乱疾病，包括：可复性盘前移位，不可复性盘前移位伴开口受限，不可复性盘前移位无开口受限，颞下颌关节盘侧方（内、外）移位及关节盘旋转移位等。结构紊乱类各种疾病中均可伴有关节囊松弛、扩张、关节盘附着松弛或撕脱等。在关节囊扩张、松弛、关节盘附着松弛或撕脱的病例中，常伴有颞下颌关节半脱位。在由可复性盘前移位发展为不可复性盘前移位的过程中，常存在一个中间状态，临床表现为开闭口过程中反复发生暂时性锁结，关节盘不能恢复正常位置。

第Ⅲ类：颞下颌关节炎性疾病，包括滑膜炎和（或）关节囊炎，可分为急性与慢性两种情况。

第Ⅳ类：颞下颌骨关节病或骨关节炎，包括：骨关节病或骨关节炎伴关节盘穿孔，骨关节病或骨关节炎不伴关节盘穿孔。根据作者以往研究，骨关节病的 X 线表现可分为四期：Ⅰ期：髁突骨密质模糊不清、消失或出现小凹陷缺损；Ⅱ期：髁突骨质出现广泛破坏；Ⅲ期：髁突骨质破坏灶减少，并出现修复征象；Ⅳ期：髁突变短小，前斜面明显磨平、囊样变，并形成完整的、新的密质骨板，常可伴有关节结节磨平及关节窝浅平宽大等。Ⅰ~Ⅳ期中均可存在关节盘穿孔，Ⅲ、Ⅳ期可有骨赘形成。关节盘早期病变为关节盘移位，而关节盘穿孔前改变和关节盘穿孔则为关节盘移位的进展和结局。

【临床表现】 颞下颌关节紊乱病自儿童至老年均可发生，但以青壮年为主，女性多于男性。主要临床表现为：①疼痛，可表现为咀嚼肌疼痛、髁后区疼痛及关节外侧或关节深部的疼痛，常在咀嚼运动时加重；②关节内弹响或杂音，即在关节运动时出现不同时期的关节清脆弹响或细碎的摩擦音、破碎音等杂音；③开口度及（或）开口型异常，即开口运动受限或过大，开闭口型偏斜等；④部分患者可伴有患侧头痛、耳鸣、耳痛及颈、肩甚至上肢、腰背不适等。

学习笔记

【影像学表现】

1. 颞下颌关节间隙改变 绝大多数颞下颌关节紊乱病患者均有关节间隙改变，可能与肌痉挛及关节内结构紊乱等有关。在伴有骨质改变的患者，髁突及关节结节、关节窝形态的改建、破坏、骨质增生等亦为造成关节间隙改变的原因。此外，关节盘退行性变薄或局部增生以及关节盘穿孔、破裂等亦可造成关节间隙的改变。由于在正常人群中髁突在关节窝中的位置有较大变异以及普通 X 线检查所存在的误差，不能仅根据关节间隙改变，作出颞下颌关节紊乱病的诊断。

对于颞下颌关节间隙的观察，目前我国临床上仍最常应用许勒位片。在有特殊需要时，可应用矫正许勒位片。近几年来应用日益广泛的口腔科专用锥形束 CT 可以准确地显示多个层面关节间隙情况，且具有空间分辨率高及后处理软件灵活等优点，可以较准确地显示关节侧位间隙变化。

常见的颞下颌关节间隙改变包括：①前间隙增宽、后间隙变窄，髁突在关节窝中的位置后移，这在临床上最为常见；②前间隙变窄、后间隙增宽，髁突在关节窝中位置前移；③整个关节间隙变窄，髁突在关节窝中的位置上移；④整个关节间隙增宽，髁突在关节窝中的位置下移。关节间隙的改变可以两侧关节对称性发生，也可为不对称性变化。

2. 髁突运动度的变化 可同时拍摄双侧关节许勒位闭、开口位片进行观察。颞下颌关节紊乱病常有髁突运动度的异常，但一般经临床检查即可确定，除特殊需要外，无需拍摄 X 线片。

3. 两侧颞下颌关节形态发育不对称 颞下颌关节紊乱病患者可有两侧关节结节高度、斜度、关节窝深度、宽度以及髁突大小、形态发育不对称。

4. 骨质改变 颞下颌关节紊乱病骨质改变指其第Ⅳ类骨关节病的关节骨质变化。常用的 X 线检查方法为曲面体层片、髁突经咽侧位片和锥形束 CT。主要骨质变化如下：①髁突硬化，可表现为髁突前斜面骨质不规则增厚、密度增高（图 11-1-1），亦可表现为髁突骨松质内散在的、斑点状致密、硬化（图 11-1-2）；②髁突前斜面模糊不清，表现为骨密质致密影像消失，边缘模糊、粗糙（图 11-1-3）；③髁突小凹陷缺损，多发生于前斜面，但亦可发生于髁突横嵴处及后斜面，表现为骨质小的凹陷缺损，周围骨质密度往往减低（图 11-1-4）；④髁突前斜面广泛破坏，表现为前斜面骨密质边缘消

图片：ER11-1-1 颞下颌关节间隙改变

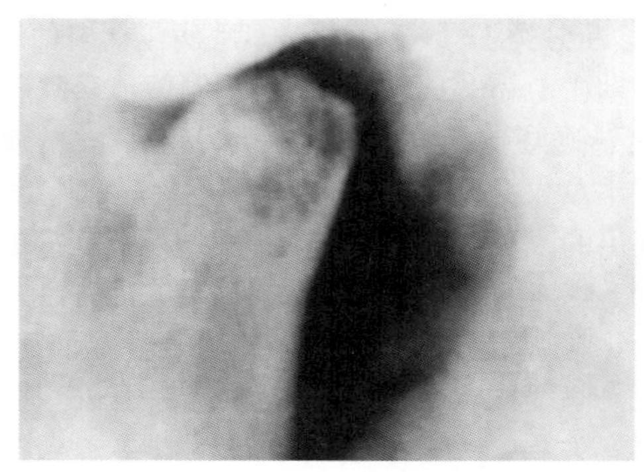

图 11-1-1　髁突硬化

髁突经咽侧位片，显示髁突前斜面骨密质不规则增生硬化

图 11-1-2　髁突硬化

髁突经咽侧位片，显示髁突骨松质内散在的斑点状硬化

画廊：ER11-1-2 颞下颌关节紊乱病骨质改变

画廊：ER11-1-3 双侧髁突磨平变短小

学习笔记

失，表面不整齐，有较广泛的骨质侵蚀及破坏（图 11-1-5）；⑤髁突囊样变，多表现为髁突密质骨板下有较大的低密度影像，周围有硬化边缘（图 11-1-6）；⑥髁突骨质增生，可表现为髁突边缘唇样增生，多发生于前斜面，亦可形成较大的骨赘（图 11-1-7）；⑦髁突磨平、变短小，表现为髁突横嵴及前斜面

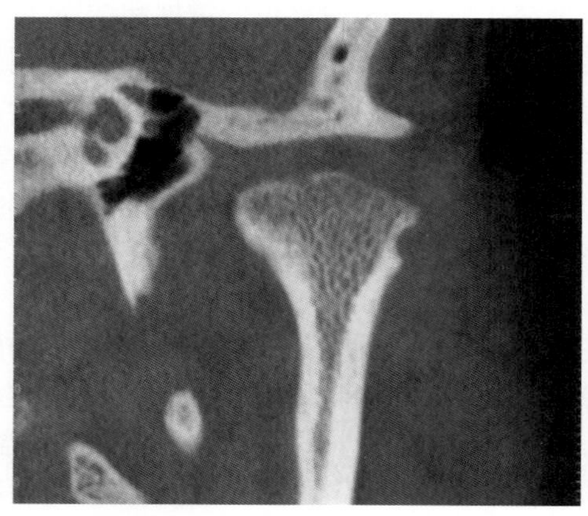

图 11-1-3　髁突前斜面模糊不清（CBCT 冠状位图像）

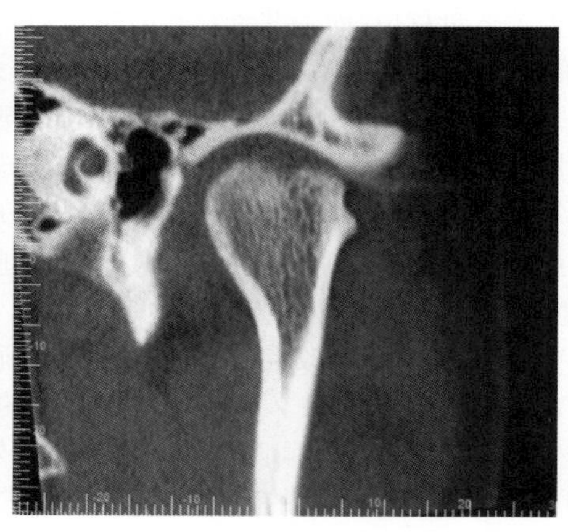

图 11-1-4　髁突顶部小凹陷缺损（CBCT 矢状位图像）

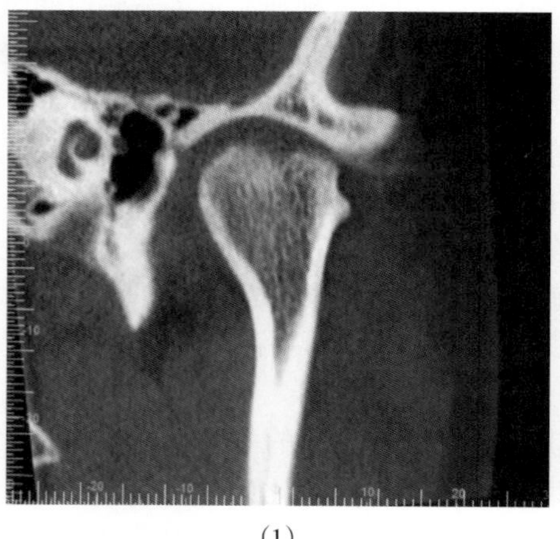

(1)

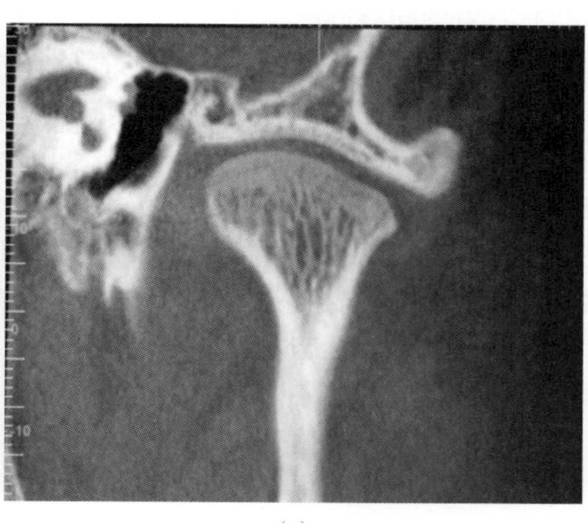

(2)

图 11-1-5　髁突骨质广泛破坏

(1) CBCT 冠状位图像显示髁突骨质广泛破坏　(2) 同一患者半年后复查图像显示骨质修复、改建

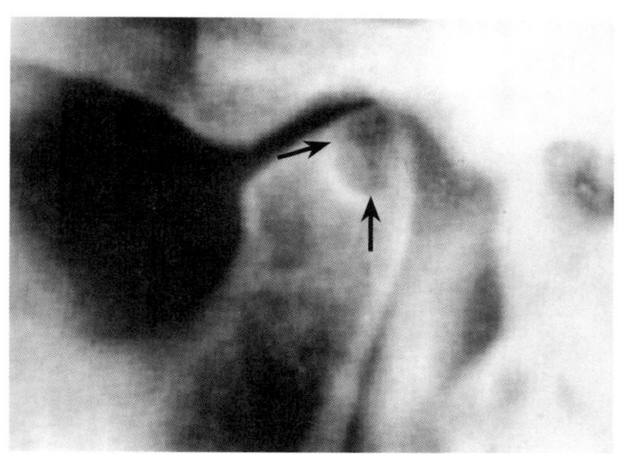

图 11-1-6　髁突顶部囊样变(箭头所示)(髁突经咽侧位片)

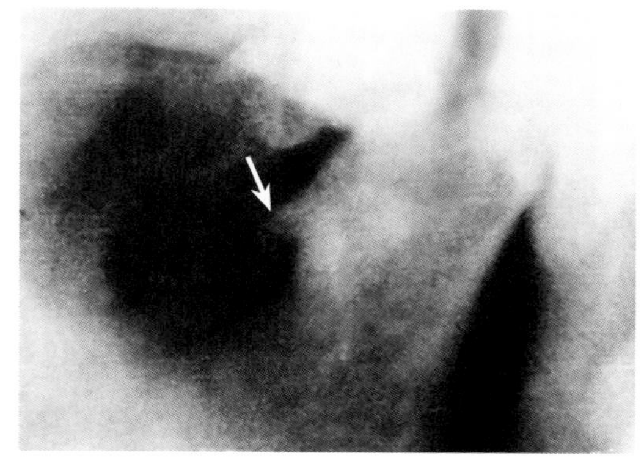

图 11-1-7　髁突前部硬化并形成骨赘(箭头所示)(髁突经咽侧位片)

磨平、成角(图 11-1-8),有的患者髁突明显变短小;⑧关节结节、关节窝硬化,可表现为关节结节及关节窝密质骨板增厚、骨松质密度增高,有的患者关节窝可变得浅平宽大(图 11-1-9)。

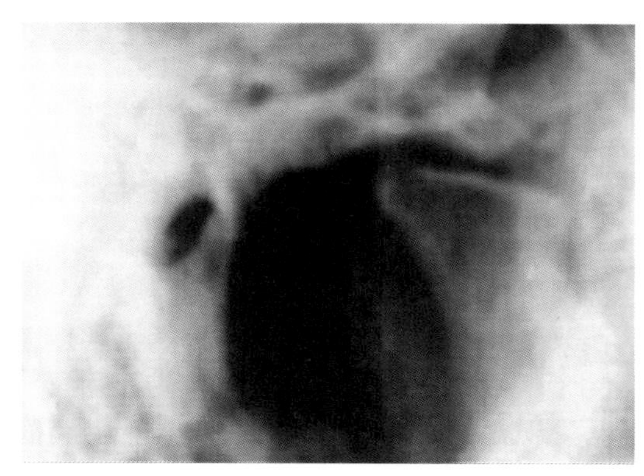

图 11-1-8　髁突磨平成角(髁突经咽侧位片)

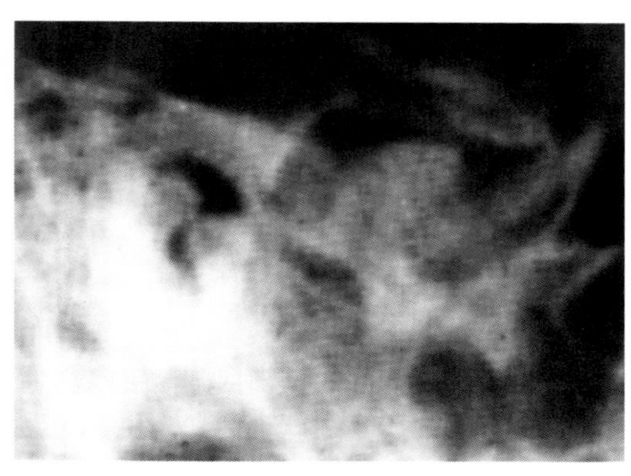

图 11-1-9　颞下颌关节结节后斜面硬化,关节窝浅平宽大(许勒位片)

日益广泛应用于临床的口腔颌面锥形束 CT 对于颞下颌关节紊乱病骨质病变的诊断有着重要价值,明显优于传统的普通 X 线检查方法,其可从矢状位、冠状位及轴位显示髁突骨质的上述各种退行性病变(图 11-1-10)。

5. 颞下颌关节盘及关节内其他软组织改变　主要根据关节造影及磁共振检查进行诊断。本章将仅介绍关节盘及关节内其他软组织改变的关节上腔造影改变及某些病变的磁共振表现。

(1) 上、下腔穿通:主要由关节盘穿孔而致。诊断依据为:①将造影剂注入关节上腔或下腔,而上、下腔同时充盈显影,X 线表现为上下腔均有造影剂显影,中间隔以低密度的关节盘影像;②在关节矢状位磁共振 T_1WI 上,出现骨 - 骨直接相对征象,即髁突密质骨板低信号影像与关节窝或关节结节密质骨板低信号影像之间无关节盘组织相分隔,表明关节盘组织连续性中断(图 11-1-11)。

画廊:ER11-1-4 颞下颌关节上、下腔交通

(2) 关节盘穿孔前改变:关节盘长期受到髁突的创伤而明显变薄,但尚未发生穿孔,此时称为关节盘穿孔前改变。这种病变多发生于关节盘双板区。在关节上腔造影侧位体层开口位片上显示后部有点状造影剂外溢,与上腔造影剂间有密度低的影像相隔(图 11-1-12)。

(3) 关节盘移位:为颞下颌关节紊乱病结构紊乱类疾病的主要病变,分为可复性盘前移位、不可复性盘前移位、关节盘侧方移位及旋转移位等。

1) 可复性盘前移位:在关节造影侧位体层闭口位片上,可见关节盘后带的后缘位于髁突横嵴的前方,向前超过正常位置;在髁突向前运动碰到盘后带时,关节盘向后反跳,反跳后恢复正常的

(1)

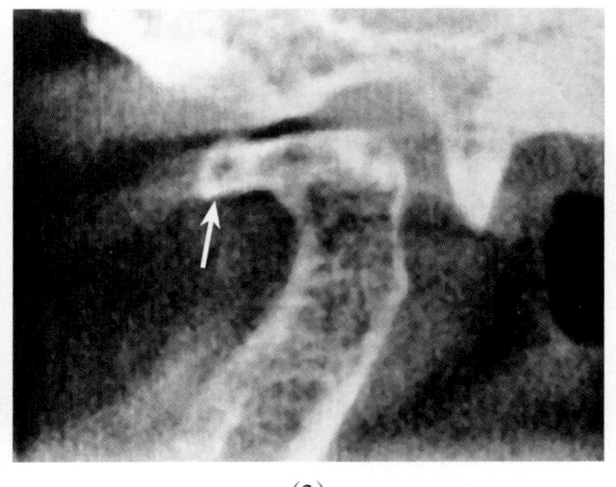

(2)

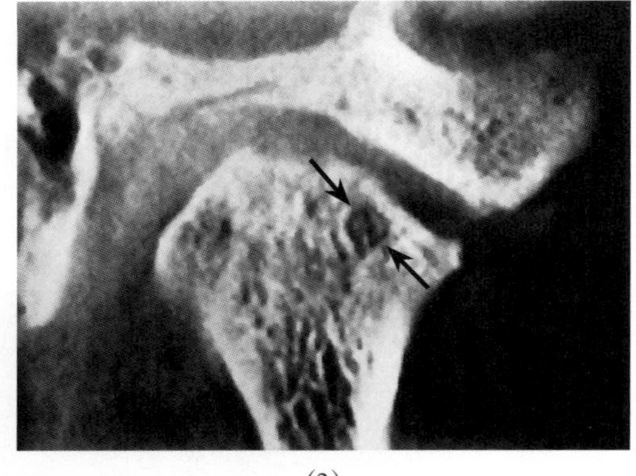

(3)

图 11-1-10　颞下颌骨关节病（锥形束 CT 图像）
(1)冠状位图像显示髁突顶部囊样变(箭头所示)　(2)矢状位图像显示髁突前部骨赘(箭头所示)及后部硬化　(3)冠状位图像显示髁突顶部硬化及外侧囊样变(箭头所示)

学习笔记

画廊:ER11-1-5 颞下颌关节可复性关节盘前移位

画廊:ER11-1-6 颞下颌关节不可复性关节盘前移位

盘 - 髁突关系；因而于关节造影侧位体层开口位片上表现为基本正常的盘 - 髁突关系，上腔造影时可见前上隐窝造影剂几乎全部回到后上隐窝(图 11-1-13)；下腔造影时可见前下隐窝造影剂几乎全部回到后下隐窝。关节矢状面闭口位磁共振图像可见关节盘本体部呈低信号影像，位于髁突横嵴前方，关节盘双板区向前越过正常位置，并可见双板区和后带之间的界限较正常图像模糊。开口位图像显示盘 - 髁突位置恢复正常。关节盘一般无明显形态异常，呈双凹形；关节盘变形少见。关节盘双板区与后带的分界较闭口位清晰(图 11-1-14)。

2）颞下颌关节不可复性盘前移位：在关节造影及关节矢状面磁共振图像上均显示闭口时关节盘本体部向前明显超过正常位置，常比可复性盘前移位更为明显。开口时关节盘不能恢复正常位置，仍处于前移位状态，并常伴有髁突运动受限。在关节上腔造影开口位片上显示前上隐窝造影剂不能完全回到后上隐窝，在关节下腔造影开口位片上显示前下隐窝造影剂不能完全回到后下隐窝。并常可见盘发生变形，类似一肿块压迫造影剂的影像，侧位体层开口位片显示此征甚为清楚(图 11-1-15)。在矢状面闭口磁共振图像上，显示低信号的关节盘本体部向前明显超过正常位置，关节盘双板区影像明显拉长，并移位于髁突顶前方。连续不同程度的开口位图像可显示关节盘双板区逐渐拉伸、变直，但关节盘本体部仍位于髁突顶前方，不能复位，并常发生明显变形，关节盘双板区与后带间的分界远不如正常者清晰(图 11-1-16)。在不可复性盘前移位伴开口受限患者，关节造影及磁共振图像均可显示髁突向前运动受限，关节盘变形往往不明显；在不可复性盘前移位无开口受限患者，髁突向前运动可至正常范围，且一般均伴有较明显的关节盘变形。

3）颞下颌关节关节盘侧方移位：包括关节盘内移位及外移位。在关节上腔许勒位闭口片上显示关节外部 S 形造影剂正常形态消失；盘内移位时表现为过度充盈、增宽，盘外移位时表现为明显受压变薄或中断。在磁共振冠状位或斜冠状位图像上表现为关节盘位于髁突外极的外侧，为盘外移位；如关节盘位于髁突内极的内侧，则为盘内移位。

4）颞下颌关节关节盘旋转移位：在关节上腔造影许勒位闭口片上显示关节上腔 S 形造影剂前部明显聚集，而后部明显变薄，甚至完全消失。磁共振检查对于关节盘旋转移位的诊断具有重要

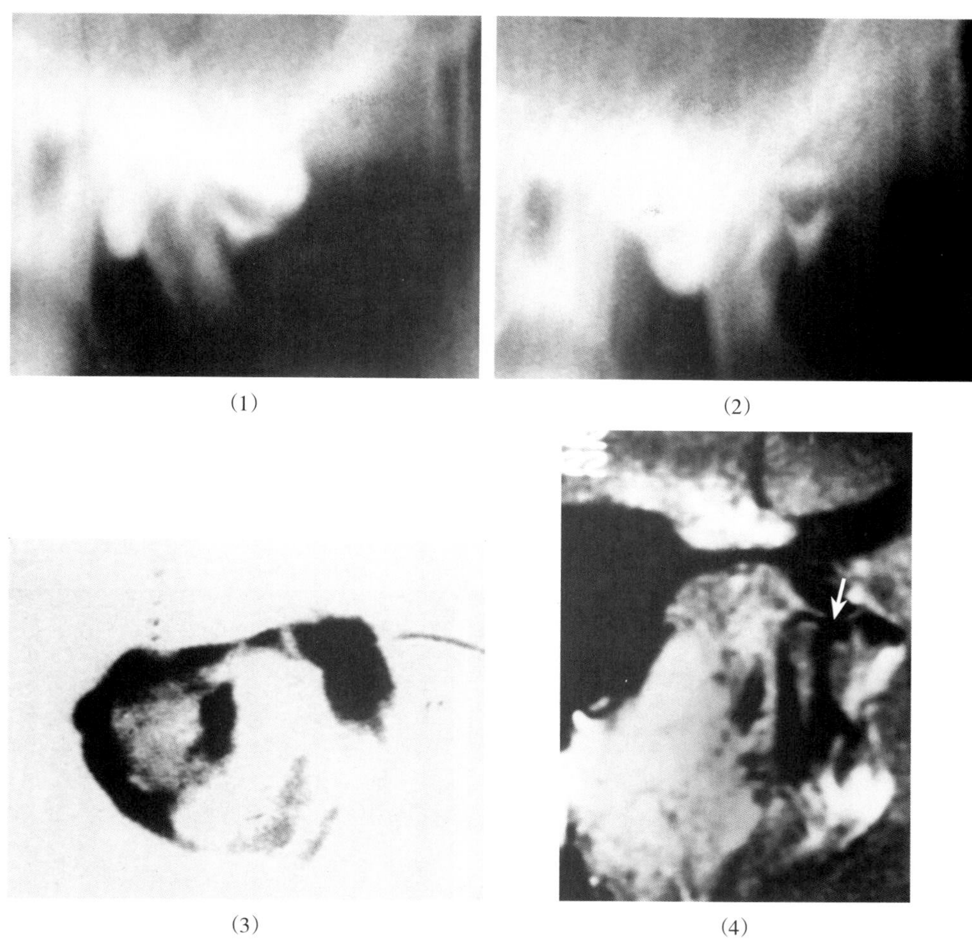

(1)　　(2)

(3)　　(4)

图 11-1-11　颞下颌关节上、下腔穿通

(1)关节上腔造影侧位体层闭口位片，显示上、下腔穿通　(2)关节上腔造影侧位体层开口位片，显示上、下腔穿通伴不可复性盘前移位　(3)数字减影关节上腔造影，显示上、下腔穿通　(4)关节矢状面开口位磁共振 T_1WI，显示骨 - 骨直接相对征象（箭头所示）及髁突骨质增生和不可复性盘前移位

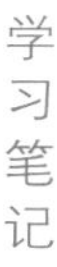

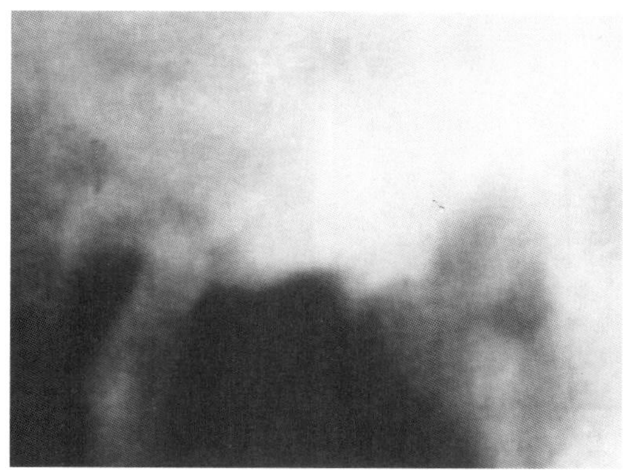

图 11-1-12　颞下颌关节盘穿孔前改变（关节上腔造影侧位体层开口位片）

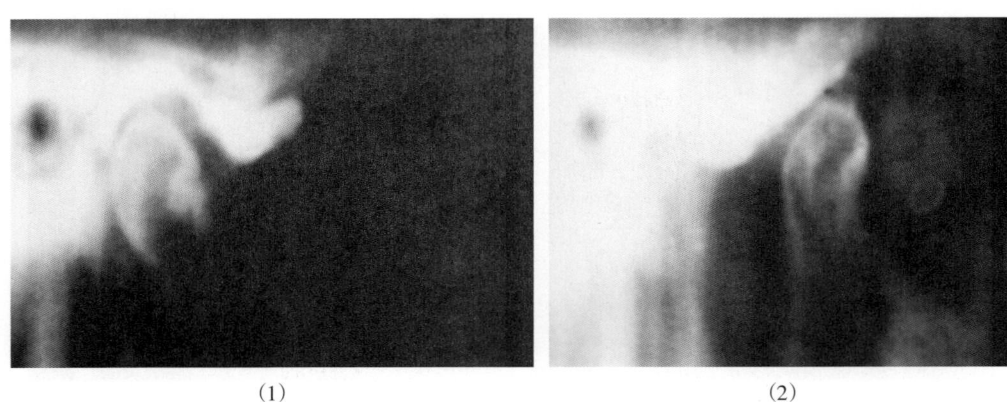

(1) (2)

图 11-1-13 颞下颌关节可复性盘前移位
(1)关节上腔造影侧位体层闭口位片 (2)关节上腔造影侧位体层开口位片

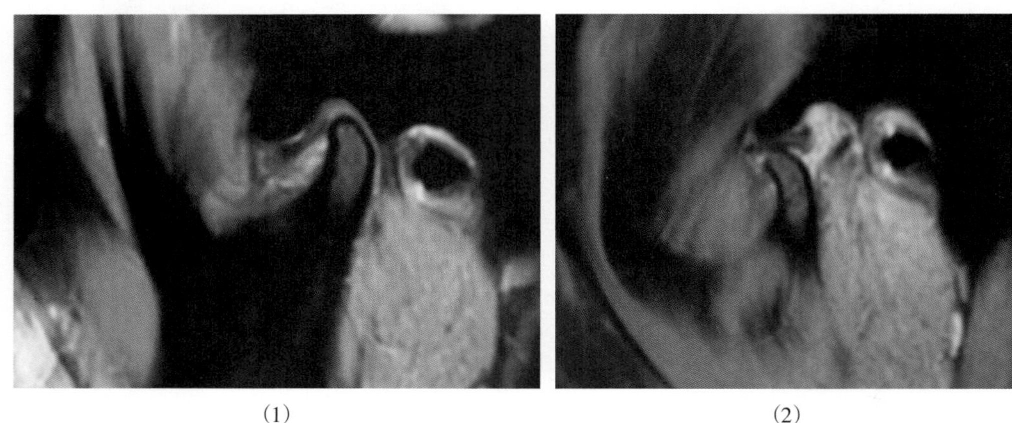

(1) (2)

图 11-1-14 可复性关节盘前移位
(1) 关节矢状面闭口位磁共振 PDWI，显示关节盘前移位 (2)关节矢状面开口位磁共振 PDWI，显示关节盘 - 髁突位置恢复正常。

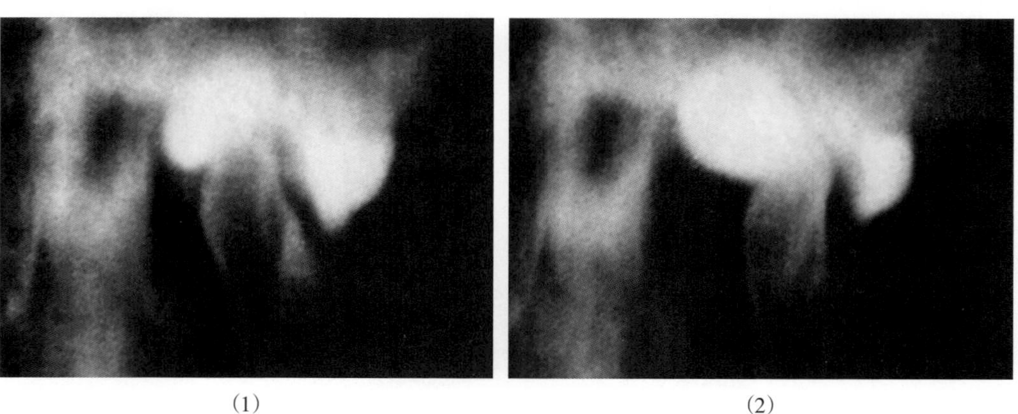

(1) (2)

图 11-1-15 不可复性颞下颌关节盘前移位
(1)关节上腔造影侧位体层闭口位片 (2)关节上腔造影侧位体层开口位片

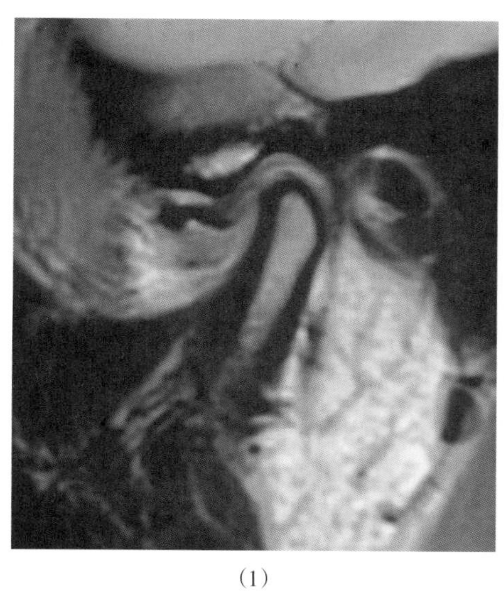
(1)

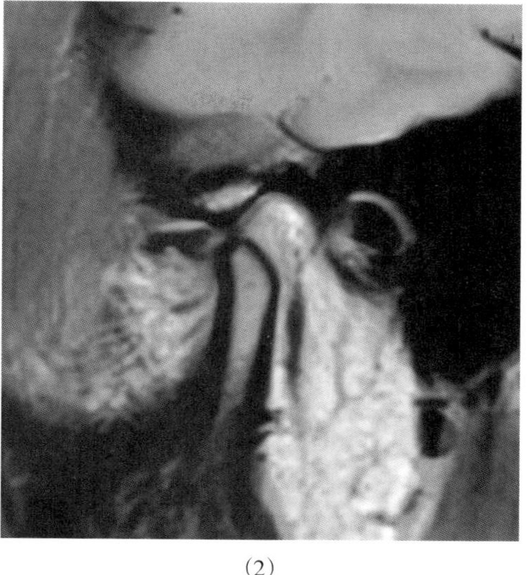
(2)

图 11-1-16　不可复性颞下颌关节盘前移位
(1) 关节矢状面闭口位磁共振 PDWI，显示关节盘明显前移位　(2) 关节矢状面开口位磁共振 PDWI，显示关节盘仍位于髁突前方，髁突滑动轻度受限。

价值，为目前关节盘旋转移位最可靠的诊断依据。在磁共振图像上可分为前内旋转移位和前外旋转移位两种。同一侧关节在闭口矢状位或斜矢状位图像呈现为盘前移位特征，而同时在冠状位或斜冠状位图像上显示为盘内侧移位，即为关节盘前内侧旋转移位；若同时在磁共振冠状位或斜冠状位呈现出盘外侧移位特征，则为关节盘前外侧旋转移位。

5）颞下颌关节盘附着松弛：往往同时伴有关节囊扩张(图 11-1-17)及关节盘移位，可分为颞前、后附着松弛及下颌前、后附着松弛四种。前两种见于关节上腔造影，后两种见于关节下腔造影，其 X 线影像均表现为各附着延伸变长。

6）颞下颌关节囊撕裂：常伴随上、下腔穿通发生。于关节造影侧位体层开口位片上，可见有造影剂自关节囊后部溢出并向下流注(图 11-1-18)。

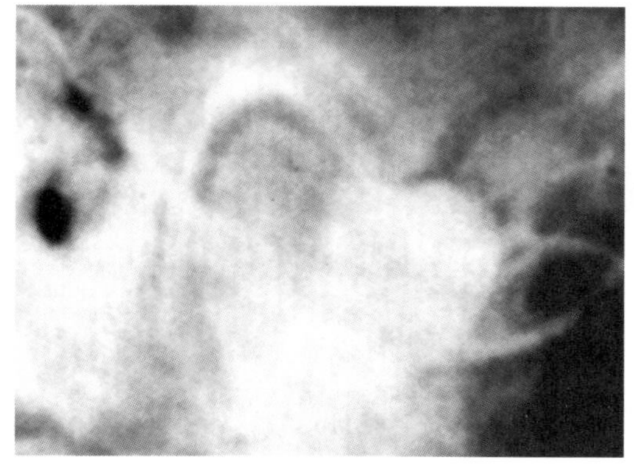
图 11-1-17　颞下颌关节囊扩张伴关节盘颞前、后附着松弛(关节上腔造影许勒位闭口片)

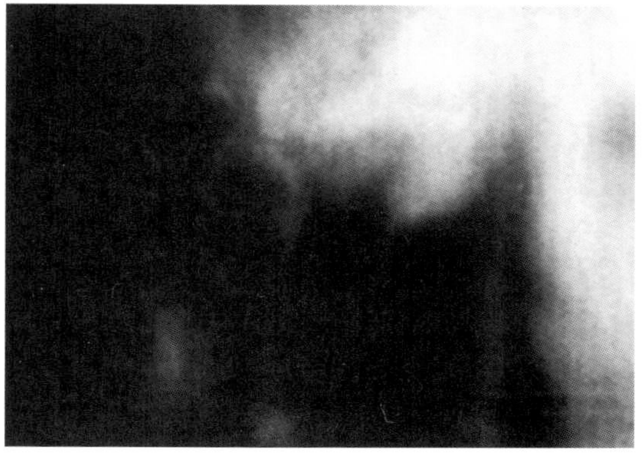
图 11-1-18　颞下颌关节囊后部撕裂(关节上腔造影侧位体层开口位片)

7）颞下颌关节滑膜炎及关节囊炎：可伴随关节结构紊乱类疾病和骨关节病同时发生，也可单独发生。在无关节腔内渗液积聚时，普通 X 线检查无明显阳性发现。在有关节积液时可于许勒位及关节侧位体层片上显示为髁突向前下移位、关节间隙增宽等征象。磁共振检查对于滑膜炎及关节囊炎的诊断具有重要意义。在T_2WI上显示关节上、下腔内出现高信号区域，为关节腔内积液的重要征象；而在盘双板区及关节囊等软组织区域出现高信号区域时，常提示滑膜及关节囊炎症（图 11-1-19）。

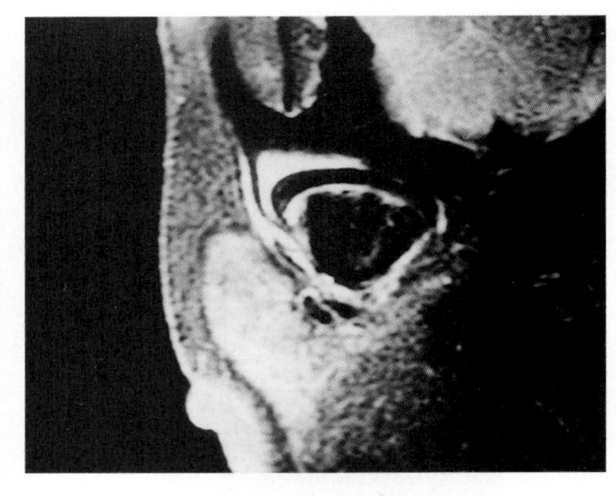

图 11-1-19　颞下颌关节囊炎及关节腔积液
关节冠状面闭口位磁共振T_2WI，显示关节囊及关节上、下腔高信号改变

【鉴别诊断】 由于不同的病因可以导致与颞下颌关节紊乱病相同或至少是近似的症状，因而需要进行认真的鉴别诊断。需与其进行鉴别的有多种关节内疾病和关节外疾病。本章将简单介绍需与之鉴别的关节内疾病，包括类风湿关节炎（rheumatoid arthritis）、创伤性关节炎（traumatic arthritis）、化脓性关节炎（suppurative arthritis）、关节囊肿及关节肿瘤等。

1. 类风湿关节炎累及颞下颌关节　类风湿关节炎是一种全身性自身免疫性疾病，病因尚不完全清楚。该病最常发生于20~30岁患者，女性多见。常累及多个关节，对称性发生，特别容易累及手、足小关节，大关节亦可受累，很少仅有一个关节受累者。初期可有颞下颌关节疼痛、咀嚼肌压痛及下颌运动受限等。疼痛一般为钝痛，深在而且局限于关节部位。偶可见关节部位肿胀。部分患者因存在关节内器质性改变而在关节运动时出现摩擦音。晚期严重患者可发生颞下颌关节强直。

影像学表现：类风湿关节炎累及颞下颌关节，初期可无阳性X线征。如病变活动、关节内有渗液时，可出现关节间隙增宽。随病变进展，骨质破坏广泛（图 11-1-20），很少有成骨现象，关节结节及髁突均可以受到广泛破坏。严重患者晚期可形成颞下颌关节强直。如病变反复发作但逐渐得到控制趋于稳定，亦可发生继发性骨关节病改变。

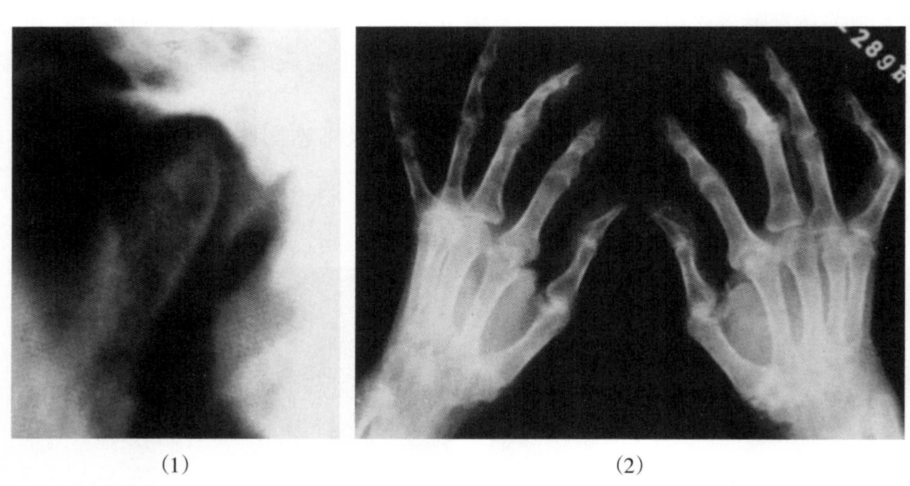

（1）　　　　（2）

图 11-1-20　类风湿关节炎
（1）髁突经咽侧位片，显示髁突骨质广泛破坏　（2）双手正位片，显示双腕关节及多个指关节强直

在与颞下颌关节紊乱病进行鉴别诊断时，必须密切结合临床病史及其他关节的情况。此外，血沉增快、类风湿因子阳性、血清白蛋白降低、γ-球蛋白增高等生化指标异常亦有助于诊断。在影像学表现上，类风湿关节炎活动、进展时，常可见有明显、广泛的骨质破坏，与颞下颌关节紊乱病不同。在晚期发生继发性骨关节病改变时，单纯依据X线检查无法与颞下颌关节紊乱病骨关节病类相鉴别。

2. 创伤性关节炎　创伤性关节炎指由于外源性的急性创伤而致的关节疾患，可分为急性创伤性关节炎和慢性创伤性关节炎。急性创伤性关节炎的症状与创伤的严重程度有关。一般可出现

学习笔记

下颌运动受限、开口困难、关节区疼痛及局部肿胀等。在伴有颌骨骨折时，则可造成关系紊乱。在仅有髁突“脱帽”骨折时，关节可无明显改变，但关节区一般均有明显的压痛。急性创伤性关节炎治疗不当或病情严重者，可转化为慢性创伤性关节炎。此时常有关节弹响、摩擦音、不同程度的开口运动障碍及关节区疼痛等。时间迁延者，可发生关节内纤维粘连，明显影响关节功能，甚至可导致颞下颌关节强直。

影像学表现：在急性创伤性关节炎未造成骨折及其他器质性损伤时，可无异常 X 线改变。如关节内有渗出液积聚或积血时，关节间隙可明显增宽，磁共振 T_2 图像可显示关节腔内高信号改变。伴有关节囊内髁突骨折时，可见有骨折线或脱落的小骨折片。在伴有关节囊外髁突骨折时，髁突断端多向前、下方移位，磁共振图像常可见关节盘与髁突断端同时发生移位改变。病程迁延的病例可以出现继发性骨关节病改变。创伤严重患者晚期，可发生纤维性或骨性颞下颌关节强直。

3. 化脓性关节炎　颞下颌关节化脓性关节炎相当少见。可发生于任何年龄，儿童相对较多。因致病菌毒力及个体抵抗力不同而有不同的临床表现。一般发病快，关节区可有红肿热痛，开口时下颌偏向患侧。有的患者可发生严重的开口受限，甚至完全不能开口。多伴有发热、全身不适及白细胞增高等。此外，如关节腔内积液，下颌可向健侧偏斜，后牙分离。

影像学表现：早期可无异常骨质改变。在关节腔内积液时，关节间隙可明显增宽。随病情进展，可出现不同程度的骨破坏征。严重患者可见有关节骨质广泛破坏征象，最终可导致关节骨性强直。

4. 关节囊肿　颞下颌关节囊肿甚为少见，据其衬里细胞特征分为滑膜囊肿（synovial cyst）和腱鞘囊肿（ganglion cyst）两种。滑膜囊肿囊壁厚，为纤维性，且有间断的上皮衬里覆盖，在囊壁内可见软骨及骨性碎片和含铁血黄素沉积。腱鞘囊肿囊壁为致密的纤维结缔组织，无上皮衬里，囊肿内容物为黏液。滑膜囊肿可表现为缓慢进展的开口受限，常有颏部或关节区创伤史，关节区可无肿、无痛。有作者报道其 X 线改变为关节窝密度减低影像，系关节腔内病变所致的溶骨性改变，病变边缘吸收并可扩展穿过颞骨，但磁共振显示硬脑膜无中断及移位。腱鞘囊肿常表现为耳前区肿块，缓慢生长，可有疼痛及肿胀。有作者报告其影像学表现，在增强 CT 横断面图像上显示为低密度病变，绕以高密度边缘。在磁共振图像上可显示为关节旁圆形肿块，内含液体。囊肿与腮腺无关。由于颞下颌关节囊肿在临床上甚为少见，对于其临床及 X 线特点的了解尚缺乏足够的经验。应注意与腮腺肿瘤、皮脂腺囊肿、原发性和转移性髁突恶性肿瘤以及滑膜软骨瘤病等鉴别。CT 和 MRI 对于其诊断具有重要价值，并可明确囊肿的界限及其与腮腺的关系。

学习笔记

5. 颞下颌关节肿瘤　颞下颌关节肿瘤在临床上并不多见，但在颞下颌关节病鉴别诊断中占有重要位置。影像学检查特别是 CT 和磁共振检查在关节肿瘤诊断中具有重要价值。良性肿瘤包括髁突骨瘤（osteoma of condyle）、骨软骨瘤（osteochondroma of condyle）、滑膜软骨瘤病（synovial chondromatosis）、髁突黏液瘤（myxoma of condyle）及成软骨细胞瘤（chondroblastoma）等。其中以髁突骨瘤及骨软骨瘤较为多见，而滑膜软骨瘤病、髁突黏液瘤及成软骨细胞瘤等则很少见。恶性肿瘤中较为常见的为转移性肿瘤。原发性颞下颌关节恶性肿瘤以骨肉瘤（osteosarcoma）、滑膜肉瘤（synovial sarcoma）及软骨肉瘤（chondrosarcoma）相对较为常见。

（1）颞下颌关节良性肿瘤

1）髁突骨瘤及骨软骨瘤：组织病理学检查常显示过度增生性改变，骨瘤仅见有骨性组织成分，而骨软骨瘤则可见有骨和软骨成分。X 线表现为髁突有明确的骨性新生物，与髁突相连（图 11-1-21）亦可表现为表面有骨密质覆盖，中间骨松质与髁突骨松质相通连。骨性新生物可为完全致密性的骨性突起，或内部密度不均匀。当髁突骨软骨瘤表面有明显软骨成分增生时，在做关节下腔造影时，则可见下腔造影剂与髁突之间有一低密度间隙（图 11-1-22），而在髁突骨瘤时，则不存在这一较宽的低密度影像带。

画廊：ER11-1-7
髁突骨瘤

画廊：ER11-1-8
髁突骨软骨瘤

2）滑膜软骨瘤病：发生于颞下颌关节的滑膜软骨瘤病主要症状为关节区疼痛、肿胀、弹响、开口偏斜及关节运动受限等，易误诊为颞下颌关节紊乱病。滑膜软骨瘤病一般仅限于关节内，但偶有病例可扩展进入腮腺、颞骨或颅内。受累关节内滑膜组织化生，形成多个软骨结节或软骨灶，从病变的滑膜上分离出来进入关节腔的软骨碎片，可以继续生长。如滑膜上的软骨灶及进入关节腔中的软骨碎片发生普遍的钙化及骨化，则称为滑膜骨软骨瘤病。许勒位或关节侧位体层片常显示

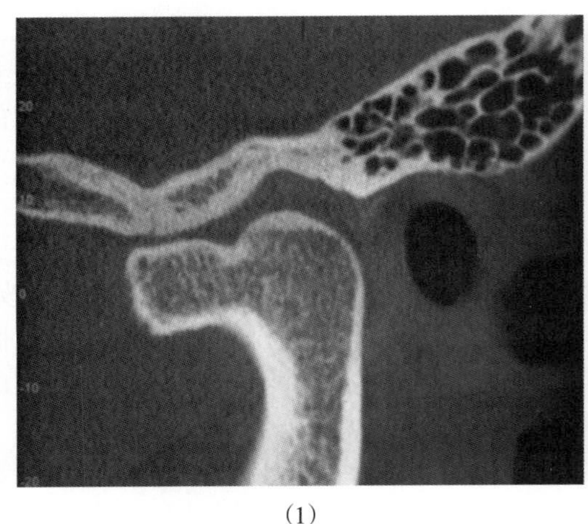

(1)

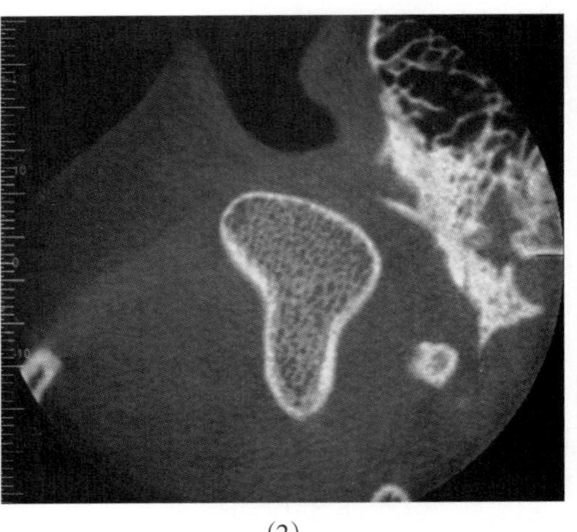

(2)

图 11-1-21　髁突骨瘤

颞下颌关节矢状位图像(1)和冠状位图像(2)显示髁突前方骨性新生物,与髁突骨松质相连

髁突前下移位,关节间隙明显增宽。在关节内存在骨化较好的游离体时,普通 X 线片及 CT 片均可见在关节腔内有数个不同大小的类圆形致密影像(图 11-1-23)。髁突常有不同程度的破坏。关节造影检查可见明确的造影剂充盈缺损,并常伴有上下腔穿通的 X 线征象。磁共振检查可提供更多、更可靠的诊断资料,如关节囊明显扩张、囊壁组织增厚及在增生的软组织内有散在游离体所显示的低信号影像等(图 11-1-24)。有的病例,磁共振 T_2 图像上可见多个中间为低信号、绕以高信号边缘的小环状影像,对此病诊断具有重要价值。

学习笔记

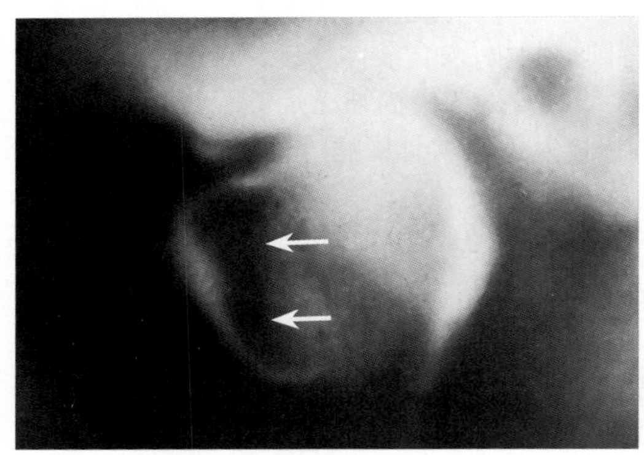

图 11-1-22　髁突骨软骨瘤

右关节下腔造影侧位体层片,显示关节盘穿孔,并可见髁突前方与下腔造影剂之间有一低密度间隙(箭头所示),为肿瘤软骨成分影像

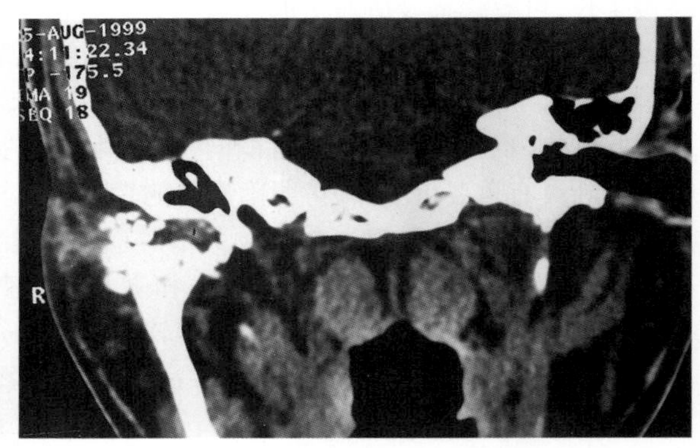

图 11-1-23　滑膜骨软骨瘤病

右颞下颌关节冠状面 CT 平扫图像,显示右关节腔内多个不同大小的游离体致密类圆形影像

3) 髁突黏液瘤:为良性肿瘤,但具有局部侵袭性,可引起类似颞下颌关节紊乱病的症状和体征。X 线检查可见髁突膨胀及边界清楚、密度均匀的多房性低密度改变。CT 检查对于证实髁突溶骨性改变及其骨密质情况更有帮助。

4) 成软骨细胞瘤:最多见于长骨骨骺,90% 以上发生于 30 岁以内,男性多发。颞下颌关节成软骨细胞瘤甚为少见,可累及髁突及颞骨。临床表现可有关节区肿胀、局部触压痛、开口偏斜、开口受限及关系改变等。X 线检查可见受累部位界限清楚、膨胀性卵圆形或圆形溶骨改变。约 60% 的病例伴有硬化边缘。骨密质破坏及骨膜反应均较少见。由于该肿瘤极为罕见,其 X 线诊断标准既不一致也不明确。

(2) 颞下颌关节恶性肿瘤:原发性颞下颌关节恶性肿瘤和关节转移性肿瘤,均可出现明显的关

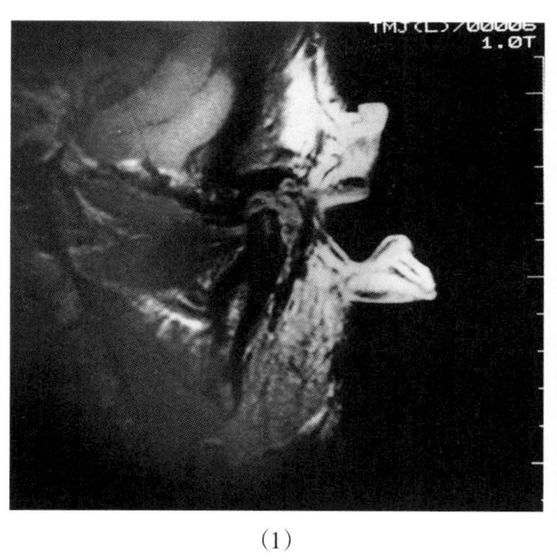

(1)

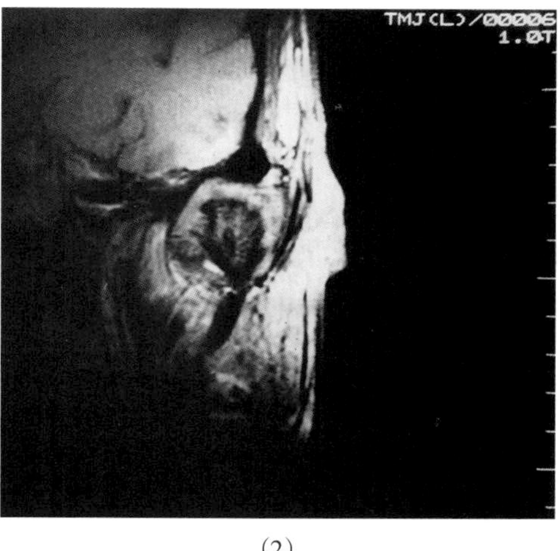

(2)

图 11-1-24　滑膜骨软骨瘤病

(1)关节矢状面闭口位磁共振 T1 加权像,显示髁突后上方为增生的软组织占据,其中可见多个散在低信号影像,为游离体;(2)关节冠状面闭口位磁共振 T1 加权像,显示关节囊明显扩张,关节囊内软组织增生、变厚,其中亦可见游离体影像

节疼痛。原发性恶性肿瘤如滑膜肉瘤、软骨肉瘤等,早期 X 线检查可无阳性改变,而易被误诊为颞下颌关节紊乱病。晚期患者关节骨性结构明显破坏,可显示为单发或多发的密度减低区,严重者可侵及颅内及颞下窝。在软骨肉瘤病例,可见有关节间隙增宽,并偶可见因钙化或骨化而形成的斑片状密度增高影像。关节转移性肿瘤主要发生于髁突,可见骨松质或整个髁突的广泛破坏(图 11-1-25)。也有的转移性肿瘤可同时累及下颌角、下颌升支及髁突。

学习笔记

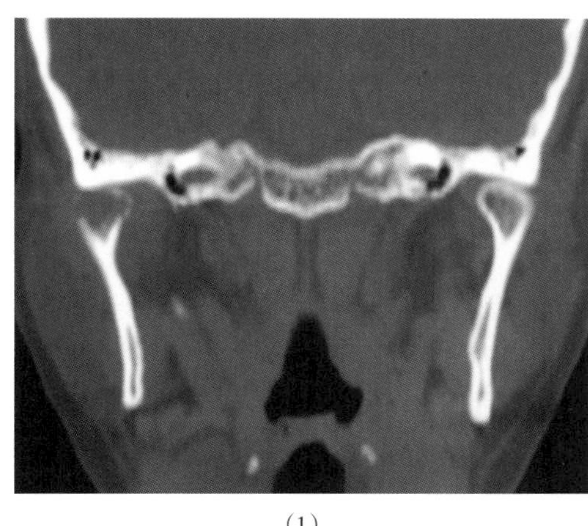
(1)

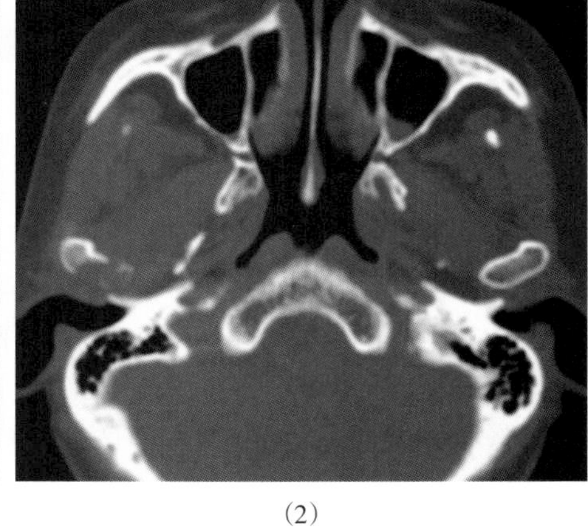
(2)

图 11-1-25　颞下颌关节转移瘤螺旋 CT 冠状位图像(1)和轴位图像(2)显示乳腺癌术后右髁突转移,右侧髁突骨质破坏,局部骨密质消失

第二节　颞下颌关节强直

关节强直(ankylosis)是指由于疾病、损伤或外科手术而导致的关节固定和运动丧失。颞下颌关节强直表现为开口困难或完全不能开口,在临床上分为真性关节强直和假性关节强直两类。本节将主要叙述颞下颌关节真性强直,其可由关节创伤、化脓性炎症、类风湿关节炎等引起,最常见的原因是儿童发育期的创伤及化脓性感染,可分为纤维性强直及骨性强直两种。

【病理】 由于致病因素的作用，使髁突、颞下颌关节窝、关节结节的骨和软骨覆盖及关节盘受到严重破坏，在破坏后的修复中，为富含血管的纤维组织所代替，并将所破坏的骨性结构愈着、固定在一起；增生的纤维组织亦可经骨破坏处长入骨髓腔。早期可导致纤维性强直，而这些纤维组织进一步骨化，使关节结节、关节窝及髁突融合、愈着为一致密的骨性团块则形成骨性强直。病变严重、广泛者可累及乙状切迹、颧弓甚至下颌升支。

【临床表现】 颞下颌关节强直的主要临床表现为开口困难。纤维性强直患者可以稍有开口活动，而骨性强直患者则完全不能开口。经外耳道触诊，请患者作开闭口、前伸及侧方运动时，可发现纤维性强直关节髁突有轻微的动度，而骨性强直关节髁突完全无活动度。

儿童时期发生关节强直的患者，可影响下颌骨的发育，双侧关节强直者可致小颌畸形。成人或青春发育期之后发生关节强直者，无小颌畸形。

【影像学表现】 可用许勒位片、下颌升支侧斜位片、曲面体层片及 CBCT 检查。必要时应进行螺旋 CT 检查。

颞下颌关节纤维性强直时 X 线表现为关节骨性结构有不同程度破坏，形态不规则，关节间隙模糊不清而且密度增高（图 11-2-1）。

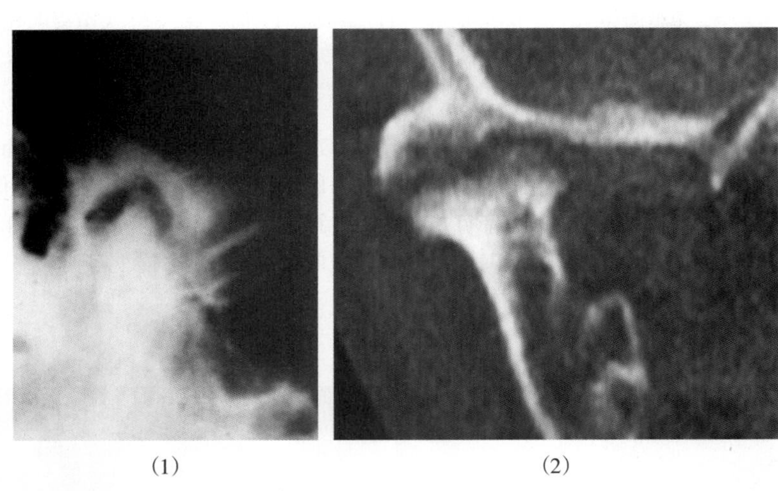

(1)　(2)

图 11-2-1　纤维性颞下颌关节强直
(1) 许勒位闭口片　(2)锥形束 CT 关节冠状位片

颞下颌关节骨性强直 X 线表现为关节正常骨结构形态完全消失，无法分清髁突、关节窝、颧弓根部的形态及其之间的界限，而由一个致密的骨性团块所代替。病变广泛者可累及乙状切迹、喙突和颧弓，而于下颌升支侧斜位片上显示为 T 形骨性融合。曲面体层片也可清楚地显示这一病变，并可同时观察双侧关节的情况（图 11-2-2）。CBCT 及 CT 可以更清楚地显示强直骨病变的范围及其与周围结构的关系（图 11-2-3），对手术设计有重要指导意义。有作者依据对颞下颌关节强直患者增强 CT 检查与术中所见的对照研究，按照强直骨块与周围重要结构，特别是与颅底的关系，提

画廊：ER11-2-1 双侧颞下颌关节骨性强直

学习笔记

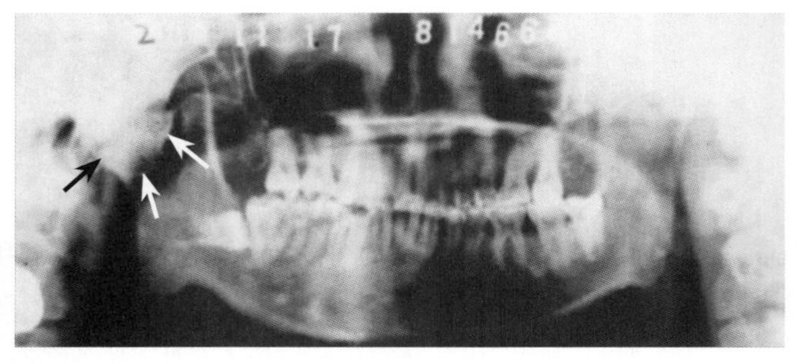

图 11-2-2　右侧颞下颌关节骨性强直（箭头所示）（曲面体层片）

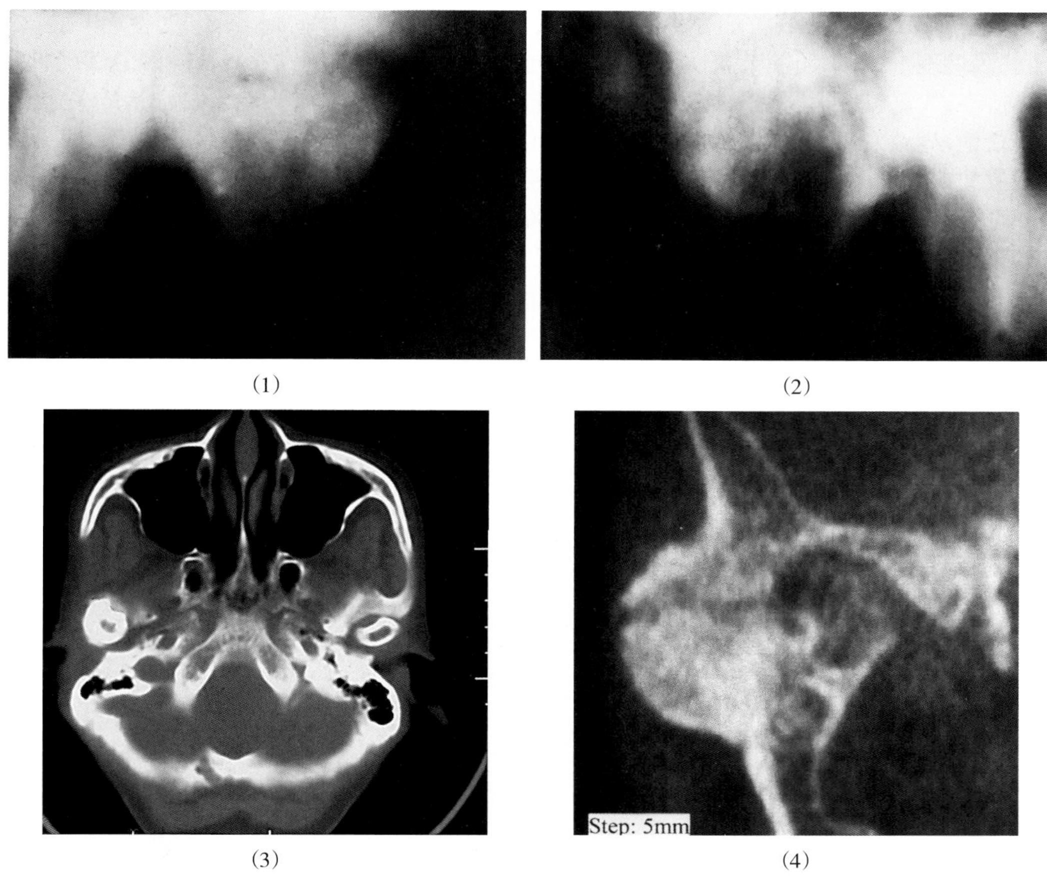

图 11-2-3　骨性颞下颌关节强直

(1) 左关节侧位体层片显示左侧关节正常骨性结构消失，而为一骨球所替代　(2) 右关节侧位体层片显示右侧关节强直骨球中有低密度线条状影像，为尚未完成骨化的成分　(3) 螺旋 CT 片显示右关节强直骨球形成，其内侧亦可见有强直骨形成　(4) 锥形束 CT 片显示右侧关节骨性强直形成，以关节外侧为著

学习笔记

出颞下颌关节强直新的分类方法：Ⅰ类：单侧或双侧关节纤维性强直，髁突及关节窝保存其原有形态，上颌动脉解剖位置正常。Ⅱ类：单侧或双侧髁突与颞骨间形成骨性融合，上颌动脉与强直骨仍保持正常解剖关系。Ⅲ类：强直侧上颌动脉与髁突内极的距离小于正常侧；或上颌动脉在强直骨内穿过。Ⅳ类：强直骨与颅底骨融合并有广泛的骨形成，特别是在髁突内侧面，强直骨贴近颅底重要结构，如翼板、颈动 / 静脉孔及棘孔等。此类在 X 线片上已无法确认关节的解剖标志。

画廊：ER11-2-2 右侧颞下颌关节骨性强直

儿童时期罹患本病，可影响颌骨发育而形成颌骨畸形，X 线检查可见有升支短小，下颌角成直角状，角前切迹加深，牙萌出于下颌升支高处等。不少患者喙突可明显伸长。

【鉴别诊断】 临床上常需与颌间瘢痕挛缩鉴别，其主要临床症状亦为开口困难或完全不能开口。常有坏疽性口炎或上、下颌骨较广泛的损伤史。多伴有口腔颌面部软组织瘢痕挛缩或缺损畸形，亦称为假性颞下颌关节强直或关节外强直。X 线检查关节骨性结构和关节间隙可无重要异常影像。颌间瘢痕有骨化者，在颧骨后前位片或 CT 片上可见颌间间隙变狭窄，其中有密度增高的骨化影像。

第三节　颞下颌关节脱位

颞下颌关节脱位（dislocation of temporomandibular joint）是指髁突脱出关节之外而不能自行复位的情况。脱位按部位可分为单侧脱位和双侧脱位；按性质可分为急性脱位、复发性脱位和陈旧性脱位；按髁突脱出的方向、位置又可分为前方脱位、后方脱位、上方脱位及侧方脱位，后三者主要见于外伤。临床上以前方脱位最为常见。

【病因病理】 颞下颌关节急性前脱位常于过大开口时发生。复发性脱位多因急性前脱位后处理不适当,如复位后未制动或制动时间不够,被撕裂的韧带、关节囊未得到修复,造成关节韧带、关节囊松弛,导致发生复发性脱位。此外,慢性消耗性疾病、肌张力减低、韧带松弛等也可导致复发性脱位。在陈旧性脱位患者,由于髁突长期脱位于关节结节前上方,关节局部组织受到撕拉,关节周围可有不同程度的结缔组织增生;相应的咀嚼肌群也会发生不同程度的痉挛。脱位时间越久,这些变化越严重。

【临床表现】 患者常呈开口状,不能闭合,下颌前伸,两颊变平;耳屏前空虚、凹陷,颧弓下可触及脱位的髁突。

【影像学表现】 一般凭临床病史及检查即可确定诊断,不必一定行影像学检查。在临床诊断有困难时,可拍摄许勒位闭口位片,在关节前脱位时,可见髁突脱出至关节结节的前上方,不能复位(图 11-3-1)。

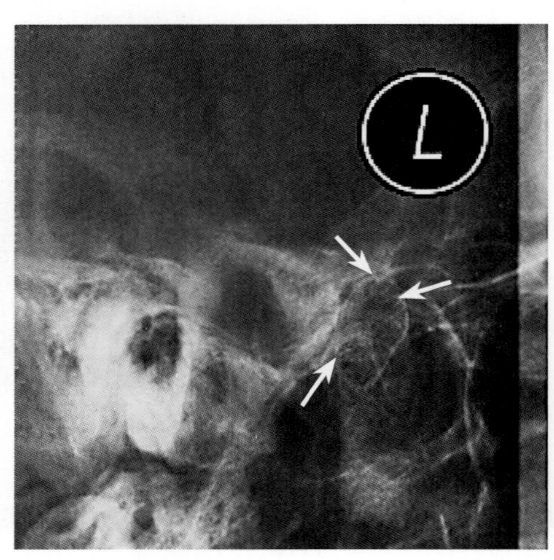

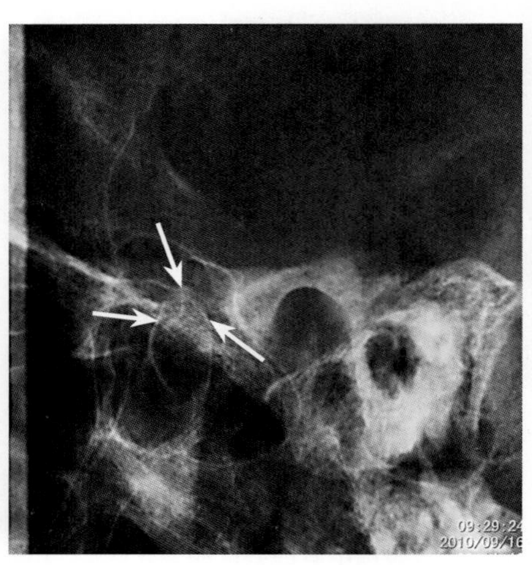

图 11-3-1　颞下颌关节脱位

许勒位片显示双侧髁突均脱位于关节结节前上方(箭头所示)

(赵燕平　马绪臣)

学习笔记

第十二章 口腔颌面部介入放射学

>> 提要：

本章简要介绍了口腔颌面介入放射学相关器材、药物，尤其是近年来得到广泛应用的器材和药物。着重阐述了各种介入放射学治疗方法的概念、具体操作方法、适应证、并发症和临床应用。通过本章学习要求了解相关技术操作要领、适应证、常见的并发症及处理方法等。

一、概述

介入放射学(interventional radiology)是由 Margulis 于 1967 年首先提出，Wallace 于 1976 年作了系统解释，并在 20 世纪 70 年代发展起来的一门新兴学科。介入放射学是在医学影像的监视和导引下，通过各种穿刺和导管技术，运用影像诊断学和临床诊疗学的基本原理，进行诊断和治疗各系统疾病的一门学科。其含义包括两个方面：①采用介入放射技术获得病理学、细胞学、生理生化学、细菌学和影像学资料的一系列诊断方法；②采用介入放射的方法和技术，结合临床治疗学原理，治疗各系统疾病的一系列治疗技术。

介入放射学尽管起步较晚，但发展非常迅速，其集先进的影像诊断与微创治疗为一体，形成了自己鲜明的学科特点，与传统的临床诊疗学相比，它具有微创、定位准确、疗效好、见效快、并发症少、可重复性强、操作简便及费用较低等优点，从而大大拓宽了诊疗学和影像诊断学的领域，得到学术界和广大患者的认同，成为一门崭新的与内科学和外科学平行的临床学科。

口腔颌面部的介入放射治疗最早可追溯到 1904 年 Dawbon 对颜面血肿供血动脉的栓塞治疗，但以后的发展相对较慢。我国介入放射学的发展始于 20 世纪 80 年代初期，30 年来无论在广度和深度方面，发展异常迅速，有些领域已达到或接近国际先进水平。我国口腔颌面部的介入放射学受到专科医院设备条件差和专业人员少等限制，其发展相对滞后。

介入放射学就诊疗技术而言可分为血管性和非血管性两部分。前者主要包括心脏及血管造影术、动脉药物灌注术、动脉栓塞术、血管成形术、血管内支架放置术、心脏瓣膜成形术和射频消融术等。后者主要包括经皮穿刺活检、造影和内外引流术，经皮穿刺注药术，狭窄腔道的再通、扩张及内支架放置术，积液的静脉转流术，经皮椎间盘切吸术及结石处理技术等。

口腔颌面部介入放射学主要是研究和从事在颈外动脉系统内进行的介入放射学诊断和治疗，包括颌面部脉管畸形的介入治疗、颌面部高血循病变的辅助性栓塞以及恶性肿瘤的动脉化疗等。在我国，由于学科设置的不同，发生在颌面部的疾病主要就诊于口腔颌面外科、整形外科和耳鼻咽喉科。我国上述学科的多数专科医院往往不具备血管造影条件，在一定程度上影响了口腔颌面部介入放射学工作的开展。

二、介入放射学基本技术

涉及颌面部介入放射学的基本技术有颈动脉插管技术、颈动脉造影术、经导管动脉药物灌注术、经导管动脉栓塞术和经皮直接穿刺栓塞术。其中前两项是最基本的，后三项技术本章将结合具体疾病一并阐述。

学习笔记

(一) 颈动脉插管技术

1. 器材

穿刺针：成人常用18号针，儿童宜用19~21号针。

导管：为介入治疗的关键器具。颈动脉系统造影一般用4~6F的导管（1F = 1/3mm），导管头端预成形为不同形态的弯曲，以适应不同部位的血管形态，颈动脉所用导管多采用猎人头双弯形导管（headhunter）。超选择性插管常需用同轴导管，即在5~6F的外导管内再插入1~3F的微导管。

导丝：用于引导导管进入血管，并协助导管进行选择性或超选择性插管，普通导管常配0.965mm（0.038英寸）或0.899mm（0.035英寸）导丝，导丝有一定硬度，其前端较软，有一定韧度和弹性。颈动脉插管用前端为15cm的长软头导丝或超滑导丝较好，有利于超选择插管，又可避免损伤血管内膜。

导管鞘：主要用于导管交换，由外鞘、扩张器和短导丝构成，外鞘尾端有止血垫圈，可防止穿刺部位渗血。

2. 穿刺插管技术

(1) 动脉穿刺技术：常规用股动脉穿刺，穿刺点在腹股沟韧带下1~2cm股动脉搏动处。如因故无法行股动脉穿刺，可采用肱动脉穿刺（肘窝上2~3cm处）或颈动脉穿刺（颈动脉三角下部，甲状软骨下缘平面下1~2cm处）。

(2) Seldinger技术：是现代血管介入技术的基础。其操作步骤如下：

1) 用刀片在穿刺点作一3mm长的皮肤小切口，分离皮下组织。

2) 将穿刺针以40°~45°角经皮肤切口刺入动脉前壁，此时针尾喷出鲜红色的动脉血。

3) 导丝插入穿刺针芯管内，并进入血管内20~30cm，无阻力。

4) 左手指压迫血管穿刺口及血管内导丝，拔出穿刺针。

5) 将导管或导管鞘经导丝插入血管内，将导丝连同扩张器拔出即可。

学习笔记

3. 颈动脉选择性插管技术　将导管前部送至主动脉弓后，旋转导管，使导管前端的弯曲向上，在胸椎棘突右侧寻找无名动脉口，找到后顺势插入，使导管前端指向上内，上送导管，即可进入右颈总动脉。左颈总动脉开口在胸椎棘突附近，方法同上。不易插入时可将导丝尾端向前，置于导管内，将导管前端弯曲顶直，一般均可进入。有时导管通过锁骨下动脉进入椎动脉，需加以鉴别，椎动脉较细，且均通过横突孔上升，易于鉴别。

4. 颈外动脉超选择性插管技术　颈外动脉共有8个分支，自下而上为甲状腺上动脉、咽升动脉、舌动脉、面动脉、枕动脉、耳后动脉、颞浅动脉和上颌动脉。其中上颌动脉、面动脉和舌动脉与颌面部疾病关系密切，进行介入治疗时常需行超选择插管。

(1) 同轴导管法：先将5~6F的外导管插至颈外动脉各分支起始部，再引入微导管插入各小分支。

(2) 导管导丝法：先将导管尽可能插至病变附近，然后插入超滑导丝或长软头导丝，使其前端尽量插入靶动脉深处，然后固定导丝，将导管沿导丝送入靶动脉。

(3) 可控导丝法：用特制的可控导丝改变导丝头端的方向，引导导管插入靶动脉内。

(二) 颈动脉造影术

颈动脉造影术通过观察颈动脉本身的变化、与周围组织的关系及血供情况，对颌面部疾病主要是血管性病变和肿瘤进行定位和定性诊断。通过造影，可了解病变的部位、大小、数量和范围，并了解病变的供血动脉、血流速度及病变组织的血供是富血性的或少血性的，进一步预测病变的性质。

颌面部病变一般行患侧颈外动脉造影；如在颈动脉周围的病变，应先行颈总动脉造影；疑有颈内动脉供血或颅内外血管间有交通者，应行颈内动脉造影；跨越或接近中线的病变应作对侧颈动脉造影。由于头面部组织较敏感，故应使用非离子型造影剂，如优维显（ultravist）、欧米帕克（omnipaque）、碘帕醇（iopamidol）等。

由于颅面部结构复杂，颅面骨厚薄不均，故宜使用数字减影血管造影（digital subtraction angiography，DSA），应连续观察靶器官的动脉期、微血管期和静脉期表现。

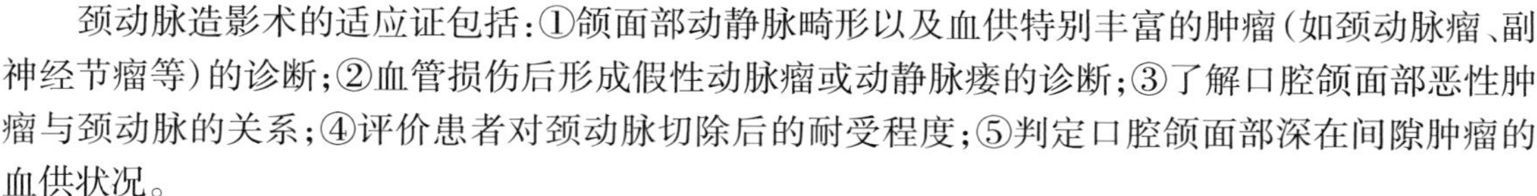
颈动脉造影术的适应证包括：①颌面部动静脉畸形以及血供特别丰富的肿瘤（如颈动脉瘤、副神经节瘤等）的诊断；②血管损伤后形成假性动脉瘤或动静脉瘘的诊断；③了解口腔颌面部恶性肿瘤与颈动脉的关系；④评价患者对颈动脉切除后的耐受程度；⑤判定口腔颌面部深在间隙肿瘤的血供状况。

三、口腔颌面部血管畸形及恶性肿瘤的介入放射学治疗

（一）口腔颌面部动静脉畸形

口腔颌面部动静脉畸形的介入放射学治疗主要为手术前的辅助栓塞治疗及永久性栓塞治疗两种。

1. 手术前的辅助栓塞治疗　其目的是栓塞血管畸形的瘤腔和供血动脉，阻断病变的血液供应，以减少术中出血，保证手术切除病变的彻底性和安全性。据统计，术前进行动脉栓塞的患者，手术中的出血量和输血量分别减少 75% 和 70%。

手术前的辅助性栓塞一般在术前 1~2 周内进行，多采用吸收性明胶海绵颗粒作为栓塞剂。吸收性明胶海绵无抗原性、价廉、易制备、摩擦系数低，堵塞血管后起网架作用，快速形成血栓。吸收性明胶海绵在体内 2~4 周可被吸收，经高压消毒后，吸收时间可延长至 2~3 个月。

栓塞前应先行颈外动脉造影，进一步明确诊断，并了解病变的部位、大小、范围和血供情况。栓塞多采用流控法，即将栓塞剂通过导管低压注入肿瘤的供血动脉内，使之随血流进入瘤腔将其栓塞。应将吸收性明胶海绵与 30%~50% 的造影剂混合后在电视监视下进行，一般先用较小颗粒（200~500μm）栓塞瘤腔，然后用较大颗粒（500~1 000μm）栓塞小动脉和供血动脉。当瘤腔及异常血管影消失、流速明显减慢时应停止注入，以免过量而使栓塞剂反流，造成误栓。栓塞完毕后，将导管退至颈外动脉主干后再造影，观察栓塞效果。

学习笔记

其他富血性良性肿瘤为减少术中出血，条件符合者，也可行术前栓塞，其方法基本相同。

2. 永久性栓塞治疗　适用于体质较弱不能耐受手术者；血管畸形大而且位置深、手术危险性大而又难以完全切除者；或手术破坏面容难以让患者所接受者。其目的是替代外科手术。其方法与手术前辅助性栓塞基本相同，但所用栓塞剂不同，需用不被机体吸收或破坏血管内膜的栓塞剂。为达到根治目的，栓塞应尽可能彻底。但对反复出血、久治不愈、体质较弱者，应量力而行，以免出现严重并发症。对这种患者栓塞的目的是减轻症状，实际上是一种姑息疗法。

常用的栓塞剂有：

聚乙烯醇（polyvinyl alcohol foam，PVA）：制成压缩状微粒（150~1 000μm），血液浸泡后，可膨胀至压缩前的大小和形状，具有良好的组织相容性，不被吸收，是目前最常用的永久性栓塞剂，唯价格较贵。

医用胶类：常用的有二氰基丙烯酸正丁酯（NBCA），α- 氰基丙烯酸酯，简称 TH 胶。这类栓塞剂当与离子型液体相遇时，产生快速聚合反应，成为固化物。栓塞时，要求速度快，注入量准确，以免导管与血管粘连而拔不出，故操作者技术必须熟练。正因为此，对瘤腔的栓塞有时不彻底，且如病变复发，可因供血动脉堵塞而无法再行栓塞治疗（图 12-1-1）。

无水乙醇（absolute ethanol）：可直接破坏瘤腔和血管壁的内皮细胞，作用可靠，与碘化油合用时，30%~50% 可达到栓塞效果。该药价廉、无菌、流动性好，经血液稀释，不会造成远隔部位如肺的栓塞。栓塞时，注入速度以每分钟 1~3ml 为宜。因其流动性佳，栓塞前一定要确定靶动脉与颅内动脉间没有交通支，且不可过量。无水乙醇具有强烈刺激性，注入后可引起血管痉挛，患者感到剧痛，可先注入 2% 利多卡因以减轻疼痛。最佳观察效果时间为注入后 10~15 分钟（图 12-1-2）。

真丝微粒与线段：将丝线剪成 0.5~0.8cm 长的线段或用冷冻组织切片机切成 200~1 000μm 的微粒，消毒备用。真丝具有良好的组织相容性，取材方便，不被吸收，栓塞效果好，但复发率较高。

弹簧圈：用不锈钢或铂金加尼龙毛制成，主要用于小动脉栓塞，故不宜单独用于血管畸形的栓塞。但近几年有学者对多次动脉栓塞和外科手术未能控制的难治性高流量颌骨动静脉畸形行穿刺牙槽骨或拔牙窝，通过导管将多数微型铂金圈直接置入瘤腔内，取得良好的治疗效果。

（二）口腔颌面部恶性肿瘤

口腔颌面部恶性肿瘤的介入治疗主要是经导管行颈外动脉药物灌注术，即向肿瘤的供血动脉

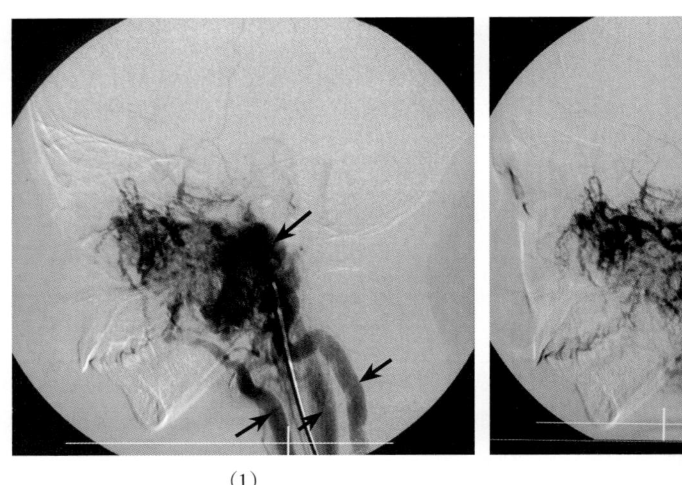
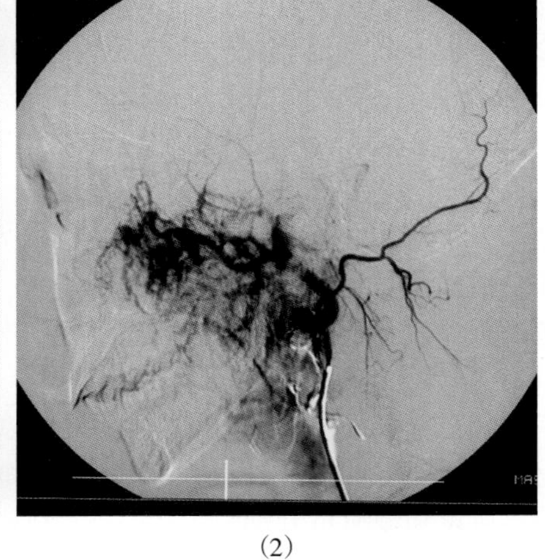

(1)　　　　(2)

图 12-1-1　左下颌骨动静脉畸形组织胶栓塞

(1)左颈外动脉造影显示左下颌骨内异常血管团(箭头所示),回流静脉(短箭头所示)提前显示　(2)组织胶栓塞后的左颈外动脉造影显示左下颌骨内异常血管团及回流静脉不再显示

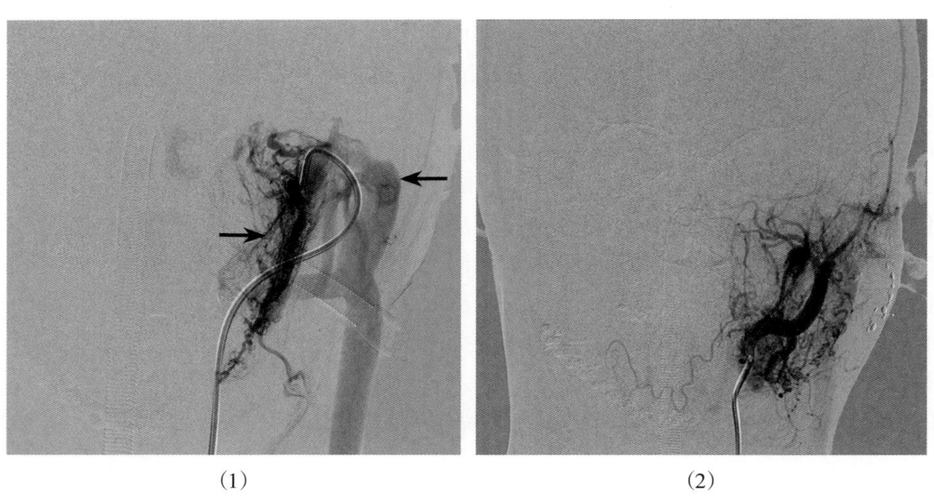

(1)　　　　(2)

图 12-1-2　左下颌骨动脉畸形无水乙醇栓塞

(1)左下牙槽动脉造影显示左下颌骨异常血管着色(短箭头所示),回流静脉增粗并同期显示(箭头所示)　(2)无水乙醇栓塞后左颈外动脉造影显示左下颌骨内异常血管团消失,回流静脉不再同期显示

注入抗肿瘤药物或含抗肿瘤药物的微球,从而大大提高恶性肿瘤区域局部的药物浓度,并使血浆最大药物浓度和浓度时间曲线下面积降低,从而提高疗效。同时减轻药物对全身的副作用。此外,药物进入体内首先进入肿瘤组织所引起的“首过效应”,可进一步提高疗效。

1. 适应证和禁忌证

(1) 适应证:颌面部各种恶性肿瘤原则上均可行动脉药物灌注治疗。

(2) 禁忌证:①严重出血倾向;②肝肾功能严重障碍;③严重恶病质或全身有急性传染性疾病。

2. 常用药物

(1) 博莱霉素(bleomycin,BLM)、平阳霉素(pingyangmycin,MYM):均为多肽类化合物,为细胞周期特异性药物,M 期细胞对其最敏感,其次是 G2 期细胞,对头颈部鳞癌均有显著疗效,其中以平阳霉素最常用,常用量为 24~32mg。

(2) 顺铂(cisplatin,DDP)、卡铂(carboplatin,CBP):是无机铂的金属络合物,为细胞周期非特异性药物,抗瘤谱广,作用强,与多数抗瘤药物有协同作用,且无交叉耐药性,对头颈部肿瘤有较好效果。DDP 对肾毒性较明显,故给药前后需行水化治疗。CPB 为第二代铂类抗肿瘤药,其活性与 DDP 相当而毒性低,无需水化治疗。常用量:DDP 100~200mg,CBP 200~400mg。

(3) 阿霉素(adriamycin,ADM)、表柔比星(epirubincin,E-ADM):为细胞周期非特异性药物,对肿瘤细胞增殖期和非增殖期均有杀伤作用,抗瘤谱广,作用强。ADM 有心脏毒性,可导致心肌损害。E-ADM 为 ADM 的立体异构体,其抗瘤作用与 ADM 相当或略强,而对心脏毒性仅为 ADM 的 1/4,常用量为 30~50mg。

(4) 5- 氟尿嘧啶(fluorouracil,5-Fu):是抗代谢类细胞周期特异性抗肿瘤药,主要作用于 S 期,同时对增殖期细胞亦有一定作用,与其他抗肿瘤药物联合应用对头颈部恶性肿瘤有一定疗效。常用量为 1 000~1 500mg。

(5) 甲氨蝶呤(methotrexate,MTX):是抗代谢类细胞周期特异性抗肿瘤药物,主要抑制和杀灭 S 期肿瘤细胞,对口腔咽部肿瘤疗效好。用大剂量(500~2 000mg)行冲击疗法时需在给药后 2~6 小时用亚叶酸钙肌注,每 6 小时一次,以解救 MTX 对正常细胞的叶酸代谢障碍,既可提高疗效,又能明显降低其副作用。

3. 用药原则

(1) 联合用药:作用机制不同、毒性不同的药物合并应用,可提高药物疗效而不增加药物的毒性。

(2) 细胞周期非特异性药物和特异性药物的应用:前者对增殖期和非增殖期细胞均有杀伤作用,其作用强而快,并与剂量成正比,故适用于一次性冲击疗法;后者仅对增殖期细胞有效,其作用较弱而持久,到一定剂量后,再增加剂量,其杀伤细胞的能力不再增加,故适用于制成带药微球注入肿瘤内,使其缓慢释放。

(3) 合并用药通常以 2~4 种为宜,用药剂量与单用相同。目前多主张大剂量冲击疗法或中剂量短程治疗,以提高疗效,对免疫功能影响较小。

4. 用药方法

(1) 一次冲击性动脉灌注:将导管插入肿瘤供血动脉后,依次注入抗肿瘤药物,有多支供血者应分别进行灌注。其优点是操作迅速、并发症少、术后护理简单。缺点是药物与病变接触时间短、不能重复给药。为此,可采用如下改良方法:

动脉升压药物灌注:在注入抗肿瘤药物前,先注入血管紧张素Ⅱ或肾上腺素,可使正常小动脉收缩而肿瘤血管不受影响,从而使药物流入肿瘤组织的量增多。

球囊导管阻塞动脉后药物灌注:以减少肿瘤区域的血流量,可提高其药物接受量。实验证明可提高 6~7 倍。

高热动脉药物灌注:肿瘤细胞不能耐受 42℃以上高温,而正常细胞可耐受 42~45℃高温,因此将抗肿瘤药物加热后再注入,可提高疗效。

(2) 留置导管药物灌输:经肱动脉插管,行第一次动脉药物灌注后,用肝素封管,保留导管数日,在保留期间,可按化疗方案多次给药。此法可提高疗效,缺点是护理工作重,并可能有血栓形成、感染、导管堵塞及脱落等并发症。

(3) 可降解带药微球的动脉灌注:将白蛋白、吸收性明胶海绵或葡聚糖等材料和抗肿瘤药物制成带药微球,经导管注入肿瘤供血动脉,达到肿瘤区域局部化疗和使肿瘤缺血坏死的双重作用,称为栓塞化疗。随着微球在体内降解,化疗药物在肿瘤区缓慢释放,使其药物浓度在较长时间保持较高水平,从而提高治疗效果,是目前较为理想的方法。

(三) 颈部血管损伤

面颈部结构复杂,血液供应丰富,其血管一旦损伤,出血较多。深部组织出血有时难以准确判断血管损伤部位,止血也很困难,故有时需要采取介入技术来明确诊断,并进行治疗。

面颈部血管损伤的原因大致有以下三种:一是直接锐器伤或钝器伤致血管破裂;二是在血管本身病变基础上破裂,如动脉瘤、假性动脉瘤、动静脉畸形和富血性肿瘤等;三是全身血液病表现

学习笔记

为颌面部出血。也有些患者可找不到原因，如特发性鼻出血等。动脉造影比 CT、MRI 和超声等检查能更准确地显示血管本身的病变，尤其是在有难以控制的出血而又不知道出血的具体部位时，应首选动脉造影。

对于颈动脉主干破裂或较大动脉瘤、假性动脉瘤破裂者，应急诊行颈动脉造影，尽快明确出血的准确部位、动脉受损程度、有无活动性出血以及出血的速度和范围等，为外科手术创造条件。必要时可用球囊导管阻断近侧血流，为外科手术争取时间。

深部组织细小动脉破裂而渗血不止者，可通过导管灌注血管收缩剂、止血药物或用吸收性明胶海绵、PVA 颗粒进行栓塞治疗。对某些深部多数细小血管出血，用保守治疗或手术阻断颈外动脉或上颌动脉无效时，进行上颌动脉末梢分支栓塞常可收到满意的效果。

四、颌面部介入放射治疗的并发症及其防治

(一) 并发症

1. 化疗及栓塞术后反应　行颈外动脉药物灌注尤其是栓塞术后，可引起不同程度的颌面部疼痛、肿胀、张口受限、感觉减退、全身低热、恶心呕吐、食欲缺乏和白细胞降低、脱发等。除后两者外，一般均在 1 周左右缓解消退，作一般对症处理即可。

2. 局部组织坏死　多发生在对表浅肿瘤行动脉栓塞时，如栓塞剂过量，可造成局部皮肤和组织坏死。预防的方法是超选择插管使导管头尽量接近病变，选择合适的栓塞剂。若肿瘤过大需行永久性栓塞时，可考虑分次栓塞。

3. 颈动脉广泛痉挛　常发生于老年有明显动脉迂曲者，所用导管导丝较硬，长时间插管不到位，反复机械刺激引起。如不能及时纠正，可引起大面积脑组织坏死，造成偏瘫甚至死亡。预防方法为选用较细较软的导管导丝，插管困难时用同轴导管和超滑导丝，操作轻柔，插管时间不宜超过 90 分钟等。一旦有广泛颈动脉痉挛迹象，应立即停止操作，采取扩血管甚至抗凝、溶栓治疗。

4. 误栓　可引起严重并发症，如面瘫、失明、失语、偏瘫等。一旦发生，后果严重，可造成永久性神经损害，甚至死亡。产生原因一是栓塞剂反流入颈内动脉；二是正常的颈外动脉和颈内动脉间有潜在的吻合支，栓塞剂一旦经过这些吻合支进入颅内，可引起误栓；三是插管过程中，主动脉和颈总动脉的粥样斑块剥脱，进入颈内动脉造成误栓。

(二) 预防方法

1. 认真分析造影图像，明确病变的血供来源，是否存在颅内外动脉间的“危险吻合”和异常交通。

2. 制订合理的治疗方案，选择合适的栓塞剂，包括种类、剂型、颗粒大小等。

3. 导管前端应尽可能接近病变，但不要阻断血流，在电视监视下慢速、低压、间断推注造影剂，当流速明显减慢时，应停止注入，以免过量。

4. 栓塞前向靶动脉注入 2% 利多卡因 5ml，确认没有相应的神经麻痹时，方可进行栓塞。

5. 术中和术后密切观察患者的反应，经常检查肢体活动情况，有无脑神经损害表现。一旦出现，应立即停止操作，并积极行扩血管、抗凝及溶栓治疗。

（孟庆江　史无例）

学习笔记

第十三章 口腔种植影像学

第一节 口腔种植常用的检查方法及特点

在口腔种植过程中，离不开口腔X线的检查，最常见的X线检查方法有根尖片、曲面体层片和CBCT。以前曾用螺旋CT作为三维的检查方法，但其辐射剂量较CBCT大，现在逐渐减少使用。

口腔种植常用的检查方法及特点有以下方面：

1. 根尖片 常用于术前辅助检查及术后局部复查种植体。根尖片可以了解局部种植区域的部分骨质情况、邻牙的状况以及种植术后种植体的位置及与骨质的关系（图13-1-1）。由于根尖片显示的范围有限，只能显示二维图像，而且无法显示立体的三维结构，对于口腔种植手术指导有很大的局限性，不能显示上颌窦内情况。另外由于拍摄技术的原因，有时候不能完全显示种植体的结构（图13-1-2），而小视野的CBCT可以完整显示种植体的三维位置关系及上颌窦内术后的植入物及黏膜的情况。

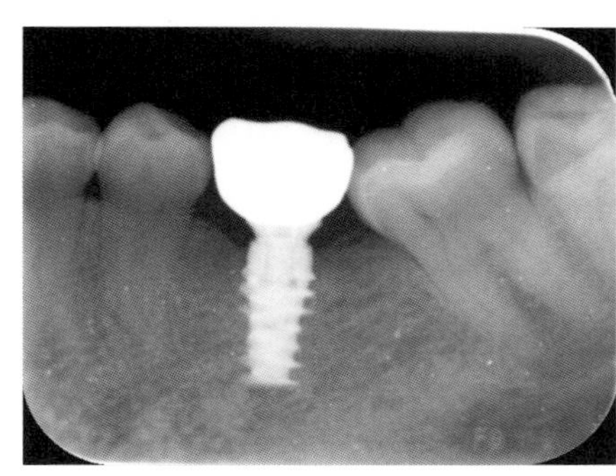
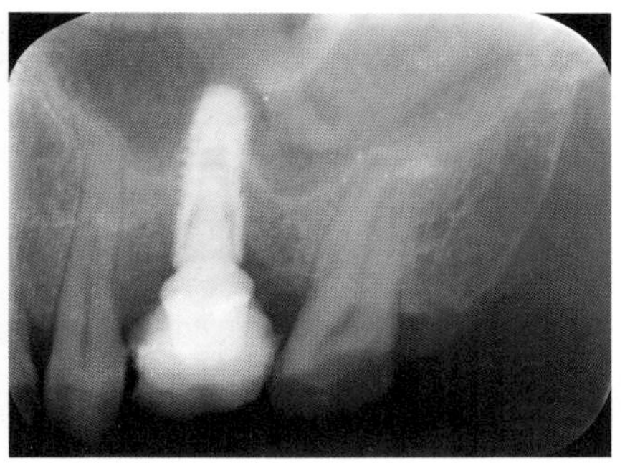

图13-1-1 种植修复后根尖片

根尖片分别显示下颌及上颌种植修复后的情况，但无法了解上颌窦内改变

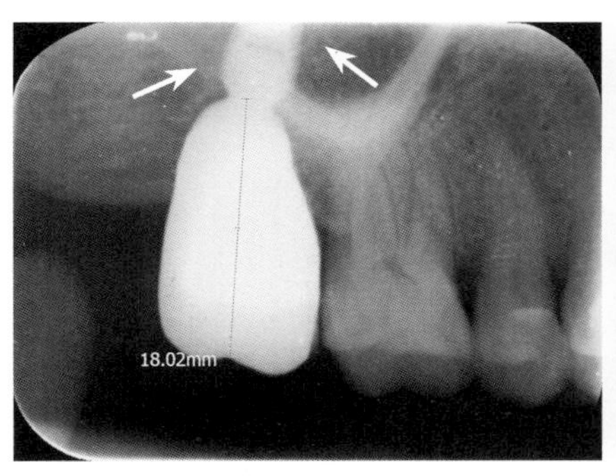

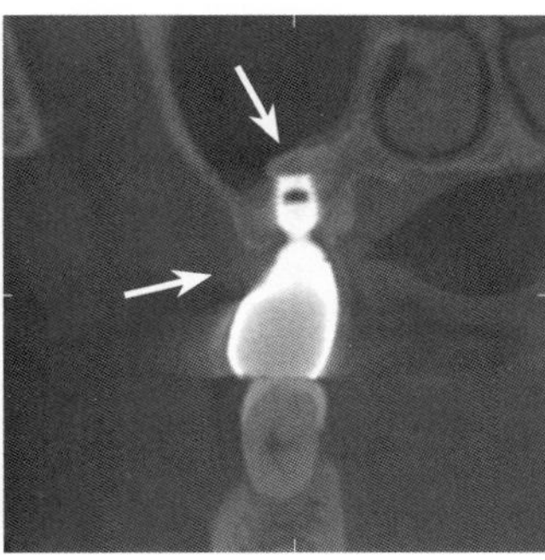
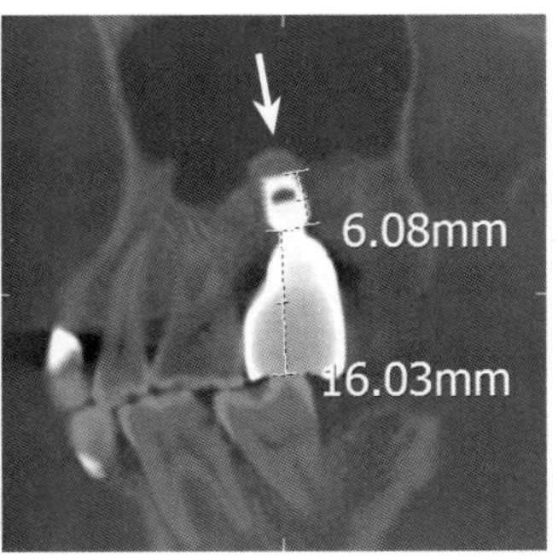

图13-1-2 种植术后根尖片及CBCT

根尖片显示17种植术后牙冠及大部分种植体，而CBCT可显示17全部根尖种植体及植入骨的生长情况

学习笔记

2. 曲面体层片　在CBCT出现以前，曲面体层片是口腔种植必备的检查方法，种植术前可以方便地测量种植区域的高度及宽度，同时也可以通过曲面体层片判断骨质的骨量（图13-1-3）；种植术后可以了解种植体植入的位置和方向，以及距离上颌窦底和下牙槽神经管上壁的距离（图13-1-4，图13-1-5）。为了校正曲面体层片的种植植入区域的放大率，一般会采用平均估值水平进行评价，最常用的是约20%的评估水平，也就是在曲面体层片上的实际测量值减去实际测量值乘以20%以后获得的数据，以此作为参考值进行种植体的植入。

曲面体层片拍摄比较简单，容易双侧对比；一次拍摄可以显示上、下颌骨及周围重要的解剖结构；但由于成像的原理存在固定或者不固定的放大率，不同的全景机根据设计不同其放大率也不一样，同时与患者的体位和拍摄技术也存在密切的相关性，放大率有很大的差别。同样曲面体层是二

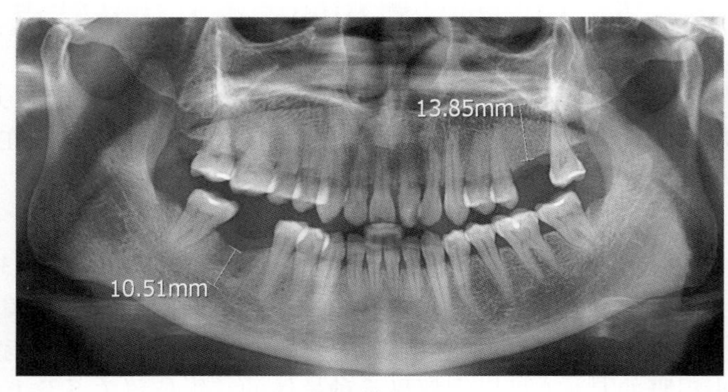

(1)

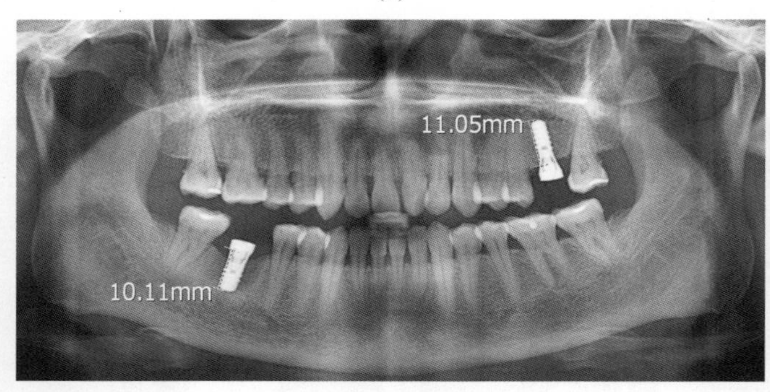

(2)

图 13-1-3　46、26 种植术前及术后曲面体层片

（1）曲面体层片显示26、46缺失，46缺牙区骨质密度较低，上颌窦底完整　（2）曲面体层片显示术后种植体的位置及方向

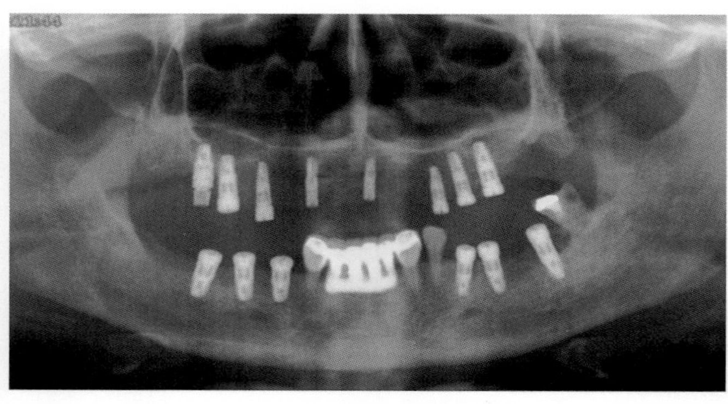

图 13-1-4　多颗种植体植入后曲面体层片

曲面体层片显示上下颌多个种植体植入术后，了解种植体的位置、方向

学习笔记

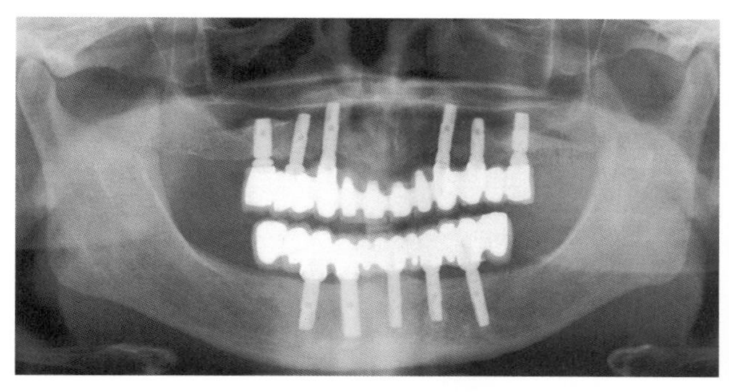

图 13-1-5　上、下颌种植修复术后
曲面体层片显示上、下颌种植体的位置及修复后牙冠情况

维图像，不能显示三维的种植区域的骨质，只能了解其种植的高度、宽度，而种植区域的厚度无法显示；另外，大多数情况下无法判断上颌窦内是否存在积液或者黏膜增厚等可能会影响种植体植入的因素；当植入区域的骨量充足而且不需要进行上颌窦提升术时，曲面体层片可以满足临床的需求。

3. 口腔锥形束 CT　口腔锥形束 CT 的出现推动了口腔种植的发展，而口腔种植的进步又推动了 CBCT 进一步的改进。根据临床的需要，作为具有三维图像的 CBCT 参与口腔种植的整个过程。

(1) 术前检查：主要用于精确评价拟种植区域骨质密度、骨质的长度、宽度及厚度的情况（图 13-1-6）；清楚地判断周围重要结构，如上颌窦、下牙槽神经管的位置关系以及上颌窦内的各种生理性和病理性改变（图 13-1-7），以确定手术具体的、最合理的方案，尽量避免手术的创伤和并发症，比如避开下颌神经管，或者合理利用上颌窦。

学习笔记

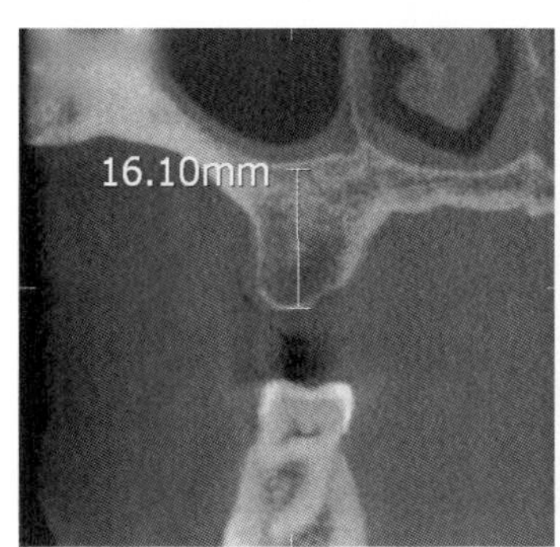

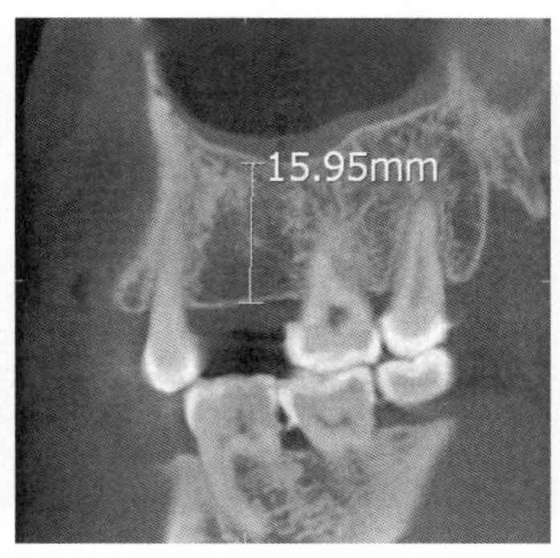

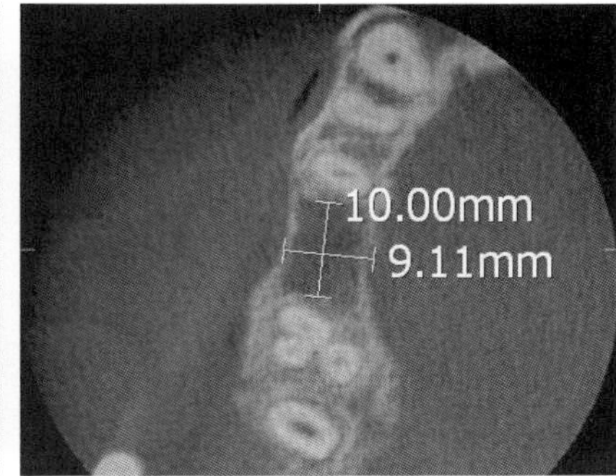

图 13-1-6　种植术前三维方向的测量
通过 XYZ 三个方向测量，确定种植体的选择、种植的方向及植入位置

(2) 种植手术中：如果术中出现意外的疼痛、意外不正常的出血或者种植体消失，可以利用 CBCT 了解其原因。比如为了解种植体移位的具体位置（图 13-1-8），则需要拍摄 CBCT，以便作出下一步的诊治计划；但是如没有其他特殊理由，则不要进行 CBCT 的检查。

(3) 种植术后的评价：种植术后尤其是行骨增量（GBR）手术的病例建议拍 CBCT 进行检查，可以清楚了解种植体的位置、方向、植骨情况等信息，同时可以了解上颌窦术后的改变（图 13-1-9）；二期修复前上颌窦有出血或者感染的病例也需要拍摄 CBCT 来评价上颌窦提升术后的种植体与骨的愈合情况，以决定二期手术的方式和时机。

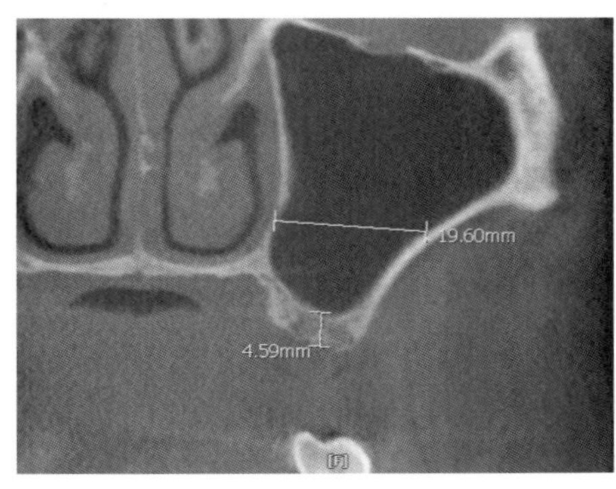

图 13-1-7　种植术前测量
CBCT 显示牙槽骨高度约为 4.59mm；上颌窦内的黏膜正常、上颌窦腔的宽度

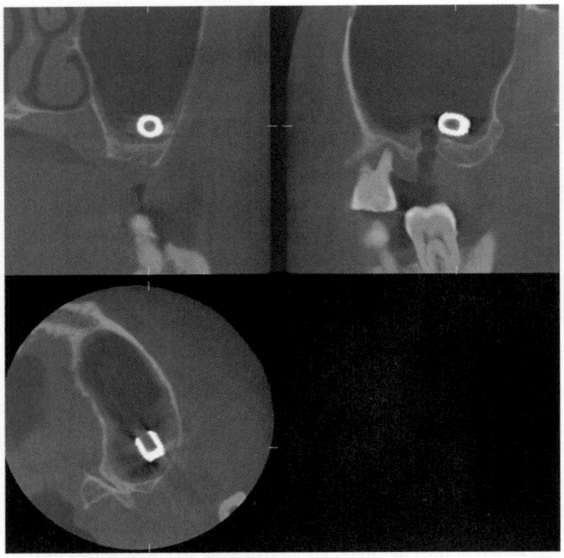

图 13-1-8　种植体进入上颌窦内
CBCT 三个方向显示种植体落入上颌窦的具体位置和方向

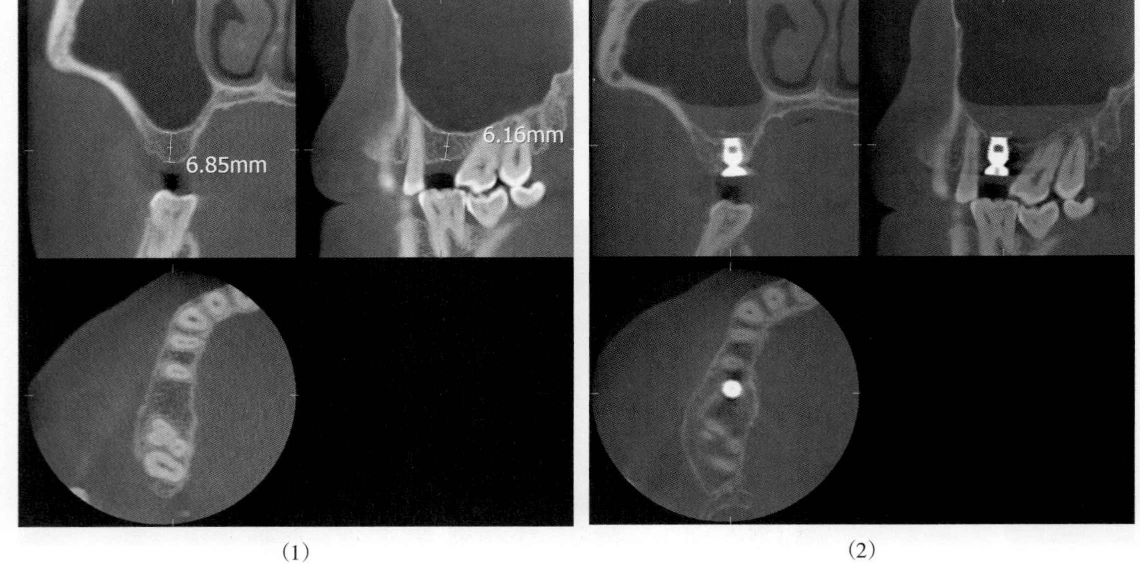

(1)　(2)

图 13-1-9　16 种植术前、术后 CBCT 对比
(1) CBCT 显示上颌窦提升术前上颌窦清晰，黏膜正常　(2) CBCT 显示上颌窦提升术后见上颌窦出现液平面，由于上颌窦出血所导致的征象

CBCT 是三维图像，其成像原理决定其在口腔种植中的优越性，但是金属伪影的存在可能会对诊断有一定的影响，尤其是种植体周围或者之间常出现黑色区域，不能清楚观察骨质情况。目前有一些关于减少 CBCT 金属伪影的软件出现，可以消除一些影响诊断的伪影，更有利于诊断。

第二节　与口腔种植相关的影像解剖

口腔种植手术中，最需要考虑的是下牙槽神经管和上颌窦，当下颌牙缺失后，牙槽骨会发生吸收，牙槽骨的高度减少，牙槽骨的顶端到下牙槽神经管的距离减少；下牙槽神经管会发生变异，如管径粗大，或者有不同部位出现分支等，种植前必须准确地测量评估其高度，认清神经管的形状与位置，以避免手术造成下牙槽神经管的损伤，出现疼痛、麻木等并发症；上颌窦是一个气腔，其上内方的开口与鼻腔有密切关系，上颌种植手术很多情况下都与上颌窦有关，上颌窦的气化程度因人而异，有少数患者的上颌窦气化非常好，其前界可以达到中切牙区域，所以在上颌种植时必须考虑到上颌窦的存在。当然在上、下颌骨骨质内也还有其他一些改变，在读片时也要认真观察，仔细甄别性质，决定手术的选择。

1. 下牙槽神经管　是非常重要的解剖结构，尤其是在种植手术时必须考虑，避免造成损伤。通常采用曲面体层片及 CBCT 拍摄，才能完整显示神经管的全貌。

（1）正常下牙槽神经管：多数情况下显示下牙槽神经管是一个比较规则的、类似管道的结构，管壁由密质骨组成，走行方向从内侧的下颌小舌到颊侧的颏孔，颏孔会形成向后的回袢（图 13-2-1）。

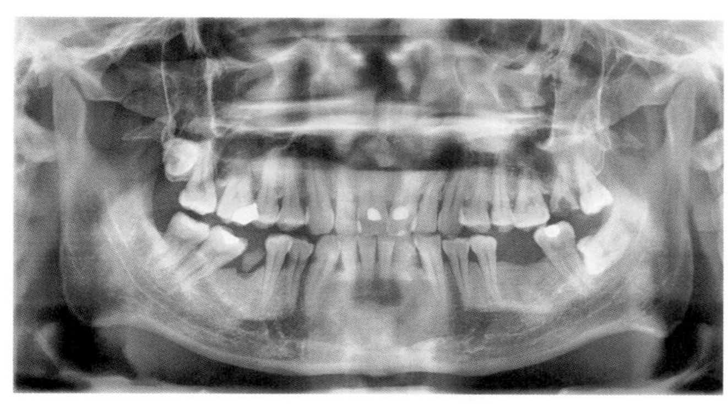

图 13-2-1　下牙槽神经管及回袢
曲面体层片显示双侧神经管形状基本一致，均可见回袢

（2）下牙槽神经管的变异：神经管的变异通常有：①粗大的神经管：有些患者神经管可以特别粗大，容易被误认为是血管畸形或者血管瘤，需要认真鉴别；②神经管的分支：神经管可以在其走行的路径上形成各种各样的分支，有的很粗大，有的较细小，在种植和拔牙时应特别注意（图 13-2-2，图 13-2-3）。

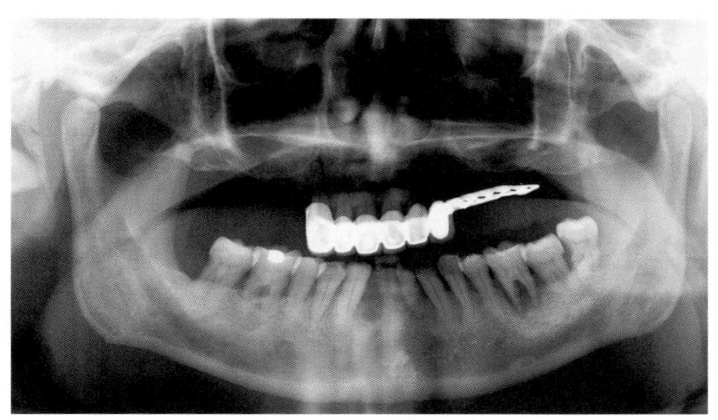

图 13-2-2　下颌神经管变异（曲面体层片）
曲面体层片显示双侧下颌神经管的管径较粗大

（3）颏部神经管：以前又称为营养管，有神经和血管在其内通行，是下颌神经管的分支的前方移行部分；当走行方向呈上、下排列时，在根尖片、曲面体层片和 CBCT 影像上均可以发现（图 13-2-4～图 13-2-6），而有些曲面体层片由于拍摄的原因常不能清楚观察到。种植时如果波及可以出现较多的出血，极少数甚至可出现麻木症状。当这些神经管呈水平斜行或者走行时，全景和根尖片均很难显示，只有 CBCT 才可以清楚显示这些结构。

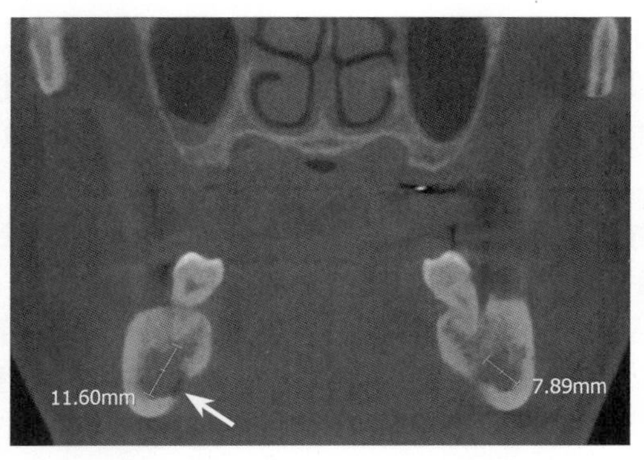

图 13-2-3　下颌神经管变异(CBCT)
CBCT 显示图 13-2-2 中患者的神经管很粗大

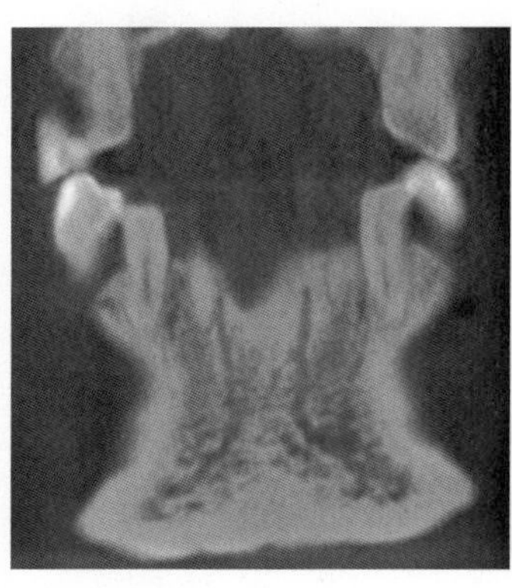
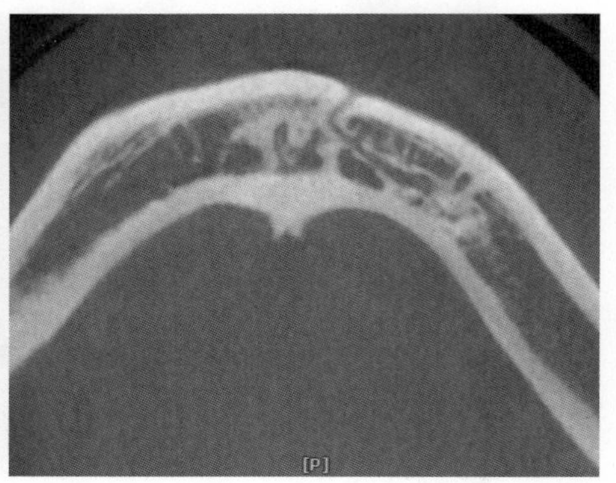

图 13-2-4　颏部神经管
CBCT 冠状位及轴位显示下牙槽神经管的前行分支形成的颏部神经管

学习笔记

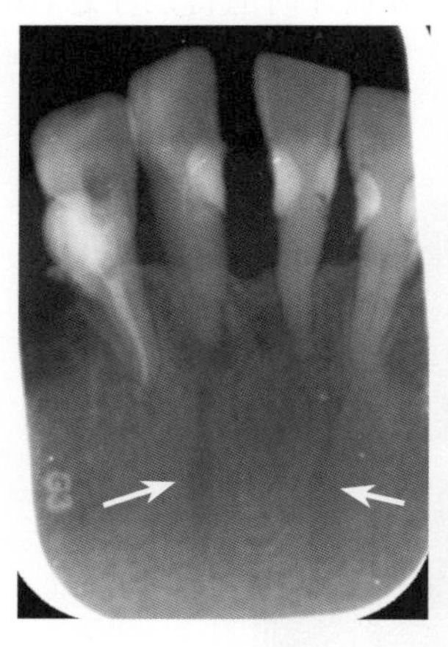

图 13-2-5　颏部神经管
根尖片显示下颌颏部低密度条状影(箭头所示)为颏部神经管

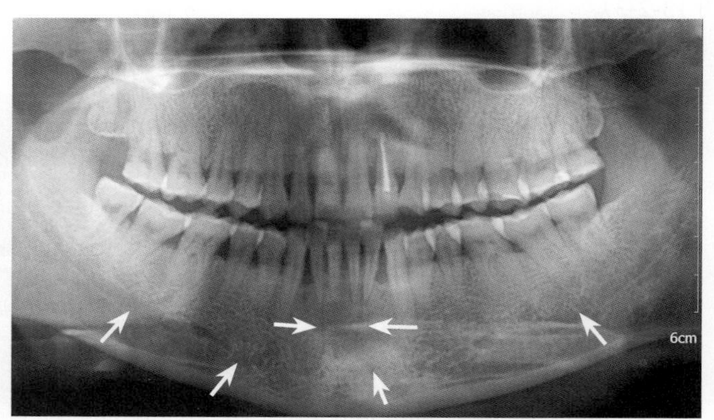

图 13-2-6　下颌神经管及颏部神经管
曲面体层片显示下颌神经管影像(斜箭头所示),回袢不明显,可见颏部神经管(水平箭头所示)

2. 上颌窦　在口腔种植中,上颌窦是必须考虑的重要解剖结构,在上颌窦内提升及外提升等手术时应注意到上颌窦的解剖形态。

(1) 上颌窦分隔:分隔是上颌窦的一个正常生理结构,在种植中上颌窦分隔可能会影响种植效果,因为分隔的存在,做上颌窦外提升时有时需要开 2 个窗口,避免上颌窦黏膜的破裂(图 13-2-7,图 13-2-8)。

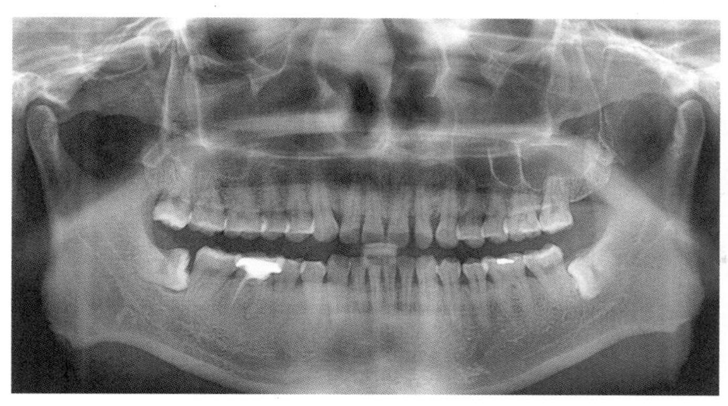

图 13-2-7　左侧上颌窦分隔
曲面体层片显示 25、26 根尖可见致密的上颌窦分隔影像

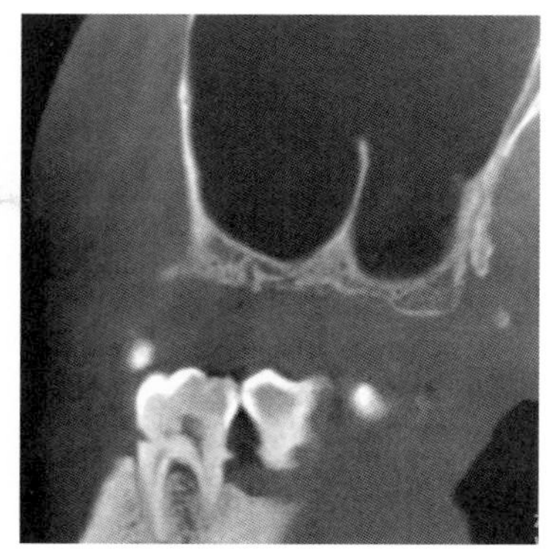

图 13-2-8　上颌窦分隔
CBCT 矢状位显示上颌后牙缺失种植术前，上颌窦内明显的分隔影

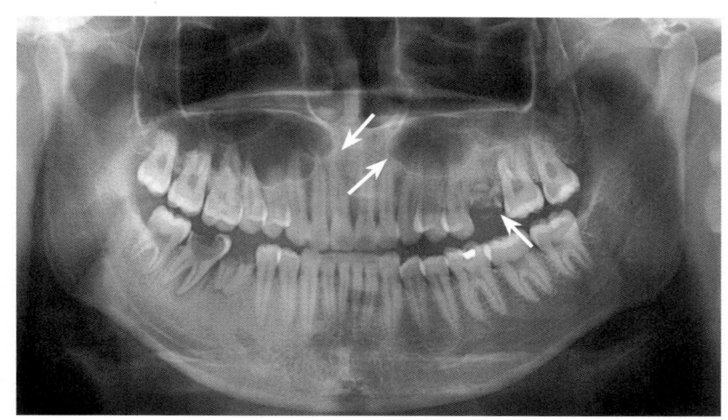

图 13-2-9　上颌窦的大小
曲面体层片显示上颌窦前缘达右侧上颌中切牙和左侧侧切牙牙根，26 缺失（箭头所示）

（2）上颌窦的大小：正常上颌窦通常位于上颌后牙区域，极少数的患者上颌窦可以达到中切牙；另外在牙缺失以后，上颌窦可以继续向下方膨大，称为上颌窦气腔化。正常上颌窦的体积约 16ml（图 13-2-9）。

（3）上颌窦黏膜：正常上颌窦的黏膜约在 0.3~0.8mm，超过这个标准则称为黏膜增厚。黏膜过度增厚可以影响种植的过程和结果（图 13-2-10，图 13-2-11）。

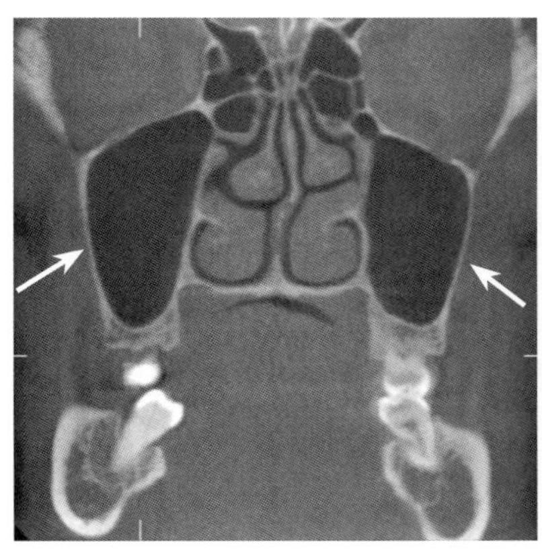

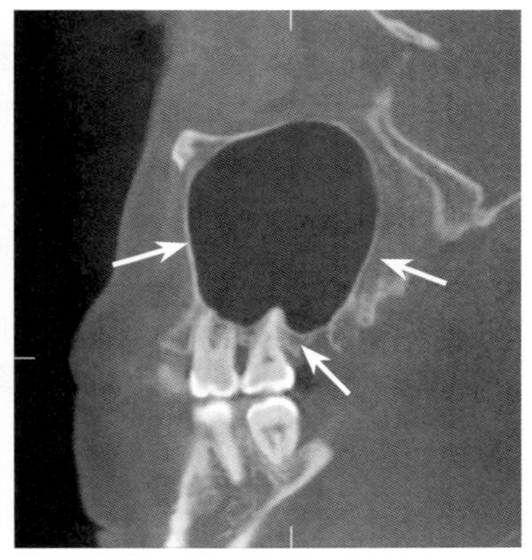

图 13-2-10　正常上颌窦
CBCT 冠状位及矢状位显示双侧上颌窦清晰，无黏膜增厚影像（箭头所示）

学习笔记

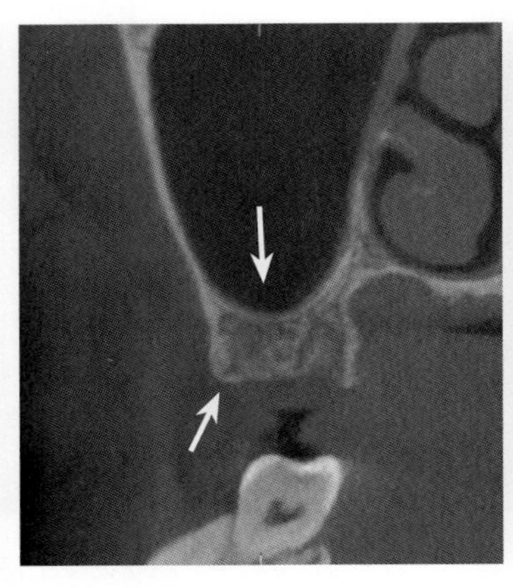
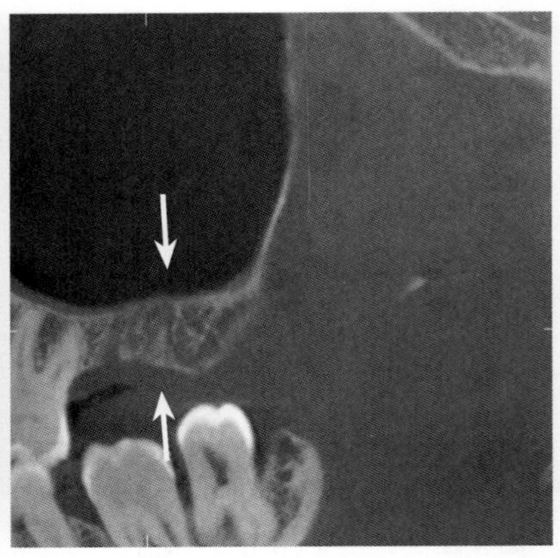

图 13-2-11　正常上颌窦(种植术前)
CBCT 冠状位及矢状位显示 17、18 缺失,上颌窦清晰,无黏膜增厚影像(箭头所示)

(4) 上颌窦壁的血管:上颌窦的血管影在 CBCT 的冠状位和矢状位可以清楚地显示,其管径大小不一,有的位置比较低,在做上颌窦外提升术时,如果损伤血管,出血则不容易控制,应尽量避开这些血管(图 13-2-12)。

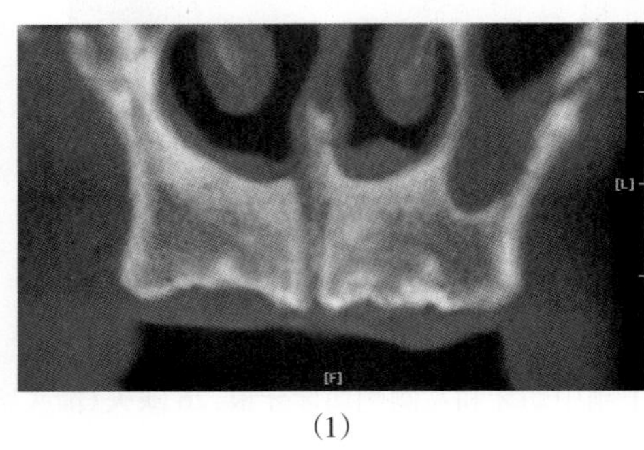

(1)

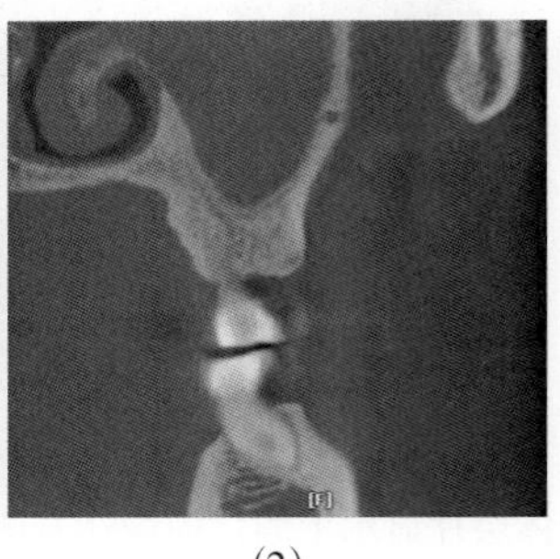

(2)

图 13-2-12　上颌窦外侧壁的血管影
(1) CBCT 冠状位显示左侧上颌窦外侧壁条状影为血管影　(2) CBCT 冠状位显示左侧上颌窦外侧壁小圆形影像为血管影

第三节　与种植相关的上颌窦的病理改变

在口腔种植临床工作中,种植术前考虑最多的是骨质,其次是上颌窦的状况。上颌窦是比较特殊的结构,常与上颌牙牙根有密切的关系,慢性根尖周炎会影响到上颌窦的黏膜,甚至形成上颌窦慢性炎症,黏膜发生增厚或者积液征象,有的出现黏膜囊肿改变,有的出现上颌窦内的钙化;其次上颌窦还会发生其他类型的囊肿或者肿瘤,所以需要在种植之前明确上颌窦的情况,以确定能否进行种植手术。

1. 上颌窦黏膜增厚　是上颌窦慢性炎症的一种影像学表现,当上颌窦受到刺激时,上颌窦黏膜会发生不同程度的增厚,目前临床上常按照黏膜增厚的程度分为 2mm 以下、2~5mm、5~8mm 及超过 8mm 等几种情况,给种植提出相应的建议。一般认为,黏膜厚度在 8mm 以下均可以种植(图 13-3-1,图 13-3-2)。

2. 上颌窦黏膜囊肿和上颌窦积液　在 CBCT 上常可以看见一种呈半球样改变的征象,可位于上颌窦壁的任何地方,当位于上颌窦底时,过大的黏膜囊肿会影响种植手术。上颌后牙与上颌窦关系密切,甚至有的牙根本身就处于上颌窦内,当牙龋坏或者根尖周炎形成时,可形成上颌窦炎症,

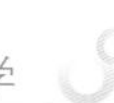

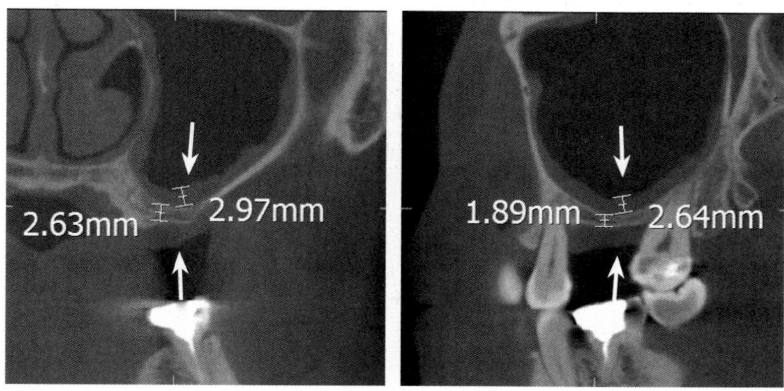

图 13-3-1　上颌窦黏膜稍增厚

CBCT 显示左侧上颌窦黏膜厚约 2~3mm（箭头所示）

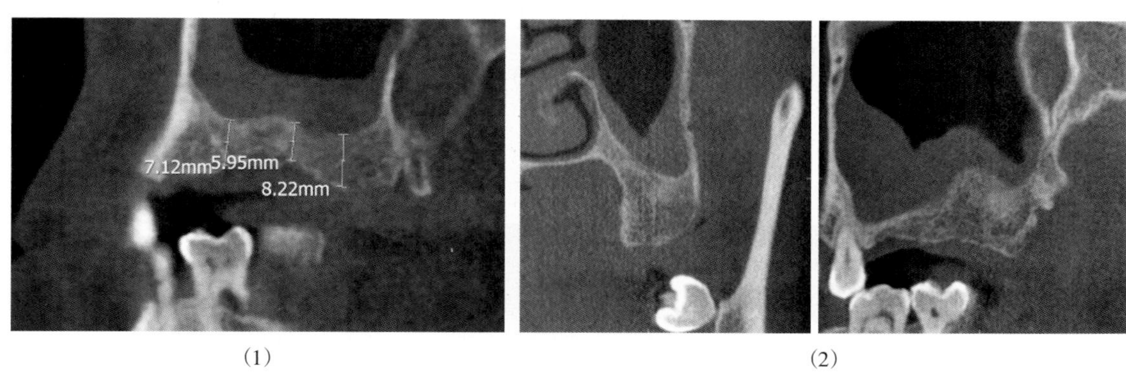

（1）　　（2）

图 13-3-2　上颌窦黏膜增厚

（1）上颌窦黏膜增厚超过 5mm　（2）上颌窦黏膜不规则增厚超过 8mm

出现上颌窦积液典型的液平面征象，此时就不适合种植手术的开展，需要处理以后再行种植术（图 13-3-3，图 13-3-4）。

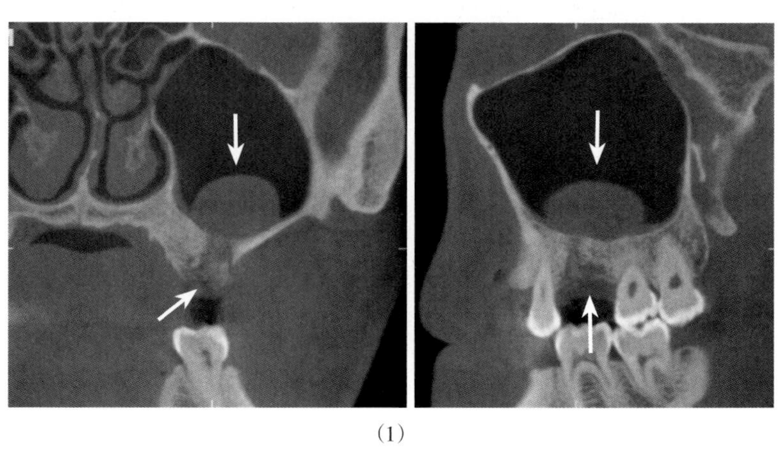

（1）

图 13-3-3　上颌窦黏膜囊肿

（1）CBCT 显示 26 缺失，相应上颌窦内囊性改变，形状规则（箭头所示）

学习笔记

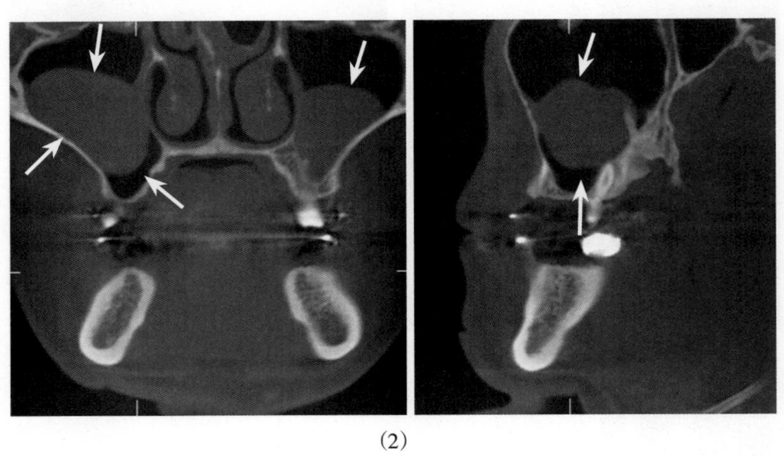

(2)

图 13-3-3(续)

(2) CBCT 显示 16 缺失,双侧上颌窦囊性改变,右侧囊肿下方未与上颌窦底接触,左侧与上颌窦底结合紧密(箭头所示)

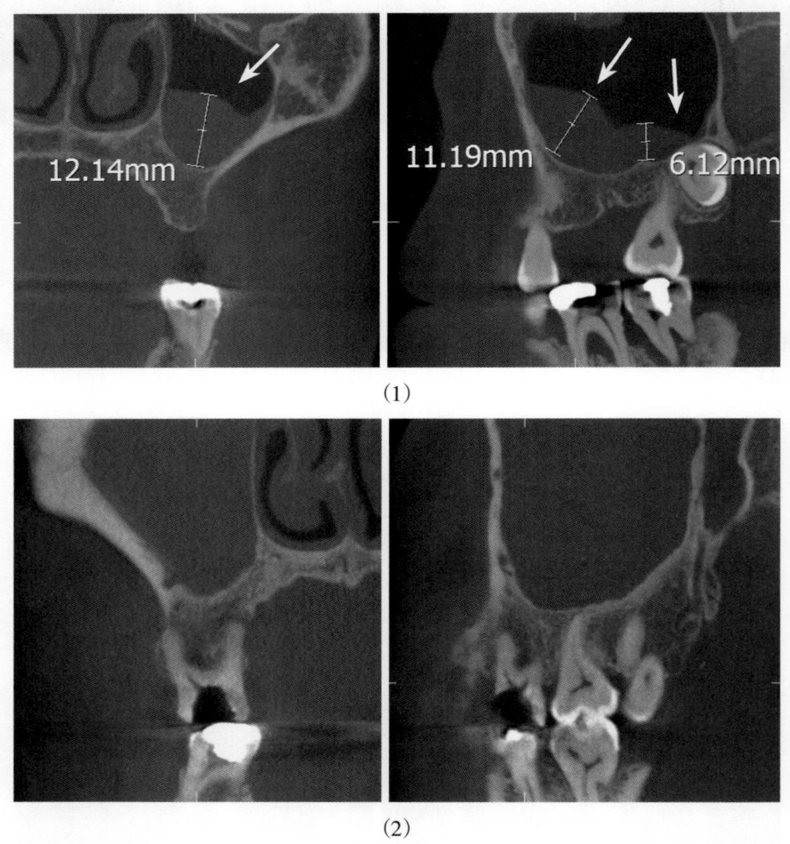

(1)

(2)

图 13-3-4　左侧上颌窦提升术前上颌窦积液

(1) 左侧上颌窦积液征象　(2) 右侧上颌窦积液充满整个上颌窦

学习笔记

3. 上颌窦钙化　在某些上颌窦内，拍摄 CBCT 可以发现一些形状各异的高密度影，也被称为上颌窦结石；有的类似牙齿，常被医师误诊；上颌窦钙化有的分布于黏膜上方，有的分布在黏膜中，有的在黏膜下方，可以双侧上颌窦同时发生。哪种钙化可以种植，目前还没有明确的界定（图 13-3-5）。

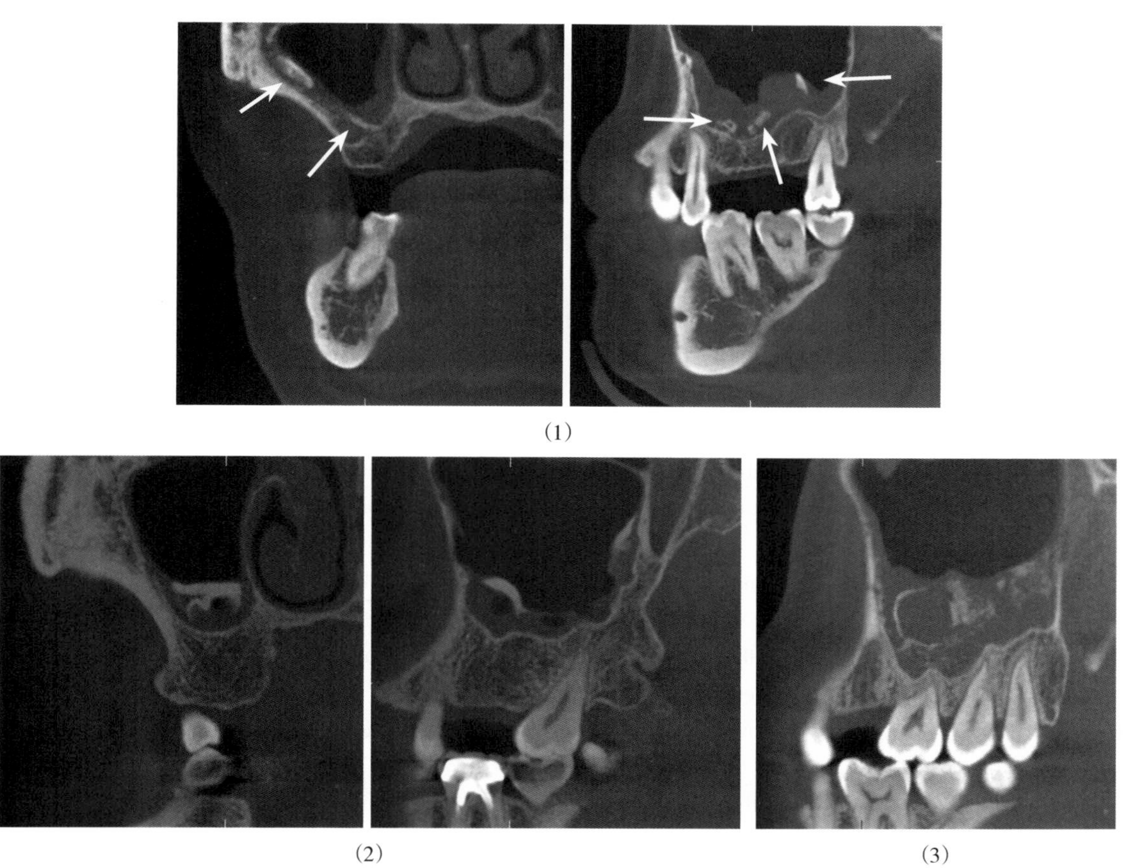

(1)

(2)　(3)

图 13-3-5　上颌窦钙化

CBCT 显示种植前上颌窦内不同形状及不同程度的钙化影像（箭头所示）

（王　虎）

学习笔记

参考文献

1. AIKEN A H, Glastonbury C.Imaging Hodgkin and non-Hogkin lymphoma in the head and neck.Radiol Clin North Am, 2008, 46: 363-378
2. AKIMARA T, KATOH S, NOMURA S, et al.Facial arteriovenous malformation associated with consumption coagulopathy treated by embolization.J Oral Maxillofac Surg, 1994, 52: 1318-1321
3. AVENDANIO B, FREDERIKSEN N L, BENSON B W, et al.Effective dose and risk assessment from detailed narrow beam radiography.Oral Surg Oral Med Oral Pathol Oral Radiol Endod, 1996, 82: 713-719
4. BALTENSPERGER M M, EYRICH G K.Osteomyelitis of the jaws.New York: Springer, 2008.
5. BERRINGTON DE GONZALE A, DARBY S.Risk of cancer from diagnostic X-rays: estimates for the UK and 14 other countries. Lancet, 2006, 363 (9406): 345-351
6. BOS RR, WARD BOOTH R P, DE BONT L G.Mandibular condyle fractures: a consensus.Br J Oral Maxillofac Surg, 1999, 37 (2): 87-89.
7. BRAGGER U, BÜRGIN W, MARCONI M, et al.Influence of contrast enhancement and pseudocolor transformation on the diagnosis with digital subtraction images (DSI).J Periodont Res, 1994, 29: 95-102
8. BRAVO M, WHITE D, MILES L, et al.Adenomatoid odontogenic tumor mimicking a dentigerous cyst.Int J Pediatr Otorhinolaryngol, 2005, 69: 1685-1688
9. BUCHNER A, MERRELL P W, Carpenter WM.Relative frequency of central odontogenic tumors: a study of 1088 cases from Northern California and comparison to studies from other parts of the world.J Oral Maxillofac Surg, 2006, 64: 1343-1352
10. CHAUDHARY S, KALRA N, GOMBER S. Tuberculous osteomyelitis of the mandible: a case report in a 4-year-old child.Oral Surg Oral Med Oral Pathol Oral Radiol Endod, 2004, 97 (5): 603-606
11. EI-HAKIN I E, METWALLI S A. Imaging of temporomandibular joint ankylosis.A new radiographic classification. Dentomaxillofacial Radiol, 2002, 31 (1): 19-23
12. EI-NAGGAR A K, CHAN JKC, GRANDIS J R, et al.WHO classification of head and neck tumours.4th ed.Lyon: IARC Press, 2017
13. ELAHI M M, PARNES L S, FOX A J, et al.Therapeutic embolization in the treatment of intractable epistaxis.Arch Otolaryngol Head Neck Surg, 1995, 121: 65-69
14. ERIC WHAITES, NICHOLAS DRAGE. Essentials of dental radiography and radiology.5th ed.Churchill Livingstone, 2013
15. FLETCHER CDM, BRIDGE J A, HOGENDOORN PCW, et al.WHO classification of soft tissue and bone tumours.4th ed.Lyon: IARC Press, 2013
16. FRANCO-PRETTO E, PACHECO M, MORENO A, et al.Bisphosphorate-induced osteonecrosis of the jaws: clinical, imaging, and histopathology findings.Oral Surg Oral med Oral Pathol Oral Radiol, 2014, 118 (4): 408-417
17. FREDDERIKSEN N L, BENSON B W, SOKOLOWSKI T W.Effective dose and risk assessment from film tomography used for dental implant diagnostics.Dentomaxillofac Radiol, 1994, 23: 123-127
18. GEORGE B, CASASCO A, DEFFRENNES D, et al.Intratumoral embolization of intracranial and extracranial tumors. Neurosurgery, 1994, 35 (4): 771-774
19. GRONDAHL H G, GRONDAHL K, WEBBER R L.A digital subtraction technique for dental radiology.Oral Surg, 1983, 55 (1): 96
20. HARMS S E, WILK R M, WOLFORD L M, et al.The temporomandibular joint: magnetic resonance imaging using surface coils. Radiology, 1985, 157: 133
21. HARNSBERGER H R.Diagnostic imaging head and neck.Salt Lake: Amirsys, 2004.

22. HASHIMOTO K, ARAI Y, IWAI K, et al.A comparison of a new limited cone beam computed tomography machine for dental use with a multidetector row helical CT machine.Oral Surg Oral Med Oral Pathol Oral Radiol Endod, 2003, 95: 371-377
23. HUTCHINSON M, O'RYAN F, CHAVEZ V, et al.Radiographic findings in bisphosphonate-treated patients with stage 0 disease in the absence of bone exposure.J Oral Maxillofac Surg, 2010, 68: 2232-2340
24. IDE F, OBARA K, MISHIMA K, et al.Peripheral odontogenic tumor: a clinicopathologic study of 30 cases.General features and hamartomatous lesions.J Oral Pathol Med, 2005, 34, 552-557
25. JACOBS J M, MANASTER B J. Digital subtraction arthrography of temporomandibular joint.AJR, 1987, 148 (2): 344-346
26. JOEN M IANNUCCI, LAURA JANSEN HOWERTON. Dental radiography: principles and techniques.5th ed.Elsevier, 2016
27. KADOM N, EGLOFF A, OBEID G, et al.Juvenile mandibular chronic osteomyelitis: multimodality imaging findings.Oral Surg Oral Med Oral Pathol Oral RadiolEndod, 2011, 111 (3): e38-43
28. KATZBERG R W, WESTESSON P L, Tallents RH, et al.Temporomandibular joint: MR assessment of rotational and side ways disc displacements.Radiology, 1988, 169: 741
29. KONOUCHI H, ASAUMI J, YANAGI Y, et al.Usefulness of contrast enhanced-MRI in the diagnosis of unilocystic ameloblastoma. Oral Oncol, 2006, 42: 481-486
30. LANGLAIS R P, LANGLAND O E, NORTJE C J.Diagnostic Imaging of the Jaws.Williams & Wilkins, Baltimore, 1995
31. LENZ M.Computed Tomography and Magnetic Resonance Imaging of Head and Neck Tumors.Thieme, Stuttgart, 1993: 28-105
32. LI G.Patient radiation dose and protection from cone-beam computed tomography.Imaging Sci Dent, 2013, 43: 63-69.
33. LI J, SHAN Z C, O U G F, et al.Structural and functional characteristics of irradiation damage to parotid glands in the miniature pig.Int J Radio Oncol Biol Phys, 2005, 52: 1510-1516
34. LM BUCKMILLER, G T RICHTER, J Y SUEN.Diagnosis and management of hemangioma and vascular malformation of the head and neck.Oral Disease, 2010, 16: 404-418
35. LUDLOW J B, DAVIES-LUDLOW L E, White SC.Patient risk related to common dental radiographic examinations: the impact of 2007 International Commission on Radiological Protection recommendations regarding dose calculation.J Am Dent Assoc, 2008, 139: 1237-1243.
36. MANCUSO A A, HANAFEE W N.Head and neck radiology.Pheladephia, PA: Lippingcott Williams & Wilkins, 2011
37. MANCUSO A A, HANAFEE W N.Computed Tomography of the Head and Neck.Williams & Wilkins, Baltimore, 1982
38. MARTINALI C, DERCHI L E, Solbiati L, et al.Color Dopplor sonography of salivary glands.AJR, 1994, 163: 933-941
39. MUSGRAVE M T, WESTESSON P L, Tallents RH, et al.Improved magnetic resonance imaging of the temporomandibular joint by oblique scanning planes.Oral Surg Oral Med Oral Pathol, 1991, 71: 525
40. ORPE E C, LEE L, PHAROAH M J.A radiological analysis of chronic sclerosing osteomylitis of the mandible.Dentomaxillofac Radiol, 1996, 25 (3): 125-129
41. PORROT D H, SCHMIDT B, DOWEL C F, et al.Treatment of a high-flow arteriovenous malformation by direct puncture and coil embolization.J Oral Maxillofac Surg, 1994, 52: 1083
42. QU X M, LI G, SANDERINK GCH, Zhang ZY, Ma XC.Dose reduction of cone beam CT scanning for the entire oral and maxillofacial regions with thyroid collars.Dentomaxillofac Radiol, 2012, 41: 373-378.
43. QU X M, LI G, ZHANG Z Y, MA X C.Thyroid shield for radiation dose reduction during cone beam computed tomography for different oral and maxillofacial regions.Eur J Radiol, 2012, 81: e376-e380.
44. R R THRONDSON, D BAKER, P KENNEDY, et al.Pseudotuor of hemophilia in the mandible of a patient with hemophilia A. Oral Surgery, Oral Medicine, Oral Pathology and Oral Radiology, 2012, 113: 229-233
45. RUI HOU, JUN GUO, KAIJIN Hu, et al.A clinical study of ultrasound-guided intralesional injection of bleomycin A5 on venous malformation in cervical-facial region in China.J Vasc Surg, 2010, 51: 940-945
46. SCHAUER D A.NCRP report 160: Ionizing radiation exposure of the population of the United States.Health Phys, 2009, 97(1): 1-5
47. SOM P M, CURTIN H D.Head and neck imaging.5th ed.St Louis: Mosby, 2011
48. TEITELBAUM G P, HALBACH V V, Fraser KW, et al.Ditect-puncture coil embolization of maxillofacial high-flow vascular malformations.Laryngoscope, 1994, 104: 1397-1400
49. TOPAZINE R G, GOLDBERG M H.Oral and Maxillofacial infections.4th ed.WB Saunders Company, Philadelphia, 2002
50. VALENTIN J.The 2007 Recommendations of the International Commission on Radiological Protection.Publication 103.Ann ICRP, 2007, 37: 1-332.

51. VAN DER STELT P F.Computer-assisted interpretation in radiographic diagnosis.Dental Clinics of North America,1993,37(4):683
52. VAN MERKDWTEYN JPR,GROOT R H,Bras J,et al.Diffuse sclerosing osteomyelitis of the mandible.J Oral Maxillofac Surg,1988,46(10):825-829
53. WEBER A L.Imaging of Cysts and Odontogenic Tumors of the Jaw:Definition and Classification.Radiol Clin North Am,1993,31(1):101-120
54. WHITE S,PHAROAN M .Oral Radiology:Principle and Interpretation,6th ed.Mosby,Missouri,2009
55. WHITE S C,PHAROAH M J.Oral radiology:principles and interpretation.6th ed.St.Louis:Mosby,2009
56. WHITE S C.Assessment of radiation risks from dental radiography.Dentomaxillofac Radiol,1992,21:118-126
57. WOOD R E,NORTJE C J,GROTEPASS F,et al.Periostitis ossificans versus Garrè's osteomyelitis.Part I.What did Garre really say? Oral Surg Oral Med Oral Pathol,1988,65(6):773-777
58. YANG P,HAO S,GONG X,et al. Cytogenetic biomonitoring in individuals exposed to cone beam CT:comparison among exfoliated buccal mucosa cells,cells of tongue and epithelial gingival cells.Dentomaxillofac Radiol,2017,46
59. YOSHIURA K,HIJIYA T,ARIJI E,et al.Radiographic patterns of osteomyelitis in the mandible.Plain film/CT correlation.Oral Surg Oral Med Oral Pathol,1994,78(1):116-124
60. 曾晓华,王颂章 . 颈外动脉选择性栓塞在颌面部的应用 . 介入放射学杂志,1995,4(4):212-214
61. 陈炽贤 . 实用放射学 . 第 2 版 . 北京:人民卫生出版社,1998
62. 陈传俊(综述). 面中份骨折诊治的若干进展 . 国外医学 . 口腔医学分册,1994,21(5):282-285
63. 陈星荣,沈天真,段承祥,等 . 全身 CT 和 MRI. 上海:上海医科大学出版社,1994,360-384
64. 单鸿,罗鹏飞,李彦豪 . 临床介入诊疗学 . 广州:广东科技出版社,1997
65. 丁可,邱维加,刘满荣 . 血友病性假肿瘤(附 4 例报告). 中国医学影像学杂志,2002,10:464 — 466
66. 范新东,张志愿,毛青,等 . 上颌部动静脉畸形的 PVA 栓塞治疗 . 介入放射学杂志,1999,8(4):195
67. 郭军,侯锐,梁兰萍,等 . 超声定位引导穿刺注射平阳霉素在治疗面颈部静脉畸形中的应用价值 . 中国临床医学影像杂志,2010,21(7):503-505
68. 郭军,孟庆江,封兴华,等 . 彩色多普勒超声鉴别唾液腺良恶性肿瘤的临床应用研究 . 实用口腔医学杂志,2005,21(2):256-258
69. 郭军,孟庆江,郑文,等 . 高频超声在潜突型舌下腺囊肿中的作用 . 中国临床医学影像杂志,2005,16(7):369-370
70. 郭军,张玉珍,赵莉莉 . 颌面部肿块的超声诊断与鉴别诊断 . 中国超声医学杂志,1997,13(8):60-62
71. 郭小龙,李刚,程勇,等 . 口腔 X 线平片检查中辐射防护安全标准 . 中华口腔医学杂志,2017,52(12):762-772
72. 李江 . 口腔颌面部肿瘤分类新进展 . 中华口腔医学杂志,2006,42:474-477
73. Leon Barnes,John W.Eveson,Peter Reichart,et al. 头颈部肿瘤病理学和遗传学 . 刘红刚,高岩,主译 . 北京:人民卫生出版社,2006
74. 刘树铭,张祖燕,李居朋,等 . 健康青年人髁突松质骨结构锥形束 CT 分析 . 中华口腔医学杂志,2007,412:357-360
75. 刘树铮 . 医学放射生物学 . 第 2 版 . 北京:原子能出版社,1998
76. 马绪臣,Truelove E,Schuman WP,等 . 颞下颌关节紊乱综合征磁共振成像及 X 线透视研究 . 中华口腔医学杂志,1988,23(6):321
77. 马绪臣,张刚,陈后金,等 . 根尖片数字减影技术的临床应用前景 . 中华口腔医学杂志,1995,30(6):323-325
78. 马绪臣,张震康,邹兆菊,等 . 数字减影对颞下颌关节紊乱综合征的诊断价值 . 中华口腔医学杂志,1992,27(3):131
79. 马绪臣,张震康 . 颞下颌关节紊乱综合征的命名和诊断分类 . 中华口腔医学杂志,1998,33(4):238-240
80. 马绪臣,邹兆菊,孙广熙,等 . 颞下颌关节紊乱综合征 CT 观察的初步报告 . 北京医科大学学报,1984,16(4):299
81. 马绪臣,邹兆菊,张祖燕,等 . 颞下颌关节数字减影造影技术的临床应用 . 中华医学杂志,1990,70(5):262
82. 马绪臣 . 口腔颌面医学影像诊断学 . 第 5 版 . 北京:人民卫生出版社,2008
83. 马绪臣 . 口腔颌面锥形束 CT 的临床应用 . 北京:人民卫生出版社,2011
84. 邱蔚六,余强,燕山 . 颌面颈部疾病影像学图鉴 . 济南:山东科学技术出版社,2002,90-148
85. 史无例,孟庆江,王艳清,等 . 颈外动脉栓塞治疗颌面部血管瘤 . 介入放射学杂志,1999,8(4):12
86. 史无例,孟庆江,王艳清 . 颈外动脉栓塞治疗颌面部血管瘤 . 介入放射学杂志,1999,8(1):12-14
87. 史无例,孟庆江,吴好宗,等 . 对颌面部血管瘤行超选择性动脉栓塞的疗效观察 . 实用放射学杂志,1997,13(10):614-615
88. 孙莉,马绪臣,邹兆菊,等 . 颞下颌关节骨关节病 X 线诊断价值评价 . 中华口腔医学杂志,1995,30(2):78

89. 孙勇刚，王光和，罗奕，等．颌面放射性骨坏死的临床观察．中华口腔医学杂志，1989，24(4)：194-196
90. 孙勇刚，王光和，邹兆菊．颌骨放射性骨髓炎的病因和病理．中华口腔医学杂志，1988，23(1)：54-55
91. 王虎．口腔种植术前锥形束 CT 影像评估上颌窦状况．华西口腔医学杂志，2015，33(4)：331-335
92. 王虎，欧国敏．口腔种植影像学．北京：人民卫生出版社，2013
93. 王荣福．核医学．第 2 版．北京：北京大学出版社，2009
94. 王瑞永，马绪臣，张万林，等．健康成年人颞下颌关节间隙锥形束计算机体层摄影术测量分析．北京大学学报(医学版)，2007，39(5)：503
95. 王松灵，朱宣智，邹兆菊，等．正常口腔颌面部组织放射生物学研究概况．中华口腔医学杂志，1994，29：57-60
96. 王松灵，邹兆菊，朱家瑞．腮腺慢性炎性疾病放射性核素动态功能定量研究．中华口腔医学杂志，1992，27(6)：330
97. 吴恩惠，刘玉清，贺树能．介入性治疗学．北京：人民卫生出版社，1994：1-65，76-123
98. 吴象根，洪民．下颌骨髁状突骨折诊断和治疗的回顾与展望．中华口腔医学杂志，1991，26(5)：312-313
99. 吴运堂．口腔颌面骨疾病临床影像诊断学．北京：北京大学医学出版社，2005
100. 叶星，纪维纲．数字减影血管造影及栓塞术治疗头颈部疾病的严重并发症．耳鼻咽喉 - 头颈外科，1997，4(4)：216-219
101. 于开涛，封兴华．介入栓塞用微球制剂的应用和研究进展．介入放射学杂志，2002，11(2)：132
102. 余强，王平仲，石慧敏，等．颅外原发性病变破坏颅中窝底的 CT 表现．中华口腔医学杂志，1999，34(3)：139-141
103. 余强，王平仲．颌面颈部肿瘤影像诊断学．上海：上海世界图书出版公司，2009
104. 俞光岩，邹兆菊，王仪生，等．腮腺区肿块的影像学综合诊断．中华口腔医学杂志，1989，24：358
105. 俞光岩，邹兆菊．腮腺区肿块 CT 扫描检查的初步报告．中华口腔医学杂志，1987，22：156
106. 张刚，马绪臣，邹兆菊，等．32 例下颌骨肉瘤 X 线片计算机图像处理初步报告．中华口腔医学杂志，1992，27：323-325
107. 张万林，赵新民，邹兆菊，等．组织细胞增生症 X 颌骨病变的 X 线诊断研究．中华口腔医学杂志，1993，28(1)：6
108. 张益，章魁华．下颌骨骨折固定性的模型测量．中华口腔医学杂志，1989，24(4)：233-236
109. 张震康，赵福运，孙广熙，等．正常人颞下颌关节 100 例 X 线分析．中华医学杂志，1975，55：130
110. 张之南，单渊东．协和血液病学．北京：中国协和医科大学出版社，2004
111. 张志愿．经导管动脉栓塞术在口腔颌面外科的应用．口腔颌面外科杂志，1996，6(4)：279-282
112. 赵燕平，马绪臣，邹兆菊，等．健康成人髁突在关节窝中位置的探讨．中华口腔杂志，1993，28：70
113. 郑家伟，王道欣(综述)．眶 - 上颌 - 颧骨复合骨折的现代治疗．国外医学．口腔医学分册，1995，22(2)：91-95
114. 郑钧正，岳保荣，李述唐，等．我国“九五”期间 X- 射线诊断的医疗照射频率水平．中华放射医学与防护杂志，2000，20：s14-s18
115. 邹兆菊，马绪臣．口腔颌面医学影像诊断学．第 2 版，北京：人民卫生出版社，1997
116. 邹兆菊，王松灵，吴奇光，等．成人复发性腮腺炎．中华口腔医学杂志，1993，28(5)：258-260
117. 邹兆菊，王松灵，吴奇光，等．慢性阻塞性腮腺炎(92 例报告)．中华口腔医学杂志，1992，27：200
118. 邹兆菊，王松灵，朱家瑞，等．儿童复发性腮腺炎(附 102 例分析)．中华口腔医学杂志，1991，26：208
119. 邹兆菊，张震康，朱宣鹏，等．颞颌关节造影对颞颌关节紊乱症的诊断价值(67 例造影分析)．中华医学杂志，1973，53：601
120. 邹兆菊．口腔颌面 X 线诊断学．第 2 版．北京：人民卫生出版社，1993
121. 邹兆菊．涎腺疾病影像诊断．北京：北京医科大学、中国协和医科大学联合出版社，1990

附录Ⅰ　口腔颌面医学影像诊断学实习教程

口腔颌面医学影像诊断学实习教程旨在巩固理论课讲授内容，主要培养学生对口腔颌面部常见疾病的X线诊断能力。要求学生学会正确应用X线检查手段为口腔医学临床工作服务，熟练掌握口腔颌面部常用X线检查方法的临床应用及正常影像，掌握口腔颌面部常见病的X线诊断。本实习教程各单元实习内容的编排均按X线检查方法、正常X线解剖及病变的X线诊断进行，循序渐进，以利学生掌握。《口腔颌面医学影像诊断学》是一门影像学课程，因而颌面部正常解剖结构的X线影像是学习的基础。病变X线影像的形成与其相应的病理变化密切相关，因此要求学生掌握相关的病理知识。本实验课程共21学时，其中口腔颌面部放射技术实习3学时，读片实习18学时。本实习教程中，实习目的、要求与各章提要要求相同，故均不再重复。各实习教程中均由实习用品、实习内容及实习报告与评定三部分组成。

实习一　口腔颌面部X线技术特点(3学时)

【实习用品】

口腔科X线机、曲面体层X线机、X线头影测量机、根尖片持片夹。

【实习内容】

1. 口腔专用X线机介绍

(1) 口腔X线机

(2) 曲面体层X线机

(3) 头影测量X线机

2. 示教头影测量头颅侧位片和曲面体层片投照方法。

3. 示教根尖片分角线投照技术和平行投照技术的投照方法及持片夹使用方法。

4. 根尖片分角线投照技术　胶片安放及固定，拍摄时患者体位及X线角度等，参见第四章。

5. 口腔颌面锥形束CT机简介，参见第四章。

6. 分组每人拍摄根尖片一张。

【实习报告与评定】

一、评定内容

评定学生对根尖片分角线投照技术的掌握。

二、实习报告

对所拍摄的根尖片进行评分：

	分值	得分
胶片位置	40分	
X线垂直角	30分	
X线水平角	30分	

学生姓名：　　　　　　评分：

班级：　　　　　　　　教师签字：

日期：

实习二 牙齿、牙周组织正常及病变 X 线影像(3 学时)

【实习用品】

牙及牙周组织正常 X 线片、牙及牙周组织各种常见病变及发育异常的 X 线片。

【实习内容】

1. 牙及牙周组织正常 X 线表现。
2. 根尖片所见有关颌骨正常解剖结构 X 线表现。
3. 牙及牙周组织疾病的 X 线诊断。
4. 儿童牙齿与颌骨 X 线表现。
5. 𬌗片的种类、用途及正常 X 线表现。
6. 𬌗翼片正常 X 线表现及临床应用。
7. 口腔颌面锥形束 CT(cone bean CT,CBCT)用于埋伏牙和阻生牙定位。

【实习报告与评定】

一、评定内容

1. 评定学生对牙齿及牙周组织正常 X 线影像的掌握。
2. 评定学生对牙齿及牙周组织病变 X 线影像的掌握。

二、实习报告

1. 在上、下颌根尖片上辨认正常牙齿解剖结构(20%)

牙釉质	牙本质	牙骨质
髓腔	牙周膜及骨硬板	牙槽骨

2. 在上、下颌根尖片上辨认正常颌骨解剖结构(30%)

切牙孔	腭中缝	鼻腔	鼻中隔	上颌窦
上颌结节	颧骨	翼钩	喙突	营养管
颏棘	颏孔	下颌管	下颌管壁	外斜线

3. 在根尖片上辨认下列病变并描述其 X 线表现(30%)

	X 线表现	得分
龋齿		
根尖周脓肿		
根尖周肉芽肿		
根尖周囊肿		
牙周炎		

4. 根据 CBCT 图像描述额外埋伏牙部位、方向及其与邻牙关系(10%),见实习图 1-1。
5. 根据 CBCT 图像描述阻生尖牙部位、方向及其与邻牙关系(10%),见实习图 1-2。

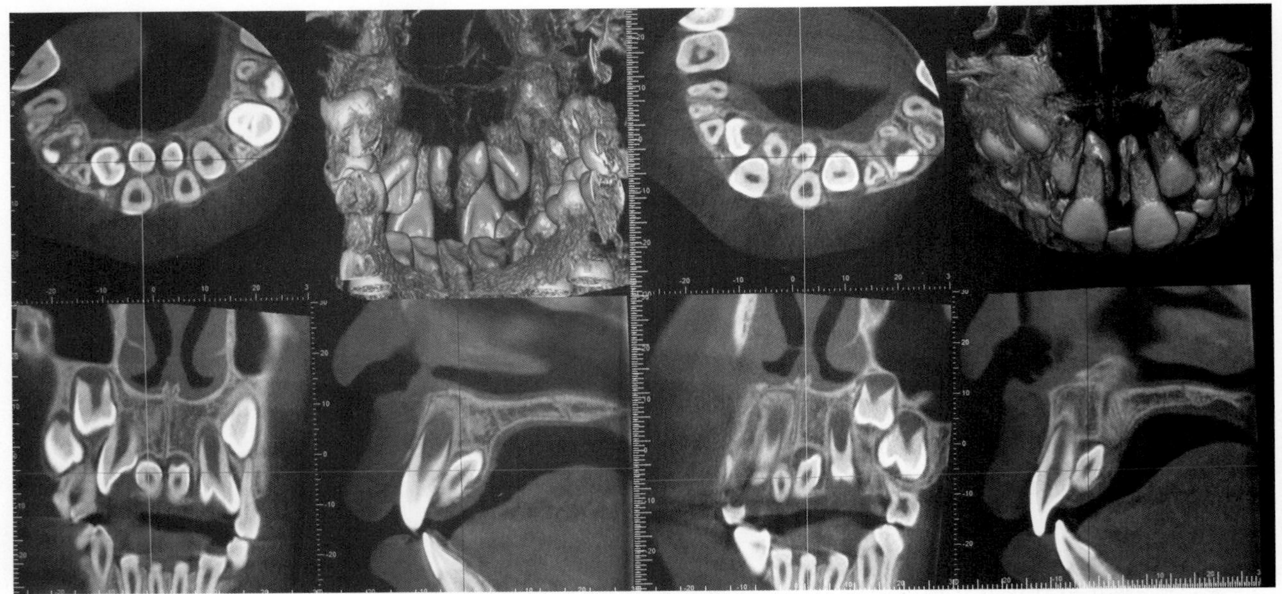

实习图 1-1 CBCT 图像

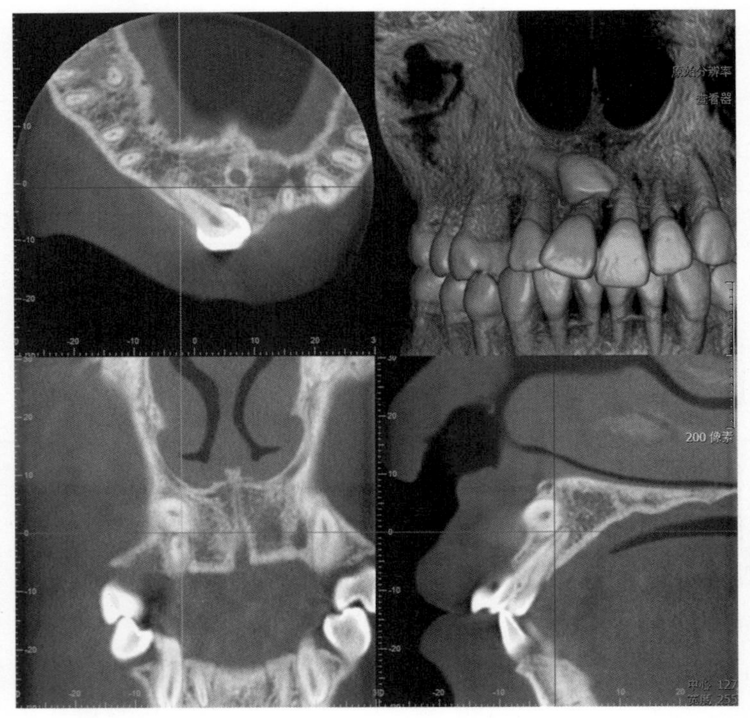

实习图 1-2 右上颌尖牙埋伏阻生

学生姓名： 评分：
班级： 教师签字：
日期：

实习三　颌面骨炎症 X 线诊断(1 学时)

【实习用品】

正常下颌骨侧斜位片及华特位片;牙源性颌骨骨髓炎、Garré 骨髓炎、下颌骨弥漫性硬化性骨髓炎、颌骨放射性骨坏死、牙源性上颌窦炎、颌骨化学性骨坏死的教学片。

【实习内容】

1. 下颌骨侧斜位片及华特位片正常 X 线表现。

2. 牙源性颌骨骨髓炎 X 线诊断

(1) 牙源性中央性颌骨骨髓炎 X 线诊断

(2) 牙源性边缘性颌骨骨髓炎 X 线诊断

3. Garré 骨髓炎 X 线诊断

4. 颌骨放射性骨坏死 X 线诊断

5. 牙源性上颌窦炎 X 线诊断

6. 颌骨化学性骨坏死 X 线诊断

【实习报告与评定】

一、评定内容

1. 评定学生对下颌骨侧斜位、华特位正常 X 线影像的掌握。

2. 评定学生对 Garré 骨髓炎 X 线诊断及鉴别诊断的掌握。

3. 评定学生对颌骨放射性骨坏死 X 线诊断的掌握。

二、实习报告

1. 在下颌骨侧斜位片上辨认正常解剖结构(20%)见实习图 1-3。

2. 在华特位片上辨认正常解剖结构(20%),见实习图 1-4。

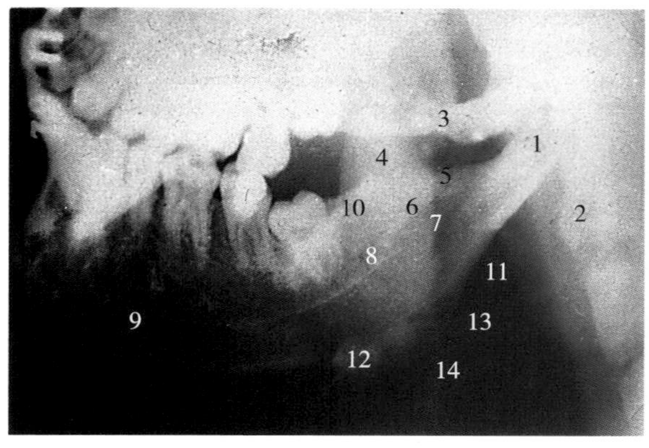

实习图 1-3　下颌骨侧斜位片

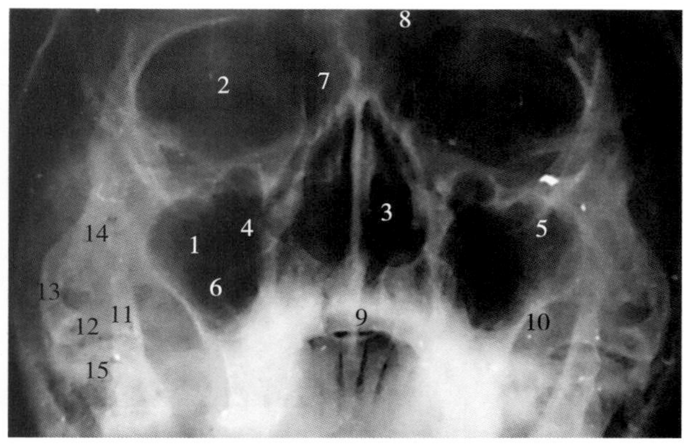

实习图 1-4　华特位片

3. 在下列 X 线片上描述下颌骨 Garré 骨髓炎的 X 线表现(30%),见实习图 1-5。

4. 根据下列曲面体层片描述下颌骨放射性骨坏死的 X 线表现图(30%),见实习图 1-6。

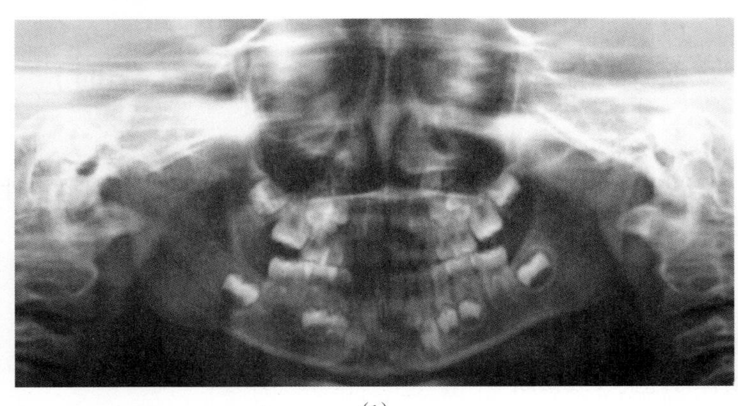

(1)

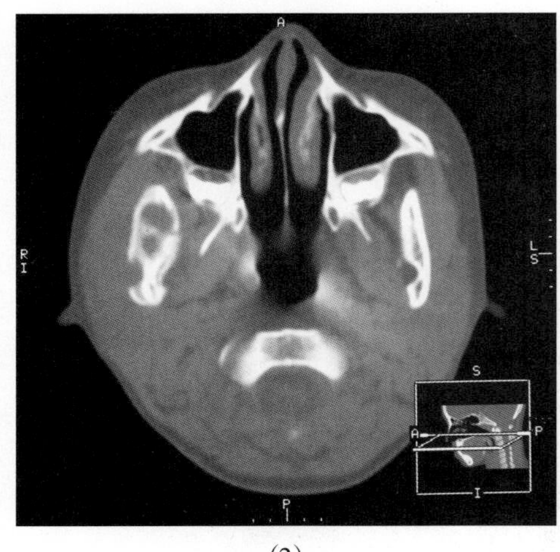

(2)

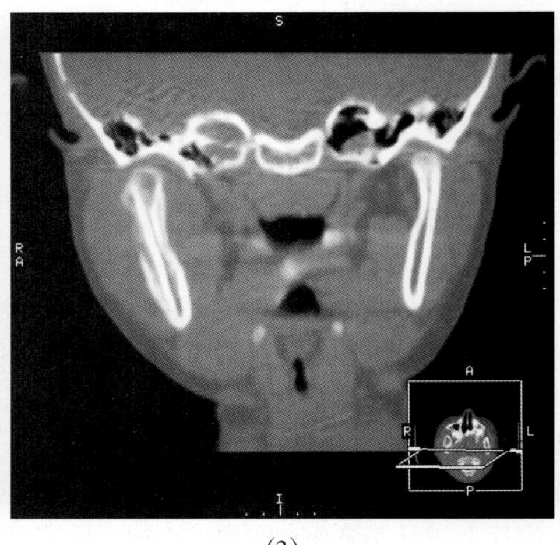

(3)

实习图 1-5　Garré 骨髓炎

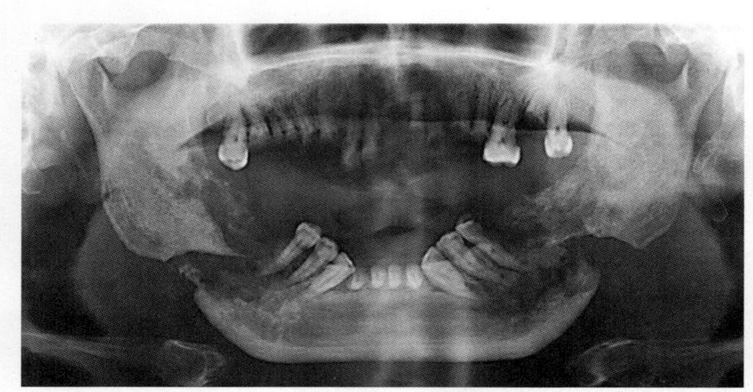

实习图 1-6　颌骨放射性骨坏死

学生姓名：　　　　　　　　评分：

班级：　　　　　　　　　　教师签字：

日期：

实习四　口腔颌面部肿瘤及瘤样病变的 X 线诊断(6 学时)

【实习用品】

颌面部肿瘤及瘤样教学片、口腔颌面部 CT 片。

【实习内容】

1. 牙源性角化囊肿的 X 线诊断。

2. 其他颌骨囊肿的X线诊断。
3. 成釉细胞瘤的X线诊断。
4. 成釉细胞瘤与牙源性角化囊肿及其他牙源性肿瘤的鉴别要点。
5. 颌骨非牙源性良性肿瘤和瘤样病变X线诊断：牙骨质 - 骨化纤维瘤、牙瘤。
6. 颌骨恶性肿瘤 X 线诊断 原发性骨内癌、骨肉瘤、颌骨转移性肿瘤。
7. 纤维结构不良的X线诊断(病理、临床表现及X线表现)
8. 颌面部软组织恶性肿瘤X线诊断。
9. CT 检查的适应证及正常X线表现。

【实习报告与评定】

一、评定内容

1. 评定学生对成釉细胞瘤、牙源性角化囊肿、牙骨质 - 骨化纤维瘤 X 线诊断的掌握。
2. 评定学生对原发性骨内癌 X 线诊断的掌握。
3. 评定学生对纤维结构不良 X 线表现的掌握。

二、实习报告

1. 根据下列同一患者的 X 线片描述牙源性角化囊肿的 X 线表现(20%)，见实习图 1-7。

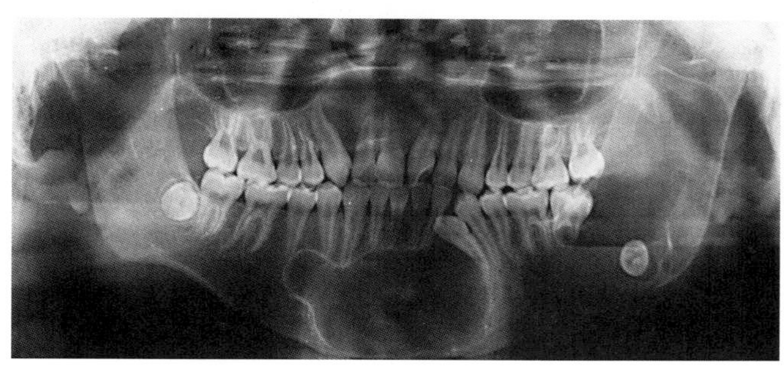

(1)

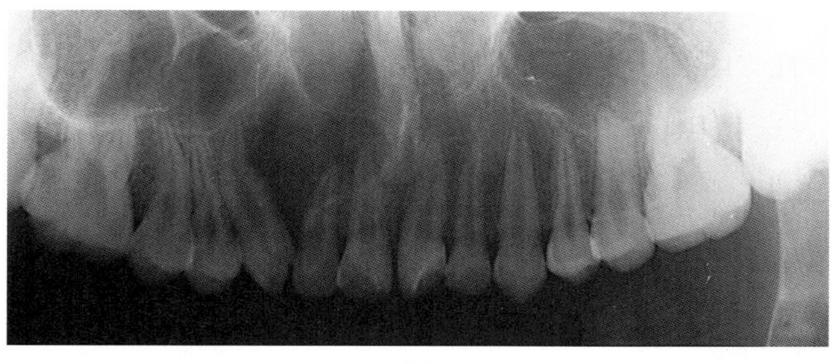

(2)

实习图 1-7 牙源性角化囊肿

2. 根据 X 线片描述成釉细胞瘤 X 线表现(20%)，见实习图 1-8。

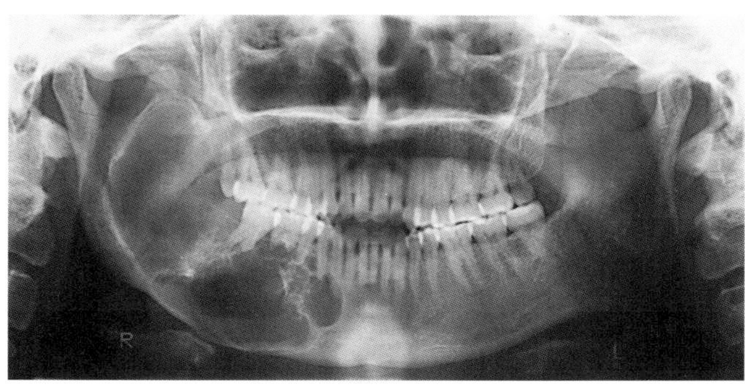

实习图 1-8 成釉细胞瘤

3. 牙源性角化囊性瘤和成釉细胞瘤的鉴别诊断要点(20%)

	牙源性角化囊肿	成釉细胞瘤
房室形态		
颌骨改变		
根尖浸润		
有无钙化		
含牙		
多发		

4. 根据X线片描述牙骨质-骨化纤维瘤的X线表现(20%),见实习图1-9。

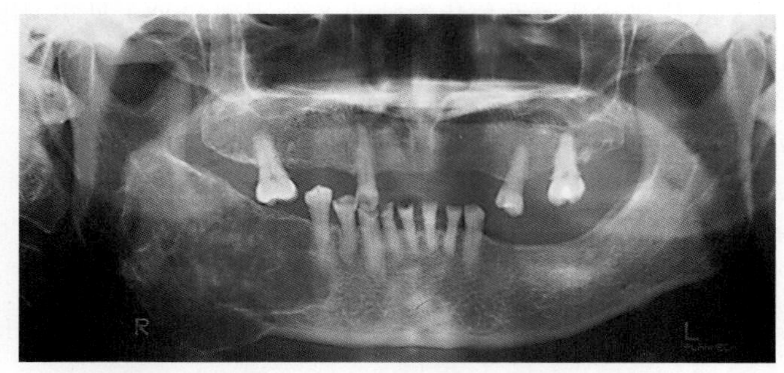

实习图1-9　牙骨质-骨化纤维瘤

5. 根据X线片描述原发性骨内癌的X线表现(20%),见实习图1-10。

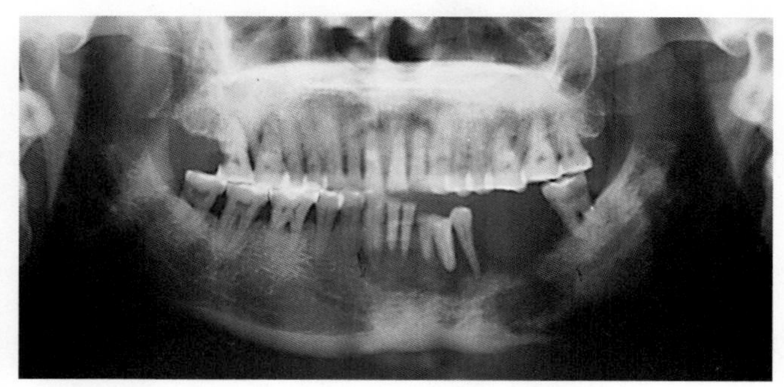

实习图1-10　原发性骨内癌

6. 描述纤维结构不良的X线表现(20%),见实习图1-11。

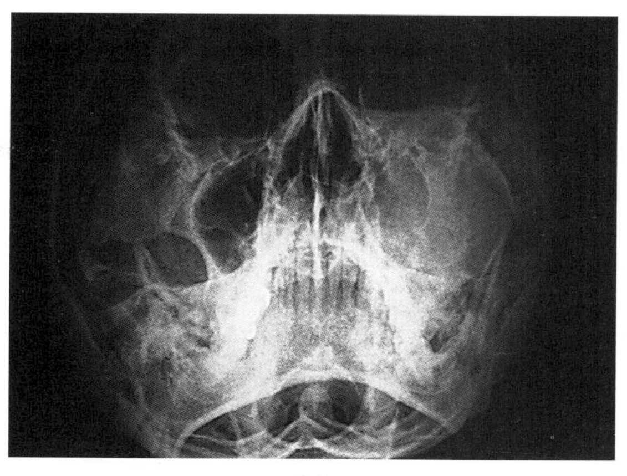

(1)

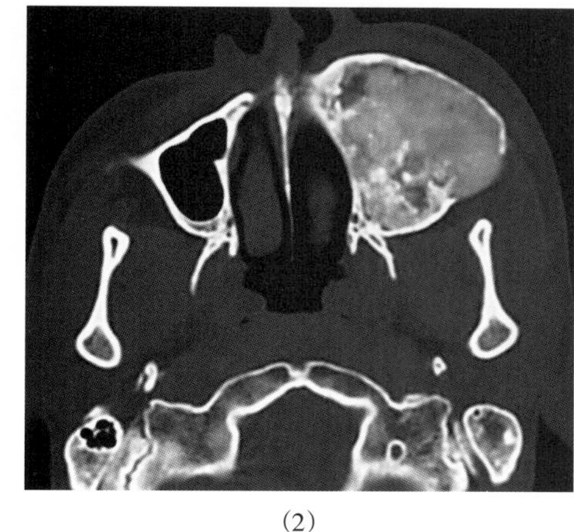

(2)

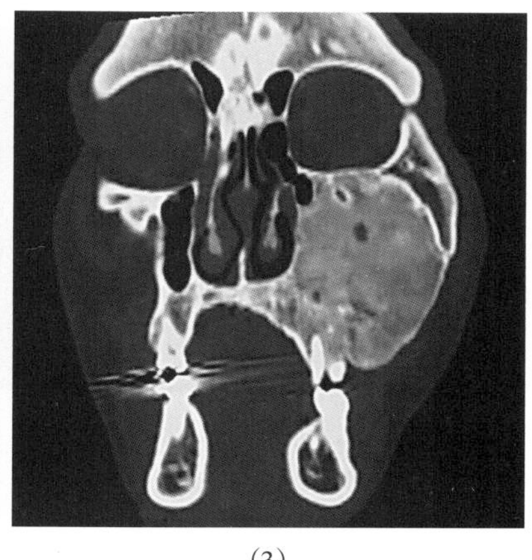

(3)

实习图 1-11　纤维结构不良

学生姓名：　　　　　　　　评分：
班级：　　　　　　　　　　教师签字：
日期：

实习五　颌面骨损伤及系统病在颌面骨表现的 X 线诊断(2 学时)

【实习用品】

正常曲面体层片；颌面骨骨折教学片；朗格汉斯细胞组织细胞增生症教学片。

【实习内容】

1. 观察骨折 X 线片要点。
2. 上、下颌骨骨折，颧骨、颧弓骨折，鼻骨骨折的 X 线表现。
3. 颌面部异物定位方法。
4. 朗格汉斯细胞组织细胞增生症的分型及 X 线表现。
5. 鼻骨骨折的 X 线表现。

【实习报告与评定】

一、评定内容

1. 评定学生对曲面体层片正常 X 线影像的掌握。
2. 评定学生对颌面骨骨折 X 线诊断的掌握。

二、实习报告

1. 在曲面体层片上标出下列颌面部正常解剖结构(25%，每项 1 分)，见实习图 1-12。

上下牙列	鼻底	鼻中隔	鼻腔	上颌窦底
上颌窦后壁	颧骨	翼腭窝	茎突	髁突
喙突	乙状切迹	颏孔	颧弓	上颌结节
翼突	下颌管	硬腭	颈椎	软腭
耳垂	舌背	下鼻甲	咽腔	舌骨

2. 在华特位片上指出骨折线并描绘出 Le Fort Ⅰ、Le Fort Ⅱ、Le Fort Ⅲ型骨折线的走行部位（15%），见实习图 1-13。

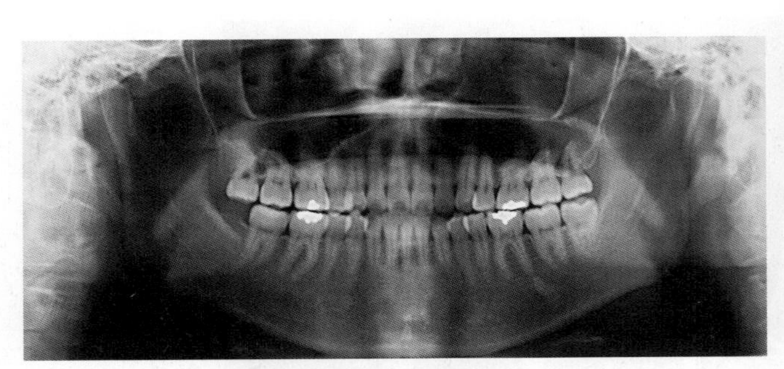

实习图 1-12　曲面体层片

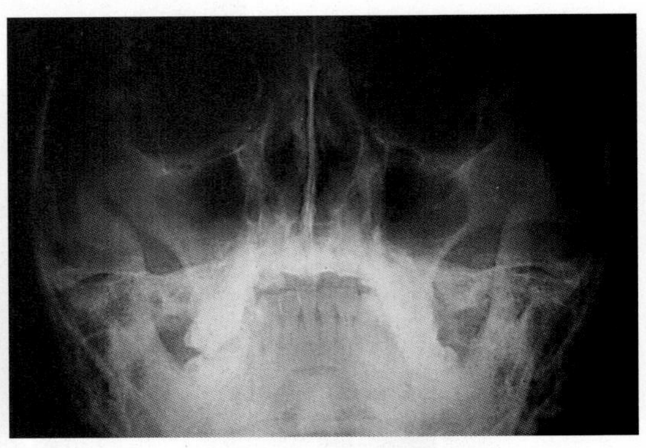

实习图 1-13　华特位片

3. 指出下列 X 线片骨折线位置（20%），见实习图 1-14。
4. 描述下列 X 线片骨折线位置（20%），见实习图 1-15。

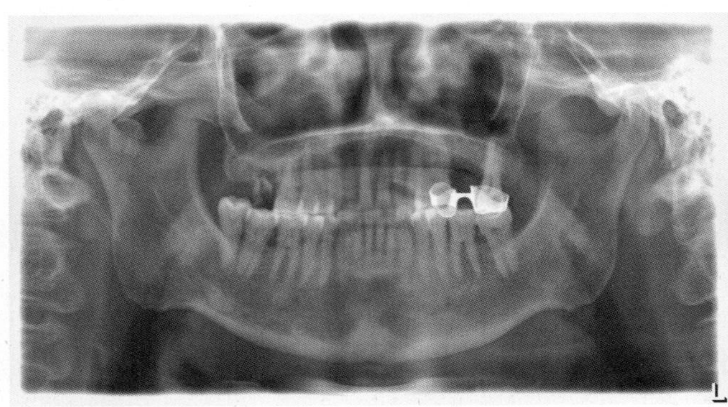

（1）

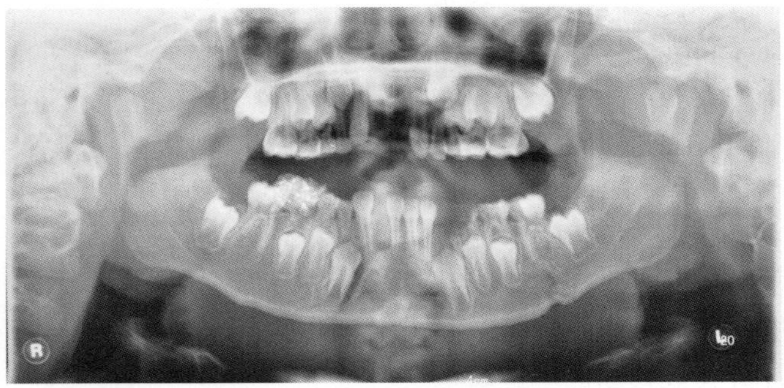

（2）

实习图 1-14　下颌骨多发骨折

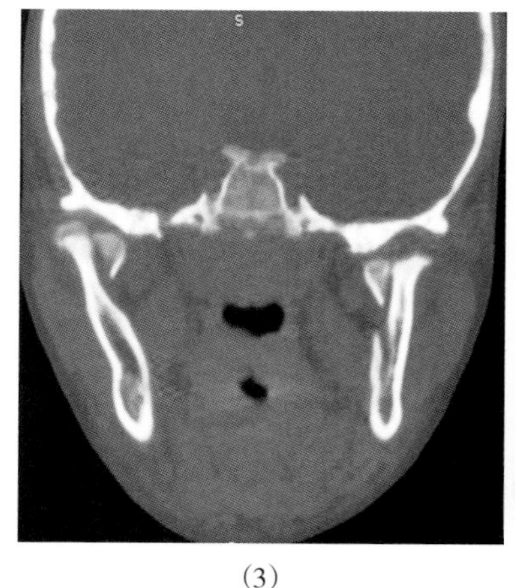

(3)

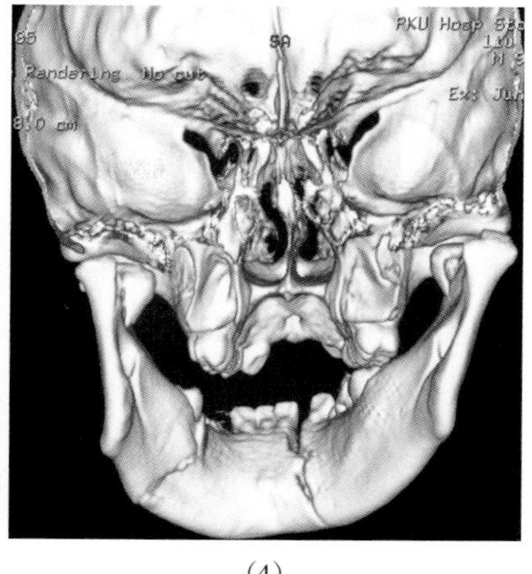

(4)

实习图 1-14(续)

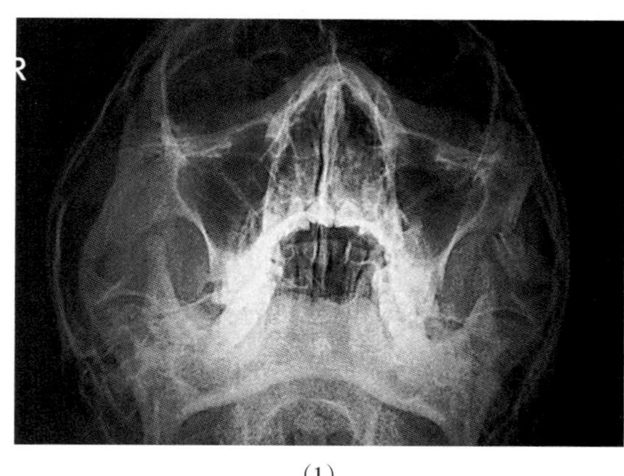

(1)

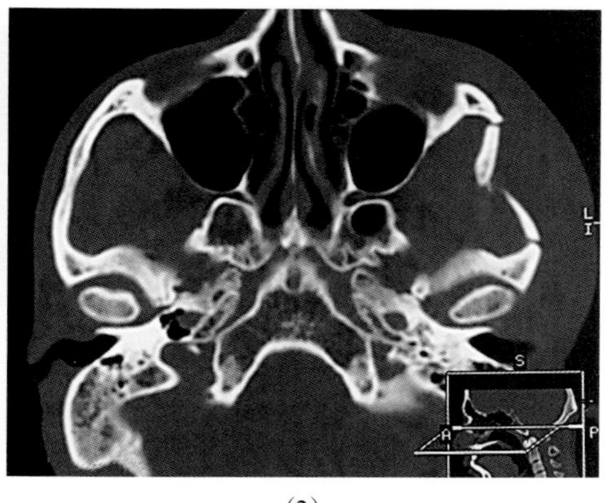

(2)

实习图 1-15　华特位片

(1)华特位片　(2)CT 轴位图像

学生姓名：　　　　　　　　评分：

班级：　　　　　　　　　　教师签字：

日期：

实习六　唾液腺疾病的 X 线诊断(3 学时)

【实习用品】

正常腮腺造影及下颌下腺造影教学片、唾液腺病变教学片。

【实习内容】

1. 唾液腺造影适应证、禁忌证及正常影像。
2. 唾液腺石症的检查方法及 X 线诊断。
3. 唾液腺炎症的 X 线诊断。

(1) 阻塞性唾液腺炎

(2) 复发性唾液腺炎——儿童复发性腮腺炎、成人复发性腮腺炎

4. 唾液腺肿瘤的影像学诊断。

(1) B 超表现

(2) CT 表现

5. 舍格伦综合征的 X 线诊断。

6. 唾液腺良性肥大X线诊断。

7. 唾液腺瘘造影检查目的及X线诊断(腺瘘、管瘘)。

【实习报告与评定】

一、评定内容

1. 评定学生对下颌下腺导管结石X线诊断的掌握。

2. 评定学生对慢性复发性腮腺炎X线诊断的掌握。

3. 评定学生对舍格伦综合征X线诊断的掌握。

4. 评定学生对腮腺肿瘤影像学诊断的掌握。

二、实习报告

1. 根据下列图像描述X线检查方法及X线表现(20%),见实习图1-16。

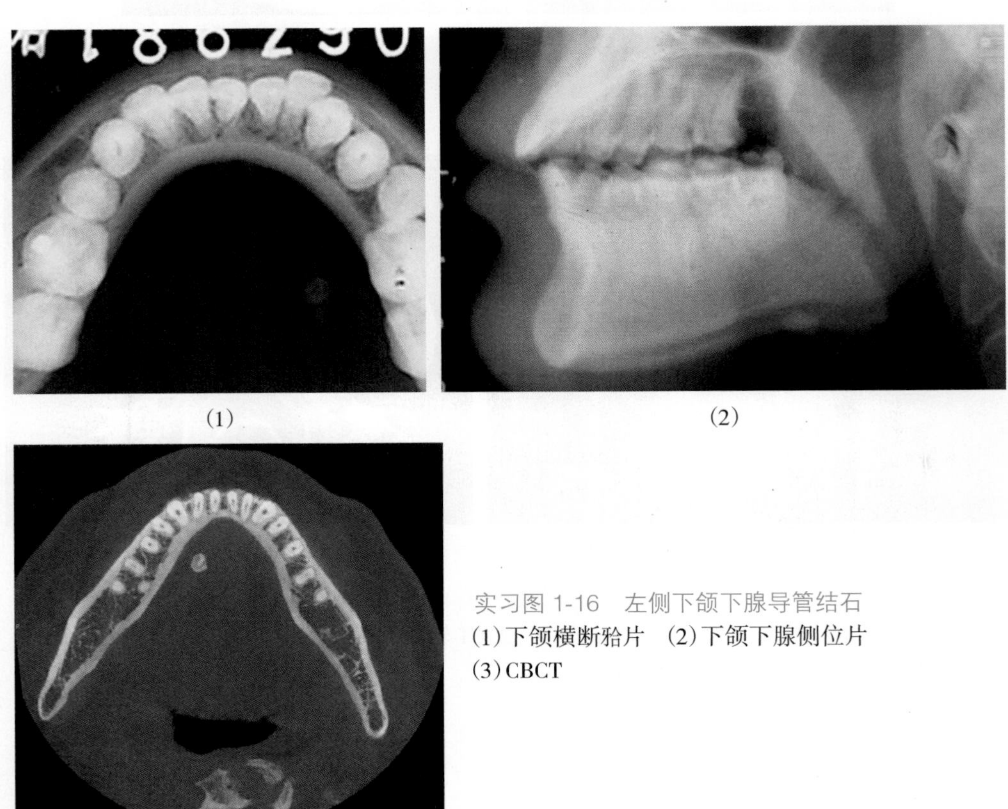

实习图1-16　左侧下颌下腺导管结石
(1)下颌横断殆片　(2)下颌下腺侧位片
(3)CBCT

2. 根据X线片描述儿童复发性腮腺炎的X线表现(20%),见实习图1-17。

3. 根据X线片描述舍格伦综合征典型期的X线表现(20%)见实习图1-18。

4. 描述腮腺良性肿瘤的B超表现(20%),见实习图1-19。

5. 描述腮腺良性肿瘤的CT表现(20%),见实习图1-20。

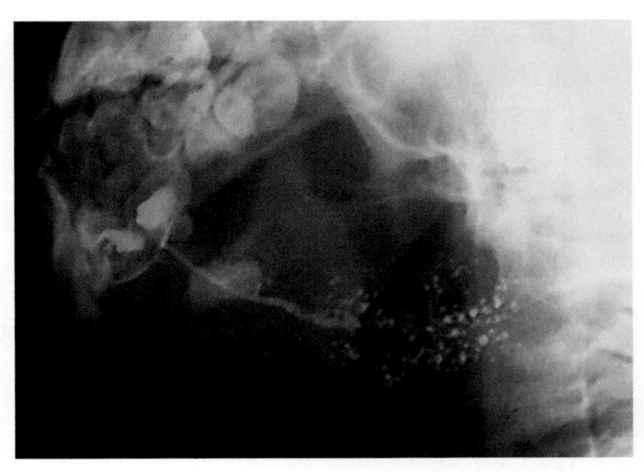

实习图1-17　儿童复发性腮腺炎

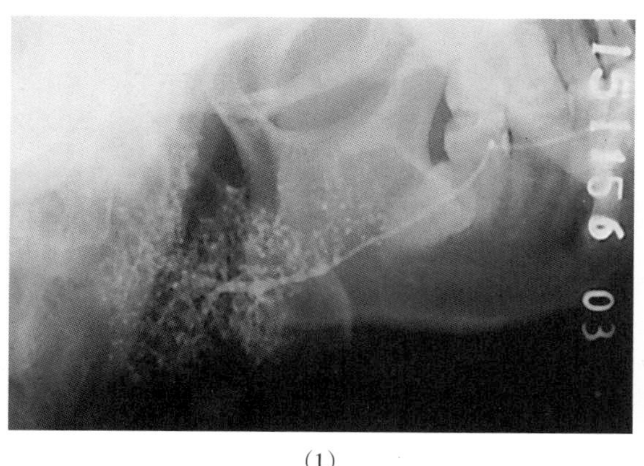

(1)

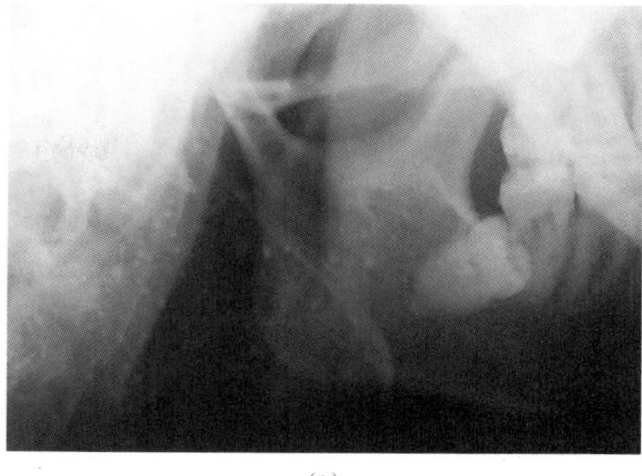

(2)

实习图 1-18 舍格伦综合征
(1)充盈片 (2)5 分钟功能片

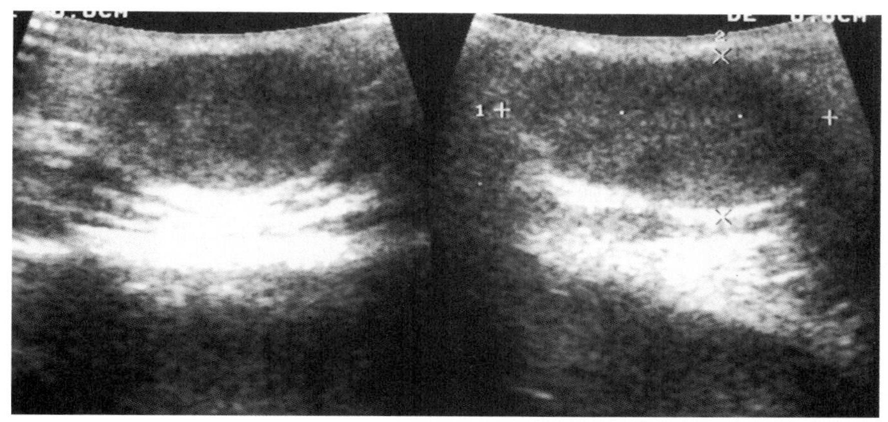

实习图 1-19 腮腺良性肿瘤 B 超声像图像

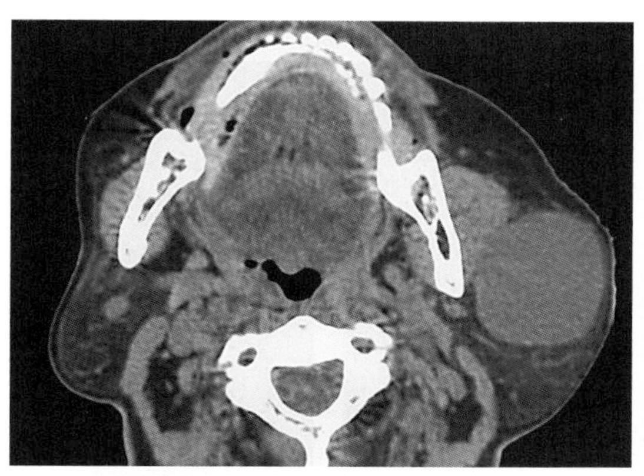

实习图 1-20 腮腺良性肿瘤 CT 轴位图像

学生姓名： 评分：
班级： 教师签字：
日期：

实习七　颞下颌关节疾病的 X 线诊断(3 学时)

【实习用品】

正常许勒位及经咽侧位片、正常颞下颌关节上腔造影教学片、颞下颌关节锥形束 CT 片、颞下颌关节疾病教学片。

【实习内容】

1. 颞下颌关节常用检查方法及正常图像。

(1) 许勒位片

(2) 髁突经咽侧位片

(3) CBCT 片

(4) 关节造影片

(5) 磁共振图像

2. 颞下颌关节紊乱病的 X 线诊断。

(1) 平片及锥形束 CT X 线诊断

(2) 关节造影 X 线诊断

(3) 关节盘移位的磁共振诊断

(4) 颞下颌关节紊乱病与类风湿关节炎的鉴别要点

3. 颞下颌关节强直的 X 线诊断(骨性强直、纤维性强直)。

【实习报告与评定】

一、评定内容

1. 评定学生对许勒位片及经咽侧位正常 X 线影像的掌握。

2. 评定学生对颞下颌关节紊乱病 X 线诊断的掌握。

3. 评定学生对颞下颌关节骨性强直 X 线诊断的掌握。

二、实习报告

1. 描绘许勒位片线条图,并在图上标出下列正常解剖结构:髁突、关节窝、关节结节、关节上间隙、关节前间隙、关节后间隙、内外耳孔、颞骨岩部、乳突蜂房(20%),见实习图 1-21。

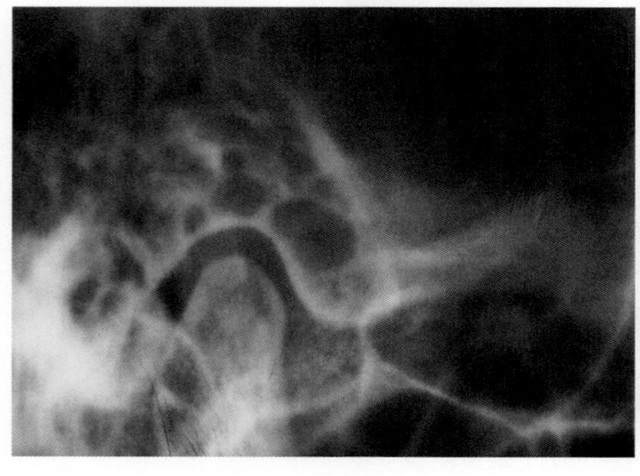
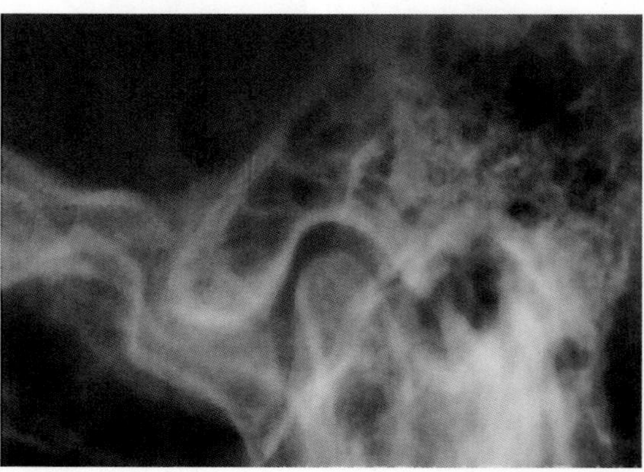

实习图 1-21　许勒位片

2. 描述经咽侧位片正常 X 线表现(20%),见实习图 1-22。

3. 描述颞下颌关节骨关节病影像学表现,与实习图 1-22 为同一患者,10 年后复查(20%),见实习图 1-23。

4. 描述颞下颌关节紊乱病的 CBCT 影像学表现(20%),见实习图 1-24。

5. 描述颞下颌关节骨性强直的 X 线表现,见实习图 1-25。

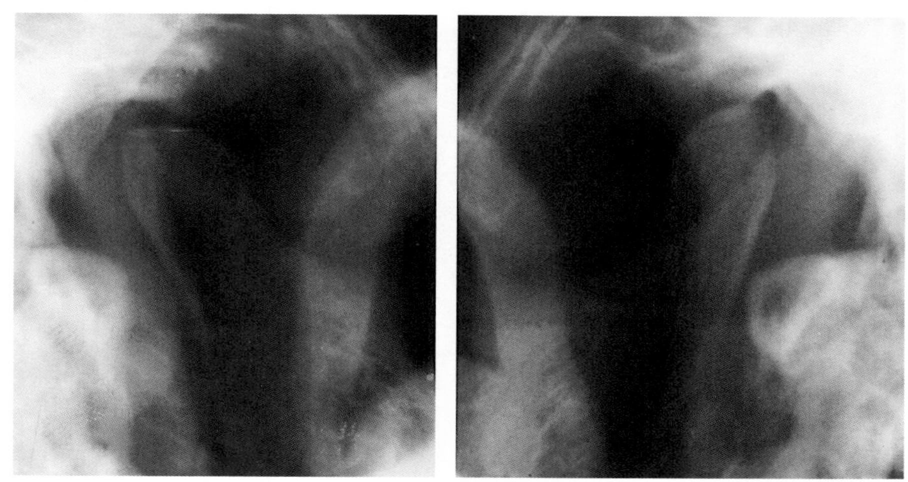

实习图 1-22　经咽侧位片

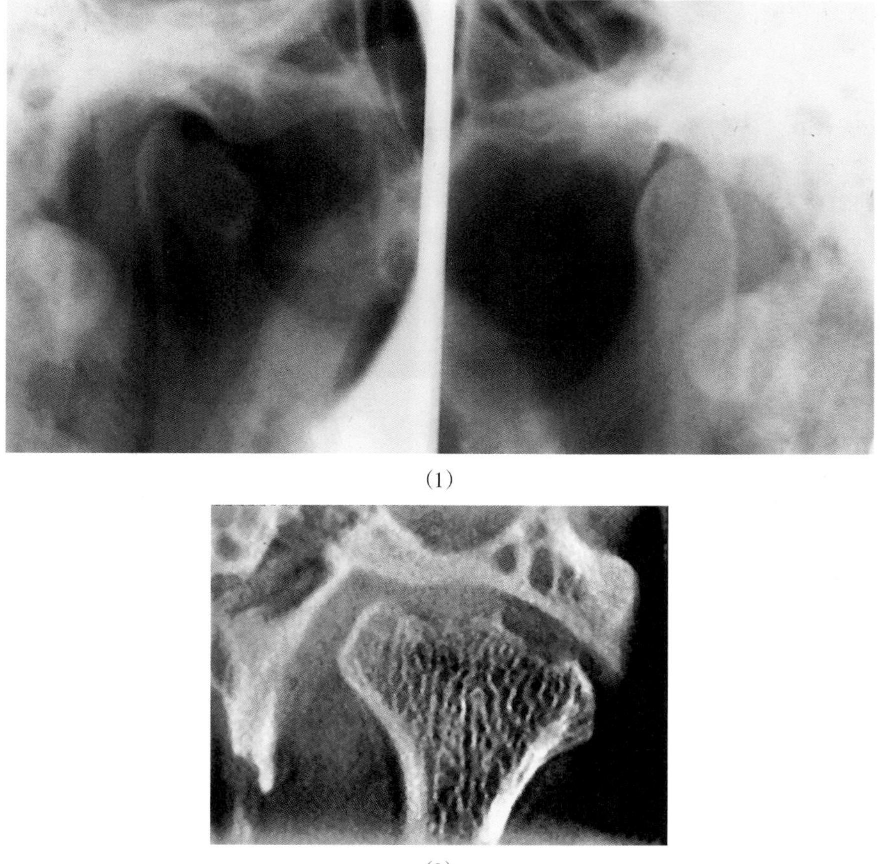

（1）

（2）

实习图 1-23　颞下颌关节骨关节病

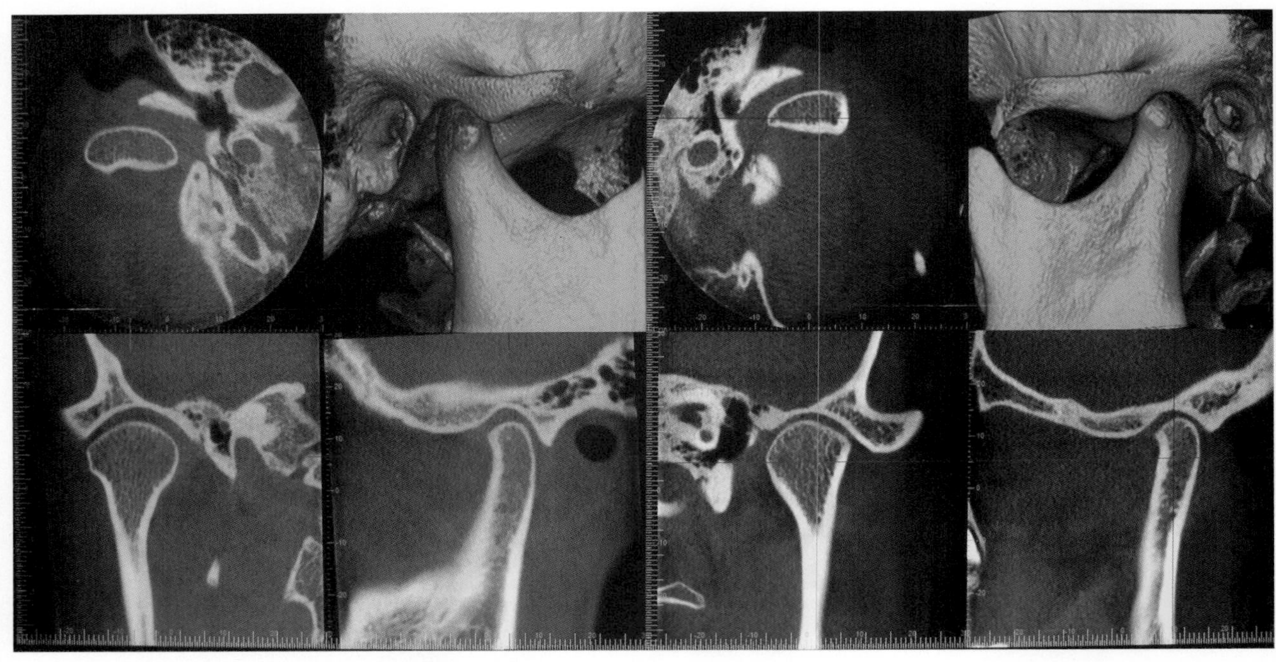

实习图 1-24　颞下颌关节紊乱病

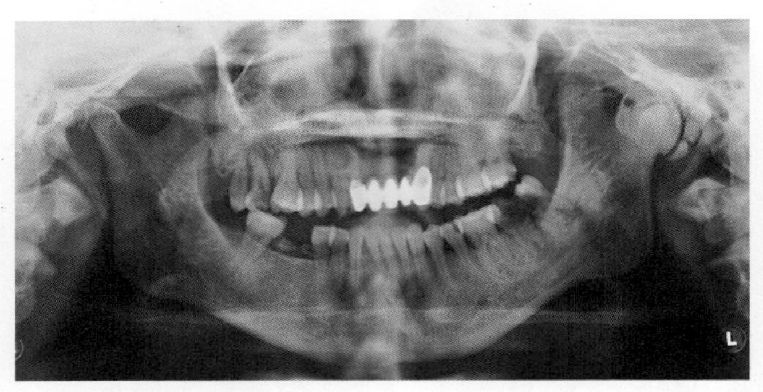

实习图 1-25　颞下颌关节骨性强直

学生姓名：　　　　评分：
班级：　　　　　　教师签字：
日期：

（赵燕平）

附录Ⅱ 口腔颌面医学影像学专业名词中英文对照表

X 线头影测量机	cephalometric X-ray machine
X 线头影测量片	radiographic cephalometric projection
靶学说	target theory
鼻咽腔造影	nasopharyngeal radiography
长焦距平行投照技术	distant paralleling technique
长遮线筒技术	long-cone technique
磁共振成像	magnetic resonance imaging, MRI
电磁辐射	electromagnetic radiation
电离	ionization
放射生物学	radiobiology
放射性骨坏死	osteoradionecrosis
放射性核素显像	radionuclide imaging, RI
分角线技术	bisecting-angle technique
辐射兴奋效应	radiation hormesis
根尖片	periapical radiograph
𬌗片	occlusal radiograph
𬌗翼片	bitewing radiograph
华特位	Waters' position
灰阶超声	gray scale ultrasonography
激发	excitation
计算机体层成像	computed tomography, CT
间接作用	indirect effect
间期死亡	interphase death
矫正颞下颌关节侧位体层摄影	corrected lateral tomography of temporomandibular joint
介入放射学	interventional radiology
矩形遮线筒	rectangular cone
颏顶位片	submentovertex projection of the skull
髁突经咽侧位片	transpharyngeal projection of condyle
口腔颌面锥形束 CT	oro-maxillofacial cone beam CT
口腔体腔摄影片	intra-oral panoramic radiograph
粒子辐射	particulate radiation
瘘管造影	fistula radiography
颞下颌关节侧位体层摄影	lateral tomography of temporomandibular joint
颞下颌关节经颅侧斜位片	individual transcranial oblique-lateral projection of temporomandibular joint
颞下颌关节造影	arthrography of temporomandibular joint
平均骨髓效应剂量	mean active bone marrow dose

平行投照技术	paralleling technique
潜在致死性损伤	potentially lethal damage
曲面体层 X 线机	panorex
曲面体层摄影	panoramic radiography, pantomography
颧弓位片	submentovertex projection of zygomatic arch
颧骨后前位片	posterior-anterior projection of zygomatic bone
上、下颌第三磨牙口外片	extra-oral projection for the third molar
上颌侧位体层摄影	lateral tomography of maxilla
上颌后部殆片	posterior maxillary occlusal radiograph
上颌后前位体层摄影	posterior-anterior tomography of maxilla
上颌前部殆片	anterior maxillary occlusal radiograph
数字减影颞下颌关节造影	digital subtraction arthrography of temporomandibular joint
数字减影唾液腺造影	digital subtraction sialography
数字减影血管造影	digital subtraction angiography, DSA
随机效应概率	probability of stochastic effects
体层摄影	tomography
天然本底相当天数	days of equivalent natural exposure
唾液腺造影	sialography
下颌骨侧斜位片	oblique lateral projection of mandible
下颌骨后前位片	posterior-anterior projection of mandible
下颌骨升支切线位片	tangent projection of mandibular ramus
下颌横断殆片	cross-sectional mandibular occlusal radiograph
下颌前部殆片	anterior mandibular occlusal radiograph
许勒位片	Schüller position
血管瘤瘤腔造影	intranidus venography
牙科 X 线机	dental X-ray unit
亚致死性损伤	sublethal damage
圆形遮线筒	round cone
增殖死亡	proliferation death
直接作用	direct effect
致死性损伤	lethal damage
种植放射学	oral implant radiology
自由基	free radical